작업-기반 **활동분석** (개정 2판)

Occupation-Based
Activity Analysis
SECOND EDITION

작업–기반 **활동분석**

Occupation-Based **Activity Analysis**

SECOND EDITION

(개정 2판)

이성아 · 도기철 · 이덕영 옮김

Heather Thomas, PhD, OTR/L

Associate Professor and Curriculum Coordinator

West Coast University

Los Angeles, California

영 문 출 판 사

■ 옮긴이

이성아

연세대학교 재활학과 졸업
연세대학교 보건대학원 석사과정 졸업
가톨릭대학교 의과대학 보건학 박사과정 졸업
연세대학교 재활병원 작업치료실 근무
순천향대학교 작업치료학과 교수

도기철

대구대학교 재활심리학과 졸업
연세대학교 재활학과 졸업
경북대학교 보건대학원 석사과정 졸업
경북대학교 재활의학과 작업치료실 근무
가톨릭상지대학교 작업치료과 교수

이택영

연세대학교 재활학과 졸업
한국체육대학교 사회체육대학원 석사과정 졸업
연세대학교 대학원 재활학과 박사과정 졸업
서울아산병원 재활의학과 작업치료실 근무
한서대학교 작업치료학과 교수

Occupation-Based Activity Analysis second edition

by Heather Thomas, PhD, OTR/L

출판사 주: 이 책에서 설명한 절차와 방법은 각각의 특정 위치에 적용되는 상황에 대해 전문적인 기준 설정에 부합하는 방식으로 구현되어야 한다. 정보의 정확성이 제시된 것을 확인하고 일반적으로 허용되는 관례(practices)와 올바르게 연관이 이루어지도록 모든 노력을 다하였다. 저자, 편집자, 발행인은 오류 또는 포함되지 않거나 여기에 제시된 자료의 결과에 대한 책임을 지지 않는다. 이 책에의 묵시적 보증 또는 그것에 의해 전달된 정보는 표현된 것이 없다. 치료는 약물의 선택에 주의하고 투여량은 현재 허용/추천하는 관행에 따른다. 인가되지 않은 약품의 사용은 논의 될 수 있다. 정부의 정책과 규정, 약물 반응과 상호작용의 다양한 효과의 변화에 대한 연구가 계속되기 때문에, 독자는 신규 또는 자주 사용되지 않은 모든 성분과 각 약품에 제공되는 문헌을 주의 깊게 검토하는 것이 좋다.

이 책에 나오는 일부 약품과 기기는 식품의약품국(Food and Drug and Administration, FDA)에 의해 제한된 연구 환경에서 사용이 허가된 것이다. 각 전문가는 어떤 약물이나 기기를 실제로 사용하기 전에 FDA 상태를 확인해야 한다. 특정 회사나 제품의 어떤 평가나 언급은 저자나 출판사(발행인)에 의한 보증 선전 같은 것은 의도된 것이 아니다.

작업-기반 **활동분석** 개정 2판

2019년 3월 22일 초판인쇄
2019년 3월 29일 초판발행

지은이 : Heather Thomas
옮긴이 : 이성아 · 도기철 · 이택영
발행인 : 박 병 조
발행처 : 도서출판 영문출판사
등 록 : 1987년 12월 21일 제2-419호
주 소 : 서울시 강남구 삼성동 69-1
전 화 : (02) 514-5590, 776-5590
팩 스 : (02) 756-8943
E-mail : yeongmunsa@empas.com
홈페이지 : www.ymsbook.net
정 가 : 30,000 원

ISBN 978-89-7224-453-0 93510

※ 파본은 교환해 드립니다.

헌정
(Dedication)

우리가 무엇이 될지는 아는 것에 달려 있다. 나의 부모님께서는 내가 인생에서 모든 어려움을 이겨낼 수 있다는 믿음을 가지셨고, 이 책을 쓰는 것을 포함해서 내가 겪었던 모든 모험 안에서 나를 격려해 주었습니다. 끊임없이 나를 격려해 주심에 감사드리며 또한 가끔은 천천히 하라고 상기시켜 주셔서 감사합니다. 당신들의 가르침이 오늘의 내가 여기까지 올 수 있게 이끄셨습니다.

나의 모든 친구들에게 그리고 환자 보호자분들에게 또한 졸업한 학생들 모두에게 감사드리며, 책을 쓰는 시간 내내 "사라질 수" 있게 허락해 주셔서 감사합니다. 그리고 너무나 친절하게도 당신을 따라 카메라로 찍고 다닐 수 있게 허락해 주신 몇 분들에는 특별한 감사를 드리며, "내가 하는 것을 찍고 싶을까?" 하고 생각까지 해 주셨다는 것을 저는 압니다. 다시 한 번 감사드립니다.

마지막으로, 이 책으로 작업치료를 공부하는 모든 학생들에게 커다란 감사와 더불어 이 책을 바칩니다.
우리 직업의 미래는 당신의 손에 달려 있으며, 밝게 빛날 것이라 생각합니다.

목차
(Contents)

감사의 글
(Acknowledgments)

작업에 능동적으로 참여하는 동안 그리고 작업에 다른 사람이 참여하는 것을 보면서 나는 우리 일상의 복잡성을 진정으로 이해하게 되었다. 나는 자신들의 작업을 들여다 볼 수 있게 해주고 매일의 생활 즉, 어떻게 왜 활동이 일어나는지에 대한 짧은 통찰을 준 모든 분들께 감사의 마음을 드린다. 이 기회를 빌어서, 특별히 수년 간 함께 한 클라이언트에게 감사와 존경을 보낸다. 당신들의 인내와 신념이 내 자신의 능력 그 이상의 것을 하게 하였으며, '작업'에 대한 배움을 일깨울 수 있었다.

Heather Thomas, PhD, OTR/L

저자에 대해
(About the Author)

*Heather Thomas, PhD, OTR/L*은 California의 Los Angeles의 West Cost University에서 부교수로 재직 중이다. 그녀는 2004년 Loma Linda University에서 작업분석을 가르치기 시작했다. 1998년 Southern California 대학에서 작업치료 석사과정을 수료한 이후, California의 Cypress에 있는 Touro University International에서 건강 관리 행정을 공부하였고, 2011년 보건과학 Ph.D를 획득하였다. Thomas's 클리닉에서 성인 급성기에 초점을 맞추어 일하였고 급성기 재활기관 셋팅에서 근무하였다. 2000년부터 2002년까지 Casa Colina 보조 공학 센터에서 관리자로 일하였으며, 2007년부터 2008년까지는 재활을 위한 California Pomona의 Casa Colina 센터에서 작업치료 서비스 관리자로서도 일하였다. 그녀는 California의 작업치료협회에서 다면적 리더쉽 역할 부서에서 일하고 있으며, AOTA 협회 의장을 역임하였다. 그녀는 현재 AOTA 대표자 위원회에서 California를 대표하고 있다. 그녀는 Los Angeles 작업치료 리더쉽 포럼의 회장으로서 여러 기간 동안 활동을 하고 있다. 작업치료 연구를 서비스가 충분하지 못한 영역까지 확대하고 있으며, 2010년 Haiti에 지진이 일어난 동안 부상자들을 위해 자원봉사를 하였고, 여러 나라에서 재활 전문가(기사) 프로그램 개발을 돕고 있다. 여러 해 동안 요가 강사를 하고 있으며, 그녀는 현재 Los Angeles 집에서 요가뿐만 아니라 스키타기와 정원가꾸기 기술 및 새로운 작업 배우기를 즐기고 있다.

소개글
(Introduction)

우리는 작업과 활동을 사용하여 우리의 치료적 목적 뿐만 아니라, 치료 도구를 사용하는 전문가로서 클라이언트 작업의 독특함을 이해하고 어떻게 활동이 치료적으로 사용될 수 있는지 알아야 한다. 이 책은 이 두 가지 틀에 대해서 소개하고 있는데, 첫 번째 활동 본질의 이면에 대해서 확인하여 활동의 내면을 찾아가는 과정을 설명하고 다음으로 평가와 중재를 위해 이 정보를 어떻게 사용할지 설명하고자 한다. 이러한 심도 있는 분석을 통해서 얼마나 활동이 다양해질 수 있는지 이해하고자 한다.

이 책을 쓰는 과정을 통해서 나는 활동과 작업 사이에 매우 큰 차이점을 알게 됨을 진심으로 감사한다. 작업과 작업의 복잡함을 분석하는 것은 인간이 작업에 참여한다는 것, 그들의 환경에 대해서 그리고 사람들이 선택한 작업의 독특함에 대해 더 깊은 이해를 가지게 되었다(실제로 "사람, 환경, 작업" 모델이 작업-기반 활동분석을 이해하는 방법으로써 얼마나 적합한가?). 작업-기반 분석은 활동분석처럼 전체적으로 참여가 필요하지만 활동분석보다 더 상위의 개념인 듯하다. 즉, 사람들의 수행이 어디에서 어떻게 되고 활동에 참여하는 사람들에게 무슨 의미가 있는지를 확인한다.

이 책에서는 ***활동분석을 위한 형식이 작업치료 실행체계, 3판***의 요구되는 활동의 내용을 따른다(또는 ***Framework***; AOTA, 2014). 용어는 이전에 출판된 작업치료 문서뿐만 아니라, 세계보건기구(2001)에 의해 출판된 국제 기능장애 건강분류(International Classification of Functioning, Disability, and Health)에서 사용하였다. ***요구되는*** 셋트(demands set) 용어는 활동이 일어나기 위해 요구되는 환경 내에서의 요소로부터, 참여하는 사람에게 요구하는 것들에 대한 아이디어를 포함한다. 더 수동적인 용어인 ***필요하다***(needed) 또는 ***구하다***(requested)를 선택하지 않고 ***요구한다***(demands)라는 단어를 선택한 것은 흥미롭다.

이 책은 박사와 석사수준(Master's Level), 작업치료 보조프로그램(Occupational Therapy Assistant Program)을 위한 작업치료 교육인증위원회(Accreditation Council for Occupational Therapy Education: ACOTE)에 의해 정해진 표준 교육과정을 따르고 있다:

- B.2.2 작업과 활동의 의미와 역동성에 대한 설명(기술)은 "작업의 영역, 수행기술, 수행패턴, 요구되는 활동, 배경상황(context[s]) 그리고 환경과 클라이언트 요소 등을 포함한다(ACOTE, 2014, p. 19).
- B.2.3 소비자, 잠재적 고용주, 동료들, 제 3자 지불자, 규정 위원회, 정책 입안자들, 다른 전문가들, 그리고 일반적인 대중들 모두를 위해 잘 표현하는 작업치료 전문가로서 우리의 관점에서 작업의 독특한 본성과 수행, 참여, 건강과 안녕을 지지하기 위한 작업의 가치까지 기재하였다(ACOTE, 2014, p. 19).
- B.2.7 중재 계획을 작성하기 위해 작업 영역, 수행기술들, 수행 패턴, 요구되는 활동들, 배경상황과 환경, 그리고 클라이언트의 요소에 대해서 과제 분석을 예시하였다(ACOTE, 2014, p. 20).
- B.4.10 작업치료 문서화는 서비스 제공의 책임을 보장하도록 서비스 책임을 확실하게 하고 서비스 강화를 위한 표준화 작업을 위해 작업치료를 하는 기관, 지역, 주, 정부 그리고 지불기관의 요구에 합당하게 제공하였다.

문서화는 작업치료 서비스를 위한 합리적이고 필수적인 효과적 의사소통이여만 한다(ACOTE, 2014, p. 22).

- B.5.1 석사과정을 위하여 클라이언트 및 다른 사람들과 함께 협력하여 평가 과정 동안 자료를 모으고 클라이언트의 요구에 근거하여 작업-근거 중재 계획과 전략(그들이 성취할 수 있는 목표와 방법을 포함하여)을 개발하기 위한 적합한 이론적 접근, 실행 모델 그리고 이론의 틀에 근거하여 평가를 하는데 사용한다. 중재계획과 전략은 문화와 관련성이 있으며 현재의 작업치료 실행(임상)을 반영하고 이용할 수 있는 근거에 기초해야 한다. 중재는 다음의 요소를 가진다.

  - 작업 프로파일(occupational profile): 가정과 직장 그리고 지역사회에서 역할을 수행하기 위해 클라이언트에게 의미 있고 필요한 활동에 참여를 포함함.
  - 클라이언트 요소: 가치, 믿음, 영성(spirituality), 신체 기능(예: 신경근골격, 감각과 통증, 시각, 지각, 인지, 정신)과 신체 구조(심장혈관계, 소화계, 신경계, 비뇨생식계, 외피계통계).
  - 수행패턴(예: 습관, 일과, 관례, 역할).
  - 배경상황(context) (예: 문화, 개인적, 시간적, 가상적)과 환경(예: 물리적, 사회적).
  - 수행기술: 운동과 실행 기술, 감각-운동 기술, 감정 조절 기술, 인지 기술, 그리고 의사소통과 사회적 기술 (ACOTE, 2014, p. 23-24).

- B.5.2 안전, 건강, 안녕의 증진과 일상생활활동(ADLs), 복합적일상생활활동(IADLs), 교육, 일, 놀이, 수면과 휴식, 여가 그리고 사회적 참여 수행을 하기 위해 직접적인 작업치료 중재와 과정을 선택하고 제공(ACOTE, 2014, p. 24).
- B.5.9 적응할 환경(예: 가정, 일, 학교, 지역사회)과 과정(인간공학적 원칙의 작용을 포함)(ACOTE, 2014, p. 24).
- B.5.23 난이도(grade)와 적응(adapt): 환경, 도구, 재료, 작업들 및 중재(클라이언트, 사회문화적인 배경상황, 그리고 기술적 발전의 변경된 요구를 반영) (ACOTE, 2014, p. 26).

기초적 기술로서, 활동분석은 학생들의 직업 경력 등과 임상가로서의 그들의 삶을 통해 나타난다. 활동분석을 교육하는 여러 해 동안, 나는 학생들이 다른 과목에서 나타난 문제나 질문에 답하기 위하여 그들이 작업분석 시간에 제출한 노트를 돌려받고 싶어하는 것을 보았다. 학생들은 이들 노트를 사용해서 ***실행체계***(Framework)의 영역을 정의하고 참고서로 사용하였다. 따라서 희망하건데, 이 저서가 작업치료 커리큘럼에서 ***실행체계***와 필수적인 기초 정보를 자세히 제공할 수 있는 참고서로서 제공되길 바란다.

활동분석 교재로서 이 책의 각 장을 순서대로 읽기를 원한다. 제1장에서 시작하여 활동분석의 단계들을 통해 따라가게 될 것이다. 각 장의 구성은 작업분석이 전형적으로 이뤄지는 것을 반영한다. 만약 앞쪽 장을 건너뛴다면, 활동분석 과정은 명료하지 않을 것이며 활동의 여러 면이 확실하지 않을 수 있다.

이 책을 참고서로 사용하기 위해, 각각의 장은 ***실행체계***의 특정한 면을 다루도록 고안되었다. ***실행체계***의 표 1에 열거된 작업의 영역은 2장에 기술하였다. ***실행체계***에서 표 2 부분인 클라이언트 요소의 한 부분인 신체 기능은 6장에서 자세히 설명하였다. 신체 구조는 클라이언트 요소에서 고려되었고 7장에서 설명하였다. 3장과 4장은 표 7에 있는 ***실행체계***에서 요구되는 활동의 많은 부분을 다룬다. ***실행체계***의 표 3의 수행기술에 대한 검토는 8장에 제시하였다.

활동분석을 어떻게 하는지 진정으로 이해하기 위해서는 각 장을 통한 연습과 활동에 참여하는 것이 중요한다. 분석 능력은 연습문제를 풀고 학습을 통해 얻어진 지식을 통해 향상된다. 이 책에서 제시하는 정보가 기초를 제공하는 동안,

독자들은 자신의 교육과 경험의 연속선상에서 배우고 경험하며 신체적 기능과 기술에 대한 폭넓은 이해를 습득할 것이다.

나는 여러분들이 이 책을 읽는 동안 새로운 관점을 통해 세상을 볼 수 있기를 희망하며, "간단한" 활동이 그렇게 간단하지만은 않다는 것을 여러분들이 알기를 바란다 – 모든 과제들은 성공적 참여를 이끄는 다양한 요인들을 가진다. 세상은 복잡하고 극복할 수 없는 신체적 기능과 기술의 조화를 요구하는 작업들로 가득 차 있다. 작업치료 임상가로서 우리는 클라이언트의 작업에 대한 요구가 클라이언트와 그들의 배경상황에 어떻게 부합하는지 전체적으로 이해할 수 있어야 한다. 이를 통해 우리는 참여가 어떻게 개선되고 향상될 수 있는지 이해할 수 있고 인식을 가지게 된다. 개정판은 이상의 내용으로 제작되었다.

작업치료 실행체계 3판이 2014년 4월에 발표된 후, 활동분석 과정과 사용된 용어에 영향을 주는 의미 있는 변화의 근거를 가지게 되었다. 그리하여 원래의 직업–기반 활동분석의 개정이 ***실행체계***에서 가진 변화를 반영하여 학생과 교육자에게 교재를 제공하도록 타당한 이유를 만들었다. 이것은 또한 개선이 필요한 활동, 형식 및 일부 사진들을 개선시킬 기회를 제고하였다. 다음은 개정 2판의 주요 변경 사항에 대한 간략한 목록이다.

1. 장의 추가: "클라이언트에 대한 관련성 및 중요성 결정: 작업–기반 활동분석 ***실행체계***의 요구되는 활동 내용에 새로 추가된 내용을 반영함
2. 새로운 ***실행체계***의 변화에 따라 작업 영역을 결정하는 2장의 용어 및 정의가 변경되었다. 추가되고 변경된 것들은 다른 작업을 무엇으로 구성하는 가에 따라 작성되었다.
3. 신체 기능에 대한 장은 용어의 변화와 새로운 ***실행체계***의 중요한 변화로서 "고객의 요인"으로 간주되는 것들의 재구성을 반영한다.
4. 수행기술은 ***실행체계***에서 완전히 변경된 장으로 수행기술 관련 장은 완전히 수정되었다.
5. 마지막 장에서는 평가, 중재 계획 및 성과에 대한 활동분석을 활용하는 방법에 초점을 맞춘다. 이것은 새로운 ***실행체계***가 작업치료의 영역뿐만 아니라 작업치료 과정의 일부라는 사실을 반영한다. 결과적으로 중재의 모든 면은 관련되어 있다.
6. 추가적인 활동들은 각 장의 끝에 제공되었다.
7. 부록과 양식들은 ***실행체계***에서 변화를 반영하기 위하여 수정되었다.
8. 새로운 그림들은 매우 명확하고 좋은 해상도로 첨부하였다.

각 장의 파워포인트 프레젠테이션을 포함한 추가적인 교육 자료들이 강사들에게 제공된다. 이 자료들은 SALACK 사의 웹사이트 www.efacultylounge.com에서 열람이 가능하다.

참고서 (References)

Accreditation Council for Occupational Therapy Education. (2014). *Accreditation Council for Occupational Therapy Education (ACOTE) Standards and Interpretive Guide.*

American Occupational Therapy Association. (2014). Occupational therapy practice framework: Domain and process (3rd ed.). *American Journal of Occupational Therapy, 68*(Suppl. 1):S1-S48.

World Health Organization. (2001). *International classification of functioning, disability, and health.* Geneva, Switzerland: Author.

역자 서문

2015년 많은 시간과 노력으로 이 책의 작업을 완성하였다. 이택영 교수님과 도기철 교수님의 많은 노력이 있었고, 책 작업을 하면서 오히려 많이 배우게 되는 과정을 가졌다. 2016년 12월 작업 기반 활동분석 2판 책에 대한 의뢰를 다시 받고 검토하면서 정말 부끄러움과 독자들에게 죄송한 마음이 들었다. 너무나 부족한 면이 많아서 얼굴이 뜨거웠다. 다시 한 번 죄송한 마음으로 용서를 구한다.

본 역서는 인간의 작업(활동)을 분석함에 있어 작업과 활동을 기반으로 하고, Occupational Therapy domain and practice Framework 3rd(2014)와 ICF(2001)를 바탕으로 한다. 여느 활동분석처럼 클라이언트가 작업에 참여하는 의미와 목적을 중요시하는 것은 비슷하지만 작업-기반 활동분석은 작업이 수행되는 배경상황들과 수행패턴을 평가하는 것이 추가되었다. 또한 작업과학 분야에서 지속적으로 제시하고 있는 작업에 대한 여러 면의 연구 내용을 바탕으로 하고 있다. 따라서 클라이언트에게 더 많은 정보를 얻고 작업치료사의 정체성을 가지고 평가, 중재, 성과를 확인하고자 하는 작업치료사에게 도움이 될 것으로 생각된다. 본 역서는 아무나 할 수 있는 치료가 아닌 클라이언트 개인에 적합한 최적의 중재가 작업으로 작업을 가지고 작업의 성과로 만들어 내고자 하는 작업치료사에게 도움이 될 것으로 감히 역자 서문에 의견을 제시하고자 한다.

번역을 함에 있어 적절한 우리말 단어가 어려운 경우 이해를 돕도록 외래어를 그대로 사용한 점, 그리고 아직 작업치료의 용어 정리가 완성되지 않아 같은 단어지만 혼선을 줄 수 있는 점과 부족한 번역에 대해서 독자들의 양해를 구한다. 또한 요구되는 신체 기능과 신체 구조는 ICF 용어와 2017년 작업치료 협회에서 발간한 작업치료 용어집을 근거로 사용하였다. 좋은 기회를 만들어 주시고 이끌어 주시는 이택영 교수님과 함께 바쁜 중 작업을 함께 한 도기철 교수 그리고 보이지 않는 곳에서 길을 만들어 주시는 하느님께 감사의 마음을 바친다.

마지막으로, 인내심으로 기다려 주신 영문출판사 박병조 사장님과 출판을 위해 밤낮을 가리지 않고 정성을 다해주신 편집부 직원분들께 감사의 마음을 전한다.

2018년 정말 무더운 여름에...

이 성 아 드림

제 1 장

활동분석이란 무엇인가?

What Is Activity Analysis?

목표(Objectives)

1. **활동분석**을 정의한다.
2. 작업-기반(occupation-based) 활동분석과 활동분석 사이의 차이점을 설명한다.
3. **작업**(occupation)의 현재 정의 등을 확인한다.
4. 작업(occupation), 활동(activity), 과제(task) 사이의 차이점을 분별한다.
5. 작업치료사(OT)가 작업을 이용하고 치료 목표에 도달하기 위한 방법 외에 중재 목표로 사용하는 이유를 확인한다.
6. 작업치료사에 의해 이용되는 작업 분석을 설명한다.
7. **작업치료 실행체계 3판**(Occupational Therapy Practice Framework, 3rd Edition)의 실행체계가 활동분석의 기초를 이해하기 위해 어떻게 사용되었는지 설명한다.
8. **국제기능장애건강분류**(International Classification of Functioning, Disability, and Health)와 세계보건기구(World Health Organization. WHO)가 **실행체계**(Framework)에 어떻게 영향을 미쳤는지 이해한다.
9. 활동분석 과정을 포함한 단계를 작성한다.

Thomas H.
Occupation-Based Activity Analysis, Second Edition (pp 1-13).

활동분석 능력과 사람들이 능동참여(engagement)하는 작업은 작업치료의 가장 기초적인 것이다. 활동분석은 작업치료 과정을 통해서 사용되고, 작업치료사들은 특정 활동을 수행하기 위해 필요한 외부 구성 요건과 기술을 다루고 이해하고 사용해야 한다. ***활동분석***은 "활동과 활동에 필요한 전형적인 요구들 즉, 활동 수행에 포함된 기술의 범위와 활동에 주어진 다양한 문화적 의미"를 이해하기 위해서 작업치료사들에 의해 사용되는 과정으로 정의된다(Crepeau, Cohn & Boyt Schell, 2003, p.192). 활동분석 과정은 임상가가 활동에 능동참여하는 사람들의 요구를 이해할 수 있게 한다. 작업치료사들은 일상활동에 대한 전문가로 클라이언트를 위한 치료목적 외에 그들의 목표에 도달하기 위한 방법으로 활동을 사용한다. 활동분석을 통해 필요한 도구와 장비, 활동이 어디에서 누구와 함께 일어나는지, 활동단계의 순서 및 이 단계들의 타이밍, 활동 수행에서 요구하는 신체 기능, 수행기술 그리고 신체 구조 등을 이해할 수 있게 된다. 따라서 작업치료 전문가들은 활동을 전체적으로 볼 수 있는 방법뿐만 아니라, 활동의 구성 부분 및 어떻게 내부적 · 외부적 배경상황들(context)이 활동에 기여하는지에 대해서 배운다.

활동분석은 우리 작업치료 전문성이 시작하는 근본적인 뿌리이다. 1917년 초기, 활동분석 또는 ***동작 분석***이 작업치료사에게 소개되었다. 원칙적으로는 엔지니어를 위해 고안되어 직장에서 근로자의 동작을 연구하는 방법으로 만들어졌다(Gilbreth, 1911; Taylor, 1911). 작업치료사는 "어떤 동작이 가능하고 불가능한지, 필요한지 필요하지 않은지 확인한 이후 동작이 가능하지만 필요한 동작을 포함한 작업을 찾기 위해서 이 원칙들을 사용하기 시작하였다"(Newton, 1919, pp. 4-5). 물리치료, 언어치료, 엔지니어링 등 다른 전문가들도 그들의 전문영역에 이 원칙들을 사용해오고 있다.

활동분석이 다른 전문 분야의 한 부분이었지만, 작업치료 임상가에게 활동분석은 작업치료 과정에서 필수적이다. 작업치료 과정은 평가, 중재, 그리고 성과를 포함한다. 각각의 이들 단계 동안, 활동분석은 그 과정의 한 부분이 된다. 평가 동안, 작업치료 임상가는 클라이언트에게 필요한 활동이 무엇인지, 원하는 활동은 무엇인지, 무엇을 수행하는지 등등의 불일치를 결정해야만 한다. 작업치료 평가는 작업 프로파일로 시작하고 이것은 클라이언트와의 인터뷰이다. 인터뷰 동안 작업치료사는 클라이언트가 어떤 작업을 어려워하는지, 그 작업 이면의 의미는 무엇인지 그리고 그들 작업이 발생하는 배경상황에 대해서 전체적인 파악을 하게 된다. 이것은 작업 목록을 이끌어 내며, 각각의 작업은 작업에 필요한 것에 대해서 평가하기 위해 작업치료사에 의해 분석되어진다. 작업치료사는 다음으로 클라이언트의 수행을 평가하는데 특정한 클라이언트의 요소들, 특별히 기술 또는 환경에 대해서 파악하고 측정하기 위해서 평가도구를 이용하여 평가를 실시할 수도 있다. 클라이언트의 수행 및 환경과 함께 요구되는 작업을 비교하는 것은 작업치료에서 필요한 것을 인식하게 한다. 작업이나 활동분석은 클라이언트에 대한 평가가 아니라 활동의 필요한 사항을 평가하는 것이다.

분석형태
(TYPES OF ANALYSES)

개인, 개별 그룹(가족 또는 학생 그룹) 또는 대중(특정 지역에 거주하는 사람들의 그룹 또는 유사한 관심사 또는 배경을 공유하는 사람들)에 대한 활동 또는 작업 기반 분석을 수행할 수 있다. 치료의 근본적인 요소로서 활동분석은 고유하고 전체적인 관점을 가지고 있다. 작업치료 관점은 활동이 어떻게 전체적으로 행해질 수 있는지 뿐만 아니라 개인이 어떻게 활동을 했고, 경험했는지, 수행에 영향을 주는 내적 및 외적 영향을 평가하고 활동 이면에 담긴 의미를 확인한다. ***실행체계***는 활동분석의 두 가지 형태를 설명한다: (1) 활동분석은 활동의 전형적인 요구사항들을 확인한다. 그리고 (2) 작업-기반 활동분석은 "활동자체의 요구사항 외에 특정 개인의 흥미, 목표, 능력 및 배경상황 등을 고려한다"(Crepeau, 2003, p.192). 특정한 사람을 주관적으로 염두에 두지 않고 활동의 요구사항에 대한 근본적인 이해를 하기 위해서는 활동분석을 해야 한다. 만약 특정 인물의 활동분석을 수행하고 있다면, 작업-기반 활동분석을 했을 것이다. 활동분석의 이 두 가지 형태 모두 작업치료 전체 과정을 통해서 사용된다.

활동분석과 작업-기반 활동분석의 차이점을 명확히 하기 위해서 땅콩버터 샌드위치와 잼 샌드위치 만들기 활동을 통해서 살펴보려 한다. 우리는 관절가동범위와 샌드위치를 만드는 근력을 확인할 수 있으며 이 행동을 할 때에 일반적으로 얼마만큼의 감각 정보가 필요한지 알 수 있다. 그렇지만 우리가 Lisa의 집으로 간다고 가정해보자. 그리고 그녀가 어떻게 땅콩버터와 잼 샌드위치를 그녀의 딸을 위해서 만드는지 분석해보자. 이때 활동 요구사항은 매우 달라지게 된다. 부엌선반은 어린이들의 안전을 위해 양손을 사용해서 열도록 닫혀져 있다. 땅콩버터는 Lisa의 딸이 사용하기에는 매우 걸쭉하고 땅콩 덩어리가 있다(따라서 숟가락으로 떠내기가 매우 어려울 수 있다). 그녀의 딸 Lisa에게 추가적인 감각과 주의를 요구할 수도 있다(3세 어린이에게 흔히 가질 수 있는 만큼). 따라서, Lisa가 땅콩버터와 잼으로 샌드위치를 만드는 것에 대한 활동 요구사항에 대한 분석은 작업-기반 활동분석으로 더 잘 이해될 수 있게 된다(그림 1-1).

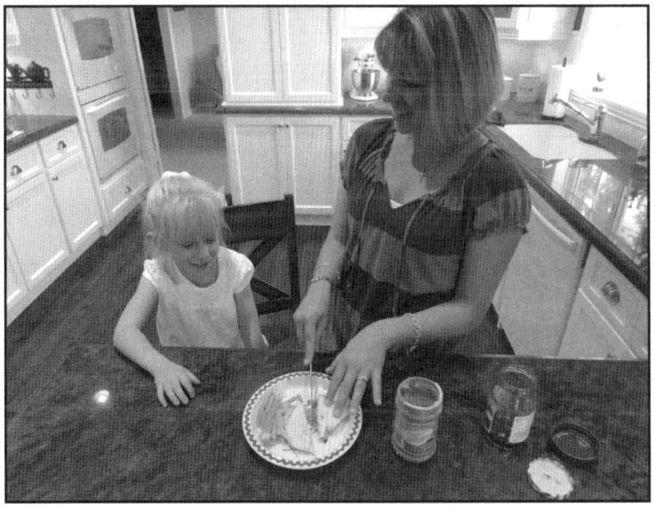

그림 1-1. Lisa가 작업으로 샌드위치기를 함.

활동분석 과정 (THE ACTIVITY ANALYSIS PROCESS)

1. **활동인식**: 활동분석의 첫 번째 부분은 당신이 정말 무엇을 분석할지 설정하는 것이다. 종종 활동은 서로 겹치거나 다른 작업과 함께 섞일 때가 있다. 가능하다면 활동은 분리되고 고유한 활동으로 나눌 수 있어야 한다. 이를 통해 활동이 차지하는 작업의 영역을 결정할 수 있으며, 활동에 무엇이 포함되어 있는지 전체적인 모습과 주변 모습을 확인할 수 있다.
2. 다음으로 당신은 어떤 형태의 분석을 수행할지 결정해야 한다. 기본적으로 두 가지 형태의 활동분석이 있다. (a) 작업-기반 활동분석: 이는 특정한 클라이언트를 대상으로 하여 어떻게 그들의 환경과 배경상황에서 작업에 능동참여를 하는지 분석한다. (b) 어떻게 활동이 일반적으로 수행되는지에 대한 활동분석: 이 활동분석은 특정 클라이언트를 고려하지 않는다. 만약 클라이언트에 대한 활동분석을 수행하는 경우 작업-기반 활동분석을 수행할 수 있다: 그렇지 않으면 표준 활동분석을 수행할 수도 있다. 두 가지 방법 중 하나를 사용하여 활동이나 작업으로 분석한다는 것은 활동을 어떻게, 어디서 하는지 명확하고 자세하게 확인하거나 어떤 방법으로 활동이 일어나는지에 대해서 명확히 해야만 한다. 예를 들어, 치즈-양파 오믈렛 만들기를 한다면 작업-기반 활동분석의 경우, 치즈-양파 오믈렛 만들기 과정의 단계는 클라이언트와의 관련성과 중요성에 대한 정보를 수집하는 활동에 대한 추가적인 정보가 포함된 단계가 추가된다. 이 단계는 3장에서 자세히 설명된다.
3. **클라이언트에 대한 관련성 및 중요성 결정**: 이 단계는 작업-기반 활동분석을 수행하는 경우에만 포함된다. 이 작업들이 갖고 있는 중요성뿐만 아니라 그들의 작업에 대한 클라이언트의 이해와 정의를 치료사가 파악하기 위해서 요구된다. 이 정보들을 수집하는 것이 성공적인 분석과 후속 단계를 완료하는 열쇠가 된다. 이 정보를 수집하는 방법도 3장에 있다.
4. **요구되는 단계 확인**: 활동을 구체적 단계와 각각의 단계에 대한 시점으로 나눈다. 활동이 필요한 단계들을 목록화함으로써 치료사가 활동 요건의 조건을 확인할 수 있게 해준다. 이 과정은 4장에서 자세히 다룬다.

5. **사물과 사물의 속성 결정**: 활동의 각 단계를 고려하여 특정 도구, 재료, 그리고 장비가 필요할 수 있다. 필요한 물체를 확인하는 것은 치료사가 어떠한 물건을 다루어야 하는지 또는 어떻게 상호 작용해야 하는지 알 수 있게 한다. 물체와 물체의 속성을 이해하는 것은 치료사가 수행에서 부족한 것을 이해할 수 있도록 유도한다. 이것은 5장에서 설명한다.
6. **요구되는 공간 결정**: 활동과 작업이 일어나는 물리적 환경은 수행에 큰 영향을 줄 수 있다. 몇 가지 활동들은 활동에 참여하기 위해서 특정한 공간, 소음 조절 및 조명을 필요로 한다. 작업이 일어나는 물리적 환경이 클라이언트의 수행에 방해가 되는 때가 종종 있다. 활동이 발생하는 물리적 환경에 대한 이해는 우리가 작업 수행에서 어떻게 외부적 영향이 수행의 장벽 역할을 하는지 확인할 수 있게 한다. 이것도 또한 5장에서 설명한다.
7. **사회적 요구 결정**: 공간적인 요구가 수행에서 외부적 영향을 줄 수 있는 것처럼 사회적인 요구도 같은 경우가 될 수 있다. 일부 활동에서 사회적 요구사항들은 활동의 능동참여에 필수적이다(게임에서 순서를 바꾸는 것 같은). 그러나 몇 가지 작업에서는 사회적 요구사항들이 클라이언트가 관리할 수 있는 것보다 더 도전적일 수 있다(예: 하루에 16시간 이상 일 했으면 하는 다른 사람들의 기대). 활동의 사회적 요구사항에 대한 측정 결정 과정은 5장에서 설명한다.
8. **필요한 신체 기능의 결정**: 분석 과정에서 이 단계는 가장 자세하고 광범위한 것으로 종종 보여진다. 많은 개념들이 다른 전문가들이 사용하는 것과 유사하다. 그러나 작업치료 활동분석 과정에서는 더 확장된다. 신체 기능들은 "신체 시스템의 생리학적 기능"(WHO, 2001, p.10)으로 관절의 움직임 및 힘과 같은 신체적 기능 외에 감각, 인지 및 감정적 기능까지도 포함한다. 활동에서 요구하는 신체 기능에 대한 측정은 활동과 작업에 능동참여할 것으로 고려되는 클라이언트에게 요구되는 관련된 정보를 제공한다. 이 신체적 기능들은 6장에서 자세히 설명하였다.
9. **필요한 신체 구조의 결정**: 대부분의 활동들은 특정한 신체 구조가 있기를 요구한다. 신체 구조들은 "신체의 해부학적 부분으로 장기, 팔다리 및 다른 구성 요소들"(WHO, 2001, p.10)이다. 활동분석 과정에서 우리는 삶을 유지하기 위해 필요한 것 그 이상으로 활동에서 요구하는 신체적 구조를 확인한다. 이것은 7장에서 더 설명한다.
10. **필요한 수행기술 결정**: 수행기술들은 클라이언트에게 훈련시키는 행동이다. 클라이언트에 대한 특정 수행기술의 수준에 대한 결정은 치료사가 기대하는 클라이언트의 성공적 능동참여에 대해 이해하게 해준다. 수행기술은 8장에서 설명한다.
11. **치료적 중재를 위한 분석**: 이것은 작업치료사가 활동을 평가하고 기능한 치료결과를 찾기 위해 클라이언트에게 필요한 것을 평가하는 처리과정의 단계이다. 활동은 적응을 위한 방법을 찾기 위해서 또는 클라이언트를 위한 도전의 감소 또는 증가를 위한 난이도를 위해서 분석될 수 있다. 이는 9장에서 자세히 설명한다.

이 과정이 어떻게 진행되는지 잘 이해하기 위해 실제 사례를 확인해 볼 수 있다(표 1-1). Travis는 31세 남성으로 2개월 전 직장에서 기계에 머리를 맞아 의식을 잃고 쓰러졌었다. 그는 감자칩을 포장하고 만드는 공장에서 일한다. Travis는 조립 공정에서 일하며 작은 감자칩 봉지를 상자에 넣는 일을 한다. 그는 직업복귀 평가를 받기 위해 작업치료 전문가에게 왔다. 이 치료를 하기 위해 우리는 활동분석 기술을 사용할 수 있다. 왜냐하면, 특정 클라이언트에 대한 활동분석은 작업-기반 활동분석으로 진행할 수 있다.

분석을 시작하기 위해 당신은 우선 Travis에게 직업과 작업 환경이 어떠한지에 대해 인터뷰해야 한다. 우리는 그가 설명한 직업의 여러 부분에 대해서 각각 다른 활동으로 분리한다. 인터뷰 동안, Travis는 각각의 활동을 정의하고, 각각의 활동에서 성공의 의미가 무엇인지 설명한다. 우리는 하나의 활동에서 시작하고 각각의 단계를 목록화 한다. 다음으로 어떤 물건이 필요한지 평가한다. 그 다음, Travis가 활동을 위한 직업 셋팅으로 공간과 사회적 요구에 대해 살펴본다. 다음으로 활동에서 필요로 하는

표 1-1
사례 : Travis

단계 1 : 활동을 정의하라: 우리가 무엇을 분석하려고 하는가? 활동 이면의 의미는 무엇이고 활동 성공의 정의는 무엇인가? 정확한 분석을 위해 Travis의 직무를 어떻게 나눌 것인지 결정한다(2장 참조).
단계 2 : 활동 단계를 목록화한다: 성공적인 각각의 활동 또는 과제를 수행하기 위해 Travis가 반드시 따라야 하는 단계를 작성하라. 각 활동의 하나씩 여러 개의 목록이 있을 수 있다(3장 참조).
단계 3 : 사물, 속성, 공간, 사회적 요구를 정의한다: Travis가 반드시 사용해야 하는 물건, 재료, 장비는 무엇인가? (4장 참조)
단계 4 : 요구되는 공간을 정의한다: 활동을 성공적으로 수행하기 위한 환경적 요구사항은 무엇인가?(5장 참조)
단계 5 : 사회적 요구사항을 정의한다: 활동의 사회적 규범 또는 기대는 무엇인가? (5장 참조)
단계 6 : 필요로 하는 신체 기능을 정의한다: Travis가 수행해야만 하는 활동 중에 정신적, 육체적, 신경학적 또는 기타 신체적 기능이 이용되고 도전받는 것은 무엇인가? (5장 참조)
단계 7 : 필요로 하는 신체 구조를 목록화한다: 활동을 완벽하게 수행하기 위해 어떤 신체 부분을 필요로 하는가? (6장 참조)
단계 8 : 수행기술을 정의한다: 활동을 완벽히 수행하기 위해 어떤 운동, 실행(praxis), 감각, 정서, 인지 그리고 의사소통과 사회적 기술을 필요로 하는가? (7장 참조)

신체 기능과 구조를 분석한다. 마지막 단계는 수행기술이 필요한지 또는 어느 정도 범위인지에 대해서 확인해야 한다. 활동분석이 완료되면 Travis의 수행과 능력에 대한 전체적인 평가가 수행되어야 할 것이다.

이러한 단계 이후, 중재 계획을 개발할 수 있을 것이며 Travis가 성공적으로 직업 복귀를 할 수 있도록 적응을 위한 권고안을 마련해야 할 것이다.

작업은 무엇이며 활동은 무엇인가? (What Are Occupations Versus Activities?)

작업(occupation)이라는 용어는 잘못 이해하거나 오도될 수 있다. 만약 거리에서 어떤 의료적 배경과 지식도 없는 사람에게 그들의 작업이 무엇인지 질문을 한다면, 그들은 아마도 그들이 가졌던 직업이 무엇인지에 대해서 말하려 할 것이다. 학생으로 당신은 이미 가족 구성원과 친구들에게 당신이 무엇을 공부하는지 말하려 했던 경험을 가지고 있을 것이다. 그리고 "아니요, 제가 배우는 것은 사람들에게 직업을 갖도록 돕는 것이 아니에요."라고도 말한 적도 있을 것이다. ***Merriam-Webster Collegiate* 사전**(2012)에서는 여러 의미로 **작업**(occupation)을 정의하고 있다.

1. 인간이 참여하는 능동적 활동들
2. 인간 삶의 근본적인 사업: 직업
3. 토지의 점유, 사용, 소유: 점유
4. 외국 군사력에 의한 점유지역과 통제

따라서 사람들이 치료를 기대하고 **작업**이라는 용어를 들었을 때, 이 전문분야의 많은 구성이 마음에 떠오를 수 있다. 이것은 또한 몇몇 나라들이 작업을 설명하기 위해 우리가 전문적으로 설명하는 작업과는 다른 용어를 사용하는 이유

글상자 1-1

작업이라는 용어는 여러 나라에서 우리의 전문성을 설명하는데 사용하지 않고, 몇몇 시용하는 용어는 인간공학(ergonomics) 또는 회복(recovery)의 생각으로부터 기원한다. 다음은 다른 나라에서 불려지는 작업치료의 몇 가지 예이다:

Austria: *Ergotherapeutische*
Belgium: *L'ergothérapeute*
Finland: *Toimintaterapia*
India: *Ergomedicine*
Malaysia: Pemulihan Cara Kerja
Sweden: Arbeitsterapeuter

출처: World Federation Of Occupational Therapy. (2009–2010). Definitions of Occupational therapy from member countries, draft 9. Retrieved from http://www.wfot.org/resourcecentre.aspx

에 대한 설명이 될 수 있을 것이다(글상자 1-1). 의료사전은 작업이라는 용어를 더욱더 확대해서 정의하지만 아직은 사람이나 방법에 대해서 정의하지는 않는다. ***Taber의 Cyclopedic Medical Dictionary***, Venes(2001)는 다음과 같이 **작업**(occupation)을 정의한다:

1. 임금, 급여 또는 다른 소득을 위해 일하는 목표 지향적인 추구
2. 목표-지향적인 시간 사용
3. 일 이외에 능동참여를 위한 추구 또는 활동

두 번째와 세 번째 정의는 용어를 잘 이해하는 작업치료 임상가를 포함하여 어떻게 건강관리 전문가와 잘 일치하는지 목록화 한다. 작업치료 학생들은 여러 가지 방법으로 **작업**(occupation)을 정의한다:

작업(occupation)은 신체적, 정신적, 사회적, 성적, 정치적 또는 영적 성격을 불문하고 사람들이 원하거나, 필요로 하거나 해야만 하는 모든 일을 의미하는데 사용되며 수면과 휴식을 포함한다. 이것은 실제 인간의 하는 것(doing), 됨(being), 되려하는 것(becoming), 그리고 속한 것(belonging)의 모든 면을 의미한다. 실제적이고, 자기-표현의 일상적인 매체(medium) 또는 의미를 만들거나 경험하는 것 즉, 작업은 사색적(contemplative), 투영적 그리고 명상적이거나 행동 기반적인 인간 존재의 실천적 요소이다(Wilcock & Townsend, 2014, p. 542).

활동(activities)... 일상생활의, 명명되고, 조직화되며, 개개인과 문화로서 가치와 의미를 부여한다. 작업은 그들 자신에게 의미가 무엇이고, 그들을 돌보고... 삶을 즐기는 모든 것이며, 그들 지역사회의 사회적·경제적 구조에 기여한다(Law, Polatajko, Baptiste, & Townsend, 1997, p.32).

목적-지향을 추구한다는 것은 전형적으로 시간이 지남에 따라 확장되고, 수행의 의미를 가지며, 다중 과제(multiple task)를 포함한다(Christiansen et al., 2005, p. 548).

사람들이 그들의 시간과 관심을 사용하여 하는 것; 의미있고 목적이 있는 활동; 개인이 선택했거나 능동적 참여(engage)할 필요가 있는 사적인 활동과 각 개인이 실제로 활동을 경험하는 방식(Boyt Schell, Gillen, & Scaffa, 2014, p.1237).

이 정의(definition) 사용은 작업이 단순한 활동 그 이상이라는 것이다. 또한 작업은 활동들로부터 우리의 생활에 의미를 제공한다. 많은 저서에서는 작업(occupation), 활동(activity) 그리고 과제(task) 사이의 차이점과 관련된 집필과 토의가 있었다(Gray, 1998; Nelson, 1988; Pierce 2001; Trombly, 1995). 많은 저자들은 작업이 매우 훌륭하고, 보다 개별적인 활동들로 정의되며, 작은 과제들로 구성되어 있다고 서술하였다(Law 등, 1997; Trombly, 1995). ***이론의 틀***은 다중 활동들(multiple activities)을 포함해서 작업들을 정의한다. 작업들은 주어진 작업에 능동참여하는 사람들을 위한 유니크한 목적과 의미를 가지고, 개인과 그룹의 배경상황 내에서 발생한다. 배경상황들(contexts)은

활동 1-1

잠깐 동안 당신이 능동참여하는 작업에 대해서 생각해 보도록 합니다. 아래의 칸에 몇 가지를 나열해보도록 합니다. 그런 다음 스스로에게 질문하여 봅시다. 각자 Carlson and Clark이 설명한 대로 작업의 4가지 기준을 충족시키는지?

작업 (OCCUPATION)	시작과 끝	의도적이고 반복적임	의미적임	문화에 의한 분류

물리적 환경으로 사람들이 사용하는 도구와 재료, 사회적 복합성, 작업의 요구사항들을 포함한다.

그리하여 작업은 "개별화된(personalized)" 활동들 즉, 개인적으로 의미로 가지며 특정한 개인 또는 그룹에 요구하는 것들을 가지고 있다. 작업은 활동(activity)보다 더 복잡하다.

우리의 작업치료 임상 영역을 더 명확하게 하기 위하여 Larson, Wood, 그리고 Clark(2003)은 활동과 작업이 어떻게 다른지 정확히게 서술하고자 하였다.

활동(activity): 땅콩버터와 잼 샌드위치 만들기

작업(occupation): Lisa가 가정에서 그녀의 딸을 위하여 땅콩버터와 잼 샌드위치 만들기

과제(tasks): 찬장에서 접시 꺼내기, 냉장고에서 땅콩버터 꺼내기 등등

정확하게 시작과 끝 지점이 있다. 참여하는 사람은 시작과 끝 지점을 선택할 수 있다.

작업은 의도적으로 집행(executed)하고 반복할 수 있으며 이것은 사람의 반복적 통제는 아니며 질병과 사고와 같은 것은 작업으로 고려되지 않는다.

작업은 사람에게 의미가 있고 그들이 누구인지 의미를 부여한다. 이 의미는 매우 의미 있지 않을 수 있거나 덜 건강할 수도 있지만(예: 흡연), 여전히 작업은 사람들의 삶의 의미에서 한 부분의 역할을 한다.

작업은 우리의 문화에 의해서 분류된다. 새로운 작업은 매일의 일상을 창조하고, 작업은 사람들이 능동참여를 해서 시간이 지날수록 변화를 가진다.

작업치료 전문가들은 작업이 우리의 중재 목적 외에, 중재 목석으로 노달하기 위한 수단적 의미의 관점을 가진다. 따라서, **활동에 대한 작업**의 의미를 더욱 더 깊게 이해해 나가는 것이 중요하다(활동 1-1).

왜 작업인가?
(WHY OCCUPATIONS?)

우리는 이제 우리의 목표로 '작업'이라 명명하는 것은 클라이언트 생활에 의미를 주는 활동분석으로 이해할 수 있다는 것을 알게 되었다. 그러나 작업들을 왜 분석할 필요가 있는 것일까? 우리는 목적으로 뿐만 아니라, 그 목적을 이루는 수단으로써 우리의 작업을 사용한다. 따라서, 작업과 활동은 우리의 "도구" 이다. 다른 전문가들은 우리만큼 치료적 도구(모달리티)로 작업을 사용한다고 주장하지 않는다. 우리는 다른 기술 또는 접근보다 의미 있는 활동을 사용하는 것이 더 커다란 이익을 가진다는 것을 이해하고 있기 때문에 중재로써 작업 또는 의미 있는 활동을 사용한다. 그 혜택이나 보상은 일상 활동의 "정상"이라는 것 뒤에 숨어 있다. 다음은 중재의 중심으로써 작업을 사용했을 때의 많은 이익 중 일부이다.

- 작업에 능동참여 한 클라이언트는 환경을 완벽하게 습득할 수 있다. 클라이언트가 환경을 조절하는 감각을 가질 수 있게 한다. 예를 들어, 클라이언트인 Kay는 나무조각을 사용하여 머리 위로 뻗기 운동을 하였다. 그녀는 마지막에는 찬장에 닿을 수 있도록 어깨 근력을 만들어야 하기 때문이다. 그러나 높이 있는 찬장에서 낮은 장소로 컵을 움직이게 한다면 그녀의 어깨 근력을 만들어 내는 것뿐만 아니라 가정에서 이러한 활동을 지속적으로 어떻게 하는지에 대한 전략도 함께 교육시킬 수 있어야 한다. 결과적으로 부엌을 다시 이용할 수 있게 되어 숙달된 감각을 다시 얻게 될 수 있다(그림 1-2).
- 작업에 능동참여 한 클라이언트는 그 결과를 확인하거나 느끼게 될 것이다. 그 결과는 객관적으로 될 수도 있지만(비록 많은 시간은 아니지만), 클라이언트가 느낄 수 있는 무엇이 될 수도 있다. 찬장에서 컵을 꺼내는 것을 예를 들어, Kay는 자신의 노력의 결과를 볼 수 있을 것이다. 또한 컵을 찬장에서 정리하고 성취감을 느낄 수도 있다. 작업에 참여하는 것은 성취감을 느끼는 결과를 줄 수 있다.

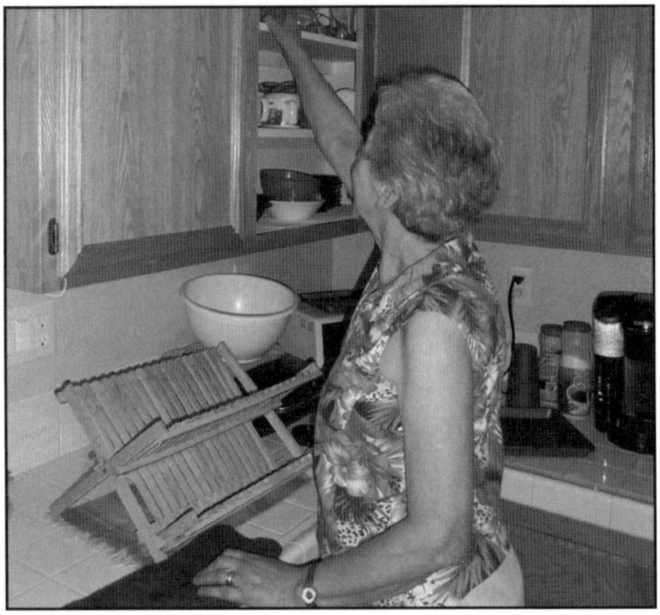

그림 1-2. Kay는 부엌에서 작업을 습득함.

- 의미 있는 활동에 능동참여하는 것은 클라이언트에게 다른 방법보다 목적을 향해 더 지속적이고 오랫동안 수행할 수 있도록 도움을 줄 수 있다. 만약 관심이 목표나 과정을 즐기는데 있다면, 클라이언트는 작업에 "능동참여(engagement)" 하게 되고, 활동에 참여(participation)는 하지 않게 될 것이다. 예를 들어, 체육관에서 고정식 운동 자전거를 타기를 한다고 가정해 보자. 추운 날, 체육관에서 고정식 운동 자전거 타기는 15분 정도 지나가기 전에 끝날 것이다. 그러나 만약 내가 집 또는 집 주변에서 자전거를 탄다면, 나는 한 시간 정도를 탈 수 있을 것이다. 왜일까? 나의 집 주위에서 자전거를 타는 것은 나에게 매우 의미 있는 활동이 되기 때문이다(그림 1-3). ***"작업은 열정적이고 지속적인 능동참여를 북돋는다."*** 나는 시간이 지나는 것을 잊고 주위 환경과 다양한 풍경에 몰입하게 될 것이다. 두 가지 활동 모두 매우 비슷하고 동일한 신체적인 활동을 제공하지만 활동과 작업의 결과가 매우 다른 것은 간단하게도 "능동참여"를 시키기 때문일 것이다.
- 작업은 클라이언트의 목표에 도달하는 중요한 통로이다. 작업 또는 큰 작업 중 일부분에 대한 클라이언

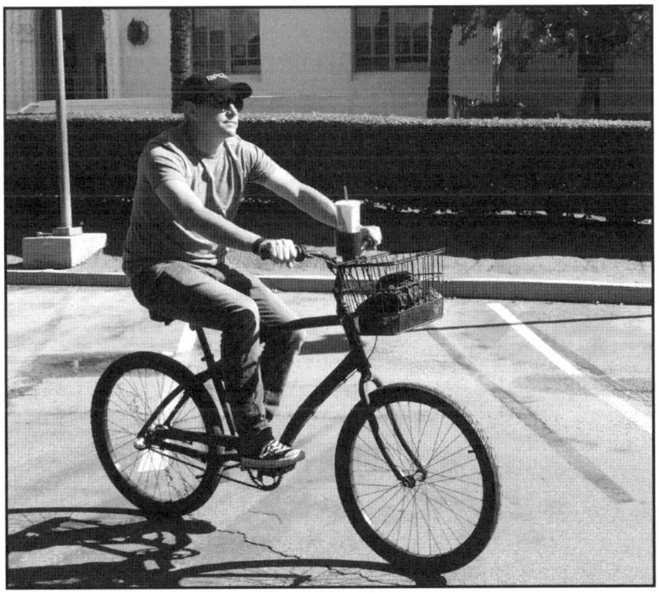

그림 1-3. 작업은 열정적이고 지속적인 능동참여(engagement)를 북돋는다.

트의 능동참여를 이끄는 중재는 중재 시간에 치료저 목표를 향해 닿을 수 있도록 이끌 수 있다. 예를 들어, 당신의 클라이언트인 Lance가 치료로 콩을 주워서 컵에 넣는데 많은 시간을 보낸다고 가정해 보도록 하자. 그러나 Lance가 약을 집어서 먹을 수 있도록 하기 위해 콩을 잡는 시간이 도움이 될 것이라는 보장은 없다. 이것을 **일반화**(generalization)라 한다. 실생활에서 필요한 것에 대하여 치료 시간을 할애하는 것이 클라이언트에게 일반화(generalize)가 될 수 있을까? 인지장애를 가진 많은 클라이언트에게는 매우 어려운 일일 것이다. 따라서, 클라이언트가 원하는 작업과 활동들을 사용하는 것은 그들이 자신의 일상을 다시 얻거나 학습할 수 있도록 적용하는데 도움이 될 수 있을 것이다.

- 작업에 능동참여하는 것은 여러 기술과 신체 시스템의 협응이 필요하다. 이 점을 명확하게 돕기 위해서 찬장에서 접시를 꺼내는 Kay의 또 다른 능력을 살펴보자. 접시를 꺼낼 목적으로 손이 닿을 수 있게 할 수 있는 하나의 치료 전략은 상지 운동을 시키는 것이다. 이 과정 동안, 그녀는 상지 근력과 관절가동범위, 고유수용성 감각, 그리고 지시를 따르는 능력을 이용해야 한다. 그러나, 만약 실제적으로 찬장에서 컵을 꺼낸다면, 그녀는 상지 근력, 관절가동범위, 고유수용성 감각, 안정성 및 운동 순응(accommodation)이 이루어지게 된다. Kay는 하나의 기술 또는 독립적인 클라이언트 요소만으로 작업하는 것이 아니라 많은 것을 함께 수행하여 모든 기술을 어떻게 사용해야 하는지 방법을 배우게 된다.
- 작업에 능동참여함으로써 클라이언트는 수행에 대한 즉각적인 피드백을 받는다. 수행에 대한 피드백은 과제 자체로부터, 치료사로부터, 또는 클라이언트 자신으로부터 올 수 있다. 예를 들어, Kay가 찬장까지 손을 올리고 컵을 꺼내려한다고 해보자. 그녀는 어려움을 겪을 수도 있고 닿지 못할 수도 있다. 치료사는 그녀에게 피드백으로 "단계적으로 선반에 손을 가까이 닿게 하세요"라는 제안이나 "당신은 거의 선반에 닿았어요"와 같은 격려를 사용할 수 있다. 그러나 Kay는 선반에 디디르기까지 얼마나 멀리 떨어져 있는지 '보는 것'으로서 시각적 피드백을 가질 수 있고 얼마나 높이 닿을 수 있는지 그 느낌을 신체로부터 피드백 받을 수 있다. 아마도 그녀의 어깨는 찬장에 닿았을 때 근력약화로 통증을 느낄 수 있을 것이다. 이것은 모두 그녀의 목표와 관련하여 즉각적이며 직접적인 피드백이 된다.

왜 활동분석과 작업분석을 배워야 하는가? (Why Do We Learn to Analyze Activities and Occupations?)

클라이언트의 삶에서 의미 있는 활동을 분석하는 것은 작업치료의 모든 면에서 필수적이다. 작업치료 ***실행체계***(Occupational Therapy Practice Framework)는 AOTA가 작성하여 발표한 것으로 작업치료가 실행되는 영역과 과정을 서술하였다. 이 문서에서 작업치료 과정은 평가, 중재,

성과를 포함하고 있다(AOTA, 2014). 클라이언트에게 중요한 활동에 대한 평가와 분석 능력은 모든 단계에서 실시되며, 특별히 평가와 중재에서는 필수적이다. 활동분석은 경험 많은 치료사에겐 본능적이고, 두 번째 본성이 되며 각각의 클라이언트를 이해하고, 목표를 수립하며 중재를 만들고 성과를 결정할 수 있게 되기 때문이다. 활동분석 정보는 다음과 같은 중요한 정보를 제공한다.

- 필요한 장비(equipment), 재료(materials), 공간(space), 그리고 시간을 확인한다.
- 각각 단계의 개요와 수행 방법을 설명하여 다른 사람에게 지시할 수 있는 지식 기반을 제공한다.
- 활동이 치료적이며 누구를 위한 것인지에 대한 정보를 제공한다.
- 확실한 성공을 위해 활동 난이도 또는 적응을 돕는다.
- 명확한 문서화를 정확하게 제공한다.
- 배경상황이 작업 수행에 어떠한 영향을 주는지 발견하고 지원한다.
- 적합한 활동 선택을 돕고 "Just Right Challenge"을 찾는데 도움을 준다.
- 클라이언트에게 도움과 중재가 필요한 영역을 확인한다.

따라서, 우리는 ***성공적인*** 작업수행을 위해 무엇을 확인해야 하는지 또는 그들이 참여하고 싶어하는 작업에 대해서 자세하면서도 주의 깊은 관찰로 그들의 활동을 분석함으로써 클라이언트와 함께 치료에 대한 여정을 시작하게 된다. 이것은 그들의 배경상황에서 그들을 위한 작업의 요구를 모두 분석할 수 있는 것을 포함한다. 도전적인 중재 전략을 만들도록 하기 위해서 활동을 분석하여 치료 효과를 찾는다. 활동의 단계와 요구사항은 활동을 적응시키기 위해서 어려운 부분일 수 있다. 클라이언트와 작업하기 전, 치료사들은 종종 치료회기 동안 클라이언트를 위해 이상적인 접근으로 다양한 활동을 마음속으로 분석할 수도 있다. 종종 치료회기 동안 클라이언트가 잘하거나 성공하는 것을 봄으로써 활동분석을 계속하고 활동이 치료적 도전과 성공을 할 수 있도록 올바른 적응과 난이도가 필요하다. 재평가 또는 성과 평가 시간에 치료사들은 클라이언트의 배경상황에서 클라이언트의 성공에 대한 정의를 확립하기 위해 클라이언트의 활동과 작업을 다시 한 번 분석해야 한다. 작업치료사는 일상 활동에서 전문가로서 임상을 통해 활동분석에 대한 전문적 지식을 사용한다.

작업치료 실행체계, 3판: 활동분석의 기초

(THE OCCUPATIONAL THERAPY PRACTICE FRAMEWORK, 3RD EDITION: THE BASIS FOR ACTIVITY ANALYSIS)

앞에서 언급한 바와 같이, 이 책은 작업치료 ***실행체계***를 기반으로 하고 있다. 또한 어떻게 작업치료 실행체계가 만들어졌는지 설명하고 있다. 작업치료 ***실행체계***가 만들어지기 이전에 작업치료 용어 안내 책자는 1994년 AOTA에서 발행한 ***Universal Terminology—Ⅲ***(UT-Ⅲ)가 있다. 그 이후로 전문성이 더 진화하고 발전하였다. UT-3에서 사용된 대부분의 용어는 다른 전문가들에 인정되지는 않았으며, 작업치료사들에만 전적으로 사용되어졌다.

1998년에 이 문서를 수정하기 위한 위원회가 조직되었다. 이 위원회는 문서를 개정하는 대신에 용어를 정의할 뿐만 아니라, 전문적인 실무 영역을 정의하고 명확하게 하는 새로운 문서를 개발하고자 하였다. UT-3는 폐지되었고, WHO의 ***국제기능장애건강분류***(ICF)(International Classification of Functioning, Disability, and Health)를 지침으로 하는 새로운 문서가 만들어졌다.

WHO는 UN 내 세계의 건강관련 문제에 대한 지도자이자 조정자이다. 이 조직은 연구 의제를 관리하고, 표준과 규범을 수립하며, 세계적 차원의 건강 경향을 연구한다(WHO, 2001). ICF는 장애와 건강을 분류하기 위한 ***체계***로써 WHO에 의해 만들어진 문서이다. 이 문서는 장애에 대한 전반적인 많은 것들을 다시 정의하였다. ICF는 항상 생물학적 결함을 일컫는 것이 아니라, 사회경제적 또는 환경적 영향으로 인한 결과로 해석될 수 있는 장애에 대한 견해와 사회적 관점을 정의하고 재정비하였다. ICF의 또 다른 목적은 보건전문가들에게 국제적으로 그리고 다양한 분야에 결쳐 공통 언어 및 용어를 제공하는 것이다. ICF 문서는 WHO의 웹사이트를 통해 공개되어 있다(www.who.int/en).

ICF에서 사용된 용어와 분류를 사용함으로써 작업치료 ***실행체계***에서 사용한 용어는 보건 전문가들 사이에서뿐만 아니라, 국제적으로도 인정되었다. AOTA 실무 위원회에 의해 만들어진 작업치료 ***실행체계***의 초판은 2002년에 발행되었다(AOTA, 2014). 작업치료 ***실행체계***는 "작업치료 실제(실행)를 정의하고 안내"하는 역할을 위해 만들어졌다(AOTA, 2008, p.625). 작업치료 전문성이 계속적으로 성장하고 발전함에 따라 AOTA는 기존 문서를 수정하고 전문적인 영역에 대한 설명을 추가하여 두 번째 개정판을 2008년에 발행하였으며, 2014년 3판을 출판하였다. 각 개정판은 작업이 발전하고 성장함에 따라 원본 문서를 개선하고 향상시켰다.

작업치료 ***실행체계***는 작업치료 전문가들을 위해 실제(practice)의 영역을 명확히 정의해 줄 뿐만 아니라, 작업치료를 실시하는 과정을 정의한다. 클라이언트를 위해 치료할 때 초점은 무엇인가? 다른 학문과는 어떻게 다른가? 만약 '일상생활' 이 초점이라면 이것은 무엇을 의미하는가? 작업치료 ***실행체계***는 일상생활의 복합성과 클라이언트에게 의미 있는 활동들이 어떻게 각각의 요소가 서로 작용하는지를 증명한다. 작업치료 실제에 초점을 두어 설명할 때, 이 책은 활동분석을 위한 기초를 제공하며 따라서 활동분서과 작업분석에 대한 기반이 될 것이다(표 1-2).

결론
(CONCLUSION)

활동과 작업을 분석하는 능력은 작업치료의 실행에 필수적 기술이다. 작업치료사는 일상 활동을 구성하는 것과 활동에 능동적으로 참여하는 사람에게 작업을 제공하는 전문가이다. 우리의 초점은 단순히 활동에만 있는 것이 아니라 인간 삶의 일부분이 되는 의미 있는 활동, 즉, 작업에 있다. 작업은 우리 전문성의 핵심일 뿐만 아니라, 클라이언트가 목표를 달성할 수 있게 해준다. 따라서, 그들에게 의미 있는 작업에 참여할 수 있는 능력에 기여하는 모든 구성요소를 이해하는 것이 중요하다. 작업과 활동분석의 기초로서 ***실행체계***에서 요구하는 활동 섹션을 사용하는 것은 임상가가 활동과 작업분석에 포함시켜야 할 면들에 대한 전반적인 이해를 가지게 한다. 본 장의 앞부분에 제시된 활동분석 단계는 활동분석 과정을 통해 독자가 공부하는 다음 장에서 더욱 자세하게 설명할 것이다.

표 1-2 **활동 요건(Activity Demands)**
● **클라이언트와 관련된 것과 중요한 것:** 클라이언트의 목표, 가치, 믿음, 요구, 그리고 인지하고 있는 실용성
● **사물 및 사물의 속성**(Objects and their properties): 도구, 재료, 장비는 활동을 수행할 때 사용
● **공간 요구**(Space demands) : 활동에 필요한 신체적 환경
● **사회적 요구**(Social demands) : 활동에서 요구하는 사회적 환경과 문화적 환경
● **순서 및 타이밍** : 활동을 수행하기 위해 필요한 과정(특정 단계, 순서, 타이밍 요구)
● **필요한 행동**(Required actions) : 어떤 수행자건 활동을 수행하기 위해 필요로 하는 일반적인 기술들. 감각, 지각, 운동, 실행, 감정, 인지, 상호작용, 그리고 사회적 수행기술 등이 고려됨. 활동에 의해 요구되는 수행기술은 다른 측면의 수행적 요구 조건들과 관련될 수 있음(즉, 물건, 공간).
● **필요한 신체 기능**(Required body functions) : "정신적 기능을 포함한 신체 시스템의 생리학적인 기능"으로 이는 활동 수행에 시용되는 행동을 보조하기 위해 요구된다(WHO, 2001, p.10).
● **필요한 신체 구조**(Required body structure) : 활동을 수행할 때 필요로 하는 신체 기관이나 사지 및 구성 요소들로 신체의 해부학적인 부분[이는 신체 기능(body function)을 보조한다.] (WHO, 2001, p.10)
Adapted from American Occupational Therapy Association. (2014). Occupational therapy practice framework: Domain and process (3rd ed.). American Journal of Occupational Therapy, 68(suppl.1), S1-S48. Retrievedfromhttp://dx.doi.org/10.5014/ajot.2014.682006

질문
(QUESTIONS)

1. 작업과 활동의 다른 점은 무엇인가?
2. 작업치료 임상에서 사용하는 작업은 무엇으로 왜 사용하는가?
3. 왜 작업치료 임상가는 중재에 작업을 사용하는가?
4. 작업치료 임상가를 위해 제공되는 활동분석은 무엇으로 하는가? 중재 과정에서 어떻게 도움을 주는가?
5. 활동분석의 기본적인 단계는 무엇인가?
6. ***작업치료 실행체계 3판***을 읽는다. 이 문서가 활동분석 과정을 안내하는데 사용되는 이유는 무엇인가?

활동
(ACTIVITIES)

1. WHO 웹에서 ICF를 확인한다. ICF에서는 ***장애***(disability)를 어떻게 정의하는가?
2. 작업치료 임상가를 인터뷰해 본다. 일상의 치료에서 활동분석을 어떻게 사용하는지 질문해본다.
3. 활동분석에서 요구하는 각 단계를 시각적으로 떠올려본다. 이 과정에서 연상되는 다양한 물건과 재료를 사용해 본다.

참고문헌
(REFERENCES)

American Occupational Therapy Association. (2008). Occupational therapy practice framework: Domain and process (2nd ed.). *American Journal of Occupational Therapy, 62*(6), 609-639.

American Occupational Therapy Association. (2014). Occupational therapy practice framework: Domain and process (3rd ed.). *American Journal of Occupational Therapy, 68*(Suppl. 1), S1-S48. Retrieved from http://dx.doi.org/10.5014/ajot.2014.682006

Boyt Schell, B. A., Gillen, G., & Scaffa, M. (2014). Glossary. In B. A. Boyt Schell, G. Gillen, & M. Scaffa (Eds.). *Willard and Spackman's occupational therapy* (12th ed., pp. 1229-1243). Philadelphia, PA: Lippincott Williams & Wilkins.

Christiansen, C., Baum, C. M., & Bass-Haugen, J. (Eds.) (2005). *Occupational therapy: Performance, participation, and well-being.* Thorofare, NJ: SLACK Incorporated.

Crepeau, E. (2003). Analyzing occupation and activity: A way of thinking about occupational performance: In E. Crepeau, E. Cohn, & B.A. Boyt Schell (Eds.). *Willard and Spackman's occupational therapy* (10th ed., pp. 189-198). Philadelphia, PA: Lippincott Williams & Wilkins.

Crepeau, E., Cohn, E., & Boyt Schell, B. A. (Eds.). (2003). *Willard & Spackman's occupational therapy* (10th ed.). Philadelphia, PA: Lippincott Williams & Wilkins.

Gilbreth, F. B. (1911). *Motion study.* New York, NY: Van Nostrand.

Gray, J. M. (1998). Putting occupation into practice: Occupation as ends, occupation as means. *American Journal of Occupational Therapy, 52,* 354-364.

Larson, E., Wood, W., & Clark, F. (2003). Occupational science: Building the science and practice of occupation through an academic discipline. In E. Crepeau, E. Cohn, & B. Boyt Schell, (Eds.). *Willard and Spackman's occupational therapy* (10th ed., pp. 15-26). Philadelphia, PA: Lippincott Williams & Wilkins.

Law, M., Polatajko, H., Baptiste, W., & Townsend, E. (1997). Core concepts of occupational therapy. In E. Townsend (Ed.), *Enabling occupation: An occupational therapy perspective* (pp. 29-56). Ottawa, ON: Canadian Association of Occupational Therapists.

Merriam-Webster, Inc. (2012). *Merriam-Webster's collegiate dictionary* (11th ed). Springfield, MA: Merriam-Webster, Inc.

Nelson, D. L. (1988). Occupation: Form and function. *American Journal of Occupational Therapy, 42,* 633-642.

Newton, I. G. (1919). *Consolation house.* Clifton Springs, NY: Consolation House.

Pierce, D. (2001). Untangling occupation and activity. *American Journal of Occupational Therapy, 55,* 138-146.

Taylor, F. W. (1911). *The principles of scientific management.* New York, NY: Harper & Brothers.

Trombly, C. A. (1995). Occupation, purposefulness and meaningfulness as therapeutic mechanisms [Eleanor Clark Slagle Lecture]. *American Journal of Occupational Therapy, 49,* 960-972.

Venes, D. (Ed.). (2001). *Taber's cyclopedic medical dictionary* (19th ed.). Philadelphia, PA: F.A. Davis Company.

Wilcock, A. A., & Townsend, E. A. (2014). Occupational justice. In B. A. Boyt Schell, G. Gillen, & M. Scaffa (Eds.). *Willard and Spackman's occupational therapy* (12th ed., pp. 541-552). Philadelphia, PA: Lippincott Williams & Wilkins.

World Health Organization. (2001). *International classification of functioning, disability, and health.* Geneva, Switzerland: Author.

활동분석 단계
(Steps to Activity Analysis)

단계 1: 무엇을 분석할지 결정
2장

↓

단계 2: 클라이언트에 대한 관련성 및 중요성 결정
3장

↓

단계 3: 순서 및 타이밍 결정
4장

↓

단계 4: 사물, 공간 및 사회적 요구들 결정
5장

↓

단계 5: 필요한 신체 기능 결정
6장

↓

단계 6: 필요한 신체 구조 결정
7장

↓

단계 7: 필요한 행동 및 수행기술들 결정
8장

제 2 장

단계 1: 무엇을 분석할지 결정하기

Step 1: Determine What Is Being Analyzed

목표(Objectives)

1. 작업-기반 활동분석과 표준 활동분석(standard activity analysis)의 차이점을 이해한다.
2. 작업-기반 활동분석과 표준 활동분석을 언제해야 할지 시기를 결정한다.
3. 큰 작업을 관리할 수 있도록 작은 활동 또는 과제로 나누어 분석을 쉽게 한다.
4. 왜 **OTPF-3판**이 작업을 분류하고 특정한 작업영역에 대하여 정의를 했는지 그 이유를 이해한다.
5. 작업치료 **실행체계**(Framework)에서 열거된 작업 범주와 유형을 정의한다.
6. 각각의 작업영역이 어떻게 작업치료(OT) 실행과 관련되어 있는지 이해한다.
7. 일상생활활동(ADL), 복합적일상생활활동(IADL), 휴식과 수면, 일, 교육, 놀이, 여가, 사회참여에 대한 차이점을 확인한다.
8. 작업에서 개별 클라이언트를 대상으로 어떻게 작업 영역이 다르게 분류되는지 이해한다.

Thomas H.
Occupation–Based Activity Analysis, Second Edition (pp 15–51).

작업-기반 또는 표준 활동분석이란? (Occupation-Based or Standard Activity Analysis?)

활동분석의 첫 번째 단계는 무엇을 분석할지 결정하는 것이다. 1장에서 논의된 것처럼 활동분석에는 활동분석과 작업-기반 활동분석 두 가지 유형이 있다. 첫 번째 유형인 활동분석은 일반적으로 특정한 어떤 사람을 고려하지 않고 분석하는 것이다. 이 유형은 다른 활동을 찾거나 어떻게 활동이 치료적으로 사용되는지 확인할 때 유용하다. 작업-기반 활동분석은 특정 개인을 위해 의미 있고 배경상황적 영향을 가지게 되는 활동을 살펴보는 것처럼 매우 개별화되어 있다. 땅콩버터와 잼 샌드위치를 만드는 예를 들어, 활동분석은 이 활동이 일반적으로 어떤 방법으로 수행하는지로 완료할 수 있지만, 작업-기반 활동분석은 Lisa가 이 활동을 어떻게 수행하는지 살펴보는 것으로 완료된다. 분석의 첫 번째 단계는 작업-기반의 활동분석을 할 것인지 또는 활동분석만을 할 것인지 결정하는 것이다. 두 가지 모두 작업치료 평가와 중재의 과정에 속한다(활동 2-1).

분석을 위해 활동 또는 작업에 대해 범위 좁히기 (Narrowing Down the Activity or Occupation to Be Analyzed)

다음으로, 분석할 특정 활동이나 작업을 결정한다. 만약 작업이 너무 크다면 작은 활동이나 과제로 나누어야 한다. 몇몇 저자들은 작업이 작은 과제로 구성되어 있다고 생각한다(Hagedorn, 1995, 1997). 예를 들어, 스키타기(snow skiing)의 큰 작업을 본다면, 이 작업은 스키 장착하기, 리프트 티켓 사기, 스키 리프트타기, 마지막으로 스키타고 언덕 내려오기와 같은 몇 가지 활동이나 과제로 구성된다. 이 각각의 활동들은 스키타기 활동 참여에 도움이 되고 활동 또는 작업에 근거한 활동분석의 관점으로 분석할 수 있다. 많은 작업과 활동을 위해 작은 질문으로 나누는 것은 다음 단계로 필요하다. 이것이 필요한지 여부를 결정하기 위해서 다음 사항을 고려해 보자.

- 10–15 단계 이상인가? 10–15 이상의 단계를 가진다면, 분석할 별개의 활동으로 나눈다. 예를 들어, 옷입기에서 바지입기, 속옷입기로 나눌 수 있다.
- 성공적인 활동 완료를 위한 다양한 기준이 있는가? 예를 들어, 옷을 입는다는 것은 바지, 셔츠, 양말, 신발을 올바르게 입는 다는 내용을 포함한다. 옷 입기를 분석하는 것 대신에 '셔츠 입고 있기' 상태에서 각각의 다른 질문들이 더 효율적일 것이다.
- 활동의 다른 부분을 위해 요구되는 다른 사물, 공간이 필요한가? 예를 들어, '아침에 일어나 준비하기'를 분석한다면 활동의 한 부분으로 욕실 사용(샤워하기, 양치하기)과 침실 사용(옷을 꺼내서 입기) 등이 있다. 이 활동에서 요구하는 아주 다른 물건들도 있다. 수건, 비누, 샴푸는 아침에 준비하는 몸단장의 한 부분으로 필요하다(그림 2-1). 활동에 따라 물건을 분류하고 활동 별 그룹으로 나눌 수 있다면 활동 하나를 작은 과제들로 나눌 수 있다. 이 예로, 아침을 준비하는 활동을 과제로 나눌 수 있는데 샤워하기, 양치하기, 화장실 사용, 머리빗기와 머리 스타일링 등으로 나눠질 수 있다(활동 2-2).

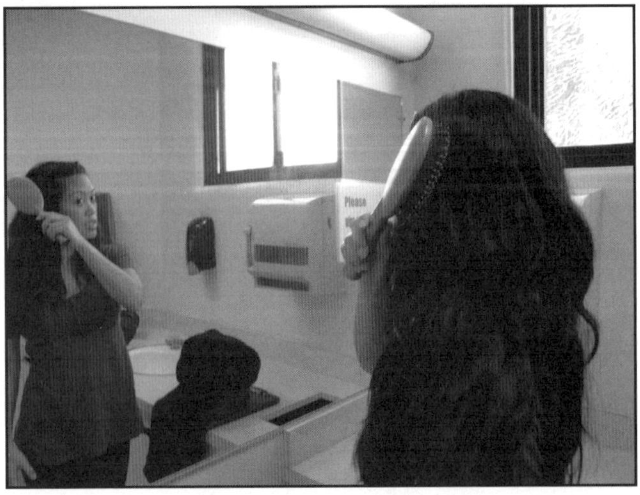

그림 2-1. 과제: 머리 단장하기(스타일링 하기).

활동 2-1

1장에서 사용한 작업의 정의를 사용하여, 다음의 직업을 활동분석 또는 직업-기반 활동분석을 이용하여 결정하라.

활동	활동분석	작업-기반
페그 보드판에 페그 꽂기		
셔츠에 단추 끼우기		
클라이언트 방식으로 차(tea) 만들기		
자전거 타기		
Mary가 식기세척기에 접시 넣기		
Mary가 탁자에 콘 쌓기		
작업치료수업을 위해 원고 작성		

활동 2-2

다음의 활동 각각에 대해서 생각할 시간을 가지세요. 작은 과제를 어떤 방법으로 나누고 과제를 분석할 수 있는가? 만약 활동이 더 이상 작은 과제로 나눌 수 없다면, 다음 칸의 "유지하기" 칸을 체크하시오.

활동	유지하기	이 작업을 포함한 활동을 나누기
세차		
셔츠의 단추 끼우기		
부엌 청소		
스크림블 에그 만들기		
정원가꾸기		
고양이 돌보기		

작업 확인
(IDENTIFYING THE OCCUPATION)

우리의 임상 영역은 인간의 삶을 구성하는 작업 또는 일상 활동이다(American occupational Therapy Association [AOTA] 2014). 즉, 사람들이 참여하는 모든 활동이 우리가 사용하는 작업치료의 대상이 된다. ***실행체계***는 작업영역(area of occupation)이라 일컫는 모든 인간 활동을 나열함으로써 개별 활동 의미를 정의하는데 도움을 준다. 대부분의 일반적인 일상 활동은 8개 영역으로 분류된다: 즉, 일상생활활동(ADL), 복합적일상생활활동(IADL), 휴식과 수면(rest and sleep), 교육(education), 일(work), 놀이(play), 여가(leisure), 사회참여(social participation)가 그것이다. 이 영역들 아래에는 각각 작업영역에 해당하는 공통된 활동을 설명하는 범주가 있으며, 활동범주 아래에 목록이 있다. 예를 들어, 목욕하기와 샤워하기는 작업의 일상생활 영역 범주의 활동 중 하나이다. 목욕하기와 샤워하기가 포함한 활동은 목욕용품 가져오기, 비누질하기, 린스하기, 몸 닦기, 목욕 자세 유지하기와 목욕 자세를 바꾸거나 다른 곳으로 이동하기이다(AOTA, 2014, p.S19).

다른 작업영역들은 ***실행체계*** 표 1에서 확인할 수 있다. 이들은 대략적으로 모든 작업을 정의하고 독자에게 작업치료의 관점에 대한 개념적 사고를 제공한다. 이 분류 시스템을 사용하는 것은 여러 방향에서 작업치료사에게 도움을 준다.

실행체계는 작업치료사와 보조작업치료사(OTAs)뿐만 아니라, 다른 보건관리전문직들과 클라이언트들에게 우리의 실제 활동 범위를 명확하게 해준다. 작업의 모든 영역을 정의함으로써 모든 사람들은 우리가 다루는 영역이 무엇인지 이해할 수 있다. 설명하자면, 우리는 일상생활이나 개인관리전문가 그 이상으로 인간의 삶에서 의미 있는 모든 활동에 대한 관리 전문가라는 것이다.

실행체계는 우리가 책임지고 있는 모든 영역에 대한 작업치료사와 보조작업치료사들을 위한 단서이다. 만약 내가 교통사고가 나서 작업치료서비스가 필요하다면, 나와 함께 일하는 전문가들이 나의 삶의 모든 부분들을 중요하게 인식해 주길 원할 것이다. 내게는 스스로 옷 입는 것과 스스로 화장실을 이용하는 것이 중요할 뿐만 아니라 내가 가족 모임에 참여하고, 여가 활동에 참여하며, 내 고양이를 보살피는 것 등 사회적인 면 또한 중요할 수 있기 때문이다. 이 작업 목록은 종종 우리의 전문성을 포함하여 확장된 범위를 보여주기 때문에 학생들에게 새로운 것을 알게 해준다. 물론, 성적 활동(sexual activity)과 수면도 우리의 전문 영역의 한 부분이다.

개별 작업치료 영역의 범주는 작업의 영역을 만드는 활동과 과제의 예시를 제공하며 일상활동의 복잡성은 종종 간과된다. 작업에 요구되는 다양한 과제를 나열하는 것은 이들이 일상활동의 여러 면에서 어떻게 작용하는지 설명한다.

작업 영역의 용어와 범주들은 문서화에서 보편적으로 사용할 수 있도록 임상가를 도울 수 있다. 작업치료 실행체계는 ***세계보건기구의 국제기능장애건강분류체계***(World Health Organization' s International Classification Of functioning, disability, and health(WHO, 2001)에서 사용하는 용어로 만들어졌다. 따라서 전문용어는 국제적이고 전문적인 소통을 할 수 있도록 돕는다. 클라이언트의 작업에 대한 토의와 문서화를 위해 사용하는 용어는 다른 보건관리 전문가들의 이해뿐만 아니라 보험 관련자들의 이해까지도 이끌어낸다.

작업의 각 영역에 대한 정의를 이해하는 것은 클라이언트에 대한 평가와 사정을 위해 필요한 것을 결정할 수 있도록 도움을 준다. 일상생활에서 '족립적이다'라는 의미는 무엇인가? ***실행체계***에서 제공하는 작업 영역의 목록을 사용하는 것은 우리가 과제와 활동의 전체적인 것들을 알고 있다는 것이다. 만약 내가 나의 클라이언트 Jennifer가 옷을 입고 완벽하게 독립적으로 몸단장하는 것을 본다면, 나는 그녀의 모든 일상생활에서 독립적이라고 말할 수 있는가? ***실행체계***에서 일상생활의 항목으로 목욕하기, 대소변관리, 먹기와 식사(eating & feeding), 기능적 이동, 개인용품 관리, 화장실 위생, 그리고 다른 활동들이 있을까? 물론 우리는 Jennifer가 삶의 한 부분으로 중요하게 생각하는 일상생활의 모든 것을 고려해야 한다. 예를 들어, '개인용품 관리'는 작업의 일상생활 영역의 하위범주이다. 개인용품 관리로는 보청기, 콘택트 렌즈, 안경, 보조기 및 의수족 장비,

보조기술 적응 장치, 피임기구와 성행위 보조 장비와 같은 개인용품 관리와 사용이 포함된다. 아마도 Jennifer는 개인용품을 사용하지 않을 수도 있다. 우리는 그녀의 일상생활의 한 부분으로 이러한 점을 고려하는가? 우리가 그렇지 않다 하여도 그녀는 보조기 및 의수족 장비와 같은 것 중 하나를 곧 사용하기 시작할 수도 있다.

작업 영역
(The Areas of Occupation)

일상생활활동
(Activities of Dally Living)

"활동은 자신의 몸을 돌보는 것에 중점을 둔 활동." *(AOTA, 2014, p. S19)*

이 작업 영역은 사람들이 작업치료를 생각할 때 흔히 첫 번째로 생각하는 영역이다. 일상생활은 일상의 삶에서 요구되는 기초적인 자조관리 기술(self-care skill)이다. Christiansen과 Hammecker(2001)은 일상생활활동이 "사회라는 세계에서 살아가기 위해 기초적인 것으로 일상생활활동은 웰빙과 생존의 기본이 될 수 있다"고 믿었다(p.156). 먹기 및 대소변 관리와 같은 활동은 건강을 유지하는 것은 물론이고 생존을 위해 필수적인 일상생활활동의 예이다. 이러한 활동은 종종 우리의 하루 생활을 만들어가는 일상의 한 부분이 된다. 이 영역의 저하는 질병 또는 질환의 첫 번째 신호이다(Rogers & Holm, 1994). 일상생활은 종종 개인적인 일상생활이라고 일컫는데 왜냐하면 많은 활동이 매우 사적이거나 신체를 관리하는 것들이기 때문이다. 예를 들어, 화장실 사용 후에 뒤처리를 하고 몸을 깨끗이 하기와 같은 과제에서 도움이 필요하게 된다면, 당혹스럽거나 받아들이기 어려울 수 있다. 따라서, 자기관리의 사적인 영역의 독립은 우선시 된다. 당신이 이 영역들 각각을 다시 살펴본다면, 당신 자신을 위해 일상생활활동을 할 수 있다는 것이 자신을 위해 얼마나 중요한지 생각할 수 있을 것이다.

목욕하기, 샤워하기 (Bathing, Showering)

"목욕 용품을 선택하고 사용하기, 신체 부위에 비누칠하고, 헹구고, 닦고 말리기, 목욕하는 자세를 유지하기 및 목욕하기 위해 자세를 변화시키거나 이동하기" *(AOTA, 2014, p. S19).*

위의 내용은 목욕하기를 정의하는 것으로 목욕하기는 앉아있거나 서 있거나 누워 있는 동안 욕조, 샤워, 침대, 세면대, 또는 다른 여러 상황에서 씻는 것이다. ***실행체계***는 특별한 환경이나 장비나 용품에서 목욕하기와 샤워하기가 완료되어야 한다고 명시하지는 않지만, 사람이 신체를 씻기 위해서 수행하는 과제를 완료하는 것으로 설명할 수 있다. 첫 번째 과제는 안전하면서도 몸을 완벽하게 씻기 위한 클라이언트 개인이 필요로 하는 타올, 비누, 샴푸를 포함한 모든 도구들을 가져오는 것이다. 클라이언트는 몸 전체를 비누질하고, 비누를 헹구고, 물기를 닦아야 한다. 목욕하기 동안, 클라이언트는 몸의 모든 부분을 씻기 위해 필요한 위치로 움직이며 자세를 유지하고 이동하며 목욕하는 자세를 취할 수 있다. 클라이언트 Jennifer를 예를 들어, Jennifer가 샤워의자를 사용하여 샤워기로 목욕을 한다고 가정해 보자. 그녀는 샤워하러 샤워부스에 가야 하고(이것은 많은 방법으로 실시할 수 있다), 샤워의자에 앉고, 넘어지거나 균형을 잃지 않고 몸의 모든 부분을 씻을 수 있도록 그녀의 체중을 옮기고 다른 자세로 움직일 수 있어야 한다. 그녀는 또한 안전하게 샤워를 끝내고 나올 수 있어야 한다.

화장실 사용 및 화장실 위생
(Toileting and Toilet Hygiene)

"화장실에서 필요한 용품을 확보하고 사용하며 의복을 관리하기, 화장실에서 자세 유지 및 이동하기, 신체를 청결하게 뒷정리하기와 생리 및 생리용품 사용 및 관리, 배변과 방광의 수의적인 관리를 하고 배설 억제 및 조절(도뇨관, 인공항문 및 좌약관리를 포함), 필요한 경우 방광 조절을 위한 도구 및 약품을 사용" *(AOTA, 2014, p. S19).*

화장실 사용은 화장실 용품 사용과 의복 관리 및 자신의 청결 유지 모두를 포함할 뿐만 아니라 대변과 소변관리도 포함한다. 또한 장이나 방광을 비우는 것으로 이 과제를 완료하기 위해서 카테터, 장 자극제, 좌약 등 장비나 의료적인 약품 사용할 수 있다. 화장실 위생을 정의하기 위하여 Juanita의 사례를 통해 사용해보자. Juanita는 척수손상으로 대소변 조절을 할 수 없게 되었다. 그녀의 배뇨를 위해서 Juanita는 휠체어 가장자리 앞으로 움직여야만 하고 무릎까지 바지를 내려야 한다. Juanita는 이때 배뇨 카테터를 사용하여 소변과 카테터를 처리하고, 뒤처리를 한 후 바지를 끌어올려 입은 후 휠체어 뒤쪽으로 다시 이동해야 한다. 이러한 일련의 모든 요소가 Juanita의 화장실 사용하기 및 화장실 이동이다.

옷입기 (Dressing)

"시간과 날씨, 그리고 상황에 적합한 의류 및 장신구 선택하기, 옷을 보관하는 곳에서 옷을 선택하여 가져오기, 순서에 맞게 옷을 입고 벗기, 옷이나 신발끈을 묶고 조절하기, 개인적 용품이나 의지 보조기 또는 의수를 착용하고 벗기" (AOTA, 2014, p. S19).

옷입기는 단순하게 옷을 입거나 벗는 것만 말하는 것이 아님을 설명하고 있다. 옷입기는 날씨와 상황에 맞도록 적절하게 옷을 골라내는 것도 포함한다. 원하는 옷을 선택한 이후 옷장, 빨래 바구니, 서랍 등 옷을 놓는 곳에 옷을 벗어 놓을 수 있어야 한다(그림 2-2). 옷을 선택한 이후에는 알맞은 순서로 옷을 입는 것(바지를 입은 후 속옷을 입을 수 없다), 지퍼, 타이, 버클, 단추, 벨크로 등으로 고정해야만 한다. 이것은 옷을 입을 때뿐만 아니라, 옷을 벗을 때도 적용된다. 보조기 및 의수족 장비들도 또한 몸의 한 부분이 될 수 있으므로 옷입기에 포함한다. 스프린트와 같은 보조기는 뼈의 기형을 교정하거나 조절할 수 있도록 디자인되거나 근력 부족 또는 신체의 부분적인 조절을 제공한다(Deshaies, 2008). 손 스프린트, 발목지지 및 장치는 사지 및 신체 기능을 대신한다. 예를 들어, 인공 다리, 팔과 손, 보청기 등이 있다. 따라서 보조기는 지지, 조절, 정렬을 돕는 반면, 의수족은 실제적으로 신체 기능을 대체한다.

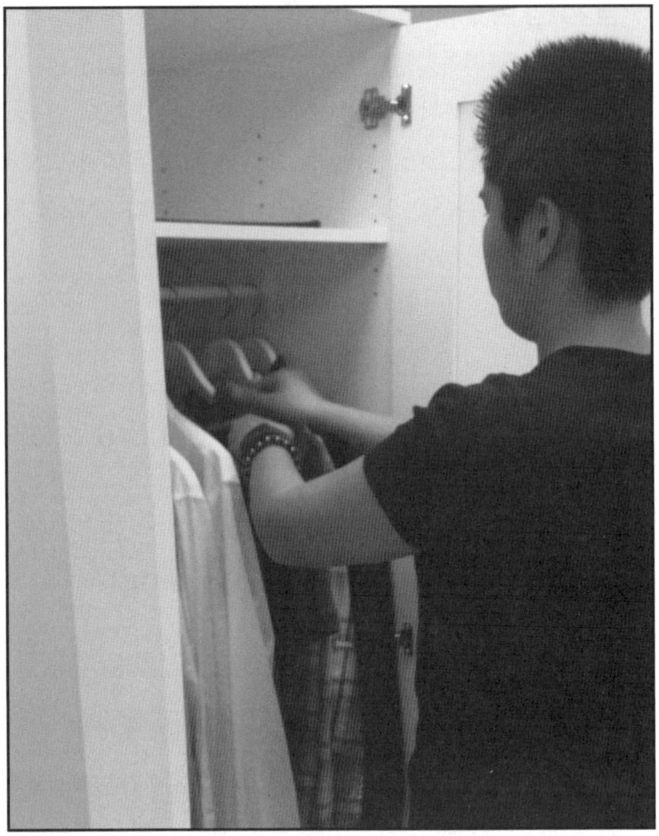

그림 2-2. 옷입기에는 적절한 옷을 선택하기가 포함된다.

삼키기/먹기 (Swallowing/Eating)

"음식이나 음료 등을 입안에 머금고 있거나 조절해서 삼키는 것, 삼키는 것은 입에서 위장으로 음식을 이동시키는 것"(AOTA, 2014, p. S19).

식사 (Feeding)

"차려놓기, 배열하기 및 접시 또는 컵으로부터 음식(또는 음료)을 가지고 오기, 때로는 자가-식사(self-feeding)라고 함(AOTA, 2014, p.S19).

먹기(eating) 와 ***식사(feeding)*** 란 용어는 종종 잘못 이해되거나 부정확하며 혼동스럽게 사용된다. 식사는 접시로

부터 입까지 가져오는 동안 발생하는 과제들을 포함하며, 먹기/삼키기는 그 다음 과제로서 입에 음식이 도달하고 나서 발생한다. 당신이 이 두 작업을 배경상황에서 생각한다면 더욱 합리적일 수 있다. 당신이 긴장을 풀고 어느 해변에 누워 있다고 상상해보자. 어떤 매력적인 남자와 여자(당신 자신의 환상을 충족시킨다)가 당신과 함께 포도로 식사하고 있다. 그들은 포도를 송이에서 떼어서 당신의 입으로 가져갈 것이다. 그러면 당신은 포도를 씹고, 당신의 입안으로 움직여서 옮기고 삼킬 것이다. 그러므로 먹기와 식사는 함께 발생하지만 다른 활동이며 다른 기술을 필요로 한다. 오른손잡이이지만 척추 손상으로 인해 오른쪽 마비가 있는 사람은 식사하기는 어렵겠지만 먹기는 어렵지 않을 것이다. 그가 오른손을 움직이는 능력의 결함은 씹거나 삼키는데 영향을 주지 않는다.

기능적 이동 (Functional Mobility)

"자세를 바꾸거나 한 장소에서 다른 장소로 이동하는 것(일상생활활동의 수행 동안), 기능적인 걷기와 물체 옮기기(transporting objects)를 포함, 침상 내 이동, 휠체어 이동, 자리 이동(휠체어, 침대, 자동차, 욕조, 화장실, 욕조/샤워, 의자, 바닥) 등" (AOTA, 2014, p.S19).

사람이 자신의 환경에서 움직이는 것은 자신을 돌보기 위해 필수적이다. 이동은 하나의 자조 활동으로부터 다른 활동으로 움직이는 방법이다. 오늘 얼마나 많은 활동을 했는지 생각해 보자. 당신이 자조 활동의 한 단계에서 한 장소에서만(욕조에 앉아서) 모든 일을 했는가 또는 한 장소에서 움직이거나 또는 전체 활동을 완료하기 위해 다른 위치로 이동했는가? 작업치료의 분야에서 기능적 이동(functional mobility)은 단순히 걷는 것뿐만 아니라, 작업 안에서의 움직임 또한 포함한다. 이것은 자동차나 욕조와 같은 것처럼 그 안에 들어가거나 나오는 것을 포함한다. 또한 휠체어에 오르거나 내리는 것과 같은 자리 이동 및 자조 활동으로 의자에 이동하는 것도 포함한다.

개인용품 관리 (Personal Device Care)

"보청기, 콘택트 렌즈, 안경, 보장구, 의수·의지, 보조도구, 피임기구, 성생활 도구들처럼 사적인 관리 용품들의 사용과 청결 및 유지"(AOTA, 2014, p. S19).

많은 사람들은 일상 기능에 도움을 주거나 시각이나 청각과 같은 기능의 손실을 보상해 주는 장치를 사용한다. 작동을 유지하기 위해서는 이러한 장치를 관리해야만 한다. 예를 들어, 안경이 더럽고 얼룩이 있을 때는 효과가 줄어든다. 안경 닦는 천 또는 티슈를 가지고 와서 안경 렌즈를 깨끗이 하는 것은 개인용품 관리 활동으로 생각할 수 있다(그림 2-3). 앞에서 우리는 보조기 및 의수족을 정의하고 입고 벗는 것이 어떻게 옷입기 활동으로 간주되는지 정의하였다. 개인용품 관리 즉, 보조기 및 의수족의 지속적인 기능을 보장하고 깨끗하게 하는 것과 같은 것은 자조의 필수적인 부분으로 인지된다.

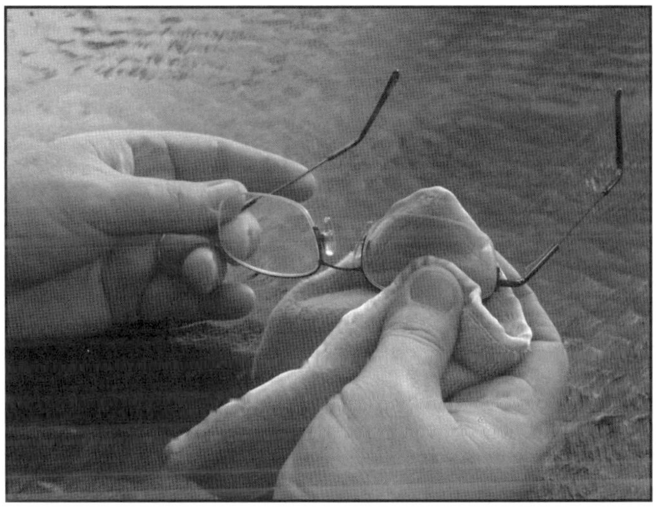

그림 2-3. 안경 닦기는 개인용품 관리의 한 예이다.

개인위생 및 몸단장 (Personal Hygiene and Grooming)

"물품을 구입하고 사용하는 것. 제모하기(면도기 족집게, 로션 사용), 화장하고 지우기, 씻기, 말리기, 빗기, 스타일링하기, 빗질하기, 머리 다듬기, 손톱 발톱관리, 피부, 귀, 코 관리하기, 향수 사용하기, 구강청결, 칫솔과 치실 사용하기, 치과용 보장구 및 의치 탈착, 청결과 재착용"(AOTA, 2014, p. S19).

개인위생과 몸단장에 요구되는 활동은 종종 개인의 성별, 문화에 의해서 결정된다. 남자의 체모 제거는 개인의 취향에 따라 얼굴, 가슴, 때로는 다리나 겨드랑이의 면도를 포함한다. 여성의 경우 제모는 얼굴(자주는 아니지만), 눈썹, 다리, 겨드랑이를 포함할 수 있다. 제모 방법에는 면도기(전기 또는 수동), 왁싱, 핀셋, 로션과 같은 다양한 방법이 있다. 화장은 여자를 위해 중요하거나 중요하지 않은 활동일 수 있으며 매우 다양하다. 머리를 감고 말리는 것도 이 범주에 포함되며 목욕하기와 샤워하기는 포함되지 않는다. 손톱, 발톱을 다듬고 정리하며 매니큐어 칠하기는 개인의 취향에 따라서 할 수 있다.

피부 관리는 씻는 것뿐만 아니라 위생적인 문제가 있어 몸을 살피고 청결히 하는 것도 포함한다. 예를 들어, 척수 손상 환자들은 피부에 욕창의 징후가 있는지 매일 살피는 시간을 가져야 한다. 많은 당뇨병 환자들은 여분의 시간을 만들어서라도 그들의 발 관리 및 피부 관리를 해야 한다. 때로는 면봉, 휴지 등을 사용하여 귀와 눈을 닦는 것이 필요하다. 코의 콧물을 제거하는 것도 이 범주에 포함되는 활동이다. 향수의 사용은 개인 선택이고 문화적으로도 차이가 있다. 향수는 겨드랑이뿐만 아니라 신체의 많은 부분에 사용될 수 있다. 양치질은 북아메리카 문화에서는 적어도 하루에 한 번 이상 수행되는 활동이다. 양치질은 의치, 부분적 의치, 치아 교정 장치를 닦는 것도 포함된다.

성적 활동 (Sexual Activity)

"성적 만족 또는 관계 맺기 또는 자손 생산의 결과를 가져오는 활동에 능동참여"(AOTA, 2014, p. S19)

성적 만족은 여러 면으로 정의될 수 있고 특히 개인마다 다르다. 성적 활동은 생식기(성기)가 포함되지 않을 수 있으며 두 사람이 반드시 필요하지 않을 수도 있다. 성적 활동은 성별이 동일하거나 다른 한 명 또는 그 이상의 상대와 관계를 맺는 방법의 하나일 수 있다. 성적 활동은 자손 생산에 필요한 활동으로 생각할 수도 있다. 그럼에도 불구하고 성적 활동과 관련된 기타 활동들은 일상생활활동 또는 자조의 한 부분으로 고려된다. 따라서 성적 활동은 클라이언트 삶의 필수적인 부분으로서 다루어져야 한다.

복합적일상생활활동 (Instrumental Activities of Daily Living)

"일상생활활동에서 사용하는 자조활동보다 더 복잡한 상호관계성이 요구되며, 가정과 지역사회 내 일상생활을 지원하는 활동"(AOTA, 2014, p. S19).

복합적일상생활활동(IADL)은 독립적인 생활을 하기 위해선 필수적이다. 그러나 이들 활동이 클라이언트에 의해 반드시 수행되는 활동은 아니다. 예를 들어, 많은 사람들은 자신의 음식을 직접 요리하지 않으며 외식을 하거나 배달해서 먹는 것을 선호한다. 따라서 요리는 그들이 능동참여(engagement)하는 활동이 아니다. 마찬가지로, 자동차 정비는 많은 자동차 소유자가 능동참여하지 않는 활동으로 대부분 차량 정비와 유지를 위해 자동차 수리점에 차를 가지고 간다. 이러한 활동의 많은 부분에 대해 위탁할지를 선택하는 동안, 활동을 완료하거나 적당한 사람들에게 위탁한 것을 감독하는 것 자체가 작업치료의 한 부분이 될 수 있다.

다른 사람 돌보기(돌보는 사람을 선정하고 감독하는 것도 포함)
〔Care of Others(Including Selecting and Supervising Caregivers)〕

"뒷바라지, 감독하기 또는 다른 사람에게 돌봄을 제공하는 것"(AOTA, 2014, p. S19).

다른 사람 돌보기에는 성인가족, 배우자 또는 친구뿐만 아니라, 직장관리까지도 포함한다. 성인을 돌보는 것은 앞서 언급한 자기관리 활동을 도와주는 것을 포함한다. 이것은 하루에 두 번 약물 관리하는 것만큼 단순하기도 하고 매일 목욕하기, 화장실 가기, 옷 입기 등의 전반적인 도움을 제공하는 것처럼 복잡할 수도 있다. 돌봄은 장기적으로 수행하는 것만이 아닌 일시적인 상태도 의미한다. 다음의 예시 활동은 나의 30세 남동생이 탈장수술 후 한 달 동안 다른 사람 돌보기를 경험한 나의 '작업'이다. 그는 상처를 닦고 식사를 준비하는 것에서 도움을 필요로 했지만 기본적인 자기관리는 할 수 있었다. 이것은 내가 준비하지 못한 작업이였지만, 나에게는 만족스럽고 의미있는 작업이었다. 이 범주에서는 아동을 돌보는 것은 포함되지 않으며, 아동 돌보기는 다음 부분에서 설명할 것이다.

아동 돌보기(육아)(Child Rearing)

"아동이 발달할 수 있도록 지원하기 위한 감독과 돌봄의 제공"(AOTA, 2014, p. S19).

실행체계(Framework)에서는 아동을 돌보는 것은 아동의 발달에 필요한 것을 적절히 제공해야 하는 것까지 포함하기 때문에 기본적인 자기관리에 필요한 것 이상을 제공해야 한다고 명확히 제시하고 있다(그림 2-4). 또 다른 연구자는 어린이의 적절한 발전을 위해 기여하는 것이라고 주장하며 논쟁을 하기도 한다. 그러나 인간 발달에는 세 가지 일반적 조건으로 생체학적, 심리학적, 사회적인 것이 있다(Hinojosa, Kramer, & Pratt, 1996). 많은 발달 이론에서 전형적인 어린이 성장에 대한 발달 이정표를 충족시키거나 촉진시키기 위해서 아동에게 적절한 신체적 · 사회적 경험에 노출될 기회가 있어야 한다는 것에 동의한다(Hinojosa et al., 1996).

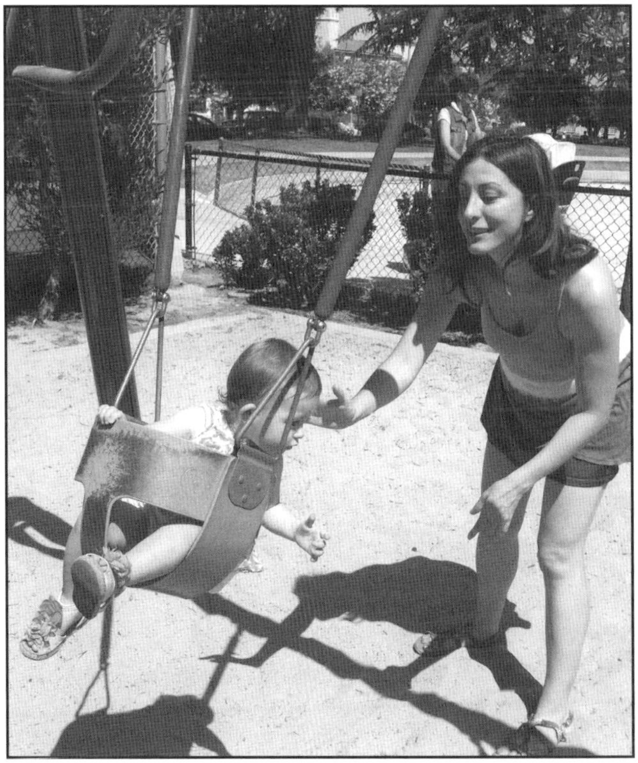

그림 2-4. 어린이 돌보기(육아)는 활동 참여를 통해 안전하고 적절한 발달을 포함한다.

육아는 주 양육자에 의해 보살핌이 가능하지 않을 때에도 관리되고 돌봄이 제공되어야 한다. 즉, 양육자가 일하러 집에 없는 동안 유치원이나 낮 돌봄 시설을 찾아야 함을 의미한다. 이 외에도 어린이의 발달적 요구를 충족시키는 대체 돌봄자 또는 보육자에 대한 확인은 중요하다.

최근 우울증을 진단받은 Maura의 클라이언트 사례를 이야기 해보자. 그녀는 18개월 딸 Bethie와 아파트에서 함께 거주한다. Maura는 딸에게 3시간마다 우유를 준다. Bethie는 아직 고형 이유식을 시작하지 않았다. Maura는 바닥에 Bethie가 있으면 다칠 것을 두려워해서 종일 유아용 식탁의자에 앉아 안전띠를 하고 하루를 보내게 한다. Maura는 하루 종일 TV만 보고 일주일 동안 밖에 나가지 않았다. Bethie의 발달을 지원하기 위해서 Maura는 무엇을 하고 있는가? Maura는 이 아동 돌보기 작업 영역에서 어려움을 겪고 있는가?

애완동물 돌보기 (Care of Pets)

"애완동물과 서비스 동물들(장애인 보조동물)에게 돌봄을 제공하는 것 또는 준비하고, 감독하기" (AOTA, 2014, p.S19).

애완동물을 돌보는 데 요구되는 과제는 사람마다 다르다. 과제의 유형과 양에 다양한 요소가 있지만 일반적으로 대부분의 동물은 최소한의 도움 즉, 음식, 물, 안전한 쉼터, 건강에 필요한 관리 등이 필요하다. 동물의 독립성과 그들이 살고 있는 환경 및 그들의 특별한 관리 요구사항에 따라서 많은 다른 과제가 필요할 수 있다. 예를 들어, 말(a horse)은 고양이(특히, 버릇없고 까다로운 고양이는 제외)보다 더 많은 양의 관리가 필요하다. 아동 돌봄 범주에서처럼 주보호자가 돌볼 수 없다면, 애완동물을 돌보거나 감독할 수 있는 사람을 찾는 일도 포함된다. 따라서 나는 휴가 동안, 나의 집으로 와서 내 고양이에게 음식과 물을 주고 더러워진 박스를 청소해 줄 믿을만한 누군가를 찾아야만 한다(또한 휴가에서 내가 집으로 돌아 왔을 때 고양이가 소피를 찢어놓지 않도록 고양이와 놀아 줄 누군가도 찾아야 한다).

의사소통 관리(Communication Management)

"필기 도구, 전화기(휴대폰/스마트폰), 키보드, 시청각 레코드, 컴퓨터/태블릿, 의사소통 보드, 호출기, 비상시스템, 점자 작성기, 청각장애인을 위한 원거리통신기, 정보를 주고받기 위한 보완 의사소통 대체 시스템과 개별 디지털 보조장치 등을 포함한 다양한 시스템과 장비를 사용하여 정보를 받고 보내고 해석하는 것"((AOTA, 2014, p.S19).

다양한 장치를 사용하여 한 사람이 다른 사람에게 정보를 전달한다. 지난 수십 년 간 기술의 향상은 다른 사람과 의사소통을 더 빠른 방법으로 더 잘 할 수 있도록 되었다. 기술은 급속도로 빠르게 발전하기 시작하여 이 책이 출판되어 당신의 손에 닿는 그 시간까지도 발전을 거듭하고 있다. 인간은 휴대폰, 무선 또는 일반 전화기(유선) 그리고 컴퓨터, 태블릿, 전화 또는 다른 장비를 사용하여 의사소통한다.

문서를 작성하여 인쇄하는 과정으로 워드프로세서뿐만 아니라 타자기가 여전히 문서작성기로 사용된다. 호출기나 응급 시스템은 침대에서 이동식 변기(간이 변기)를 사용하거나 도움이 필요하다는 것을 다른 사람들에게 알리기 위해 또는 지정된 위치에서 움직일 수 없는 경우 사용된다. 이것은 병원 및 의료 환경에서 뿐만 아니라 가정에서도 사용된다. 호출기나 응급 시스템은 종종 코드를 당기거나 버튼을 누르는 활동으로 작동되며 이는 다른 사람의 도움이 필요하다는 신호로 깜박이는 불빛이나 소리 등의 신호를 발생시킨다.

대체통신장치는 말을 할 수 없거나 들을 수 없는 사람에게 사용된다. 의사소통 보드는 간단히 알파벳이나 일반적인 단어 및 물체가 그려져 있거나 인쇄되어 있는 종이 또는 보드이다. 사용자는 다른 사람에게 의사를 전달하기 위해 물체나 글씨를 지적하거나 가리킬 수 있다. 하이테크놀러지 기술의 적용으로 음성 발생, 단어 말하기, 단어의 소리 내기 등이 있다. 이 장치는 움직임, 호흡, 소음을 포함하여 다양한 사용자 기능에 의해서 작동될 수 있다. 듣는 게 어렵거나 청각 장애인에게 사용되는 의사소통 장치는 입력된 문자를 통해 통신을 수신하고 음성이나 타이핑을 통해 응답할 수 있는 맞춤형 전화 등이 포함된다. 이들 장치 및 보조기술의 영역에 대한 자세한 정보는 ***보조기술: 원리와 실행***(Assistive Technologies; principles and practice)을 참조하도록 한다(Cook & Hussey, 2002).

운전하기와 지역사회 이동하기 (Driving and Community Mobility)

"지역사회에서 이동하기와 이동 계획하기 및 개인적 이동수단이나 대중교통을 이용하는 것. 즉, 운전하기, 보행, 자전거타기 또는 버스, 택시 및 다른 대중교통 수단에 대한 접근과 이용하기" (AOTA, 2014, p. S19).

이동성은 보다 개인적이고 기본적인 것으로 일상생활의 범주에서 논의되고 있다. 지역사회 이동은 가정 밖으로 나가는 것을 포함하여 지역사회에서 이동도 포함한다. 즉, 많은 사람들의 삶에 필수적인 학교, 교회, 식료품점과 같은 장소를 오고가는 것들을 일컫는다. 그러나 독립적으로 운전하는 것은 항상 선택사항은 아니다. 장애인을 위한 버스, 택시, 지하철 또는 대중교통 서비스를 사용하는 것은 이 작업에 능동참여를 하려는 사람들에게는 다른 선택사항이 될 수 있다(그림 2-5). 이들 각각의 방법을 사용하는 것은 다른 과제에도 필요하다. 예를 들어, 대중버스를 이용하기 위해서 타고자 하는 버스의 노선과 원하는 목적지로 이동하는지를 나타내는 노선표를 찾아보아야만 한다. 또한 적절한 시간에 버스 정차장에 가야 하고 왕복 운행에 알맞은 요금을 준비하며 선택한 버스에 탈 수 있어야 한다. 또한 버스에 타기 위해 돈을 지불하고 언제 버스에서 내릴지 인지하고 있어야 한다.

재정 관리
(Financial Management)

***"재정적 거래 방법의 변경을 포함하여 재정적 재원 사용하기, 장기적, 단기적 목적으로 재정을 계획하고 사용하기"** (AOTA, 2014, p. S19).*

개인의 재정 관리는 현재 여러 가지 다른 방법으로 수행된다. 과거에 영수증은 수표장, 날인도장, 봉투를 사용하였다. 현재에는 많은 사람들이 은행을 통하여 온라인 영수증 서비스를 사용한다. 이러한 온라인 방법들로 인하여 수표장, 날인도장, 우표 봉투는 필요 없게 되었다. 이러한 방법들은 신체장애를 가진 사람들에게 계산서를 훨씬 쉽게 지불할 수 있게 해 주었다. 그러나 재정 관리는 단지 지불한 영수증을 확인하는 것뿐만 아니라, 사용 가능한 돈이 현재의 소비와 부합하는지 여부와 미래의 소비 계획과 목표를 확인하는 내용도 포함한다. 따라서 미래를 위해 재정을 계획하고 저축하는 것, 투자 관리, 대체 수입이나 저축, 소득세 감소 등도 고려할 수 있는 과제이다.

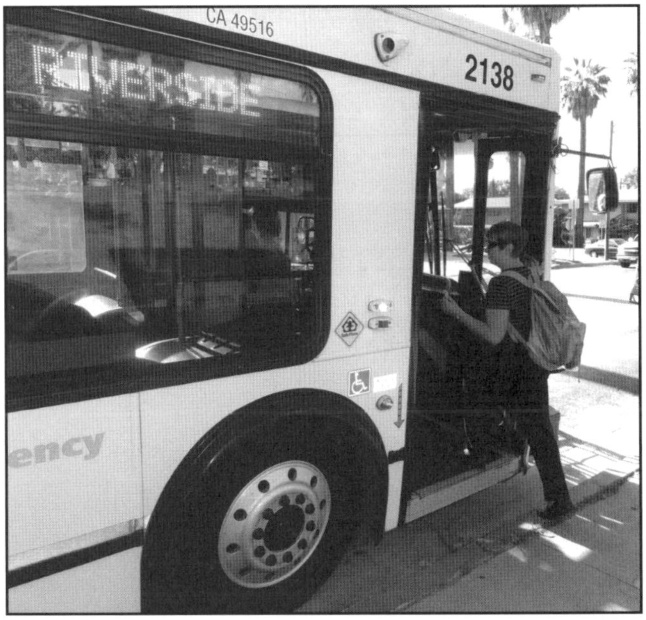

그림 2-5. 버스로 지역사회 이동하기.

건강관리와 유지하기
(Health Management and Maintenance)

***"신체적 건강, 영양, 건강위험 요소의 감소와 건강검진을 통해서 건강과 안녕을 증진시키기 위한 일과 개발, 관리 및 유지하기"**(AOTA, 2014, p. S19).*

자신의 건강을 관리하고 유지하는 수준은 매우 다양하다. 어떤 사람은 건강관리와 유지를 우선 순위로 보고 많은 시간 운동을 하고 식사를 잘 하는데 노력을 기울인다. 건강관리 및 유지의 한 부분으로 고려되는 활동의 한 사례로는 검진을 통한 관찰과 진료(당뇨병 환자들은 혈당 수준의 확인과 인슐린 관리), 비타민 섭취 또는 특정한 약물 처방과 국소약물 투여 등이 있을 수 있다.

주택관리와 유지
(Home Establishment and Management)

"개인의 소유물들(의류와 가정용품)을 유지하고 수선하며 도움을 요청하거나 어떤 사람에게 어떻

게 연락해야 하는지를 포함하며 개인과 가족들의 재산, 환경(집, 마당, 정원, 자동차, 가정용품)을 취득하고 관리하는 것을 포함" *(AOTA, 2014, p. S19).*

사람들이 거주할 집을 찾고, 안전하게 생활을 유지하는 것은 성숙하고 자기 결정권을 가진 많은 젊은 성인의 작업이다(활동 2-3). 이 작업은 다음의 3가지 주요 영역을 포함한다. 즉, (1) 거주할 집을 찾고 마련하는 것, (2) 가정환경을 유지하는 것, (3) 개인 소유물을 유지하고 수선하는 것이다. 주택관리는 거주할 집을 찾고 구하는 활동을 말한다. 처음으로 학생이 부모님으로부터 독립하는 활동은 40년 동안 자신의 집에서 살았던 노인이 사설 요양원으로 옮기는 것과 다르다.

사람은 거주할 집을 마련하면, 지역사회에 따라 안전한 환경과 요구되는 기준에 따라 다양한 양의 보수 및 유지가 필요하다. 예를 들어, 이웃들은 잔디밭과 집주변 관리, 잡초 뽑기, 페인트 칠하기 등을 요구할 수도 있다(그림 2-6). 많은 사람들에게 이 가정을 유지 보수한다는 것은 규정에 의해 강제되는 것이 아니라 집주인(또는 임차인)의 역할로 간주되기도 한다. 외부 가옥환경을 유지하는 실제적 과제들로는 사람에 의해서 반드시 수행할 필요가 없을 수 있으며 다른 사람에 의해 완료할 수 있도록 조정할 수 있다. 따라서 이 작업 영역의 한 부분은 이들 과제를 도울 사람을 찾는 것도 포함된다(예: 정원사를 고용하거나 잔디 깎기를 위해 이웃집 10대를 고용하기도 한다).

가정의 유지보수는 가정 인테리어가 수리되고 안전하게 유지되도록 보장하는 것도 포함한다. 따라서 청소, 대걸레질, 진공청소기로 청소하는 것, 먼지 제거, 쓰레기 버리기 등은 이 작업 영역의 한 부분으로서 포함된 활동들이다. 사람들이 주택관리와 유지의 다양한 작업에 참여하는 것은(심지어 매우 다양한 난이도의 활동을 즐기기도 하면서) 건강한 환경에서 살기 위해 필수적이 될 것이다. 또한 이 작업영역의 한 부분으로는 개인 소유물의 관리와 수선의 개념을 포함한다. 여기에는 의류(세탁 및 보관), 자동차, 전자기구, 그리고 가정 내 모든 물건을 포함한다.

주택관리와 유지를 위해 사람들은 실제로 관리하거나 수리를 할 수도 있지만 필요 시 언제 어떻게 이것을 대처하고 도움은 얻을 수 있는지 알고 있어야 한다. 심지어 작은 원룸에서 조차 전구가 나갔거나 온수가 나오지 않을 때 무엇을 해야 하는지 알아야 한다.

활동 2-3

Suzanna는 임신한지 6개월 되는 18세 소녀이다. 그녀의 부모는 Suzanna가 임신한 것을 알게 되었을 때, 심하게 꾸중을 했고, Suzanna는 집을 나와, 현재 미혼모 쉼터에 있다. Suzanna는 미래에 자녀와 그녀를 위해 주택을 얻기 위해서 무엇을 먼저 해야 하는가?

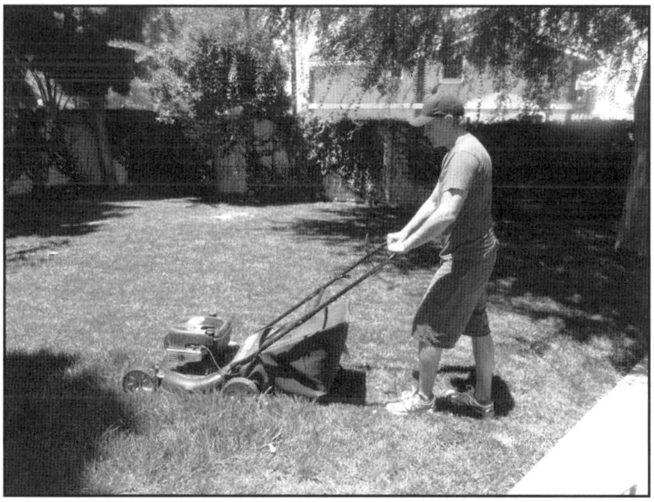

그림 2-6. 잔디 깎기.

가정환경을 유지할 수 있는 능력은 질병이 발병하거나 진행과 함께 악화되는 첫 번째 작업의 하나이다. 제한(limitation)은 신체적 제한뿐만 아니라, 인지 문제 또는 정신적 질병의 원인이 될 수도 있다. 예를 들어, Nancy와 Bob은 56년간 결혼 생활을 지속해왔다. 두 사람은 가정관리 유지에 대한 전반적인 활동을 분담했으며 각각 다른 영역을 담당하였다. Bob은 마당 손질, 복숭아나무 손질, 도로 위 눈 치우기, 주문한 가구 옮기기와 같은 작업을 하는 반면에, Nancy는 집 관리, 빨래, 욕실 관리 등 집안일을 돌보았다. Nancy는 4년 전에 알츠하이머 진단을 받았다. 퇴행성으로 진행하는 질병 때문에 Bob은 Nancy가 완전하게 수행하지 못하거나 할 수 없는 청소와 관련된 많은 활동을 발견했다. 책장에 먼지가 쌓이기 시작했고 강아지 털은 쌓여서 소파가 다른 색으로 보일 정도였다. Bob은 어느날 비누거품으로 덮인 지하실 바닥을 발견했다. Nancy는 실수로 세탁기에 설거지 세제를 넣었다. 비록 Nancy가 수년 간 잘 해오던 작업일지라도 Bob은 Navcy가 힘들어 하는 활동들을 돕기 위해 일주일에 한 번 방문하는 가정부를 고용하기로 결정했다. Bob은 그의 가정을 잘 관리해야 할 뿐만 아니라 안전하게 유지할 필요성과 누군가에게 도움을 요청해야 한다는 것을 인식하였다.

식사 준비하기 및 치우기
(Meal Preparation and Cleanup)

"균형 잡힌 영양가 있는 식단을 계획하고 준비하며 제공, 식사 후 설거지와 음식 치우기" *(AOTA, 2014, p. S20).*

주택을 유지하고 관리하는 것처럼 식사준비는 사람들마다 다르고 다양한 단계로 수행한다. 식사준비는 무엇을 준비할지, 무슨 재료와 도구가 필요할지 결정하는 과정부터 시작한다. 흥미롭게도 작업영역 중 이 영역은 오직 "균형 잡힌 영양가 있는 식사"와 관련된 것으로 정의한다. 많은 이들에게(특히, 바쁜 학생들) 식사준비는 잘 균형 잡힌 식단을 고려하기보다는 단순히 영양을 얻는 형태로 행해진다. 그럼에도 불구하고 식사준비나 요리는 다양한 방법으로 수행된다. 식사준비는 음식을 준비하는 것뿐만 아니라 적합한 접시, 볼(bowl), 큰 접시(platter)에 옮겨 담는 것도 포함된다. 예를 들어, 스프 요리하기는 볼에 스프를 부었을 때 비로소 과제가 완료된다. 식사를 마친 이후에는 식사 준비 과정에서 사용한 모든 재료와 물건을 정리하고 설거지 해야만 한다. 여기에는 모든 접시들 그리고 기구들을 설거지하고 더 이상 먹지 않는 음식물을 버리고, 식탁을 닦는 것을 포함한다. 이러한 과제들 몇몇은 "가정관리(home management)" 내의 청소 과제를 포함할 수도 있는데 왜냐하면 식사준비 과정 동안 또는 식사 준비의 전제 과정 동안 작업의 한 부분으로서 고려될 수도 있기 때문이다. 이 작업에서는 먹기(eat)와 식사(feeding) 활동은 포함되어 있지 않다. 식사를 위해 음식을 만드는 과정은 음식을 먹는 것은 포함하지 않는다. 식사준비는 좋아하지만 먹는 것을 즐기지 않는 클라이언트를 만날 수도 있고, 그 반대일 경우도 있다.

종교 및 영적 활동과 표현
(Religious and Spiritual Activities and Expression)

"종교에 참여하는 것, 신성하거나 초자연적인 존재와 밀접한 관계를 맺기 위해 조성된 신앙, 관습, 의식 및 상징"(Moreira Almeida & Koenig, 2006, p.844) 특별한 의미를 가지고 있거나 자신보다 더 큰 무엇에 대한 연대감을 위한 능동참여 활동, 즉, 어린이와 함께 놀이를 하며 시간을 갖거나 자연에서 능동참여 활동 및 도움이 필요한 다른 사람을 돕는 것과 같은 활동(Spencer, Davidson, White, 1997)" (AOTA, 2014, p. S20).

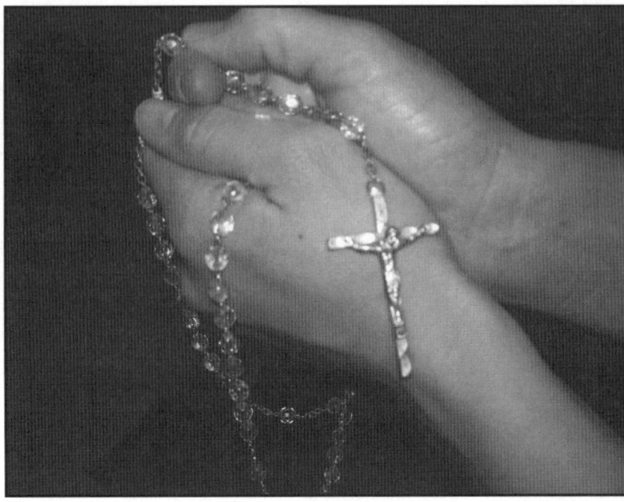

그림 2-7. 묵주 기도.

종교적인 작업은 신념을 형성하는 데 사용되는 관례(ritual) 또는 의식(practices)에 참여하고 조직화와 관련된 활동들이다(Billock, 2009). 영적 자아에 대한 더 많은 이해를 얻고 그들 스스로 보다 더 큰 무언가의 감각을 얻기 위한 염원으로 사람들은 종교적 작업을 수행한다.

수천 개의 종교가 있으며 각 종교는 관례와 의식의 형식을 가지고 있다. 어떤 종교의 경우 일주일마다 모임과 교회 예식을 갖는다. 이들 종교적 모임을 갖는 동안 참여하는 사람들에게 기대하는 동작과 행동들이 있다. 어떤 교회에서는 찬송가를 부르고, 성경을 읽고, 설교를 듣고, 성서의 한 구절을 암송한다. 신체적 행동으로는 무릎을 꿇거나 일련의 동작을 특정한 횟수만큼 움직이는 등의 행동이 있다. 천주교에서 가장 공통적인 신체적 활동은 묵주를 들고 있는 것으로 59개의 묵주를 줄에 꿰어 사용한다(그림 2-7). 줄에 꿰어진 묵주는 기도자가 손에 쥐고 기도를 한다. 다른 종교적 활동은 강습에 가고, 참회하며, 기도하고, 성경 및 기타 자료를 읽는 것을 포함한다. 몇몇 종교는 그들 종교 의식의 한 부분으로서 동물 희생양(재물)을 이용하기도 한다.

종교는 자신의 영적인 면에 도달하는 방법으로 사용되지만 영성 경험은 종교적 작업 과정 동안 반드시 일어날 필요는 없다(Billock, 2014). 영성(spirituality)과 종교(religion)란 용어는 종종 같은 것을 의미하는 것처럼 잘못 해석된다. 영성(spirituality)과 종교(religion)는 서로 관련이 있지만, 영성은 내부적 경험으로 "삶, 의미, 신성한 것들과 관련된 궁극적인 질문의 해답을 이해하기 위한 개인적인 질문"이라고 할 수 있다"(Moyers & Dale, 2007, p.28). 영성은 활동이나 작업이 아니라 작업에 능동참여 한 결과로서 개인 내부적으로 발생하는 것이다. 우리는 작업에 능동참여함으로써 우리 자신을 잊고, 시간에 대한 의식을 상실하며 다른 사람들과 연결되어 있다는 감각을 제공하는 의미있는 경험을 한다. 의미있는 작업을 하는 동안 일어나는 이 내적 경험은 종종 우리의 삶을 통해서 이들 경험에 능동참여하도록 우리를 다시 의미 있는 작업으로 되돌려 놓는다. 우리가 인지하든 그렇지 않든 종교 및 영적 활동은 숨을 쉬고 눈물을 흘리고 또는 인생에 대한 궁극적 질문 즉, 영성의 의미에 간단히 답을 하는 작업(occupation)이다. 이 활동들은 자연적인 영적 활동으로 종종 작업적 프로파일 동안 그들 스스로를 드러내게 한다. 예를 들어, 22세의 David는 그의 작업치료로 클럽에서 춤을 추러 가고 춤추는 것을 정말로 즐긴다고 말하였다. 그 이유를 질문했을 때, 그는 "나는 군중 내에 있는 느낌을 좋아한다. 음악과 사람들의 에너지가 나를 다른 장소로 데려가 준다"라고 말하였다. David를 위해서 댄스 클럽에서 춤을 추는 것은 영적 경험이지만 본질적으로 영적인 활동으로 생각되지는 않는다. 당신의 삶에서 활동에 능동참여 했을 때를 한번 생각해보자. 당신 자신의 정서적 움직임을 찾을 수 있을 것이다. 당신이 행복하고 가장 충만했던 시기로 돌아가서 생각해보자. 당신은 무엇을 하고 있었는가? 아마도 당신은 이러한 순간들을 영적이라고 생각하지는 않겠지만 이들은 영적 경험이었을 것이다. 우리의 클라이언트가 그들에게 삶의 의미를 가져다주는 활동에 능동참여를 할 수 없다는 의미는 곧 삶의 의미를 찾을 수 없다는 커다란 상실을 갖게 된다는 것이다.

안전 및 응급 관리 (Safety and Emergency Maintenance)

"안전한 환경을 유지하기 위한 예방적 방법을 알고 수행하기. 갑자기 예상치 못한 위험한 상황을 인식하고 건강과 안전에 대한 위협을 낮추기 위해 응급조치를 취하는 것을 포함한다. 예를 들어, 가정을 출입할 때 안전을 확보하고 비상 연락번호를 확인하며, 화재경보기 및 전구와 같은 제품의 교체 등"(AOTA, 2014, p. S20).

이 작업의 유형을 구성하는 활동들은 지속적인 예방 조치 또는 응급 상황에 대한 즉각적인 반응 중 하나를 실시하는 것이다. 지속적인 예방 관리는 순간적인 또는 사고로 발생한 위험으로부터 안전하게 있을 수 있는 환경을 조성하는 것이다. 안전에 대한 위험 요소를 이해하고 어떻게 예방할 수 있는지 알아야 한다. 예를 들어, 신문을 스토브 위에 올려놓지 말아야 한다. 안전에 관한 방법은 종종 음식 준비하기와 같이 다른 작업 내에서 통합되기도 한다.

쇼핑하기 (Shopping)

"쇼핑 목록(식료품이나 다른 물건들)을 준비하고, 품목을 선택하며 구입, 운송, 지불 방법을 선택, 결제하기, 인터넷 쇼핑과 컴퓨터, 휴대폰, 그리고 태블릿과 같은 전자장비를 사용하는 것을 포함" (AOTA, 2014, p. S20).

물건과 서비스를 구입한다는 것은 즉, 음식, 물, 의복 등 생존에 필요한 물품들을 제공하는 것이다. 또한 레저나 즐거움의 한 형태로 생존을 위해 구입하는 것이 아닌 다른 이유로 물건을 구입한다. 예를 들어, Carey는 새로운 비디오 게임 구입을 원한다. 이것은 Carey의 생존(비록 그는 부인을 납득시키려 시도하겠지만)에 필요한 것은 아니다. 다양한 방법으로 쇼핑은 이뤄질 수 있다. 즉, 상점, 온라인, 카탈로그, 영업사원, 전화, 개별광고(신문 또는 온라인에 게시됨), 시장, 또는 실외 마켓 등이다. Carey는 온라인에서 비디오 게임을 구매하기로 결정했다. 그는 싼 가격을 찾아 다른 여러 판매자들로부터 가격을 조사해 볼 필요가 있을 것이다. 그는 지불 방법을 선택해야 하며, 온라인으로 물건을 구매할 때 신용카드를 사용하곤 한다. 구매를 완료하기 위해서는 적합한 신용카드 결제가 필요하고 배송 방법을 정한다. 만약 Carey가 온라인으로 게임을 구매할 수 없다면, 그는 상점에서 구매할 방법을 선택해야 할 것이다. 만약 그렇다면, 그는 찾는 게임을 얻기 위해 상점 내를 돌아다녀야 할 것이다. 그는 게임을 구매하기 위하여 계산대에서 계산을 하고 결제 방법으로 현금, 신용카드 또는 체크카드 등을 선택하게 될 것이다. 그러나 계산대에 도착했을 때, 어떤 상점에서는 계산 절차를 선택해야 하는데 최근 많은 대형 상점에서는 공통적으로 셀프-계산대(self-checkout)를 설치하고 있기 때문이다. 이 방법은 Carey가 새로산 게임기의 바코드를 스캔하고 화면의 지시에 따라 스스로 계산하고 지불하게 된다.

휴식과 수면
(Rest and Sleep)

"회복을 위한 휴식과 수면을 취하는 것 및 연관된 활동으로 다른 작업영역들에서 건강하고 능동참여를 유지할 수 있게 지지하는 하는 활동" (AOTA, 2014, p. S20).

휴식 (Rest)

"평온하면서 노력을 들이지 않는 활동에 능동참여로 신체적, 정신적 활동을 중단함으로써 이완된 상태로 만드는 것(Nurit & Michel, 2003, p.227). 휴식이 필요하다는 것을 인식하기, 과도한 신체적 · 정신적 또는 사회적 활동 줄이기, 휴식하거나 다른 노력을 통해 기력을 회복하고 마음을 안정시키도록 능동참여에 대한 흥미를 새롭게 함"(AOTA, 2014, p. S20).

인간은 기능을 유지하기 위해서 생활 안에 비활동적인 기간(휴식 기간)이 필요하다(그림 2-8). 우리는 휴식을 취함으로써 신체가 활동에 다시-능동참여(reengage)할 수 있도록 에너지를 얻을 수 있게 한다. 신체적 · 정신적 활동은 일정시간 과도하게 일할 수 있다. 요구되는 휴식의 양은 질병으로부터 회복 중에 있거나 신체적, 인지적 저하와 순환계(폐, 심장) 기능이 떨어져 호흡 시 산소용량이 감소된 사람들이 일반적인 다른 사람들보다 더 많을 수 있다. 신체 휴식은 근 긴장을 유발하는 근육수축의 양을 줄어들게 함으로써 발생한다. 예를 들어, 장시간 서 있었다면 휴식이란 앉아있거나 누워있는 것을 의미한다. 정신적 휴식은 정보처리와 문제해결을 줄이거나 없앰으로써 취할 수 있다. 사람들은 다양한 방법으로 이 휴식이라는 작업에 능동참여를 결정하게 된다. 많은 미국 사람들이 좋아하는 휴식 방법은 TV 시청이다. TV 시청은 무엇을 보고 듣는 두 감각처리에만 사용하는 활동으로 수동적 참여만을 유발한다. 또한 신체에서 인지능력이 최소한으로 요구되는 동안 비활성화된 상태가 된다. 몇몇 경우, TV는 휴식 또는 이완으로

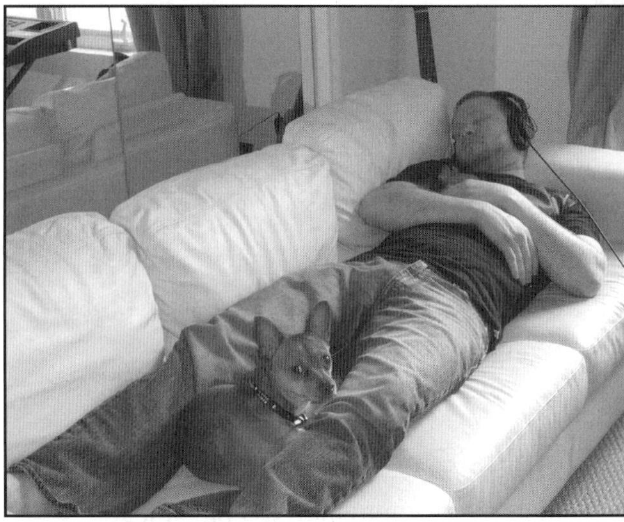

그림 2-8. 쉬기.

간주되지는 않는다. 많은 사람들에게 평안하고 이완하는 가장 좋은 방법은 신체와 정신 모두의 온전한 휴식과 이완이다. 묵상과 명상은 많은 사람들이 휴식으로 에너지를 얻기 위해 사용하는 활동의 예이다(몇몇 사람에게는 영적인 작업으로 고려될 수 있다).

수면 준비: 두 부분으로 정의
(Sleep Preparation: Defined in Two Parts)

"(1) 일상에서 편안한 휴식을 취하기 위해 스스로 준비하는 과정. 자기 전 몸단장과 탈의, 수면을 위한 독서 또는 음악 듣기, 다른 사람에게 자기 전 인사하기, 명상, 기도 등을 포함, 얼마나 수면을 할 것인지 그리고 얼마나 깨어 있을 것인지를 정함. 성장과 건강을 도와주는 수면 패턴 확립하기(이러한 수면 형태는 개인적 문화적 차이가 있음)" (AOTA, 2014, p. S20).

수면 활동에 능동참여하는 방법은 두 가지 범주로 나뉜다. 첫 번째 분류는 수면이라는 작업을 위해 신체와 정신을 준비하는 것과 관련되며 두 번째 분류는 환경을 준비하는 것과 관련된다. 신체를 준비한다는 것은 하루 일과 중 입었던 옷을 벗고 잠옷을 입는 것, 양치하기, 세수하고 씻기를

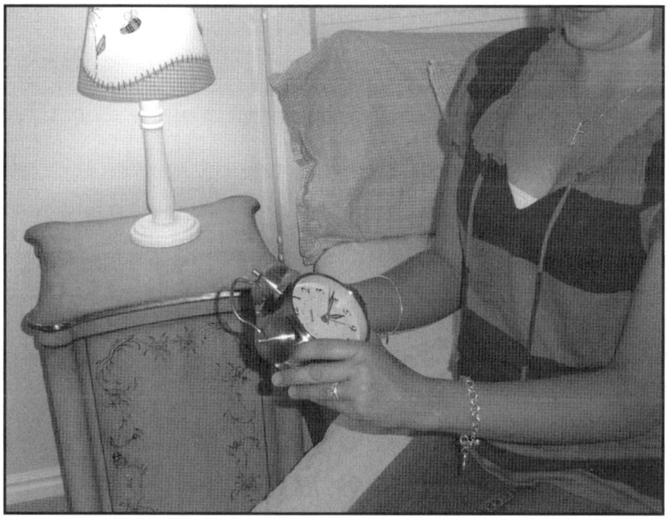

그림 2-9. 적합한 수면을 위해 알람시계 맞추기.

포함한다. 이러한 활동은 보다 편안한 휴식을 경험할 수 있도록 한다. 예를 들어, 하루 종일 입은 옷을 바꿔 입는 것은 불편한 감각 입력을 감소시켜 수어 더 깊고 편안한 수면을 하게 한다. 이러한 활동들은 잠들기 전에 매일하는 같은 활동으로서 일상패턴이자 일과이다.

정신 패턴은 느려지고 퇴보하며 이완 활동에 능동참여함으로써 수면을 준비할 수 있다. 사고 과정이 느려지는 것은 이완하고 수면상태에 접근할 때 발생한다. 이러한 이완상태에 도달하는 방법은 개인적인 신념과 가치에 따라서 다양하다. 이것은 사람이 의식이 없는 상태에서 어떻게 마음을 진정시키는지 여러 방법에 따라 결정된다. 몇몇 사람들은 잠들기 전에 음악을 듣거나 책을 읽는 것 같은 조용한 활동을 필요로 하기도 한다. 또 다른 기술로는 묵상이나 명상이 이용되기도 한다.

의식적으로 잠드는 것을 결정하는 것은 수면 준비 중 요구되는 정신적 처리과정의 한 부분이다. 언제 자고 일어날지 결정하는 것은 건강한 수면/기상(sleep/wake) 주기를 만들 수 있으며 신체가 회복할 적절한 기회를 제공한다. 건강한 수면/기상 주기는 평균 6~8시간의 연속 수면상태에서 발생한다. 이러한 수면 주기를 만들어 내기 위해서 24시간 동안 시간 계획이 있어야만 한다(그림 2-9). 만약에 어떤 사람이 아침 7시에 일어나야만 한다면, 8시간 수면을 위해 밤 11시까지 잘 준비를 해야 한다. 정신적으로 일련의 이러한 처리과정은 건강한 수면을 위한 준비의 한 부분이다. 6~8시간 수면 과정을 가질 수 없는 사람들에게 계획된 수면을 가지게 하는 것은 매우 어려울 수 있다. 이러한 사례는 긴 교대 시간을 가지거나 산발적으로 수면을 하게 되는 직업을 가진 사람들에서 찾을 수 있다. 꽃게잡이 선원은 종종 24~30시간을 아예 잠을 자지 않거나 잠깐 자면서 일을 하고, 또 다른 어업 장소로 선박이 이동하는 동안 잠시 잠을 잘 수 있다.

"(2) 무의식인 기간(수면기간)을 위해 물리적 환경 준비, 즉, 수면을 하기 위한 침상 또는 공간 정리, 보온/냉온 유지 및 확보, 알람시계 맞추기, 문 잠그기, 창문 닫기, 커튼 치기, 조명이나 가전제품 끄기" (AOTA, 2014, p. S20).

편안하고 안전한 환경을 보장하는 것은 수면이라는 작업에 능동참여하고 잠든 상태를 유지하는 능력을 촉진시킨다. 수면 활동이 일어나는 동안 감각자극의 양은 감소되어야 한다. 잠자리에 빛을 차단하기 위하여 커튼을 치고 창문이나 문닫기 등이 필요하다. 환경(자극적인 환경으로부터 대상자를 분리시키는 것)으로부터 다른 자극이 일어나는 것을 제거하는 것은 수면이라는 작업에 더 능동참여를 이끌어 낼 수 있다. 예를 들어, 수면하려고 노력하는 사람에게 강아지 짖는 소리는 수면에 능동참여 하려는 것을 방해할 수 있다. 환경의 다른 면으로 자는 동안 신체에게 적절하게 덮을 수 있는 이불을 제공할 뿐만 아니라, 환경적 냉온 장비를 어떻게 설정할지에 대해서 조정하고 적용해야 하는 것을 포함해야 한다. 즉, 수면하는 동안 더위 또는 추위에 노출된 수 있는 신체를 위해 어떻게 열을 조절하고 관리하는지에 대한 것이다. 물리적 환경 준비 과정 중 가장 중요한 것은 신체를 눕힐 침대나 바닥 등을 확인하는 것이다. 대부분 사람들에게 이 활동의 의미는 우리 몸 전체를 누울 수 있고 그러기 위한 충분한 공간이 있는 침대에서 덮개와 시트를 몸 위 · 아래 전체로 당길 수 있는 것을 의미한다.

수면 참여(Sleep Participation)

"수면이 필요한 개인을 관리. 즉, 수면, 낮잠, 꿈꾸기 등을 시작하기 위해 하는 활동들, 방해 없이 수면 상태 유지하기, 물을 마시거나 회장실에 가고 싶은 야간 시간 관리 및 사회적 환경으로 다른 사람과 상호관계를 하거나 요구를 절충함. 수면 공간을 공유하는 어린이나 배우자와의 상호관계 즉, 모유수유와 잠자는 동안 다른 사람의 안전과 편안함을 점검하는 것과 같은 야간에 보살핌 제공하기"(AOTA, 2014, p. S20).

보건전문인에서 전문가로 양성된 이후로 작업치료사는 일(work), 휴식(rest), 놀이(play) 균형의 중요성을 강조해 왔다. 그러나 작업치료 ***실행체계*** 2판까지 수면은 작업치료 영역 내 한 부분의 작업으로만 여겨졌다. 수면과학 연구는 수면이 신체적, 정신적 건강과 관련 있다는 것을 확인하였다(McKnight-Eily 등, 2008). 수면에 대한 작업은 안녕을 위해 필수적이며, 수면에 대한 작업치료사의 역할은 수면을 할 수 있도록 수면의 시작과 관련이 있다(West, 2009).

수면에 능동참여하는 동안에 신체와 정신은 눈을 감고 외부환경에 반응하지 않거나 최소한의 반응을 하면서 휴식을 한다. 수면하는 동안 두뇌는 뇌파활동의 주기가 바뀌고, 꿈을 꾸는 동안에도 뇌파 활동의 변화가 있다. 신체와 정신이 휴식될 수 있는 시작은 외부 세계로부터의 단절이다. 의식의 단절을 위해서 뇌는 내부적, 외부적 자극을 명료하게 유지하려 조절하려는 것을 멈추어야 한다(Mosby's Dictionary, 2006). 수면상태로 능동참여는 신체로부터 정보처리를 지속적으로 하는 뇌의 내부자극으로부터 방해받을 수 있는데 통증이 그 한 예이다. 성공적인 수면 작업을 위해서는 몸과 마음이 모두 활동을 중단해야 한다.

수면에 실질적으로 능동참여하기 위해서는 수면에 필수적인 행동과 활동에 적합하게 능동참여를 해야 한다. 잠자는 동안에도 우리는 움직이고 다른 사람과 상호작용하며 외부자극에 적절하게 반응한다. 예를 들어, 잠에 빠져들면 사람의 무의식은 우리의 활동을 조절하고 연속적인 수면주기를 위해 반응해야 한다. 즉, 사람들은 불편한 감각을 감지했을 때 신체를 뒤척인다. 의식 없이 이불을 밀어내거나 옆 사람에게 다리나 팔을 올릴지도 모른다. 사람들은 화장실을 가기 위해서 잠을 깰 수도 있다. 특정한 소리나 감각(예: 아기가 우는 것을 듣거나 알람을 끄러가는 것)은 사람들이 경계하는 행동을 가지게 한다.

교육
(Education)

"교육적 환경에서 학습과 참여에 필요한 활동" (AOTA, 2014, p. S20)

정규교육 참여
(Formal Educational Participation)

"학문적 범주(수학, 독서, 학위 과정), 비학문적 범주(쉬는 시간, 식당, 복도 및 현관), 수업 이외의 기타 활동(과외활동)(스포츠, 밴드, 응원단, 댄스), 직업(직업 전, 직업) 등의 교육 활동" (AOTA, 2014, p. S20).

학교 및 교육 프로그램과 관련된 모든 활동은 학습적이고 교육적인 면 및 식사시간과 휴식 같은 교실 밖에서 이뤄지는 활동 또한 포함한다. 수업 시간 외에 발생하는 활동들 즉, 학교 밴드 동아리의 일원이 되는 것, 학교 스포츠 팀에 소속되는 것, 댄스파티 또는 다른 사교 행사와 같은 학교 행사에 참석하는 것들이 학생 역할과 관련된 활동의 한 부분이다. 이러한 모든 활동을 통해서 학생들은 팀원들 간에 어떻게 상호 협력하는지 배우게 된다. 일부 교육 프로그램들은 특정 직업에 대한 훈련과정을 제공하고 직업 훈련과정이나 인턴쉽을 포함하기도 한다.

Samantha는 5살로 방금 유치원에 입학했다. Samantha는 다양하고 많은 활동이 집에서 보다 유치원에서 발생할 수 있다는 것을 발견하였다. Samantha는 스쿨버스에 타면서 하루를 시작했는데 동네의 가장 끝에서 버스를 탔다. Samantha는 인내심 있게 버스를 줄서서 기다려야만 했다.

활동 2-4

작업치료 학생으로서 현재 당신이 참여하는 활동 또는 과제의 목록을 작성하시오.

그녀는 버스를 타고 이동하는 동안 좌석을 찾고 앉아있어야 했으며, 다른 학생을 태우기 위해 몇몇 정류장에 버스가 서는 것도 알았다. 학교에 도착했을 때, 그녀는 자신의 학급을 찾아야 하고 책상에 가방을 걸어 두어야 했다. 그녀는 종소리에 귀를 기울여야 하는데 왜냐하면 수업이 시작한다는 의미를 알아야 했다. 수업시간 동안에 많은 활동에 참여하게 되는데, 어떻게 편지를 쓰는지, 어떻게 다른 사람과 함께 나누는지 배우게 된다. 그녀가 화장실에 가고 싶을 때, 선생님에게 허락을 받고 가야 하는 것을 알아야 하고, 스스로 화장실에 갔다가 교실로 돌아와야 한다. 간식시간에는 카페테리아에 가서 우유, 쥬스나 과자가 있는 쟁반을 들고 와서 먹어야 하는 것을 알아야 한다. 쉬는 시간 동안에 그녀는 다른 어린이들과 어떻게 상호작용하고 장난감과 도구들을 공유하는지 배우게 된다. 하루 일과가 끝났을 때, 그녀는 버스로 집에 되돌아가고 그녀가 탔던 같은 장소에 내려야 한다는 것을 알아야 한다. 이러한 모든 활동들은 정규교육에 참여할 때 일어나는 많은 활동 중 일부분이다(활동 2-4).

비정규 개별 교육에 대한 욕구 또는 흥미 탐색(정규교육 범위 이외) (Informal Personal Educational Needs or Exploration of Interests [Beyond Formal Education])

"기술과 정보를 습득하기 위해 관심 주제와 접근 방법을 인식"(AOTA, 2014, p. S20).

정규교육 이외에 외부에서 습득하는 교육은 다양한 장소와 방법으로 이뤄진다. 만약 특정한 영역에 필요한 지식이 있다면, 특정한 관심 주제를 식별해야만 하고 획득하는 방법을 결정해야 한다. 예를 들어, Jean는 작업치료사이자 자원봉사자로 일하기 위해 아이티(Haiti)로 가길 원한다. 그녀가 그곳에 가기 전에 알아야 할 필요가 있는 것이 무엇인지 확인하기 위해서 이미 그곳에서 일하고 있는 또 다른 작업치료사에게 연락하였다. 그녀는 기본적으로 원주민 언어인 아이티 크리올어(Haitian Creole)를 준비해야 한다는 것을 알았다. Jean은 아이티 크리올어 수업을 인터넷으로 검색하고 다운로드할 수 있는 방송 시리즈를 찾았다. 이 모든 활동들은 능동참여로 희망하는 비정규 교육에 대한 준비과정이다. 정보를 얻기 위하여 다양한 방법을 탐색하는 것은 많은 인터넷에서 쉽고 광범위하게 수행할 수 있다. 인터넷 검색은 관심 주제와 관련된 정보를 제공하고 필요한 교육이 무엇인지, 어디에서 더 정보를 얻을 수 있을지에 대한 정보를 제공한다. 하나의 주제에 대한 검색은 다른 주제에 대한 아이디어로 이루어질 수 있다. 인터넷 검색은 비정규 교육을 탐색하기 위한 유일한 방법일 수도 있다. 다른 사람과 이야기하기, 기관에 전화하기, 신문 읽기 등은 비정규 교육 주제를 연구하고 발견할 수 있도록 한다.

비정규 개별 교육(사교육) 참여 (Informal Personal Education Participation)

***"관심 있는 분야의 교육이나 훈련을 제공하는 비정규 수업이나 프로그램 또는 활동에 참여하기"** (AOAT, 2014, p. S20).*

학습에 참여할 수 있는 방법은 수년 동안 진화하여 왔고, 거의 모든 곳에서 지식을 획득할 수 있다. Jean의 예에서 그녀는 기본적인 아이티의 크리올(Creole) 언어를 배우기 원했다. 그녀는 매일 한 시간씩 통근시간 동안에 MP3 플레이어를 들으면서 공부하였다. 비정규 교육을 몇 가지 말하자면 교실과 가정에서, 거리 모퉁이에서, 그리고 노인센터 등에서 일어난다. 새로운 어떤 것을 학습하는 것은 학습을 증진시키는 활동에 능동참여함으로써 즉, 독서, 오디오테이프 듣기, 활동에 능동참여로 배우기, 시행오차에 의한 기술 증진 등으로 다른 사람들과는 독립적으로 학습할 수 있다. 정규교육의 참여는 다른 사람에 의한 안내를 받거나 협력하여 일어날 수 있다. 수업 또는 교육은 선생님에 의해서 이끌어 질 수 있거나 풍부한 경험을 가진 학생에 의해서도 안내될 수 있다.

비정규 교육은 정규교육의 일부분이 아닌 것으로 기술과 지식을 얻는 것을 포함한다. 정규교육 이외의 것에 대한 흥미는 여가, 사회적 또는 건강과 관련된 주제를 포함할 수 있다. 요가, 킥복싱, 그림 그리기 및 제 2 외국어로서 영어 수업 등이 모두 비정규 교육의 예가 될 수 있다. 비정규 교육은 수업뿐만 아니라 학습과정을 촉진하는 활동도 포함된다. 예를 들어, Jill은 38세로 항상 피아노 연주를 배우고 싶어 했다. 그녀는 매주 이웃에게 피아노 치는 법을 배우기 시작했다. 그녀가 이 학습에 참여하는 것은 주간 레슨만으로 한정하지 않고 매일매일 하는 피아노 연습도 포함하였다. 6개월 수업 후, 그녀는 딸이 가장 좋아하는 노래들 중 하나를 연주할 수 있었고, 이것은 그녀의 첫 번째 연주회였다 (활동 2-5).

활동 2-5

당신이 참여했었던 비정규 수업 또는 워크샵의 목록을 작성하시오.

____

일
(Work)

"노동 또는 힘이 드는 활동 즉, 제조하기, 건설, 제작, 짓기, 패션과 정물 만들기 등. 생활 또는 관리의 과정, 서비스 조직, 계획 평가하는 것. 보수를 받거나, 받지 않더라도 수행하는 직업과 관련된 것을 포함함 *(Christiansen & Townsend, 2010, p. 423)" (AOTA, 2014, p. S20).*

구직 흥미 및 찾기
(Employment Interests and Pursuits)

"일과 관련된 개인의 장점·단점, 좋아하는 것과 싫어하는 것을 기초로 구직 기회를 확인하고 선택함" *(adapted from Mosey, 1996, p. 342)" (AOTA, 2014, p. S20).*

당신은 어떻게 작업치료사(OTR) 또는 보조작업치료사(OTA)가 될 것을 결정했습니까? 당신은 당신의 장점과 단점을 생각해서 직업을 찾았습니까? 당신이 선택한 분야에 있는 다른 사람과 대화한 적이 있습니까? 아마도 당신은 개인적 경험을 통해 작업치료를 발견했을 겁니다. 당신이 원하는 직업을 전문 직업으로 결정했던 순간 당신은 현장에서 요구하는 실무를 어떻게 확인하였습니까? 직업 선택에 대한 인식은 개인의 성격과 갈망에 맞춘 구직 또는 취업 전망을 포함한다. 직업을 찾아내는 것은 라디오를 듣거나 TV를 볼 때 또는 인생 경험을 통해 직업을 알게 되는 것처럼 우연히 또는 특별한 기회를 가지고 발생될 수 있다. 직업 선택을 위한 탐색은 계획적으로 전문가와 만나서 구직 탐색을 하는 상담과 직업 적성 평가를 통해서 일어날 수도 있다. 어떤 사람들은 자신들을 위해 직업을 잘 맞추어 줄 경력 있는 상담자와 구직 면접을 가지기도 한다.

구직 탐색 및 취업
(Employment Seeking and Acquisition)

"자신을 옹호하기, 양식에 맞게 지원서를 준비하고 제출하며 검토하는 것, 인터뷰 준비와 참여, 인터뷰 참여와 추후 상담 및 근무조건 논의와 협상 마무리하기" *(AOTA, 2014, p. S20).*

업무 영역을 확인한 이후, 업무 또는 직업을 갖고 구직 기회를 가질 수 있도록 정보 검색과 구직을 추구한다. 이러한 일은 인터넷 검색, 신문 읽기, 취업 게시물 보기, 인사부서 또는 채용부서와의 상담 등 여러 가지 방법으로 이뤄진다. 특정한 직업을 구하는 경우 구직 기회가 대중에게 알려지거나 쉽게 이용할 수 없기 때문에 그 일을 원하는 사람은 회사로부터 특정한 사람과 개별 상담이 필요할 수 있다.

일단 취업 기회가 확인되면 취직하는 것은 대부분의 직업에서 필요한 여러 가지 일반적인 활동들을 포함한다. 물론 각각의 채용에서는 지원자의 요구조건이 다를 수 있으며 따라서 일자리를 찾는 첫 단계는 그 직업이 무엇을 요구하는지 확인하는 것이다. 대부분 고용주들은 인터넷 또는 종이와 펜으로 작성한 지원서를 요구한다. 이 지원서는 고용주에게 또는 적절한 부서에 제출되어야 한다. 지원서와 별개로, 어떤 고용주는 이력서, 신원 조회, 또는 샘플 작업(work)과 같은 것 등 기타 자료의 제출을 요구한다. 신청서가 접수된 후, 다음 단계로 직접 대면, 전화, 또는 인터넷을 통해 이뤄지는 면접을 할 수 있다. 지원자는 인터뷰를 하기 위해 회사의 규칙에 대한 정보, 인터뷰 동안에 질문에 대한 대답을 어떻게 할지에 대한 정보들을 수집하고 준비한다. 면접이나 웹캠을 통해 인터뷰가 이루어질 경우 적절한 옷을 선택해야 한다. 일부 구직자의 경우, 일련의 인터뷰를 실시할 수 있고 다양한 장소에서 면접을 실시하며, 같은 시간에 면접을 동시에 하는 그룹 면접 방식을 가질 수도 있다. 시험 또는 역량 평가는 구직절차의 일부로써 면접에 앞서 진행될 수 있다.

직무 수행 (Job Performance)

"시간 관리, 직업의 기술과 패턴을 포함한 직무에서 필요로 하는 수행으로 동료, 상사 그리고 고객과의 관계 형성 및 리더쉽과 감독, 창의성, 생산성 그리고 생산과 유통의 분배 및 일의 시작, 유지, 그리고 완료, 근로 규범 및 절차 준수"(AOTA, 2014, p. S20).

일단 고용이 되면 근로자는 고용주의 기대에 부합하도록 요구를 받는다. 이것은 규칙적인 작업 습관을 유지해야 하며, 근로자는 시간을 지키고(정시에 출퇴근), 일하는 동안 배정된 직무에서 생산성을 유지해야 한다는 것을 의미한다. 각각의 직업에 대한 기대는 일의 유형에 따라, 셋팅에 따라, 고용주의 기대에 따라 다를 수 있다. 직장에서 직원이 매일 정시에 잘 도착하지 않을 것이라고 생각하는 고용주는 직원의 생산성 또한 높을 것이라고 기대하지 않을 수 있다. 고용주들은 작업을 완료하는 데 걸리는 시간이 아닌 일의 질과 양을 신뢰한다. 하지만 이것이 모든 직업 환경은 아니며, 대부분의 미국 서부 지역의 직업에서는 특정한 시간을 근로자들이 결정할 수 있다. 직무수행은 운동 움직임, 인지처리, 사회적 상호작용과 같은 다양한 기술을 필요로 하는 활동에 능동참여하기를 요구할 수 있다. 사회적 상호작용은 다른 근로자(고용주나 상사는 말할 것도 없고)와 함께 또는 고객, 지역사회에서의 다른 사람들 및 다른 근로자들 사이에서 일어날 수 있다. 사회적 상호작용에 대한 기대는 근로자가 다른 사람과의 상호작용과 환경의 문화에 따라 변할 수 있다. 어떤 상황에서는 욕설과 고함이 허용될 수 있지만, 또 다른 경우에 이런 행동은 해고의 원인이 될 수 있다. 필요한 활동과 기술 수준은 취업의 유형과 고용주의 기대에 달려있다. 근로자들은 이러한 기대를 이해해야만 하고 고용주의 요구를 충족해야 한다.

퇴직 준비 및 적응 (Retirement Preparation and Adjustment)

"적성을 찾고, 기술과 취미를 개발하며, 적절한 직업 탐구 선택 및 직장인의 역할이 없는 상황에서 라이프 스타일 조정"(AOTA, 2014, P.S20).

은퇴는 고용(employment)의 자발적인 중단 또는 일의 완전한 중단으로 65세 이상에서 일반적으로 발생한다. 많은 사람들에게 일(work)은 효용성과 사회적으로 인정받는 수단, 자부심을 제공한다(McMinn, 2009). 은퇴한 많은 사람들이 이러한 요구를 대체하는 활동을 은퇴 후 하지 않는다면, 정신적, 육체적인 퇴행을 가질 수 있다(Dave, Rashad, & Spasojevic, 2008). 우울증은 은퇴자들의 흔한 증상이며 이들의 대부분은 일을 통해 맞닥뜨렸던 요구를 충족할 수 있는 적절한 수단을 찾지 못한 사람들이다.

은퇴 후 남겨진 공백을 채우는 일은 여러 가지 방법으로 할 수 있다. 이 시기는 일에 대한 의무감이 없기 때문에 여행, 여가활동 참여, 또는 자선단체나 자원봉사와 같은 전일제 일이 아닌 활동에 참여하는 시간을 가질 수 있다. 노동자의 역할에서 퇴직자로의 건강한 역할 전환은 내적인 요구를 충족시킬 작업과 역할에 대한 미래 목표와 욕구를 미리 계획하는 즉, 사전계획(preplanning)이 필요하다. 소득 흐름이 매월 받은 월급에서 사회 보장 수당과 따로 설정해 놓은 은퇴 자금으로 바뀌면서 사회 경제적 지위는 이러한 계획에 큰 영향을 미친다. 많은 퇴직자들은 소득의 급격한 감소에 빈곤해지게 되고 비용을 감당하는데 어려움을 겪는다. 이동성, 통증 또는 신체적 허약함으로 인해 원하는 작업에 종사할 수 있는 능력이 제한될 수 있으므로 신체적 건강이 은퇴 후 적응을 제한할 수 있다.

지역사회 자원과 생산적 은퇴에 적합한 환경에 대한 접근은 역할 변화에 영향을 끼친다. 지방에서 지역사회 활동에 대한 접근은 제한될 수 있고, 외부에서의 대중교통 접근도 제한이 될 수 있다. 하지만, 지역사회 접근 없이도 집 근처의 활동들은 의미 있는 날을 만들 수 있다. 예를 들어, Mildred는 작은 시골 읍내에 정규직 초등학교 교사였다. 그녀는 남편과 읍내에서 20마일(약 32Km) 떨어진 500acres(약 4,050평방미터에 해당하는 크기의 땅) 농장에서 산다. 지금 그녀와 남편은 은퇴를 하였으며, 지역 호수에서 낚시하고 RV 캠핑을 가며 손주들과 시간을 보내고 싶어한다. Mildred는 봄과 여름에 지속적인 관리가 필요한 정원을 가지고 있으며 퀼트나 담요를 만들고 있다(그림

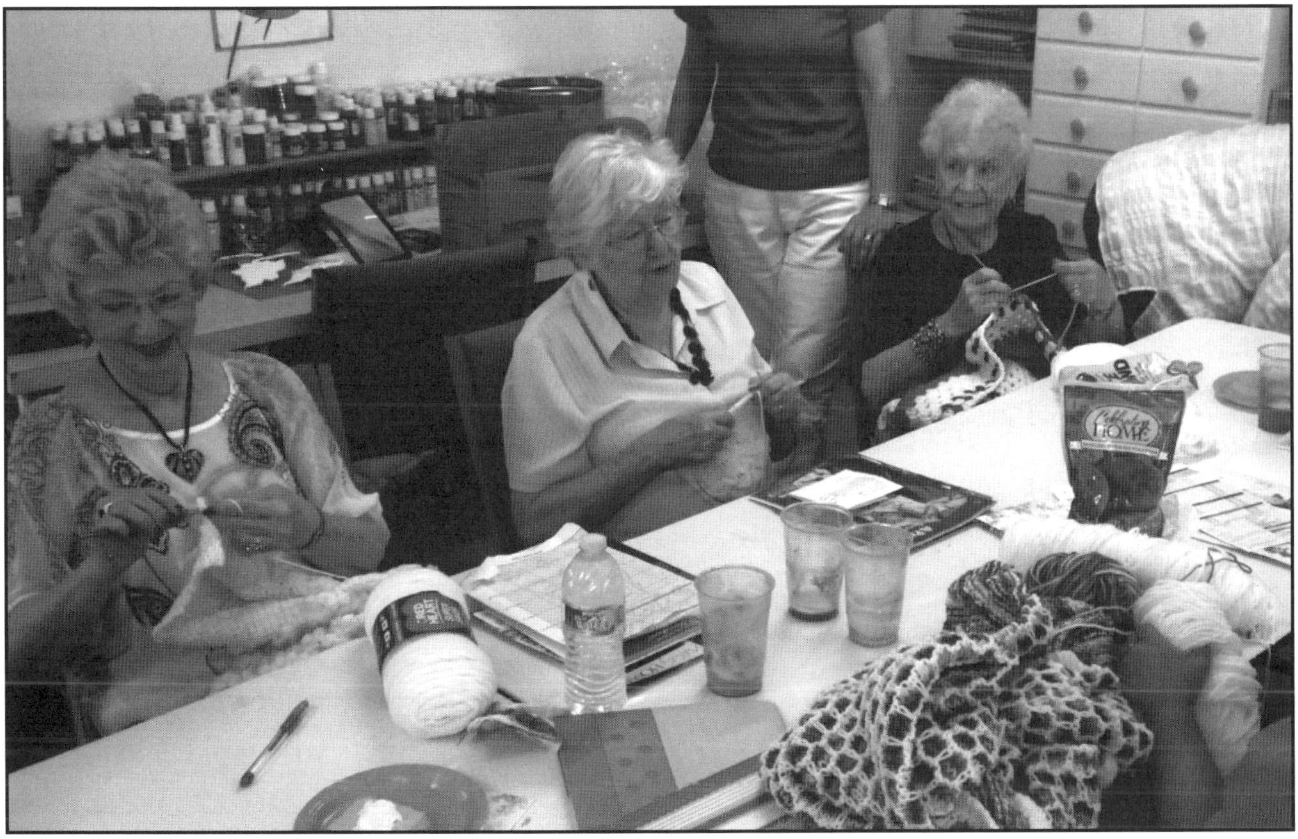

그림 2-10. 뜨개질 모임에 참여하여 활동을 즐기는 은퇴 여성 그룹.

2-10). 그리고 독자적으로 지역 시장에 속옷과 퀼트나 담요 관련제품을 팔기 시작했다. Mildred는 "내가 직장을 다닐 때보다 지금이 더 바쁘다"고 이야기 한다.

Mildred는 은퇴 적응의 드문 사례인 반면 다른 많은 사람들은 이러한 활동들에 시간을 사용하지 않는다. 이 사람들은 은퇴에 대한 계획이 거의 없고, 휴식 이외의 다른 활동에 능동참여하려는 욕구도 거의 없는 사람들이다. Ernie는 Mildred의 전 고용주로 몇 마일 떨어진 곳에 산다. Ernie의 은퇴 파티에서 그는 Mildred에게 "내가 은퇴할 때, 할 일은 흔들의자에 앉아 쉬는 것 뿐"이라고 말했다. 3년이 지난 지금, Ernie가 매일 해온 것은 흔들의자에 앉아 TV를 보는 것이다. 초등학교의 교장 역할에서 퇴직자로 전환하는 Ernie의 경제 계획은 직장으로부터 얻은 기초적인 보상 뿐이였다. 즉, 근로자 역할의 부재에 대한 적응에 직면할 어려움을 깨닫지 못한 채 은퇴 후의 삶을 선택하려 한다면 육체적, 정신적 퇴보의 원인이 될 수 있다.

은퇴계획은 건강 증진을 도울 수 있는 풍부한 경험을 제공할 작업과 새로운 역할을 알아보는 것이 필요하다. 이것은 사람들이 선호하는 작업과 연관하여 강점과 능력을 맞출 수 있도록 기회를 가지는 것으로 인생의 초기 단계에서부터 능동참여하여 준비하는 것이 성공적인 은퇴계획이 한 부분이 될 수 있다. 작업치료 임상가는 그들의 관심과 능력을 평가하여 사정함으로써 인생의 은퇴시기에 적용하여 클라이언트의 참여 가능한 작업을 선정하고 맞추어 주는 일을 한다. 매주 동안 할 일을 계획할 수 있으며, 한 주 동안 은퇴자의 일과와 과제를 제공하는 "생산적인 날(productive day)"의 일정을 구성한다. 이것은 은퇴계획에서 작업치료사의 역할에 대한 몇 가지 사례이며, 또한 건강한 은퇴 작업에 참여하도록 하는 방법 중 하나이기도 하다.

자원 활동탐색 (Volunteer Exploration)

"개인적인 기술, 관심, 거주하는 위치, 가능한 시간과 부합하여 지역사회의 요구, 조직 또는 무보수로 일할 기회에 대해서 결정"(AOTA, 2014, p.S21).

자원활동에 능동참여하기 전에, 잠재적 자원봉사자는 도움을 줄 수 있는 여러 유형의 사회공헌을 탐색해야 하고 사회공헌에 기여하는 것을 가치 있는 일로 생각하며 시간을 할애할만하다고 여길 수 있는지를 결정해야 한다. 자원활동은 종종 인류의 웰빙 증진 또는 문제라고 생각하는 것에 대해 상태를 개선하거나 필요한 자선을 하기 위한 노력에서 이루어진다. 자원봉사자가 제공할 수 있는 기술들은 전화를 하고 봉투를 채우는 작업으로부터 비영리 병원의 이사진이 되거나 제3세계 국가에서 의사로서 서비스를 제공하는 것까지 다양한 범주이다. 자원활동의 기회를 찾는 것은 능동적 또는 수동적인 기전으로 일어날 수 있다. 자원봉사 기회를 탐색하는 활동은 잠재적인 자원봉사자가 자원봉사 단체 또는 자신이 기꺼이 기여할 수 있는 능력과 시간에 바탕을 두고 찾아낼 때 기회가 발생한다. 예를 들어, 어떤 사람이 소외 계층이나 위험에 처한 청소년들과 함께 작업하기를 원한다고 결정하고 지역 고등학교 또는 소년·소녀 보호단체에 연락을 한다. 자원활동 기회는 잠재적 자원봉사자들이 이미 참여하고 있는 지역사회와 조직 안에서 자연적으로 나타날 수도 있다. 예를 들어, 엄마는 딸이 활동하는 걸스카우트 단체에서 음식을 제공해주기를 요청받을 수도 있다. 이것은 수동적으로 나타나는 자원활동 기회로서 걸스카우트 딸을 가진 엄마는 이 자원활동 기회가 자신의 능력과 시간에 잘 맞는지 결정하고 확인한 후 참여할 수 있다.

자원 활동참여 (Volunteer Participation)

"자신이 정한 동기에 맞는 기관이나 시설의 이익을 위해 무보수 노동 활동을 수행"(AOTA, 2014, p.S21).

자원활동 기회를 찾고 확인이 되면 자원봉사 참여는 유급 일자리가 할 수 있는 일의 대부분을 수반한다. 자원활동 직책은 참여자에 따라 다양한데, 즉, 이것은 자원봉사자의 역할과 조직에 따라 다양한 수준을 가진다. 매주 지역사회 요가교실을 이끄는 자원봉사자는 참여자들에게 AOTA의 대표일 때의 역할과는 다른 기대를 받을 것이다. 이 활동들에 대한 요구사항은 자원봉사자의 능력과 가용 시간에 따라 부합될 수 있다. (이 작업에 앞서 자원활동 탐색이 먼저 실시되어야 할 것이다.)

놀이
(Play)

"즐거움, 오락, 재미나 기분 전환을 제공하는 자연스러운 활동 또는 조직화된 활동"(Partham & Fazio, 1997, p.252) (AOTA, 2014, p. S21).

놀이 또는 여가가 어떻게 다른지에 대한 정의는 수년 동안 연구에서 논쟁이 되어 왔다. 놀이의 정의는 아이들의 행동에 초점을 두면서 즐거움을 주는 자발적인 활동을 말한다. 하지만 레이저 테그 총 놀이를 하며 노는 어른들을 관찰했을 때, 어떤 정의도 적절하지 않다고 주장할 수 있다. 인간 발달의 어느 시점에서 우리가 놀이를 멈추고 언제 여가를 시작한다고 할 수 있을까? 놀이는 아이들의 우선적인 작업인 동시에 일생에 걸쳐 참여하는 작업이다.

놀이 자체와 놀이가 인간에 미치는 영향은 많은 과학자들의 연구 영역이 되었으며, 놀이의 이론과 정의에 부합하고 동의한 놀이의 몇 가지 핵심 요소들을 확인하였다. 놀이 활동들은 외부적인 보상 또는 이득을 위한 것이 아닌 행복함과 흥분 및 유사한 내제적 보상을 위해 참여한다. 놀이는 끝의 결과보다는 과정 또는 그 활동을 "하는 것"에 초점이 맞춰진다. 놀이 활동들은 기대와 요구 때문에 참여하기보다는 자유롭게 선택되어지는 활동이다. 놀이의 가장 필수적인 특징은 즐거움과 기쁨을 제공하는 것이다(Parham, 2008). 다른 작업들은 감정만을 유발시킬 수 있다. 즉, 요리하거나 일하는 동안 즐거움과 기쁨을 느낄 수 없지만 놀이는 능동참여하려는 일차적인 동기인 '즐거움' 없이는 불가능하다. 어떤 사람들에게 요리는 놀이의 많은 특성을 가진 활동일 수 있지만 마지막 결과에 초점을 둔다면 여가 또는 IADL 활동이 된다. 이 단원의 다음 내용에서 여가의 특성을 더 잘 정의할 것이다.

놀이 탐색(Play Exploration)

"탐색놀이, 연습놀이, 가상놀이, 규칙이 있는 게임 만들기 및 구성놀이, 상징놀이를 포함한 적질한 놀이 활동 정하기"(adapted from Bergen, 1988, pp. 64-65) (AOTA, 2014, p. S21).

놀이의 복잡한 범위와 영역을 완벽하게 이해하기 위해서 우리는 이 주제에 대한 수백 개의 책과 저널을 읽을 수 있다. 작업치료 ***실행체계***에서는 우리에게 놀이의 기본 개념과 놀이 작업에 포함된 다양한 형태를 소개하였다. 놀이 탐색 활동은 아동 또는 성인이 놀이 활동을 조사하고 선택하는 행동이라는 점에서 놀이참여와는 별도의 작업으로 구분한다. 어린이들은 하나의 놀이 활동을 시작할 때, 내적 동기와 발달 수준에 기초해서 다른 것으로 바꿀 수도 있다. 사람들은 사회적 놀이에 참여할 때(다른 사람과 연계된 활동), 놀이 탐색은 놀이 활동을 결정하기 위해 다른 어린이들 또는 성인들과 공동으로 협력한다.

작업치료 ***실행체계***는 서로 다른 이론에 의해 정의되고 명명되어진 놀이의 6개 유형을 소개하였다. 발달심리학자인 진 피아제(Jean Piaget)는 인지 발달이 아의 놀이 경험에서 발생했나는 섯을 상소하는 기초 이론을 세웠다. 수년간 다른 이론가들은 놀이 경험이 인간의 발달에 어떻게 기여하는지에 대한 근본적인 측면에 대해서 다른 이론을 개발하기 위하여 피아제의 놀이이론을 기초로 이용했다. 이러한 이론 중에서 여러 가지 놀이의 유형과 분류를 확인하였으며, 이것은 어린이의 발달과 나이에 따라 변화한다(Knox, 2005).

연습놀이(practice play)는 일반적으로 신생아로부터 2세까지 발생하며 효과적인 놀이 경험을 줄 수 있다. 신체를 움직이고 감각을 탐색하는 놀이 유형의 하나로서 ***감각운동놀이***(sensorimotor play)가 있다(Parham, 2008). Mary Reilly는 이 유형 놀이를 ***탐색놀이***(exploratory play)라고 하였고, 인지 발달 그 이상을 포괄할 수 있다고 믿었으며, 그들의 환경과 감각경험을 이해하는 수단이라고 하였다(Parham, 2008). 이 놀이행동의 유형은 전적으로 내적 동기를 가지며, 이것은 환경과 자신의 몸이 어떻게 영향을 주고 받는지 또는 창의적 활동을 위해 자신의 몸 또는 움직임을 어떻게 해야 하는지 이해하는 내용을 포함한다. 탐색놀이는 또한 시각, 청각, 행동과 같은 감각적 특성의 이해를 창의한다. 탐색놀이의 예로는 딸랑이, 공, 블럭, 모빌, 스퀴즈 장난감, 작은 퍼즐들을 가지고 하는 놀이를 포함한다.

상징놀이(symbolic play)에서 어린이는 물건을 사용하는 방법과 어떻게 사물을 사용하고 통제하는지 그리고 어떻게 사물을 제어하고 조작하여 행동의 변화를 만들어 가는지 이해하기 시작한다. 주로 반죽 놀이, 손가락 그림, 퍼즐, 텀블링, 자전거 타기, 수영하기 등과 같은 대동작 활동을 하며(그림 2-11), 어떻게 움직이는지 어린이가 알게 되고, 그들 주위의 세상에 대한 개념을 배운다. 분필, 풀 또는 줄, 구슬의 사용 또는 색칠하기와 같은 단순한 예술 활동들은 놀이에서 일어나는 소동작 활동의 예이다. 다른 사람과의 상호작용은 상징적 놀이의 일부로써 언어발달을 돕고 인간관계를 이해하게 한다. 이 놀이의 유형은 1세에서 시작하여 5세까지 지속적으로 증가한다(Knox, 2005).

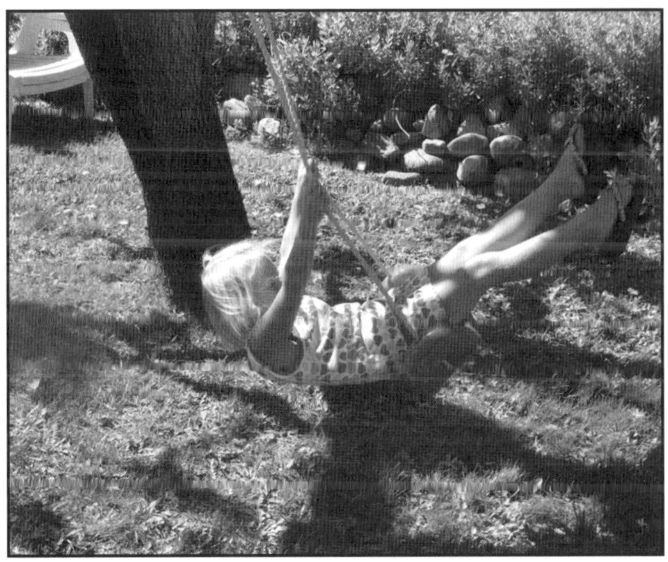

그림 2-11. 상징놀이에 참여한 어린이 사례.

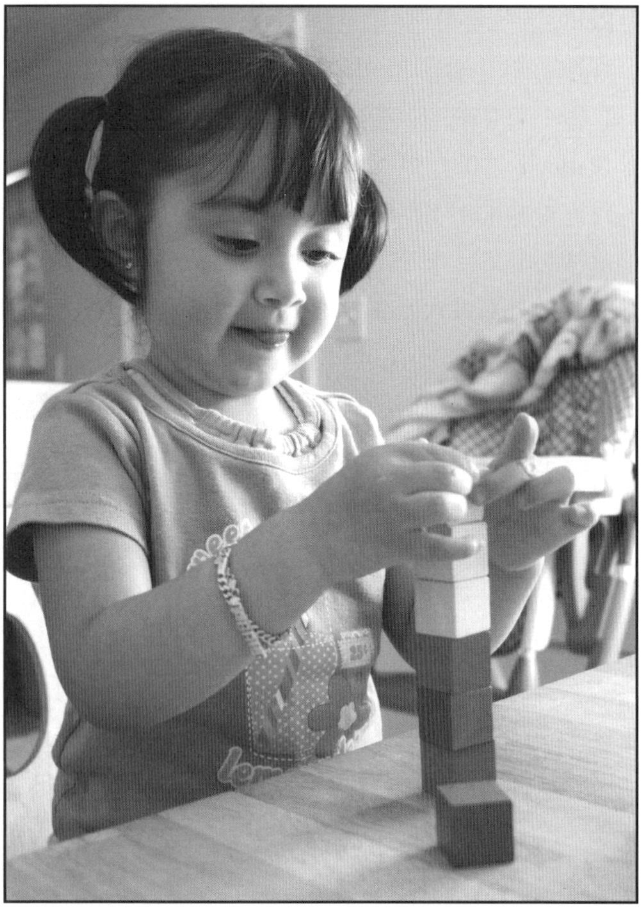

그림 2-12. 만들기(구성) 놀이에 참여한 어린이 사례.

구성놀이(constructive play)는 아이가 물건을 이용하여 집을 짓고 만들기 시작할 때 발생한다. 이 유형의 놀이에서 사용하는 재료의 범주는 종이와 크레용에서부터 쿠키 굽기, 구슬 매달기까지 포함한다(그림 2-12). 또한 상상력과 창조적 표현이 발현되는 놀이를 ***창의적놀이***(creative play)라고 한다. 창의적이고 구성적인 놀이는 전형적으로 4-7세 사이에 나타난다(Morrison Metzger, & Pratt, 1996).

가상놀이(pretend play)는 2살부터 나타나기 시작해서 7살까지 지속적으로 증가하며 그 시점에 점점 좁아진다(Munier, Myers, & Pierce, 2008). 이 놀이 유형은 아이에게 실제로 일어날 수도 있고 일어나지 않을 수도 있는 행동을 모방하거나 흉내내는 것을 포함한다. 예를 들어, 한 아이가 슈퍼 영웅인 것처럼 상상하며 행동하고 망토를 걸쳐 입기 위해 목 주위에 수건을 묶기도 한다. 인형을 갖고 노는 것과 요리사인 척하는 것 또는 차 마시는 파티를 준비하는 것은 가상놀이의 흔한 예이다. 어린이들은 자동차 경주할 때와 서로 충돌할 때에 부딪치는 소리처럼 어떤 행동이 발생하는 동안 만들어지는 소리를 모방한다.

정해진 규칙을 가진 게임놀이는 7-12세 사이에 발생한다. 이 게임들은 사회적 상호작용과 행동의 결과를 만든다. 이 놀이 활동은 장기, 카드 게임, 줄넘기와 같은 구조화된 게임을 포함할 수 있다. 요리 또는 애완동물 기르는 것과 같은 사회적 규칙이 있는 비구조화된 놀이 활동도 규칙을 가진 게임으로 고려될 수 있다. 특정한 물건을 만드는 것은 이러한 놀이 범주 안에 속한 수예 및 공작, 창의 활동 또는 모델 만들기 등으로 과제를 완수하기 위한 규칙을 요구한다. 동료, 가족, 다른 어른들과 게임 놀이 활동을 하는 동안 규칙과 사회적 상화작용이 촉진될 수 있다(Knox, 2005).

놀이 참여(Play Participation)

"놀이에 참여, 작업의 다른 영역과 놀이 사이의 균형을 유지, 장난감, 놀이도구, 장비 등을 적절하게 구입, 사용 및 유지 관리하는 것"(AOTA, 2014, p.S21).

놀이에 능동참여하는 것은 성숙한 성인이 되기 위해 필요한 인지 지각 그리고 신체적 기술 발달을 촉진하는 인간 발달의 한 부분이다. 놀이 참여에 대한 적절한 기회가 없다면 어린이가 놀이에 능동참여를 통해 나타나는 기술 발달의 기회를 가질 수 없을 것이다. 예를 들어, 어린이가 자신의 인생에서 처음 6년 동안 다른 어린이와 격리된다면 그 어린이는 발달수준에 있어 다른 사람들과의 필수적인 사회적 기술을 배울 수 없게 될 것이다. 따라서 놀이에 능동참여는 어린이의 삶에 필수적이고 매일매일을 채우는 다른 작업들과 균형을 이뤄야만 한다.

놀이 활동은 그들과 그들을 둘러싸고 있는 환경과 문화 그리고 이 환경과 문화에 참여하고 있는 아동이나 성인에 의해 정의된다. 따라서 놀이를 구성하는 활동의 다양성은 폭넓고 풍부하다. 놀이 활동은 다양한 수준의 신체적, 정신적, 사회적 참여를 요구하고, 장난감, 장비, 물건들의 활용도 요구된다. 한 아이에게 놀이는 나무로 군인을 만드는 것이겠지만, 다른 어린이에게는 컴퓨터로 비디오 게임을 하는 것일 수 있다. 놀이 참여는 놀이 활동에 사용되는 물건을 적절하게 활용하고 유지와 관련된 모든 활동을 포함한다. 어떤 놀이 활동에서는 어린이가 딸랑이를 흔들거나 흙놀이를 하는 것과 같은 환경 또는 물건을 다루는 것일 수 있다.

놀이 동안 사용된 장난감 또는 다른 물건들을 관리하는 것은 놀이 경험의 한 부분으로 생각될 수 있다. 놀이 활동에 참여하기 위해 어린이는 재료와 물건들을 구입하는 것뿐만 아니라 지속적으로 놀이를 하기 위해 놀이 도구와 관련된 물건을 관리해야 한다. 예를 들어, 아이가 그림 그리기에 참여할 경우, 물감을 화장실에 부어버렸다면 그림 그리기 놀이 활동은 지속될 수 없다. 놀이 활동을 지속하기 위해 물건과 재료 및 장난감을 관리하는 방법을 이해하는 것은 어린이에게 원인과 결과에 대한 개념과 통찰능력을 발달시키게 한다.

여가 (Leisure)

"자유시간 동안 내적 동기와 능동참여를 하는 비의무적 활동. 자유시간은 일, 자조활동, 수면과 같은 의무적 작업에 부여하지 않는 시간"*(Parham & Fazio, 1997, p.250)" (AOTA, 2014, p.S21).*

놀이와 다른 여가는 수십 년 동안 문헌에서 논란이 되어왔다. 이들은 차이점보다 둘 사이에 비슷한 점이 더 많다. 놀이 활동이 여가와 다른 점은 놀이는 아동발달의 측면에서 중요하지만, 반면에 여가는 어린이 또는 성인의 인간 발달과 관련을 가지지 않는다(Deitz & Swinth, 2008). 그러나 여가 활동은 본질적으로 참여에 동기를 부여하고 감정적 보상(즐거움, 여흥, 오락, 또는 기분전환을 포함 할 수 있는)의 의미를 가지고 있다. 여가의 가장 중요한 측면은 삶의 꼭 필요한 다른 활동을 기반으로 하지 않는다는 의미로 비의무적인 활동이라는 것이다. 여가 활동은 간단하게 즐거움을 갖는 활동 또는 다른 내적 동기에 부합하는 활동으로 추구하게 된다.

여가 활동 탐색 (Leisure Exploration)

"흥미, 기술, 기회를 인식하고 적절한 여가활동을 정하는 것"*(AOTA, 2014, p.S21).*

여가 탐색은 내적 동기에 부합하여 찾는 활동을 말하며, 다른 일상의 측면에 비해 의무적이지 않는 활동이다(예: 자조활동, 아이 돌보기, 집안일 등). 활동 인식은 개개인의 흥미, 내적 동기, 여가 그리고 여가 기회에 대한 능력과 일치하는지 찾아보는 것이 필요하다. 여가를 하고자 하는 기회를 찾는 사람은 다른 사람과 대화 또는 활동을 찾아봄으로서, TV를 통해 활동에 대한 정보를 찾거나, 인터넷 검색을 통해 가능한 활동에 대해서 알아볼 수 있다. 활동을 탐색한다는 것은 예를 들어, 어떤 사람이 스카이다이빙 레슨을 수강하는 방법을 알아보았지만 활동에 대한 경비(그리고 공포)에 대한 부담이 클 경우 스카이다이빙 수업을 해야 한다는 생각이 들지 않을 수 있다.

여가 활동 참여 (Leisure Participation)

"적절한 여가 활동을 계획하고 참여하기. 작업의 다른 영역들과 여가 활동의 균형을 유지하기 및 적절한 장비와 소모품을 구입 사용하고 관리하기" *(AOTA, 2014, p.S21).*

앞에서 설명하였듯이, 여가는 비의무적 자유 시간으로 이뤄지며 내적 동기로 동기화되는 활동을 추구하게 된다고 정의한다. 어떻게 우리가 여가시간(자유재량의 시간)을 보낼지 선택하는 것은 각각 개인에 따라 그리고 생애 주기의 변화에 따라 변경된다. 교육환경에서 벗어나 즐기기를 갈망하던 고등학생 시절에 당신이 참여했던 활동들을 생각해 보라. 당신은 성인이 되면서 새로운 활동에 참여하고 이전의 활동을 하지 않는 반면 여전히 이들 여가 활동 중 하나에 참여할 수도 있다. 여가 활동의 참여는 나이, 정신적 또는 신체적 능력에 상관없이 균형 있는 삶을 살아가게 하는 한 부분이다. 여가 활동에 능동참여하기 위한 적절한 시간의 균형을 가지는 것은 바쁜 일정, 제한된 소득 또는 제한적 환경(예: 감옥에 있는 사람이나 노숙자와 같은) 때문에

활동 2–6

일상생활활동(ADL), 복합적일상생활활동(IADL), 다른 의무적인 작업(당신이 꼭 해야만 하는 활동)에 포함되지 않는 여가 시간에 하고 싶은 활동에 대해서 생각해보라. 다음으로 각각의 활동에 대해서 이 활동에 참여하였을 경우 어떤 느낌인지 간략히 쓰시오. 당신이 왜 이 활동을 선택해서 참여하려 했는지도 반영할 수 있어야 한다.

활동	보상

어려울 수 있다.

여가 활동은 활동적인 활동에서부터 조용한 활동 또는 부가적인 활동까지 그 범주가 넓다. 활동적인 활동들은 환경과 야외에서 활동적인 움직임을 요구하는 활동들이다. 등산, 쇼핑, 정원 가꾸기, 자전거 타기와 수영 등은 활동적인 여가활동의 한 예이다. 조용한 활동 또는 부가적인 활동들은 작은 동작 움직임을 필요로 하고 조금 걷기 또는 앉아서 하는 활동 등으로 수행될 수 있다. 부가적인 여가 활동의 예로는 독서, 인터넷 검색하기, TV 보기, 또는 뜨개질 등이다. 각각의 유형은 그 자체로 행복, 흥분, 자부심 또는 자기 효능감과 같은 여가 고유의 내적 보상을 제공한다. 여가활동에 참여하는 동기가 무엇인지 그 생각들을 **활동 2-6**에 작성하라.

여가활동 참여는 자신을 준비시키는 것에서부터 사용하는 물건, 환경 등을 적절하게 준비할 필요가 있다. 예를 들어, 배구를 하러 가기 전에 사람들은 배구를 할 장소와 어떻게 그곳으로 갈지를 먼저 결정해야 한다. 공, 다른 선수, 물, 스낵 그리고 네트(필요하다면) 등과 같은 필요한 물건들은 모아야 한다. 배구에 참여할 사람은 적합한 의복과 신발(그림 2-13)을 착용함으로써 자신을 준비해야 한다. 하이킹을 하기 위한 준비로 방충제와 자외선 차단제를 바르는 것도 포함할 수 있다. 이러한 모든 것을 준비하는 활동이 여가활동의 한 부분이며, 다른 의무적인 활동과 관련되지 않아야 한다.

여가 활동 동안 사용하는 장비와 물건들을 관리하는 것 또한 여가 활동 참여의 한 부분이 될 수 있으며 다른 의무적인 작업과 연결되지 않을 뿐만 아니라 미래의 여가 참여를 기능하게 한다. 다시 말해서 장비와 물품을 시용 가능한 상태로 유지해서 앞으로 이러한 장비를 다시 사용 가능하게 하는 것이다. 예를 들어, Vern이 골프를 치러갔을 때, 그가 각각의 골프클럽을 사용하고 난 후에 청소하고, 적절한 장소에 보관하려 제자리에 놓는 것이다. 그는 골프신발의 스파이크를 닦고 모든 티(골프공을 올려놓는 작은 받침)를 잘 정리하여 놓는다. 이것은 그가 다시 골프를 치러 가고

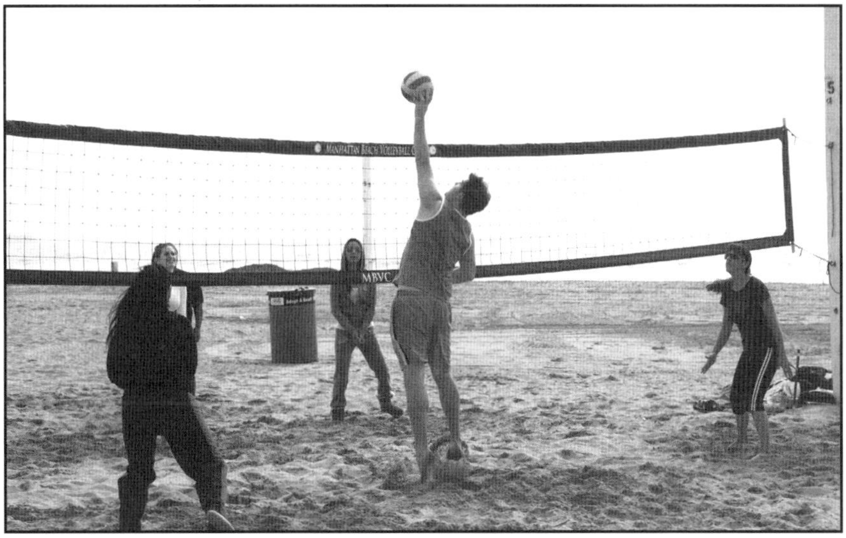

그림 2-13. 여가 활동의 한 예로서 배구.

지 할 때, 필요한 모든 장비를 갖고 갈 수 있으며 이 물품들은 사용할 수 있는 가용상태(working order)로 준비할 수 있다.

사회참여
(Social Participation)

"동료들과 친구들 외에 지역사회와 가족 활동에 능동참여를 할 수 있도록 지원하는 작업의 상호결합체(Gillen & Boyt Schell, 2014, p.607). 다른 사람들과 사회적 환경과 관련된 하부 활동에 관여하며(Bedell, 2012), 사회적 상호의존을 지원함(Magasi & Hammel, 2004). 사회참여는 사람들과 원격기술 즉, 전화, 컴퓨터 인터넷, 그리고 화상회의와 같은 것을 통해 일어날 수도 있음" (AOTA, 2014, p. S21).

지역사회 (Community)

"지역사회에서 성공적으로 상호작용을 가져오는 활동에 능동참여(예: 이웃, 조직, 직장, 학교, 종교 또는 영적 집단)" (AOTA, 2014, p. S21)

지역사회 수준에서 사회적 상호작용은 둘 이상의 개인을 그룹으로 연결하는 것이다. 사람들의 지역사회는 가정 밖의 많은 장소로서 학교, 직장, 이웃 내에서, 교회 또는 다른 조직 등에서 이뤄진다. 사회참여는 언어적 의사소통뿐만 아니라 함께 활동에 참여하는 것도 포함된다. 상호작용은 그룹의 사회 규범에 따라 다양하게 나타나기도 하며 요구되기도 한다. 대화의 주제 및 다른 사람들과 어울려 어떻게 행동하는지에 대한 것들은 사회참여와 관련된 활동의 한 방법으로 사회 규범의 일부가 된다. 다른 사람과의 사회적 상호작용은 물리적인 상호작용을 포함할 수 있다. 이들은 장비 또는 물체를 공유할 때 또는 회의 때 포옹과 같은 것들이다. 또한 상호작용은 대면하지 않아도 일어날 수 있다. 온라인 커뮤니티와 전자메일은 지역 기반 사회참여의 한 부분이며, 사람들과 상호작용할 때 기대하는 셋팅과 매우 다를 수 있다. 온라인 커뮤니티에서 개인 간 또는 그룹 간의 상호작용도 규칙을 가질 수 있다. 즉, 문장을 쓸 때 대문자를 사용하지 않고, 외설적인 언어나 이미지를 사용하지 않으며, 상호존중하는 태도로 다른 사람에게 응답하는 등이 그 예이다.

지역사회 수준의 사회참여는 가족 또는 동료 수준의 참여와는 차이가 난다. 예를 들어, Jenny는 직장 동료와 갖는 사회참여 수준은 그녀의 친구들과 하는 사회참여와는 다르다. 쉬는 시간이나 점심시간 동안에 그녀는 직장동료들과 그들의 고객에 대한 농담을 나누거나 가볍게 개인적인 주제의 대화를 나누며 하루의 시간을 보낸다. Jenny는 동료들 모두와 홍보사업 관련된 일을 하기 때문에 이와 관련된 전문 용어를 사용한다. Jenny는 동료들과 더 친목을 도모하기 위하여 퇴근 후 바닷가에서 캠프파이어 파티에 참석할 수도 있다. Jenny는 "친구"로 상호작용하는 사람들의 일부일 수도 있지만, 그들은 모두 직장동료이고 지역사회 수준에서 일과 관련된 사회적 활동이다.

가족(Family)

"가족으로서 구체적으로 원하고 기대하는 역할에 성공적인 상호작용이 만들어 질 수 있도록 활동에 능동참여하기(*Mosey, 1996, p.340*)." (*AOTA, 2014, p. S21*)

가족의 상호 작용을 포함하는 활동들은 주로 문화와 전통을 포함한다(그림 2-14). 각 가정은 가족 내 각 개인의 역할에 근거하여 의사소통과 상호작용에 대한 기대를 가지고 있다. 아들은 가족 내에서 기대에 따라 자신의 어머니와는 다르게 아버지와 상호작용할 수 있다. 가족 구성원 사이의 사회적 상호작용은 일대일 또는 그룹으로 일어날 수 있지만 반드시 사람 간 일어나지 않을 수도 있다. 지역사회 내에 사회참여로서 가족 내에서 사회참여는 인터넷이나 전화로 일어날 수 있다. 가족구성원 간 사회적 상호작용은 매일의 일상생활에서 일어나며, 식사 준비, 자녀 양육, 식사와 같은 것들이 그 예이다. 만약 가족 구성원들이 함께 생활한다면, 사회참여는 가정환경과 포함된 모든 활동을 통해 일어날 수 있다. 많은 형제가 있는 어린이는 그들의 형제 자매와 함께 사회적 활동에 참여할 필요가 있을 것이며 자조활동, 놀이 및 가능한 교육적 작업에 능동참여함으로서 연속적으로 사회적인 참여가 일어날 수 있다. 어린이들은 그들의 요구사항과 사물 및 공간의 공유에 대해 의사소통해야 하고 많은 활동을 통하여 그들의 형제자매와 물리적으로 상호작용을 한다.

Jun은 34살로 가족의 역할에 따라 다양한 사회적 활동에 참여한다. 딸인 그녀는 매일 아침 어머니에게 전화를 걸고, 안녕한지, 상점에서 무엇을 구매해야 하는지 등을 묻는다. 그녀는 또한 4살 된 딸을 깨우고 아이에게 노래를 불러주기도 한다. 그리고 그녀는 두 살 된 아들을 안아주고 간지럼을 태우며 깨운다. 그녀가 아버지를 만났을 땐, 키스와 포옹을 나누며 반갑게 맞이하고 아버지와의 상호작용을 통해 아버지에 대한 존경을 가지고 조언과 지혜를 그에게 구한다. 그녀가 가족들과 나눈 대화들은 자신만이 할 수 있는 독특한 일이며 신체적인 상호작용을 가진다. Jun의 사례는 한 가족의 상호작용 방법을 간단히 보여준다. 각 가정에서 어떻게 가족들과 상호작용하고 활동에 참여하는지에 대한 방법들은 긴 시간 동안 발전되었고 각 가족 구성단위에 따라 다르게 발달한다.

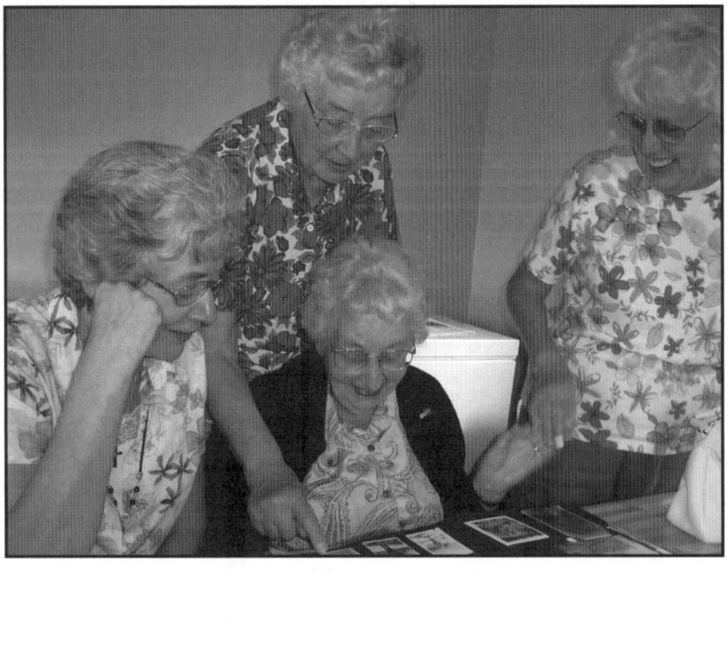

그림 2-14. 사회참여로 가족에서 사진을 함께 보는 자매들 사례.

동료, 친구 (Peer, Friend)

"자발적 성적 활동을 포함하여 친밀함과 다양한 수준의 상호관계 활동에 능동참여"
(AOTA, 2014, p.S21).

우리의 친구, 동료, 연인, 지인과의 사회참여는 우리 삶에서 다양한 방법으로 발생한다. 우리는 지인 또는 파티에서 만난 사람과 날씨에 대한 잡담에 참여할 수 있지만, 좋은 친구의 어깨에 기대어 울 수도 있고 자신의 불행에 대해 말할 수도 있다. 다른 사람과 함께 사회참여는 단지 지역사회, 직장, 가족 그룹 내에서만 일어나지 않으며, 동료로서 한 사람 한 사람과도 인간관계가 일어난다. 친구나 동료들과의 사회참여를 포함하는 활동은 스키 리프트에 타고 있으며 농담을 나누거나 함께 쇼핑하는 동안 친구와 이야기를 나누는 것과 같은 서로 다른 작업 내에서 발생한다. 사회활동의 참여는 두 사람 사이의 관계를 반영하며, 다른 사람과의 관계에서 어떻게 신체를 움직이는지 함께 참여한 작업의 경험을 어떻게 공유하는지 등이 될 수 있다. 작업들은 성적 활동, 순수한 정신적 사랑 또는 함께 식사를 하는 것과 같은 매우 친밀한 활동일 수도 있다. 두 사람 사이의 관계를 유지해 주는 형태로는 사회참여의 강도와 수준으로 결정한다. 사회적 활동에 참여한다는 것은 관계를 망가트리거나 또는 관계를 만들고, 유지하는 것이다. 우정은 대화와 경험의 공유에 능동참여함으로써 발전된다. 우정은 각 참여자의 행동이 유지되어야 하고 두 참여자가 지속적으로 행동에 참여해야 한다. 예를 들어, Mercedes와 Alison는 서로 아는 친구의 파티에서 만났다. 그들은 서로의 자녀에 대해 이야기했으며, 많은 공통점이 있다는 것을 발견했다. 이날 밤 행사의 마지막에 그들은 전자메일 주소를 교환했다(그림 2-15). 그 이후 얼마되지 않아 그들은 커피를 마시는 사이가 되었다. 지금 그들은 일주일에 한 번 전화 또는 서로 전자메일을 주고받으며, 가끔씩 산책을 하거나 가벼운 아침식사를 같이 한다. Alison이 Mercedes와 친해지기 위해 한 행동과 Alison과 함께 친구가 되기 위해 Mercedes이 취한 행동들은 모두 사회참여 활동이 된다.

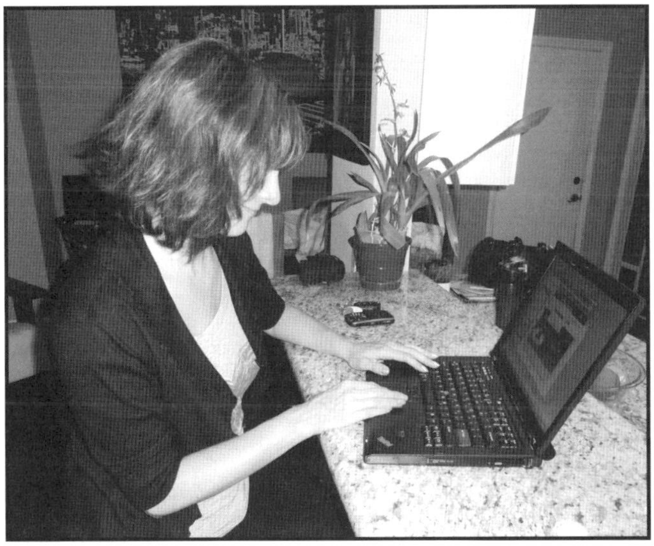

그림 2-15. 사회성은 종종 가상의 배경상황 내에서 일어난다.

작업 인식
(Occupation Awareness)

작업-기반 활동분석(activity analysis)을 수행할 때, 당신의 클라이언트(작업)에게 의미 있는 활동 이면의 의미에 대해서 이해를 하기 위해서는 당신의 클라이언트가 작업에 대해서 어떻게 정의하는지에 대한 정보를 얻는 것이 중요하다. 이 장의 전반부는 작업치료 ***실행체계***에 나열되어 있는 작업의 영역들을 정의하는데 전념하였다. 일상생활활동(ADL), 복합적일상생활활동(IADL), 휴식과 수면, 교육, 일, 놀이, 여가, 사회참여의 영역 아래 다양한 활동과 과제들을 나열하였다. 당신도 기억하듯이 어떤 활동들은 클라이언트가 그것들을 어떻게 정의하는가를 기반으로 작업의 여러 다른 영역들로 분류될 수 있다. 예를 들어, 그림 그리기의 경우 클라이언트가 왜 그 그림을 그리는가에 따라 여가가 될 수도 있고 일이 될 수도 있다. 작업-기반 활동분석의 첫 단계는 클라이언트가 원하고 필요로 하는 작업을 정의하도록 요청하는 것이다. 클라이언트의 성공적인 참여를 무엇으로 정의하는가? 이 작업이 클라이언트의 삶에 영향을 주는가?

작업을 이해하기 위해서는 또한 그 작업에 참여하는 사람을 이해하는 것이 필요하며 그들의 가치, 신념과 영성으로 얻어지는 지식이다. 가치는 "신념과 약속, 원리, 문화로부터 파생되며, 무엇이 좋은 것인지, 옳고 중요한 할 일"로 정의된다(Kielhofner, 2008)(AOTA, 2014, p. S22). 신념은 "클라이언트가 진실이라고 생각하는 개념"이다(AOTA, 2014, p. S22). 신념과 가치는 어떤 사람이 작업을 어떻게 그리고 왜 수행하는지에 영향을 준다. 전기를 사용하여 요리하는 것을 신뢰하지 않는 사람은 요리 과제들을 다르게 수행할 수 있다. 가치는 활동 중 의사결정을 내려야 할 때 개인이 가지고 있는 규준 또는 어떤 단계에 도달하기 위하여 노력을 기울이는 강도에 영향을 줄 수 있다. 가족에 가치를 두는 사람은 가족을 족보에 포함시키기 위해 노력을 쏟을 수 있다. 어떤 사람의 영성과 작업에 대한 영성 의미도 마찬가지로 수행에 영향을 미칠 수 있다. 영성은 클라이언트가 "개인적으로 의미와 목적을 찾고 설명하는 방법과 순간에 대해, 자신에 대해, 다른 사람에 대해, 자연에 대해, 그리고 중요하거나 신성한 것에 대해 그들 자신과의 관계성에 대해 그들이 경험하는 방법을 일컫는 인간적인 면"과 관련이 있다(Puchalski et al., 2009, p.887). 작업을 하는 동안 행동을 하도록 동기를 유발하는 것은 돈이나 물질적 이익을 벗어나서 의미를 추구하는 영적인 동기에서 비롯된다. 예를 들어, 어떤 클라이언트는 목적 의식과 만족감을 주는 자원봉사가 가지고 있는 영적인 의미 때문에 노숙자 보호소 자원봉사를 선택할 수 있다.

결론
(CONCLUSION)

무엇을 분석할지 결정하고 실행 가능한 활동으로 쪼개어 가는 과정은 활동분석의 첫 번째 단계이다(활동 2-2 참고). 활동분석의 첫 번째 단계는 클라이언트가 무엇을 성공으로 정의하는지 이해하는 것뿐만 아니라, 표준활동 분석을 수행할 경우 일반적으로 하게 되는 표준화된 활동도 이해해야 한다. 작업치료 ***실행체계***는 작업을 정의함으로써 임상가들을 돕고 작업의 주요 범주를 만듦으로써 치료에 대한 관점을 제공하고 작업치료 ***실행체계***의 한 부분으로 "작업영역"을 통하여 이들 각각의 범주에 맞는 활동을 정의하였다. 이것은 활동분석에 사용될 수 있다. 작업치료 실행체계는 임상적 분류에 도움을 줌으로서 활동분석에 도움을 줄 수 있을 뿐만 아니라, 활동의 부분으로 과제 전체를 명확하게 할 수도 있다.

작업 영역을 분석하려면 임상가는 클라이언트가 그들의 작업을 어떻게 정의하는가로부터 정보를 수집해야 한다. 이 정보는 작업 프로파일로 수집된다. 인터뷰 동안, 임상가는 작업의 중요성과 의미에 관해서 정보를 수집할 수 있다. 이것은 다음 장에서 논의될 것이다.

질문
(QUESTIONS)

1. 작업치료 ***실행체계*** 내의 한 부분인 "작업 영역"의 목적은 무엇인가?
2. "먹기(eating)"와 "식사(feeding)"는 어떻게 다른가?
3. 보조기와 의수족 사이의 차이점은 무엇인가? 이들은 일상생활활동의 어떠한 부분인가?
4. 작업으로 왜 "수면"이 제시되었는가?
5. 지역사회 이동에 수행되는 방법은 무엇인가?
6. 은퇴 준비로 간주되는 3가지 정도의 활동은 무엇인가?
7. 만약 어른이 참여한다면, "놀이(play)"에 고려되는 활동은 무엇인가?
8. 3가지 사회참여 활동을 쓰시오.
9. 작업은 우리의 삶에 어떤 의미를 주는가?

활동
(ACTIVITIES)

1. 활동분석의 첫 번째 단계는 작업에 능동참여하여 즐기는 과정이다. (1) 작업의 이름 정하기, 활동의 성공을 정확하게 정의할 뿐만 아니라 구체화 한다. (2) 활동 또는 작업이 어떤 영역인지 확인한다(만약 작업-기반 분석이라면 클라이언트가 작업을 어떻게 정의하는가에 따라 범주가 결정된다). (3) 만약 작업-기반 분석을 한다면 작업의 중요성과 관련성을 기술한다.
2. 인간이 능동적으로 참여하는 작업 범주는 무엇인가? 다양한 잡지를 이용하여, 작업에 참여하는 사람들의 자료사진을 모은다. 한 학급에서 작업의 각 영역에 대해 8개의 포스터 판을 만들어본다. 이 수업에서 작업의 영역을 각각 설명할 수 있는 그룹을 나눈다. 일단 완성되면 각각의 작업영역을 포함한 각 영역에 대한 활동들의 스펙트럼을 시각적으로 표현하여 공유하다. 전체적으로, 이 모든 포스터는 작업 영역을 나타내고 다른 사람들에게도 볼 수 있도록 전시할 수 있다.
3. 당신이 누구인지 정의하는 작업의 목록을 만든다. 작업으로서 당신 자신을 시각적으로 나타낸다.
4. 활동 2-7을 완료한다.
5. 각각의 사례 연구로 다음을 수행한다.
   a. 클라이언트가 어려움을 갖는 활동/작업을 확인하고 작업치료 실행체계에 따라 각각 속하는 작업의 영역을 표시한다.
   b. 사례 연구에서 확인한 작업 영역에 포함된 활동의 다른 예를 준비한다.

활동 2-7

각각의 활동과 과제의 범주를 작업의 영역으로 나타낸다.

	ADL	IADL	교육	일	놀이	여가	사회 참여
인터넷 웹 검색							
당신이 수집한 CD 정렬							
자전거타기							
빨래 개기							
커피를 컵에 따르기							
샤워하기							
작업치료 수업을 위해 과제 작성							
스키 부츠 신기							
파티 열기							
차에 기름 넣기							
정원에서 신문 가져오기							
쿠폰 자르기							
거품 목욕하기							
담배피기							
교회가기							
화초에 물주기							
귀지 꺼내기							

이 활동의 목적은 작업의 다른 영역에 대해서 생각하고 그에 속하는 다른 활동 범주에 대해서 확인하는 것이다. 또한 이 활동 이면의 다른 숨겨진 목적이 있을 것이다. 당신의 답과 동료의 답을 서로 비교해본다. 다른 점이 있는가? 그렇다면 왜일까? 이 연습 활동은 작업의 이면에 대한 의미가 각 개인마다 어떻게 다를 수 있는지를 보여주고자 하는 것이다. 예를 들어, 나는 수집한 CD를 정리하는 것이 가정 관리와 유지로서 IADL로 고려하였다(나에게는 재미없는 과제일 수 있다). 그러나, 만약 당신이 나의 남편이라면, 그는 이것을 여가로 생각할 수 있을 것이다. 그는 이 행동을 즐기고, 즐거움을 가지고 각각의 CD를 알파벳 순으로 정렬할 것이다. 가정 관리 및 정리에 필요한 것들까지도 그에게는 '여가'적인 면이 있다. 만약 내가 그림 그리기의 활동 범주에 대해서 묻는다면, 여가로 생각할 수 있는가? 작업치료 학생으로서 여가일 수도 있지만 수업의 한 부분일 수도 있다. 따라서 "정규교육 참여" 범주 아래에 있을 수 있다. 그러나 당신의 클라이언트가 전문적인 예술가일 경우 그에 대한 사례를 이야기 해보자. 이러한 경우, 그림 그리기는 클라이언트의 일로서 고려된다. 따라서 작업 영역은 작업-기반 활동분석으로 수행될 때 최고로 유용할 것이다(개인의 배경상황에서).

Joey

Joey는 자폐증을 앓고 있는 10살 소년으로 당신에게 작업치료를 의뢰하였다. 그의 어머니는 아들이 가정과 학교에서 과제에 어려움을 느끼고 있다고 보고하였다. 그의 어머니는 그가 친구가 전혀 없다는 것에 대해서 걱정하였다. 그는 오직 비디오 게임만을 즐겼고 또래의 다른 소년들이 보통 하는 어떠한 활동도 참여하지 않았다. 그의 부모들은 가라데 수업에 그를 등록시켰지만 그는 학원에서 지시를 따르거나 선생님과 함께 활동에 참여하지 않았다. 그의 어머니는 그가 이제 적절한 의복을 고르기 어렵지만 옷을 입을 수 있다는 것을 매우 자랑스럽게 보고하였다. 그는 종종 화장실에서 소변을 처리하지 않고 옷에 싸는 "사고"를 일으켰다.

Connie

Connie는 73세 여성으로 당신이 일하는 요양시설에 방금 이사를 하였다. 그녀는 남편이 죽고 혼자 살게 되어 도움이 필요해서 요양원으로 이사했다. 그녀는 남편이 세상을 떠난 이후로 너무 외롭고, 가족도 거의 만나지 못한다고 이야기하였다. 그녀는 예전에 매우 활동적이었지만 지금은 지루하다고 말하였다. 그녀는 시간을 갖고 무엇인가를 하고 싶지만 무엇을 해야 할지 몰라했다. 그녀는 하루종일 아파트에서 그녀의 고양이와 함께 지냈다. Connie는 일요일에 교회에 가고 싶었지만 그녀 혼자서는 그곳에 갈 수 없었다(남편이 항상 운전을 해서 함께 갔었다). 그녀의 새 아파트를 방문했을 때, 당신은 그녀의 집이 어수선하고 지저분하다는 것을 알았다. 그녀의 테이블 위에는 많은 우편물이 켭켭이 쌓여 있었고, 그것들은 대부분 그녀가 지불하지 않은 영수증이었다(남편이 영수증의 모든 것을 관리했었다). 화장실에 작은 쓰레기통이 있었는데 매우 오랫동안 청소하지 않은 것으로 보였다.

Matt

24살의 Matt는 최근 당신이 일하는 재활병원으로 의뢰되었다. 그는 헬멧 없이 스노우보드를 타다가 뇌손상을 입었고, 2주 동안 혼수상태였다. 그는 운동계획과 기억력 영역에서 심각한 인지적 제한을 가지고 있었다. 그의 오른쪽은 마비가 되었고 그는 오른손잡이였다. 그는 병동 주위를 움직이기 위해서 휠체어를 타고 돌아다녔지만 오른쪽에 있는 물체와 부딪쳤다. 그가 밥을 먹을 때, 종종 접시의 오른쪽에 있는 음식을 먹지 않았다. 그는 화장실에 가야 할 때를 알려 주어도 스스로 완전히 뒤처리를 할 수 없었다. 그는 병원을 떠나고 싶어했고 스스로 일어서려 노력한다고 했으나, 두 번이나 넘어졌다. 간호사들은 그가 거의 밤에 잠을 안 잔다고 보고하였다. Matt는 새집에 건식 벽면을 설치하는 건실노동자였다. 그와 가족들은 그가 직업을 잃을까봐 걱정하였다. Matt의 주된 걱정은 그가 스노우보드를 다시 할 수 있는가 여부였다. 그와 그의 여자 친구는 결혼하고 아이도 곧 가질 계획이었다. 그는 그들이 오랜 시간 둘이 함께 있을 시간을 갖지 못했기 때문에 그녀가 그를 기다려주지 않을까봐 걱정하였다.

Gina

32세의 Gina는 최근 직장에서 폭발 사고로 두 팔을 잃었다. Gina는 실험실 조교로 대학의 화학과에서 일하였다. 그녀는 9개월 된 아기가 집에 있다. 그녀는 집에 갔을 때, 아기의 목욕과 수유를 어떻게 해야 할지 걱정하였다. 그녀는 두 팔에 의수를 했지만 스스로 착용할 수 없었다. 그녀는 콘택트렌즈를 닦을 수 없었고 따라서 안경을 쓰게 되었다. 그녀는 남편과 가족에게 전화를 걸고 싶어했지만 간호사들에게 전화를 걸어달라고 요청해야 했고 그들은 그녀의 귀에 전화기를 잡고 서서 있어야만 했다.

그녀는 밤에 잠자기 위해 어려움을 겪었는데, 이때 종종 아이팟으로 음악 듣는 것을 좋아했지만 지금은 할 수 없다고 하였다. 그녀는 또한 잠자기 전에 화장을 지우고 얼굴을 씻곤 했지만 현재는 스스로 할 수 없게 되었다. 그녀는 아침에 화장을 도와달라고 그녀의 남편이나 간호사들에게 부탁해야만 했고 이렇게 말하는 것을 부끄러워했다. 그녀는 예전의 직장으로 돌아가기를 원했지만 직장의 다른 부서를 찾고 싶어했다. 그녀는 자신이 무엇을 하고 싶은지 확신하지 못하였다. 그녀는 또한 스포츠 활동에 매우 적극적이지만 다시 할 수 있을지에 대해서 확신하지 못하였다.

Norman

41세 Norman은 정신과 외래에서 작업치료로 의뢰되었다. 몇 년 전 그는 의무 복무로 이라크에서 근무하였으며 강박신경장애, 즉, PTSD를 앓고 있다. 그는 또한 회복중인 알코올 중독자이다. 그는 불안증상을 치료하는 약을 먹지 않아서 증상이 더 악화되었다. 그의 사례 관리자는 Norman이 온라인에서 산 물건 때문에 신용카드의 빚이 많아져서 현재 음식을 사는 것조차 어렵게 되었다고 보고하였다.

Norman은 음식을 살 때 정크푸드를 사고 자신을 위한 건강에 좋은 식사는 하지 않는 것으로 보고되었다. Norman은 항상 바쁘고 낮 동안 쉴 수 없다고 느끼며 밤에는 기진맥진한 피곤함을 느낀다고 하였다. 그는 지금 막 청소를 끝냈을지라도 체육관에서 운동을 하고 와서 또 집을 청소하느라 바쁘게 지낸다. 집 근처에 퇴역군인을 위한 알코올중독자 모임(AA: Alcoholics Anonymous)이 있지만 참석하는 것에 대해 신경질적이었고 결코 참여하지 않았다. 이 그룹의 운영자는 만약 그가 새로운 AA 회원들의 후원자로서 자원봉사자가 될 수 있는지 여부에 대해 여러 차례 연락을 하고 있다. Norman은 이것을 하고 싶어한다.

참고문헌
(REFERENCES)

American Occupational Therapy Association. (2014). Occupational therapy practice framework: Domain and process (3rd ed.). *American Journal of Occupational Therapy, 68*(Suppl.1), S1-S48.

Billock, C. (2009). Spirituality, occupation, and occupational therapy. In E. Crepeau, E. Cohn, & B. Boyt Schell (Eds.). *Willard and Spackman's occupational therapy* (11th ed., pp. 90-96). Philadelphia, PA: Lippincott Williams & Wilkins.

Billock, C. (2014). Personal values, beliefs, and spirituality. In B. Boyt Schell, G. Gillen, & M. Scaffa (Eds.). *Willard and Spackman's occupational therapy* (12th ed., pp. 225-231). Baltimore, MD: Lippincott Williams & Wilkins.

Christiansen, C. H. (1999). Defining lives: Occupation as identity: An essay on competence, coherence, and the creation of meaning, 1999 Eleanor Clarke Slagle lecture. *American Journal of Occupational Therapy, 53,* 547-558.

Christiansen, C., & Hammecker, C. (2001). Self care. In B. R. Bonder & M. B. Wagner (Eds.), Functional performance in older adults (pp. 155-715). Philadelphia, PA: F. A. Davis.

Cook, A., & Hussey, S. (2002). *Assistive technologies: Principles and practice* (2nd ed.). St. Louis, MO: Mosby.

Cook, A., & Polgar, F. (2008). *Cook & Hussey's Assistive Technologies* (3rd ed.). St. Louis, MO: Mosby Elsevier.

Dave, D., Rashad, I., & Spasojevic, J. (2008). The effects of retirement on physical and mental health outcomes. *Southern Economic Journal, 75*(2), 497-524.

Deitz, J., & Swinth, Y. (2008). Accessing play through assistive technology. In L. D. Parham, & L. Fazio (Eds.), *Play in occupational therapy for children* (2nd ed., pp. 395-412). St. Louis, MO: Mosby Elsevier.

Deshaies, L. (2008). Upper extremity orthoses. In M. Radomski & C. Trombly Latham (Eds.), *Occupational therapy for physical dysfunction* (6th ed., pp. 421-464). Baltimore, MD: Lippincott Williams & Wilkins.

Hagedorn, R. (1995). *Occupational therapy, perspectives and processes*. Edinburgh, UK: Churchill Livingstone.

Hagedorn, R. (1997). *Foundations for practice in occupational therapy*. Edinburgh, UK: Churchill Livingstone.

Hinojosa, J., Kramer, P., & Pratt, P. (1996). Foundations of practice: Developmental principles, theories, and frames of reference. In J. Case-Smith, A. Allen, & P. Pratt (Eds.), *Occupational therapy for children* (3rd ed., pp. 25-45). St. Louis, MO: Mosby.

Knox, S. (2005). Play. In J. Case-Smith (Ed.), *Occupational therapy for children* (5th ed., pp. 571-586). St. Louis, MO: Mosby Elsevier.

McKnight-Eily, L., Presley-Cantrell, L., Strine, T., Chapman, D., Perry, G., & Croft, J. (2008). Perceived insufficient rest or sleep—Four states. *Morbidity and Mortality Weekly, 57*(8), 200-203.

McMinn, A. (2009). Active retirement for healthier aging. *Perspectives in Public Health, 129*(4), 158-160.

Moriera-Almeida, A., & Koenig, H. G. (2006). Retaining the meaning of the words religiousness and spirituality: A commentary on the WHOQOL SRPB group's "A cross-cultural study of spirituality, religion, and personal beliefs as components of quality of life." *Social Science and Medicine, 62*(6), 843-844.

Morrison, C., Metzger, P., & Pratt, P. (1996). Play. In J. Case-Smith, A. Allen, & P. Pratt (Eds.), *Occupational therapy for children* (3rd ed., pp. 504-524). St. Louis, MO: Mosby.

Mosby's dictionary of medicine, nursing & health professions. (2006). St. Louis, MO: Mosby Elsevier.

Mosey, A. (1996). *Applied scientific inquiry in the health professions: An epistemological orientation* (2nd ed.). Bethesda, MD: American Occupational Therapy Association.

Moyers, P., & Dale, L. (2007). *The guide to occupational therapy practice* (2nd ed.). Bethesda, MD: AOTA Press.

Munier, V., Myers, C., & Pierce, D. (2008). Power of object play for infants and toddlers. In L. D. Parham & L. Fazio (Eds.), *Play in occupational therapy for children* (2nd ed., pp. 219-249). St. Louis, MO: Mosby Elsevier.

Nurit, W., & Michel, A. (2003). Rest: A qualitative exploration of the phenomenon. *Occupational Therapy International, 10*, 227-238.

Parham, L. D. (2008). Play and occupational therapy. In L. D. Parham & L. Fazio (Eds.), *Play in occupational therapy for children* (2nd ed., pp. 3-39). St. Louis, MO: Mosby Elsevier.

Parham, L., & Fazio, L. (Eds.). (1997). *Play in occupational therapy for children*. St. Louis, MO: Mosby.

Puchalski, C., Ferrell, B., Virani, R., Otis-Green, S., Baird, P., Bull, J.,...Sulmasy, D. (2009). Improving the quality of spiritual care as a dimension of palliative care: The report of the Consensus Conference. *Journal of Palliative Medicine, 12*, 885-904.

Rogers, J., & Holm, M. (1994). Assessment of self-care. In B. R. Bonder & M. B. Wagner (Eds.), *Functional performance in older adults* (pp. 181-202). Philadelphia, PA: F. A. Davis.

West, L. (2009). Sleep: An emerging practice area? *OT Practice, 14*(8), 9-10.

Wilcock, A. (1993). A theory of the human need for occupation. *Journal of Occupational Science: Australia, 1*(1), 17-24.

World Health Organization. (2001). *International classification of functioning, disability, and health*. Geneva, Switzerland: Author.

활동분석 단계
(Steps to Activity Analysis)

단계 1: 무엇을 분석할지 결정
2장

↓

단계 2: 클라이언트에 대한 관련성 및 중요성 결정
3장

↓

단계 3: 순서 및 타이밍 결정
4장

↓

단계 4: 사물, 공간 및 사회적 요구들 결정
5장

↓

단계 5: 필요한 신체 기능 결정
6장

↓

단계 6: 필요한 신체 구조 결정
7장

↓

단계 7: 필요한 행동 및 수행기술들 결정
8장

제 3 장

2단계 : 클라이언트에 대한 관련성 및 중요성 결정하기

작업-기반 활동분석

Step 2: Determine the Relevance and Importance to the Client

Occupation-Based Activity Analysis

목표(Objectives)

1. 클라이언트라는 부분을 작업-기반 활동분석이 핵심으로 이해한다.
2. 클라이언트의 가치, 신념, 영성이 어떻게 작업과 활동 참여에 영향을 주는지 확인한다.
3. 작업 프로파일 동안 수집된 정보를 목록화 한다.
4. 클라이언트의 물리적, 사회적, 문화적, 개인적, 시간적, 가상적 배경상황이 이떻게 작업과 할동 수행에 영향을 줄 수 있는지 설명한다.
5. 습관, 일과, 관례, 역할 등의 수행 패턴들이 어떻게 작업과 활동 참여에 영향을 줄 수 있는지 이해한다.

Thomas H.
Occupation-Based Activity Analysis, Second Edition (pp 53-65).

활동은 활동의 전형적인 요구에 대한 관점 또는 클라이언트의 관점 및 배경상황(context)을 염두에 두고 평가될 수 있다. 활동들 그 자체는 따로 떨어져 있는 것이 아니라 활동을 수행하는 사람들이 가지고 있는 물리적, 사회적 환경을 바탕으로 한 뚜렷한 특징과 요구사항이 개인 각자의 삶 속에 생활 안에서 얽혀 있다. 클라이언트가 필요로 하고 원하는 활동의 요구사항들을 이해하기 위해서는 작업-기반 활동분석을 완료해야 한다. 이 장에서는 작업-기반 활동 분석의 고유한 특성과 이를 수행하는 방법에 초점을 맞추었다. 우리는 활동 요건을 사물 및 사물의 특성, 공간, 사회적 요구, 순서 및 타이밍, 작업 참여에서 클라이언트 행동에 대한 관점에서 검사를 한다. 또한 작업의 참여를 도와주거나 방해하는 배경상황을 검토할 것이다. 이것은 문화적, 개인적, 시간적, 가상적, 물리적, 사회적 배경에 대한 검토이다. 클라이언트의 흥미, 가치, 신념, 영성은 참여에 영향을 주는 요소이다. 습관, 일과, 관례, 역할 등의 수행 패턴은 작업의 중요한 한 부분으로 연구되고 있다.

활동 요건의 재정의 (ACTIVITY DEMANDS REDEFINED)

클라이언트가 작업을 어떻게 이해하는지 알기 위해서는 그가 원하고 필요로 하는 작업의 각 활동요건들을 검토하고, 그것들이 클라이언트의 삶 속에서 어떻게 나타나는지를 알아야 한다. 위의 과정을 하기 위해서 활동분석을 수행하는 과정은 약간 다를 수 있다. 말하자면, 단지 활동을 이해하는 수준이 아니라 당신이 클라이언트에 대해서 알아야(aware) 하고, 그들이 자신의 작업을 어떻게 이해하고 있는지에 대해서도 알아야만 한다. 활동분석 과정을 진행함에 있어서 우리는 개인의 수행 요구사항이 변화된다면 활동도 변할 수 있다는 것을 알게 될 것이다. 예를 들어, 만약 칫솔의 손잡이가 매우 가늘다면, 사용자 손가락의 관절 움직임은 매우 좋다고 할 수 있다. 그러나 만약 손잡이가 일반적인 전동칫솔 손잡이보다 넓게 확장되어 있다면, 사용자의 손가락 관절 움직임은 좋지 않을 수 있다. 따라서, 우리가 분석한 작업에 참여할 때 우리의 클라이언트는 다양한 사물의 특성을 아는 것이 중요하다. 이 사물들에 대한 이해와 그들의 특성은 작업분석 과정의 한 면이 될 것이다. 우리는 작업-기반 활동분석을 실행함으로써 이러한 점을 인식하게 될 것이다.

관련성과 중요성 (RELEVANCE AND IMPORTANCE)

관련성과 중요성에 대한 결정 (Determining Relevance and Importance)

작업과 그 의미에 대한 개념을 말하는 작업치료 전문 서적들이 많이 있다. 인간은 그들의 삶에 의미와 목적을 부여하는 일상생활에 능동적으로 참여한다. 우리는 하는 일에 따라 우리 자신을 정의한다. 우리가 인생 전체의 삶의 의미를 경험하는 것은 우리의 작업을 통해서이다(Christiansen Christiansen, 1999; Crabtree, 1998). 우리가 능동참여하는 각각의 작업은 우리의 삶에서 다른 의미를 가져오고 독특한 가치를 가진다. 각 작업의 의미와 중요성은 우리 클라이언트의 목적들, 가치, 신념들 그리고 클라이언트 작업의 효용성 인식에 의해 정의된다.

가치는 "문화로부터 도출되며, 습득된 신념과 헌신, 옳은 것(선의), 정의(right), 중요하게 행하는 것(Kielhofner, 2008)"으로 정의된다(AOTA, 2014, p.22). 신념은 "클라이언트에게 진실로 인지된 내용"이다(AOTA, 2014, p.22). 예를 들어, 사람은 정직, 헌신, 노력과 독립성에 높은 가치를 가질 수 있다. 이들 가치는 주어진 작업이 클라이언트를 위해 가지는 의미에 영향을 줄 수 있다. 약물 및 알코올 재활 센터의 클라이언트인 George는 그의 아내와 친밀하고 건강한 관계 회복을 원한다. 추가적인 질문에서 그가 알콜 중독에서 회복될 때까지 그의 아내가 있는 가정으로 되돌아 갈 수 없다고 이야기 하였다. 그는 자신의 결혼에 강한 가치를 가지고 그의 아내와 결혼을 유지하기 위해 무엇이라도 하고 싶어한다고 하였다. George의 결혼에 대한 가치는 성적 활동의 작업과 사회참여를 고려한 가치 있는 정보를 우리에게 준다.

신념은 고객이 진실로 알고 있는 인지적 내용들로 구성된다(AOTA, 2014, p.22). 예를 들어, 사람은 모든 힘든 일에서 보상을 받거나 운명이 우리의 미래를 결정한다고 믿는다. 이러한 신념은 종종 클라이언트의 결정 또는 그들의 미래에 대한 관점에 영향을 주고 과거에 그의 가족이나 다른 사람에게 한 나쁜 행동 생각 때문에 그들이 병에 걸린 것이라는 생각을 하게 한다. 따라서 그는 질병이나 장애는 그가 감당해야 할 짐이라고 믿게 된다. 반대로, 어떤 사람들은 모든 인생의 도전들이 힘든 노력과 함께 역경할 수 있을 거라 믿는다. 작업과 현재의 수행을 고려한 당신 클라이언트의 신념에 대한 이해는 당신이 분석하는 작업에 대해 명확히 정의할 뿐만 아니라, 어떻게 중재 접근을 할지에 대한 생각을 제공한다.

한 개인이 참여하는 각각의 작업은 특정한 필요와 유용성을 제공한다. 생존하고 기본적인 신체 욕구들을 충족시키는 것은 우리가 매일 하는 기본적인 일이다. 그러나 우리의 기본적인 요구(음식, 안식처, 자조)를 제공하는 것, 우리는 기술을 개발하고, 개인적인 필요를 충족하며, 경쟁자인 사람들보다 우위를 만들기 위해 작업을 사용하기도 한다(Wilcock, 1993). 일부 연구자들은 사람들이 어린이들에게 정보를 전하거나 가정 또는 가사에 질서를 만들거나(Segal, 1999), 개인의 기술 또는 자부심을 표현하기 위해서도(De Vault, 1992; Miller,1998) 작업을 사용하는 것을 발견했다. 이들은 작업을 통해 충족되는 욕구 범위의 몇 가지 예이다.

작업에 부합하는 필요한 사항들은 클라이언트에게 질문할 때까지 거의 인식하지 않지만 개별 클라이언트에 의해 독특하게 정의된다. 예를 들어, Carmen은 외래 손치료 그리닉을 방문하는 클라이언트이다. 평가 동안, 그녀는 자신이 복귀하는데 중요한 여러 작업을 인식하게 된다. 여러 작업 중 하나가 설거지하기로 손목이 골절된 이후로 할 수 없게 되었다. 이 작업의 중요성에 대해서 설명을 요구했을 때, 그녀는 왜 그녀에게 중요한지 앉아서 곰곰히 생각하게 되었다. 그녀는 "내가 생각하기에 나는 남편이 집에 왔을 때, 집을 깨끗이 하는 것을 정말로 좋아하고, 솔직히 말해서, 이것은 정말로 내게 긴장을 푸는 활동입니다. 나는 따뜻한 물과 비누의 느낌을 좋아해요. 그리고 설거지를 다 했을 때 반짝이는 접시를 보는 것을 좋아합니다"라고 하였다. 이 이야기는 이 작업이 Carmen을 충족시키는 가치와 필요성에 대해서 많은 것을 전달한다. 그녀는 자신의 남편을 위해 설거지의 필요성을 느끼지만 그녀는 또한 자신의 긴장 완화를 돕는 활동으로도 사용하였다.

활동의 관련성과 중요성에 대한 결정 및 클라이언트의 가치, 신념, 그리고 요구에 대한 결정을 위해서 뿐만 아니라 작업의 효용성을 인지하기 위해서 클라이언트에게 다음과 같은 질문을 고려할 수 있다.

- 이 활동은 어떤 면에서 당신에게 중요합니까?
- 이 활동에 참여하는 것은 당신에게 어떤 느낌을 줍니까?
- 이 활동에 참여하려면 어떤 방법이 필요합니까?
- 이 활동에 참여했을 때 당신의 경험을 이야기 해 주세요.
- 이 활동에 참여하는 제한된 능력은 당신의 삶에 어떻게 영향을 줍니까? 당신의 역할에는 어떤 영향을 주나요? 다른 사람과의 관계에는 또 어떤 영향을 줍니까?
- 이 활동으로 당신이 누구인지 정의할 수 있나요? (Hocking, 2001)

작업 정의
(Defining the Occupation)

클라이언트가 작업을 어떻게 정의하는가는 이 작업이 그들의 삶과 관련해서 중요한 정보를 제공해 주는 것뿐만 아니라, 클라이언트에게 그 작업이 얼마나 중요한지에 대한 통찰을 준다. 2장에서 작업영역은 ***실행체계*** 내에서 제시된 것으로 정의하였다. 여러 가지 활동들과 과제들은 일상생활활동(ADL), 복합적일상생활활동(IADL), 휴식과 수면, 교육, 일, 놀이 여가 그리고 사회참여의 영역 안에서 열거되었다. 기억을 되살려서, 몇몇 활동들은 클라이언트가 스스로 어떻게 정의하는가에 따라서 작업 영역이 여러 가지로 다르게 분류될 수 있다. 예를 들어, 그림 그리기는 클라이언트가 왜 그림을 그리는지에 따라 여가 활동으로 또는 일로 보일 수도 있다. 작업-기반 활동분석의 첫 번째 단계는 클라이언트가 원하거나 할 필요가 있는 작업을 정의하도록 클라이언트에게 요청하는 것이다. 그들은 무엇을 성공적 참여로 정의하는가? 그들 인생에서 이 작업은 어떤 역할을 하게 하는가?

효용성 인지 (Perceived Utility)

작업치료 문헌들은 작업 이면의 의미가 우리의 정체성을 어떻게 이끌어내는지에 대한 폭넓은 관점을 제공한다. 보편적으로 우리의 전문 영역에서 신념은 우리가 누구인지에 대한 정의에 참여하는 작업이다. "작업적 정체성(occupational identity)"의 개념은 위의 내용과 더불어 인간의 가치, 흥미 그리고 역할이 어떻게 통합되는지와 관련 있다(Hocking, 2001). 만약 우리가 작업적 정체성에 대해서 생각한다면, 인간으로서 우리의 일상은 하나의 작업 이후 다른 작업에 참여하는 것으로 구성된다. 우리가 참여하기로 선택한 작업들은 우리가 누구인지 정의한다.

오늘 일어나서부터 지금 현재까지 당신이 무엇을 했는지 생각해보자. 당신은 이들 활동 중 얼마나 많은 역할을 수행하였는가? 이 책을 읽는 것은 학생의 역할 중 한 부분이다. 당신이 스스로 정의한 방법의 일환으로 참여하는 활동은 무엇인가? 만약 당신이 갑자기 이들 활동들에 참여할 수 없다면, 당신은 자신의 자아를 잃게 될 것인가? 이 관점으로부터 작업을 생각한다면, 사람들의 정체성의 한 부분으로서 활동의 요건에 대해서 또는 당신의 클라이언트가 참여하고자 하는 작업에 대해서 더 잘 분석하는데 도움이 될 수 있다.

작업 이면의 의미에 대한 이해와 더불어 어떤 기능 또는 목적이 작업에 참여함으로써 제공되는지 이해하는 것도 매우 중요하다. 인간들은 신체적 욕구 충족, 안식처 유지, 사회적 지지, 그리고 내적 만족 등의 다양한 이유에 의해서 작업에 참여한다. 여러 연구에서는 왜 사람들이 작업에 참여하는지에 대한 많은 이유를 탐색하였는데, 확인된 내용은 다른 책에서 다뤄지게 될 것이다. 이 책의 목적상 작업의 모든 요소를 전체적으로 분석하고자 할 때, 우리는 클라이언트를 위해 제공하는 작업의 목적이 무엇인지에 대한 관점을 가지고 있어야 한다는 점을 이해하는 것이 중요하다. 작업이 제공하는 목적이 무엇인지에 대해서 다가갈 수 있도록 가치와 신념이 우리를 도울 수 있지만 부정확한 분석으로도 이끌 수도 있다. 예를 들어, 그녀의 깊은 신앙심 때문에 토요일 제공하는 불공(예배)에 참석하는 클라이언트 Shira를 가정해 보자. Shira를 상담한 후, 우리는 Shira가 불공(예배)에 가려는 작업의 효용성에 대한 인식은 "좋은 성격"(그녀가 주장한 것처럼)의 남편감을 찾기 위한 것임을 알게 되었다. 작업의 효용성은 Shira에 의해 정의되기 때문에 활동의 요구사항과 일어나는 방식은 다르다(그녀가 만약 미래의 남편을 찾기보다는 다른 어떤 목적이 있다면 아마도 다른 옷을 입고 행동도 다를 것이다).

작업-기반 활동분석: 작업의 형태 이해하기 (Occupation-Based Activity Analysis: Understanding the Form of the Occupation)

활동분석을 계속 진행하면서 우리는 사물과 특성, 공간적 요구들, 활동의 사회적 요구들을 어떻게 분석할지에 대해서 공부할 것이다. 작업-기반 활동분석을 실시할 때에는 분석의 각 단계별 결과는 클라이언트마다 고유할 것이다. 사용되는 사물들은 활동을 수행하는 방법, 수행하는 사람과 수행하는 장소에 따라서 개인마다 독특할 것이다. 작업이 어떤 모습인지 전체적으로 이해하는 것이 중요하다는 점을 반드시 기억해야 한다. 즉, 1장에서 주어진 땅콩버터 잼 샌드위치 만들기 예시는 같은 활동이라도 다른 클라이언트가 수행할 때에는 다르게 보일 수 있음을 보여준다. 참가자에 대한 필요사항은 사물, 공간 그리고 사회적 요구 변화에 따라 변한다.

관련된 예시로 양치질을 사용해 보자. 만약 당신이 학급 안의 모든 사람들에게 양치질하는 행동에 대해 녹화를 요청하여 살펴 본다면, 당신은 똑같은 방법으로 이 닦는 활동을 하는 사람이 없다는 것을 확인하게 될 것이다. 이것은 사물을 사용하는 방법이 다르고 그들의 환경이 다르며 활동에 대해서 정의하는 방법이 다르기 때문이다. 따라서, 우리가 클라이언트와 함께 일할 때, 그들이 말하는 작업의 형태가 우리가 할 수 있는 것과 똑같은 형태라고 가정할 수는 없을 것이다. 양치질하기를 원한다고 주장하는 클라이언트가 있지만 그녀는 매일 아침 일상으로 샤워기 앞에 서 있을 수도 있다.

작업 프로파일 (The Occupational Profile)

클라이언트가 작업을 어떻게 정의하는지, 작업의 효용성과 의미, 클라이언트의 가치, 신념 그리고 영적 및 작업의 유형이 어떻게 일어나는지 등에 대한 이해를 얻기 위해서 작업치료 임상가는 작업 프로파일을 통해 이 정보들을 모은다. 작업 프로파일은 평가 과정의 일부분이지만 서비스를 시작할 때만 할 필요는 없다. 이 프로파일은 클라이언트의 가족, 보호자, 그리고 그의 삶에서 의미 있는 지인들과 상담을 통해 일어난다. 프로파일의 목적은 클라이언트의 흥미, 가치, 욕구, 작업이력, 일상생활 패턴 그리고 그들의 결과에 대한 우선 순위 등의 이해와 정보를 얻는다(AOTA, 2014). 작업치료 임상가들은 클라이언트(그리고 다른 주요 고객)와의 면담 과정을 통해 다음 사항을 결정해야 한다:

- 클라이언트는 왜 작업치료 서비스를 받고 있나 — 그들의 일상생활 활동에서 우려되는 사항은 무엇인가?
- 그들에게 문제가 있는 작업은 무엇이며, 어떤 작업이 성공적이었는가?
- 클라이언트의 환경 또는 배경상황 중 어떤 면이 작업을 지원하고 제한하는가?
- 과거 클라이언트는 어떤 작업에 참여했고, 지금은 어떤 작업에 참여하고 있으며 미래에는 어떤 작업을 원하는가?
- 클라이언트의 가치와 흥미는 무엇인가?
- 클라이언트가 수행하는 역할은 무엇인가?
- 클라이언트의 일상생활 패턴은 무엇이며 — 어떻게 바뀌었는가?
- 클라이언트의 우선순위는 무엇이며—원하는 결과는 무엇인가? (AOTA, 2014)

프로파일이 역동적으로 변화하고 상호작용하기 때문에 클라이언트에게 물어볼 질문 목록은 설정되지 않는다. 작업치료 임상가들은 클라이언트에게 적극적으로 귀를 기울여야 하고, 클라이언트에게 필요한 정보뿐만 아니라 그들의 반응에도 관심을 가져야 한다. 클라이언트에게 어려운 작업에 대해 질문을 하는 것은 그 작업을 세분화하고 분석할 수 있는 근거가 된다. 작업 프로파일 과정에서 클라이언트의 환경과 배경상황에 대해서 정보를 수집해야 하고 요구되는 사물, 요구되는 공간 그리고 사회적 요구를 고려하여 가치 있는 정보를 제공해야 한다(활동 3-1).

활동 3-1

작업 프로파일 동안 다음 사항을 결정할 수 있는 4가지 이상의 질문을 쓰시오:

- 클라이언트가 분석할 작업을 정의하는 방법
- 인지된 작업의 유용성
- 작업에 참여를 유도하는 가치 또는 신념
- 작업 참여의 구성 요소 및 영적 측면

____

____

____

____

배경상황과 환경

(CONTEXTS AND ENVIRONMENTS)

배경상황과 환경들은 클라이언트 내부 및 주변 조건으로 수행에 영향을 미칠 뿐만 아니라, 활동 또는 작업분석에 중요한 고려사항이다. ***실행체계***에서는 ***환경***과 ***배경상황***이라는 용어를 사용한다. 환경은 클라이언트 주위의 물리적 환경과 사회적 환경 등 고객의 주변 요소이다. 배경상황은 클라이언트의 주변상황뿐만 아니라, 클라이언트 내부에서 수행에 영향을 주는 면이 있다. ***실행체계***에서는 문화, 개인, 시간 및 가상의 4가지 배경상황으로 설명한다. 이 요소들에 대한 이해는 수행하는 동안 클라이언트가 경험하게 되는 요구사항 또는 도전으로 정보가 제공된다. 이 배경상황들은 작업에서 참여를 지지하거나 제한할 수 있다. 클라이언트의 배경에 대한 이해를 발전시키는 것은 작업 프로파일에서 시작하고 평가와 중재과정 동안 지속된다.

물리적 환경

(The Physical Environment)

외부 환경은 ***물리적 환경***이라 부르고 인간 이외의 물건과 공간 모두를 포함한다. 이것은 인위적인 것과 자연적인 환경을 포함한다. 작업이 일어나는 물리적 환경을 이해하는 것은 중요하며 수행기술과 신체 기능을 위한 요구에 영향을 미친다. 장소, 온도, 크기, 소음 수준 및 채광 등은 물리적 배경상황의 한 부분으로 작업을 위한 공간적 요건의 일부로 고려될 수 있다(그림 3-1). 환경의 일부인 물체들은 사물들의 위치, 배열, 속성 등이 작업 참여에 영향을 줄 수 있으므로 고려되어야 한다. 물리적 배경상황의 일부로서 사물들의 예로는 건물, 공장, 책상, 도구, 장비, 가구 등이 있다(AOTA, 2014). 이런 정보들은 작업이 요구하는 사물과 속성을 결정하는데 영향을 줄 수 있을 뿐만 아니라 작업이 발생하는 주변 환경의 사물들에 대한 추가적인 정보를 제공한다(활동 3-2).

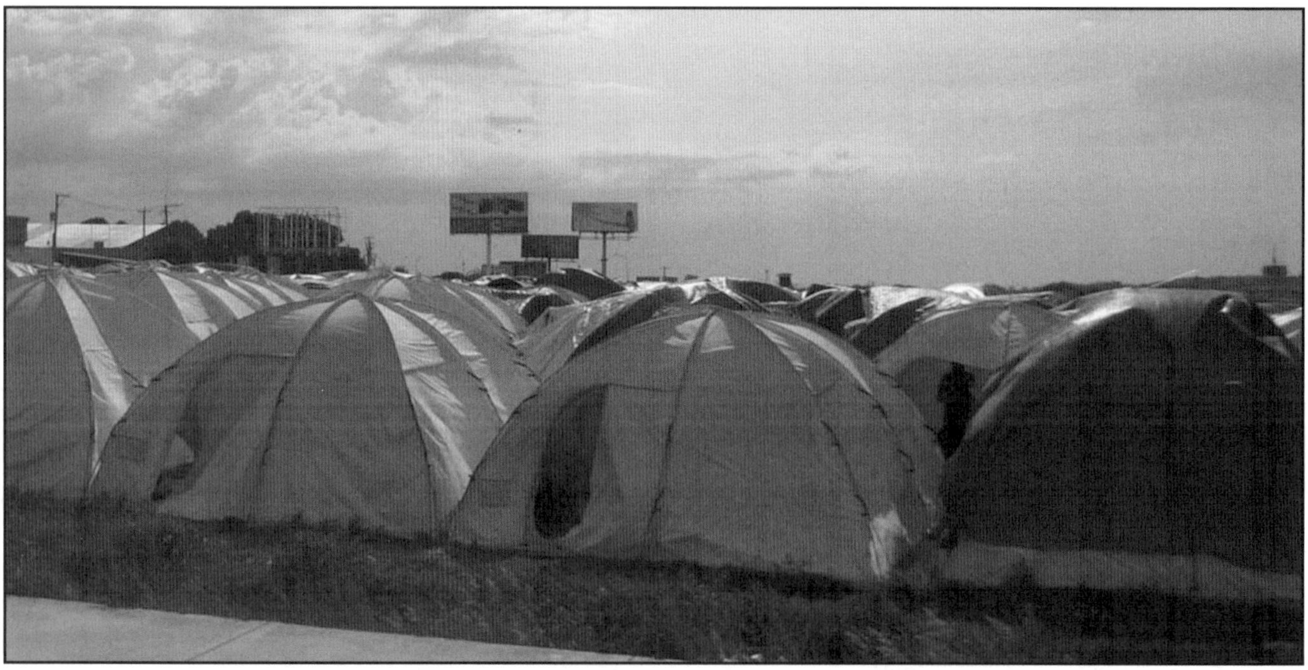

그림 3-1. 환경이 수행에 어떻게 영향을 줄 수 있는지의 예: 아이티 섬의 비닐텐트가 가득한 거리는 지역사회 및 사업적 접근을 할 수 있는 거주자의 능력을 방해한다.

활동 3-2

당신이 작업활동으로 공부를 하고 있을 때 물리적 환경의 일부분은 무엇인가? (만약 한 곳 이상의 장소에서 공부를 하고 있다면 한 가지만 선택한다.) 환경뿐만 아니라 환경 내의 모든 사물들을 서술하라.

사회적 환경
(The Social Environment)

사회적 환경은 "클라이언트가 접촉하는 사람들과 그룹 또는 대중 집단들, 관계, 기대"이다(AOTA, 2014, p. S28). 사회적 환경은 클라이언트의 친구, 배우자, 이성친구, 간병인, 직장동료 또는 조직이나 집단의 협회원들을 포함 할 수 있다. 이것은 규범, 기대하는 역할, 사회적 관습에 영향을 주는 개인, 그룹, 대중의 기대와 가용성이다. 이러한 관계성은 작업 참여를 지지하거나 방해할 수 있다. 예를 들어, 클라이언트가 매일 잡지에 기고할 글을 쓰는 시간에 배우자가 별도의 조용한 공간을 마련해 준다면 일상의 글쓰기 작업은 지지를 받을 수 있다. 다른 예로 금주를 하려는 한 클라이언트에게 친구들이 술을 마시도록 음료를 제공한다면 방해가 될 수 있다. 클라이언트가 기능을 발휘할 수 있도록 클라이언트에게 필요하거나 참여를 원하는 작업의 사회적 요건을 명확히 할 수 있도록 사회적 환경에 대한 인식을 가지는 것이 필요하다.

문화적 배경상황
(The Cultural Context)

클라이언트의 관습, 행동기준, 활동 패턴 및 신념 등이 ***문화적 배경상황***에 속하는 것이다(AOTA, 2014). 클라이언트의 문화적 배경상황은 그들의 정체성과 활동 선택에 영향을 준다(AOTA, 2014). 가족의 전통은 클라이언트와 관련된 문화의 일부이며 그들의 역할뿐만 아니라 클라이언트의 행동에 대한 기대를 결정한다. 어떤 사람이 옷을 어떻게 입고, 인사를 어떻게 하고, 타인에게 어떻게 행동하는지는 문화적 기대에 따라 결정되며, 문화적 배경상황에 따라 변할 수 있다. 예를 들어, 프랑스에서 사람들은 서로 볼을 맞대고 인사를 하지만, 미국에서는 전통적으로 악수를 한다. 조직 내에서 특별한 문화는 고유한 기대와 행동들로 나타난다. 예를 들어, 한 병원에서 모든 작업치료사들은 클라이언트의 성문제를 해결하는데 관여를 할 수 있지만, 또 다른 병원에서는 심리학자가 그 일을 하고 있다. 지리적인 구역은 거주민들의 태도와 행동을 결정짓는 문화를 가질 수 있다. 예를 들어, 캘리포니아와 뉴욕의 시민들 사이에 뚜렷한 문화적 차이가 있다(활동 3-3).

활동 3-3

당신이 살고 있는 시나 주의 문화적 신념, 행동기준, 기대는 무엇인가? 당신 학교의 문화는 무엇인가?

개인적 배경상황
(The Personal Context)

개인적 배경상황은 건강과 관련된 것이 아니라 연령, 성별, 교육수준, 사회경제적 지위와 같은 개인적인 식별자(identifiers)와도 관련이 있다(AOTA, 2014). 장애나 진단은 개인적 배경상황이 아니라는 것을 이해하는 것이 중요하다. 개인적 배경상황은 조직 내에서 개인의 역할 또는 개인이 속한 어떤 특정 인구 군에 적용될 수 있다. 예를 들어, 어떤 클라이언트의 개인적 배경상황은 62세 남자로 건설회사의 시간제 고용인이며, 베트남 참전용사일 수 있다. 당신이 클라이언트의 개인적 배경상황을 이해함으로써 그들이 참여하는 작업의 요구사항을 더 잘 이해하게 된다. 클라이언트의 연령은 작업의 유형, 작업 수행의 방법, 작업의 복잡성에 영향을 줄 수 있다. 예를 들어, 4살 된 어린이

에게 정원 가꾸기는 70세 노인을 위한 것과는 매우 차이가 있을 수 있다. 사회경제적 수준은 작업 참여의 여러 측면에 영향을 주고, 필요한 공간과 사물의 접근에 주로 영향을 준다. 예를 들어, 노숙자는 컴퓨터가 있는 중산층보다 컴퓨터의 접근성이 떨어져 구직사이트에서 직장을 구하기가 어려울 수 있다. 클라이언트의 교육 수준은 그들의 읽기능력과 여러 기회의 접근성에서 차이를 보일 것이다. 고등학교 졸업을 하지 못한 여성은 고졸자나 전문대학 이상 졸업자를 요구하는 직종에 접근이 제한될 것이다. 모든 배경상황과 마찬가지로 개인적 배경상황은 작업의 참여를 지지하거나 방해할 수 있고 작업의 요건에 필요한 정보를 제공할 수 있다(활동 3-4).

활동 3-4

당신의 개인적 배경을 쓰시오. 개인적 배경으로는 연령, 성별, 사회경제적 지위, 교육수준, 조직이나 사회에서 당신의 위치 등을 포함한다.

시간적 배경상황 (The Temporal Context)

작업은 ***시간적 배경상황***인 시공간 속에서 일어난다. 시간은 생의 단계, 실제적 지속 시간, 하루 중 어떤 시각, 활동의 리듬, 한 해의 어떤 시간 등으로 정의한다. 시간적 배경상황은 작업이 얼마나 수행되고 있는지, 언제 어떤 페이스로 진행되고 있는지에 대해 영향을 줄 수 있다. 예를 들어, 만약 어떤 클라이언트가 식사준비 시간이 매우 짧다면, 몇 시간 동안 식사준비를 하는 클라이언트보다는 활동 요건들이 매우 다를 수 있다. 클라이언트의 현 삶의 단계는 작업의 요건을 또한 변화시킬 수 있으며, 한 예로 돈을 지불하는 작업에 있어 노인들과 초기청년들과는 매우 다를 수 있다. 작업의 패턴과 리듬이 작업의 시간적 측면에 기여한다. 이것은 단계의 타이밍, 작업의 반복적인 특정한 측면과 다른 작업의 순서 및 짜여진 방법을 포함한다. 분석이 필요한 어떤 작업에 대해서 작업의 주변과 그것에 영향을 미치는 시간적 배경상황을 이해하는 것은 작업치료 임상가가 시간의 스펙트럼 속에서 작업의 타이밍과 배치에서 클라이언트 측면의 요건에 얼마나 영향을 미치는지 재인식해야 한다. 예를 들어, 만약 John이 일반적으로 오전 9시에 일어나서 9시 45분에 일하러 간다면, 작업치료 임상가는 John이 하루 중 어느 시간대에 자조활동을 수행하며 모든 자조 활동을 마치는데 얼마의 시간이 걸리는지에 대해 생각해야 한다(활동 3-5).

활동 3-5

당신이 평소 매일 수행하는 아침 자조 활동과 등교(또는 출근) 준비 활동에 대한 시간적 배경상황은 무엇인가? 만약 당신이 늦게 일어나서 평상시 절반의 시간만 가졌다면 작업 요건은 어떻게 변하는가?

가상적 배경상황 (The Virtual Context)

물리적 접촉을 하지 않고 공중파로 또는 컴퓨터를 통해 일어나는 의사소통을 ***가상적 배경상황***(virtual context)이라고 한다(AOTA, 2014). 이것은 컴퓨터, 인터넷, 핸드폰, 전화기, 화상 회의, 라디오 전파 등을 사용해서 일어난다. 가상적 배경상황은 다른 사람과 물리적 상호작용 없이 정보를 주고받을 수 있는 것이다. 이것은 채팅방이나 플랫폼, 전자 메일, 화상 회의, 무선 전송, 무선 센서를 통한 원격 모니터링 또는 컴퓨터-기반 자료 수집을 통해 발생할 수 있다(AOTA, 2014). 기술의 진보는 휴대할 수 있는 휴대폰 및 테블릿처럼 거의 모든 곳으로 가상적 배경에 접근할 수 있도록 확대시켰다(그림 3-2). 가상적 배경상황의 접근이나 접근의 부족은 클라이언트의 작업을 지지하거나

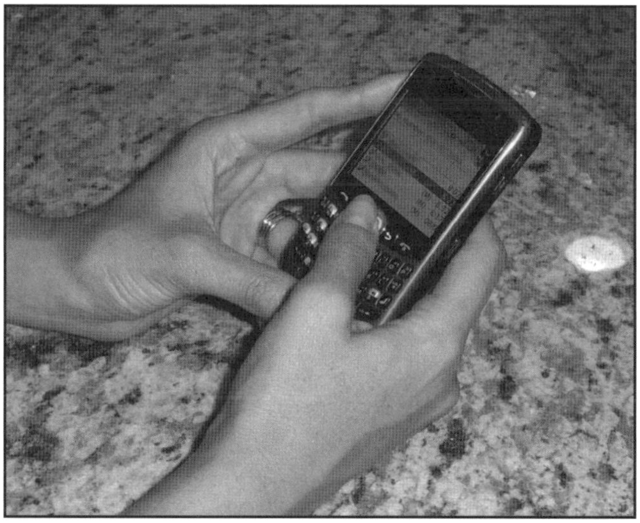

그림 3-2. 가상적 배경상황은 쇼핑과 사회참여를 포함하여 많은 일상 작업에 사용된다.

방해할 수 있다. 최근 다발성 경화증(multiple sclerosis)의 진단을 받은 사람이 온라인상의 지지그룹을 통해 같은 병을 가진 사람들과 접촉을 할 수 있다. 아들의 야구팀을 코치하고 있는 아버지는 휴대폰으로 전달된 문자나 전자메일로 일상활동에 방해를 받을 수 있다. 가상적 배경상황은 클라이언트가 바라는 작업에 영향을 미칠 수 있다. 현재의 기술과 일상생활에서의 활용성을 비춰볼 때, 가상적 배경상황은 클라이언트가 또 다른 작업을 하는 동안 간헐적으로 사용하는 어떤 작업의 한 부분으로 곁들여 질 수 있다. 예를 들어, 클라이언트는 저녁을 준비하는 동안 주기적으로 휴대폰에 송신된 그녀의 전자메일을 체크할 수 있다(활동 3-6).

> **활동 3-6**
>
> 매일 작업의 한 부분인 가상적 배경은 무엇인가? 당신의 다른 작업에 곁들여져서 사용되는 가상적 배경상황은 무엇인가?

수행 패턴

(PERFORMANCE PATTERNS)

수행패턴은 작업의 참여를 둘러싸고 영향을 주는 습관, 일과, 관례, 역할이다. 작업을 분석할 때, 클라이언트가 참여하는 수행 패턴을 조사하고 그것들이 작업의 요건에 어떻게 영향을 미치는지 알아보는 것은 필수적 단계이다. 습관과 일과는 작업을 수행할 때 방법과 시기에 영향을 미칠 수 있으며 이것은 수행을 방해하거나 지지한다.

습관 (Habits)

습관은 "익숙한 환경 또는 상황에서 특정의 일관된 방법으로 반응하거나 수행하도록 학습된 경향"이다(AOTA, 2014, p. S27). 일상생활의 한 부분이고 변화가 거의 없으며 반복적으로 수행되는 행동이나 동작이다(AOTA, 2014). 습관은 우리가 더 자동적인 기반에서 움직이고 기능하도록 한다. 이런 습관은 행동이 자동적으로 될 때까지 반복해서 나타난다. 습관들은 유용(useful)하고, 지배적(dominating)이고, 결핍(impoverished)될 수 있다. 더 높은 수준에서는 우리에게 유용하도록 기능하지만 한편으로는 기능을 제한(결핍되게)하고 ***지배적***(dominating)으로 불리는 많은 습관들이 있다. 유용한 습관은 집을 떠날 때 자동적 행동으로 문을 잠그고 닫는 것이다. 지배적인 습관은 낯선 사람과 이야기를 할 때 손톱을 물어뜯거나 화장실을 갔다 오고 난 후 반복적으로 손을 씻는 경우일 것이다. 결핍된 습관은 완전히 개발되지 않은 습관이거나 일관성이 없거나, 클라이언트의 하루 일과에 아직 포함되지 않은 습관이다.

클라이언트의 습관을 이해한다는 것은 작업치료 임상가가 클라이언트의 하루 일과에 대한 작업의 내용을 이해하거나 수행에 방해하는 내용에 대해서도 이해하게 된다는 것이다. 클라이언트 습관의 발견은 만약 동시에 작업이 일어나는 경우 이들 단계의 타이밍과 순서뿐만 아니라 작업을 완료하는데 사용하는 단계 파악에 도움이 될 수 있다.

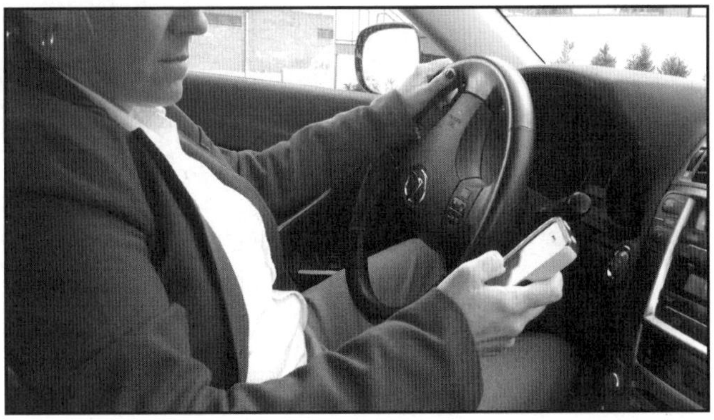

그림 3-3. 휴대폰의 지속적이고 방해적인 지배적 사용은 운전과 같은 작업을 수행할 때에는 나쁜 습관이 될 수 있다.

> **활동 3-7**
>
> 매일의 작업을 지지하는 당신의 습관은 무엇인가? 당신이 생각하기에 어떤 습관들이 일상의 작업 수행에 지배적이거나 방해를 하는가?

클라이언트의 습관은 활동 요건을 충족하는데 방해가 될 수도 있고 성공적인 참여의 한 부분이 될 수도 있다(그림 3-3; 활동 3-7).

일과 (Routines)

일과는 일상생활의 흐름을 위한 구조를 제공할 뿐만 아니라, 수행 패턴의 한 부분으로서 규칙적으로 일어난다. 일과는 관찰가능하고 반복적인 행동과 동작의 패턴이다. 일과는 만족(satisfying), 향상(promotion) 또는 해로움(damaging)이 될 수 있다. 대부분의 일과는 문화나 생태학적 배경상황에 내제된 일련의 행동을 따른다(Fiese, 2007; Segal, 2004). 예를 들어, 잠자러 가기 전에 대부분의 사람들은 잠자리를 준비하기 위해 일련의 활동 단계를 수행한다. 하루가 끝난 시기에 심신이 지쳐 있다면 일과는 잠자러 가기 위해 준비가 필요한 모든 과제를 더 쉽게 끝내게 한다. 만족 또는 향상된 일과들은 삶을 쉽게 만들고 하루를 계획하는데 정신적인 노력을 덜 요구한다. 일부 일과들은 해로움을 줄 수 있다. 예를 들어, Paul은 퇴근하고 동네 술집에 가서 몇 잔 술을 마시고 학교에서 자녀들을 데리고 오는 오후 일과를 가진다. 이런 행동 패턴은 그에게는 만족감을 주지만 어린이들에게는 해로울 수 있다.

작업 프로파일 과정 중에 클라이언트와 면담을 하는 동안 당신은 그들의 하루 일과를 물어보는 것이 도움이 된다는 것을 알게 될 것이다. 이것은 임상치료사들에게 어떤 작업들이 다른 작업을 어떻게 주도하고 클라이언트 삶의 구조에서 어떤 자리를 차지하는지에 대해서 이해를 갖는 기회를 준다.

관례 (Rituals)

인간은 ***관례***라 불리는 문화적, 영적 또는 사회적 의미의 활동을 수행한다. 이런 관례는 한 개인의 정체성, 가치관 시스템 그리고 신념의 한 부분이다. 관례는 종종 종교와 같은 신앙의 일부분으로 문화적 사회적 전통이나 상징적 행동으로부터 근거하고 있다. 예를 들어, 어떤 가족은 크리스마스트리의 꼭대기에 가장 나이가 어린 사람이 별을 다는 관례를 가지고 있다(그림 3-4). 어떤 부부는 잠자기 전에 함께 기도하는 관례를 가질 수도 있다. 관례는 관례를 구성하는 사건과 행동에 참여하는 사회문화적 집단의 일부인 사람들의 삶에 의미를 부여한다. 이런 관례가 수행되는 방식은 각 클라이언트마다 고유할 수 있다. 따라서 매일 수행하는 작업에서 클라이언트의 입장을 이해하는 것이 중요하다.

역할 (Roles)

사회적, 문화적, 배경상황에서 클라이언트에게 기대하는 일련의 행동과 행위를 클라이언트의 **역할**이라고 정의한다. 클라이언트는 자신의 역할들이 무엇이며, 각 역할에 수반되는 작업들이 무엇인지 명확하게 정의할 수 있다. 클라이언트가 참여하는 사회적 환경 안에서 특정한 역할로 기대되는 행동을 설정한다. 예를 들어, 여러 나라에서 어머

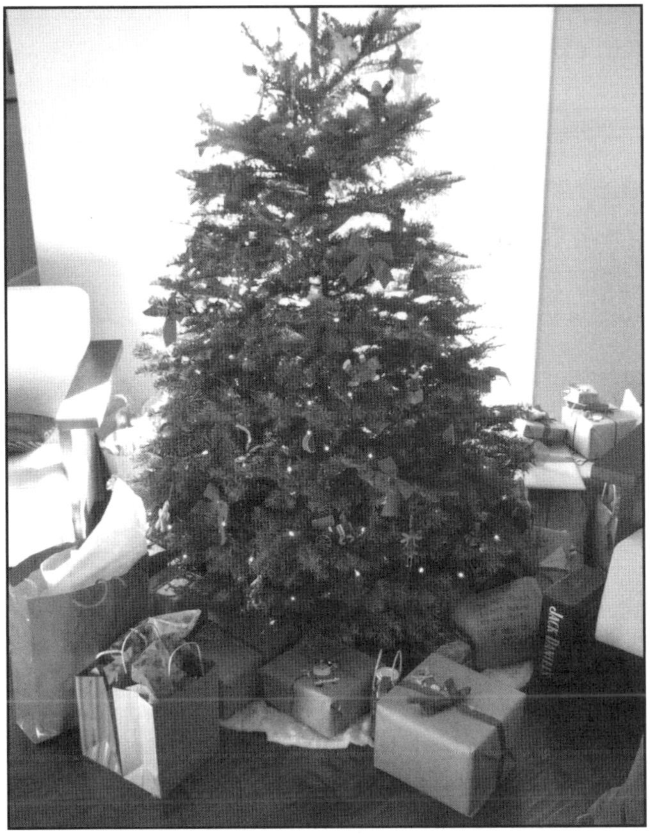

그림 3-4. 크리스마스 시기마다 크리스마스트리를 장식하는 것은 관례이다.

니의 역할과 어머니로서 기대하는 행동은 미국의 많은 도시에서 어머니들이 하는 행동과 매우 다를 수 있다. 클라이언트는 많은 다른 배경상황 내에서 그들 삶의 다양한 역할을 인식할 수 있다. 예를 들어, Jenifer는 그녀의 가족 내에서는 어머니, 딸, 자매 그리고 아내의 역할을 하고 있다. 그녀는 직장에서 홍보담당관, 사장의 측근 이자 동료의 역할을 하고 있다. 그녀는 지역사회의 일원으로 시의회 의원이다. 사회적 배경상황에서 그녀는 친구이기도 하다. 클라이언트의 역할을 이해하는 것은 그들이 어떤 작업에 참여하기를 바라고 있는지 확인하는데 도움이 된다. 또한 특정한 역할에 부합하는 작업을 위하여 클라이언트의 사회적 요건에 대한 관점을 제공한다. 예를 들어, 클라이언트가 세 쌍둥이의 엄마라면, 이것은 그녀가 작업으로서 엄마의 역할을 반드시 해야 한다는 것을 우리가 더 깊이 이해하도록 해준다(활동 3-8).

활동 3-8

당신은 삶에서 어떤 다양한 역할들을 수행하는가?

결론

(CONCLUSION)

작업-기반 활동분석을 수행하는 것은 클라이언트가 그들 주위의 다양한 환경들과 배경상황에 있고 그들의 작업을 어떻게 정의하는지 이해를 제공한다. 작업-기반 분석 과정은 클라이언트가 작업에 참여하는 의미와 목적뿐만 아니라, 작업을 지지하거나 방해하는 환경과 배경상황 및 수행패턴들까지도 평가해야 하는 요소로 추가되어야 한다. 이 모든 정보들은 작업치료 서비스 시작이나 치료의 과제가 확장될 때 작업 프로파일을 위한 면담을 통해서 얻어진다. 작업-기반 활동분석을 통해서 작업치료 임상가는 클라이언트가 어떻게 작업을 치료로 사용하는지, 클라이언트에게 적응하려고 하는지를 보다 잘 이해할 수 있다.

활동

(ACTIVITIES)

1. 학습할 때 각 환경과 배경상황들이 당신이 수행을 얼마나 지지하고 억제하는지 평가한다. 활동 3-9를 사용하여, 각 칸에 적절하고 간략한 내용을 적는다. 만약 어떤 환경과 배경상황이 수행을 억제하지도 지지하지 않는다면 그 곳은 빈칸으로 남겨둔다.
2. 일주일 동안 당신이 하루 종일 수행했던 활동들을 활동 3-10 빈칸에 기록한다. 매일 한 시간마다 당신이 하고 있는 활동을 기록한다. 너무 상세하게 기록하지 말고, 매 시간마다 1~2개의 단어로 서술하여 나열한다.

활동 3-9

환경 및 배경상황	지지	억제
물리적(Physical)		
사회적(Social)		
문화적(Cultural)		
개인적(Personal)		
시간적(Temporal)		
가상적(Virtual)		

활동 3-10

시간	월요일	화요일	수요일	목요일	금요일	토요일	일요일
6:00 a.m.							
7:00 a.m.							
8:00 a.m.							
9:00 a.m.							
10:00 a.m.							
11:00 a.m.							
정오							
1:00 p.m.							
2:00 p.m.							
3:00 p.m.							
4:00 p.m.							
5:00 p.m.							
6:00 p.m.							
7:00 p.m.							
8:00 p.m.							
9:00 p.m.							
10:00 p.m.							
11:00 p.m.							
자정							
After							

3. 주말에 당신이 작성한 역할 목록을 다시 참조한다. 색연필이나 펜을 사용하여, 각 역할에 한 개의 색깔로 표시한다. 활동 주간을 살펴보고, 활동에 부합되는 역할에 따라 각 활동을 강조한다. 각 개별 활동을 강조할 필요는 없다.
   a. 당신은 한 가지 역할에 대부분의 시간을 보내는가?
   b. 당신의 스케줄에서 어떤 역할을 더 많이 했으면 좋겠는가?
   c. 만약 당신이 갑자기 아프게 된다면, 어떻게 달라지는가?
4. 당신에게 의미 있는 작업을 선택하고 부록 B에서 작업-기반 활동분석의 1~4 섹션을 완성한다.

질문
(QUESTIONS)

1. 클라이언트의 가치와 신념을 아는 것이 왜 중요한가?
2. 샤워실에서 머리를 감는 예를 사용하여 작업-기반 활동분석이 활동분석과 무엇이 다를 수 있는가?
3. 종교적이지는 않지만 영적일 수 있는 활동의 예는 무엇인가?
4. 언어장애로 말을 할 수 없는 클라이언트에게 어떤 방식으로 작업 프로파일을 얻을 수 있는가?
5. 클라이언트 Donny는 요양원에서 지내고 있는 82살 된 남자이다. 그는 요양원에서 애완용 앵무새를 기르고 있고, 그의 주요 목표는 하루에 두 번 먹이와 물을 주는 것이다. 그곳의 직원들은 앵무새 집을 만지지 않도록 되어 있다. 고려해야 할 물리적, 사회적, 시간적, 그리고 문화적 환경과 배경상황은 무엇인가?
6. 역할, 일과, 습관, 관례 등은 서로 어떻게 다른가? 그것들은 서로 어떻게 상호관계가 있는가?

참고문헌
(REFERENCES)

American Occupational Therapy Association. (2014). Occupational therapy practice framework: Domain and process (3rd ed.). *American Journal of Occupational Therapy, 68*(Suppl. 1), S1-S48. Retrieved from http://dx.doi.org/10.5014/ajot.2014.682006

Christiansen, C. H. (1999). Defining lives: Occupation as identity: An essay on competence, coherence, and the creation of meaning, 1999 Eleanor Clarke Slagle lecture. *American Journal of Occupational Therapy, 53*, 547–558.

Crabtree, J. L. (1998). The end of occupational therapy. *American Journal of Occupational Therapy, 52*, 205–214.

De Vault, M. L. (1991). *Feeding the family. The social organization of caring as gendered work*. Chicago: University of Chicago Press.

Fiese, B. H. (2007). Routines and rituals: Opportunities for participation in family health. *OTJR: Occupation, Participation and Health, 27*, 41S-49S.

Hocking, C. (2001). The issue is: Implementing occupation-based assessment. *American Journal of Occupational Therapy, 55*(4), 463-469.

Miller, D. (1998). *A theory of shopping*. Cambridge, MA: Polity.

Segal, R. (1999). Doing for others: Occupations within families with children with special needs. *Journal of Occupational Science, 6*, 53-60.

Segal, R. (2004). Family routines and rituals: A context for occupational therapy interventions. *American Journal of Occupational Therapy, 58*, 499-508. Retrived from http://dx.doi.org/10.5014/ajot.58.5.499

Wilcock, A. (1993). A theory of the human need for occupation. *Journal of Occupational Science: Australia, 1*(1), 17-24.

활동분석 단계
(Steps to Activity Analysis)

단계 1: 무엇을 분석할지 결정
2장

↓

단계 2: 클라이언트에 대한 관련성 및 중요성 결정
3장

↓

단계 3: 순서 및 타이밍 결정
4장

↓

단계 4: 사물, 공간 및 사회적 요구들 결정
5장

↓

단계 5: 필요한 신체 기능 결정
6장

↓

단계 6: 필요한 신체 구조 결정
7장

↓

단계 7: 필요한 행동 및 수행기술들 결정
8장

제 4 장

단계 3: 순서 및 타이밍 결정하기

Step 3: Determine the Sequence and Timing

목표(Objectives)

1. 활동 단계의 순서와 타이밍을 결정하는 방법에 대해서 확인한다.
2. 활동 단계를 결정하기 위한 각 방법의 긍정적이고 부정적인 측면을 확인한다.
3. 절차적 과제분석을 사용하여 활동 단계를 열거할 때 포함할 요소를 제시한다.
4. 작업 내에 공동-작업이 어떻게 존재하는지 이해한다.
5. 작업이 다른 작업 내에서 어떻게 중첩될 수 있는지 확인한다.

활동과 그 활동을 수행하는 사람에 대한 활동 요건을 이해하기 위해서 먼저 분석되는 활동이 무엇인지 명확하게 확인하고, 그 다음 활동의 구성요소를 단계화한다. 각 단계에는 성공적인 수행의 열쇠가 될 수 있는 정보를 가지고 있다. 예를 들어, 손 씻기 활동을 분석한다면 중요한 단계는 비누를 사용하는 것이다. 이 활동들은 비누에 손 뻗기, 비누 잡기(하나의 고형 비누라고 가정), 다른 손으로 비누를 가져가기, 양손에 비누칠하기가 요구된다. 이러한 각 단계를 확인하면 과제를 수행하는 사람에게 새로운 행동과 도전이 추가된다. 활동 단계 및 타이밍을 인식할 수 있게 되는 것은 분석을 통한 기초를 제공할 뿐만 아니라 나머지 단계의 성공적인 완성을 할 수 있게 한다. 단계, 순서, 타이밍에 대한 명확한 이해가 없다면 분석의 나머지 측면은 불완전할 수 있다.

필수적 단계
(Essential Steps)

성공적인 활동이나 작업을 위해서 필수적 단계를 결정하는 것은 활동분석 과정 또는 활동분석 부분으로 우리에게 도움을 줄 것이다. 각각의 개인이 다른 사람과 다른 방식으로 활동을 완료할 경우, 활동의 성공적인 수행을 위해 필수적 단계 또는 타이밍 요소를 이해하는 것이 중요하다. **성공**(success)을 정의하는 것은 분석 과정의 첫 번째 단계에서 결정된다. 양치질 활동을 가정해보자. 이 활동의 성공은 깨끗하고 건강한 치아로 정의된다. 이와 같은 일반적인 활동의 경우, 성공을 결정하는 명확한 방법이 있다. 이 방법은 각 단계로 진행하는데 빼놓을 수 없는 핵심(key) 단계를 확인하는데 도움이 된다. 예를 들어, 치약 뚜껑을 여는 것이다. 이것은 칫솔에 치약을 놓기 위해 필수적이다. 이 단계가 없거나 올바른 순서로 완성하지 않으면 다음 단계도 있을 수 없고 결국 양치질을 할 수 없을 것이다. 이 양치질의 예에서 필수적 단계를 쉽게 알 수 있지만 많은 경우, 필수적 단계는 주관적으로 보이거나 클라이언트가 성공적인 과제 완료로서 무엇을 생각하는가에 달려 있기도 하다.

양치질의 예에서 클라이언트가 핵심 단계로 치약의 사용을 선정하지 않을 수도 있다. 따라서 명확하게 활동을 정의하는 것이 중요하다. 양치질하기 활동은 몸단장의 일과 내에 '중첩(nested)'된 개별 활동으로 볼 수도 있다(이 장 뒷부분에서 중첩 활동에 대해서 더 자세히 이야기하게 될 것이다). 그렇다면 몸단장을 정의하는 것은 무엇인가? 작업치료 ***실행체계***에서는 몸단장을 필요한 물품을 구입해서 사용하는 것으로도 정의한다. 또한 제모하기(면도기 족집게, 로션 사용), 화장하고 지우기, 씻기, 말리기, 빗기, 스타일링하기, 빗질하기, 머리 다듬기, 손톱 발톱관리, 피부, 귀, 코 관리하기, 향수 사용하기, 구강청결, 칫솔과 치실 사용하기, 치과용 보장구 및 의치 탈착, 청결과 재착용(AOTA, 2014)이다. 그렇다면, 우리가 ***실행체계***에서 정의되지 않은 활동을 분석해야 한다면 어떻게 해야 할까? 클라이언트가 성공으로 다르게 정의하는 것은 무엇일까?

핵심 단계를 결정하는 방법
(Methods For Determining Key Steps)

활동이나 작업이 명확히 정의되면, 다음으로 핵심 단계의 목록을 작성해야 한다. 경험을 통해 우리는 우리에게 익숙한 활동의 단계를 머릿속에서 기억할 수 있지만 상상할 수 있는 작업의 모든 세부사항을 아는 것은 불가능하다. 예를 들어, 약사였던 클라이언트가 자신의 직업으로 돌아가기를 희망한다고 가정을 해보자. 활동의 각 단계들뿐만 아니라 이러한 전문적인 직업이 요구하는 활동을 여러 가지 방법으로 이해해야 한다. 또한 활동에 필요한 단계를 정하는 각각의 방법에는 장 · 단점이 있다. 하지만, 우리가 선택하는 방법은 비용 및 시간과 같은 실용적인 요인들과 많은 관계가 있을 수 있다.

정신적 과정 단계 (Mentally Process the Steps)

간단하고 일상적인 과제에서 단계를 정하는 가장 쉬운 방법은 각각의 단계를 마음속으로 그려보는 것이다. 예를 들어, 손 씻기를 위해 필요한 구성 요소 단계가 무엇인지를 묻는다면 당신은 아마도 필수적인 단계만을 생각해 낼 수 있을 것이다. 그러나 더 복잡한 활동에서는 필수적인 단계만을 말하는 것은 가능하지 않을 수 있다. 단순히 당신 자신의 기억과 활동에 대한 이해에 의존함으로써 여러 단계가 생략될 수 있다. 이 방법의 장점은 최소의 시간과 비용이 든다는 것이다. 또한 이 방법은 임상가가 하루 종일 지속적으로 사용하는 기술로서 중재 회기를 계획, 평가 실시, 클라이언트의 퇴원 계획을 하는 것이다. 경험, 연습, 일반적인 작업에 대한 노출 등을 통해서 마음으로 단계를 시각화하는 능력은 발전되고 쉽게 향상될 수 있을 것이다.

활동에 직접 능동참여 (Engage in the Activity Yourself)

항상 가능하지는 않지만, 활동에 직접 능동참여한다는 것은 다른 방법으로는 불가능한 관점을 제공한다. 활동의 경험이 각 개인마다 다른 반면, 활동에 참여하는 것은 어떤 것인지를 "느끼게" 하고 정신적 시각화나 다른 사람들에 대한 관찰을 통해서 발견되지 않을 수 있는 단계와 요소들을 골라낼 수 있다. 어떤 일이 발생하거나 다음 단계가 일어나야 할 정확한 순간처럼 타이밍적 요소를 결정하는 것은 어려울 수 있다. 예를 들어, 만약 당신이 연날리기의 타이밍과 순서를 기록한다면 당신은 아마도 기본적인 순서만이 생각날 수 있을 것이다(만약 당신이 이 활동에 참여해본 적이 있다면). 하지만 만약 내가 당신에게 연을 주고 연을 날려 보라고 한다면, 당신은 어떤 사람이 연을 날리는 활동을 보거나 이 활동을 정신적으로 시각화할 때보다 더 분명한 많은 타이밍적 요소를 찾아낼 것이다. 공중에 연을 띄우기 위해서 당신은 연을 당기면서 느낄 수 있는 공기의 흐름을 이용해야만 한다. 적절한 시간에 연 줄을 당김으로써 연은 공기 흐름을 통해 날아올라 갈 것이다. 이러한 복잡한 단계와 타이밍을 이해하는 것과 필요한 행동을 이해하는 것은 쉽게 "보이지" 않으며 오직 "느낌"만이 가능하다. 이것은 많은 작업에 해당된다. 행동이 관찰되지 않을 때, 또는 각각의 단계가 외부적인 사건과 관련이 있을 때, 또는 이전 단계의 결과일 때, 활동의 단계로 작업을 세분화하는 것은 어려울 수 있다.

활동 또는 작업에 참여하는 것은 임상가가 활동에 대한 폭넓은 이해를 가질 수 있게 하여 더 정확한 분석을 할 수 있도록 해준다. 클라이언트의 요구에 맞추어 창의적인 활동을 찾을 수 있다. 만약 엎침근(supinators)이 약한 클라이언트를 위해 일을 한다면, 당신은 클라이언트가 어떻게 자신의 손을 엎칠 수 있는 활동을 찾겠는가? 당신이 이 책을 읽을 때, 당신의 손은 엎침을 하고 있는가? 아님 활동의 움직임을 흉내 내고 있는가? 만약 여러분이 엎침 운동이 요구되는 활동을 찾으려 한다면, 당신은 스스로 여러 가지 다른 것들을 시도해 보기 시작할 것이다. 카드놀이, 양치질, 종이접기 또는 전화기 사용 등으로 엎침을 도전해 보려하지 않을까? (좋아요, 시도해 봅시다.)

장점이 있는 만큼 이 방법에는 많은 제한이 있다. 가장 큰 제한점은 종종 시간이다. 불행히도, 우리는 항상 우리의 클라이언트가 하게 될 작업을 모두 경험할 수 있는 시간이 없다(우리의 고용주는 또한 우리가 그렇게 하도록 돈을 지불해 주지 않는다). 특별히 시간이 많이 소요된다고 인식되는 작업의 경우, 클라이언트 참여가 항상 가능한 것은 아니다. 작업이 일어나는 배경상황(context)도 우리의 참여를 제한할 수 있다. 예를 들어, 빙벽 등반 활동을 분석한다고 가정해 보자(그림 4-1). 이 작업이 일어나는 물리적인 환경은 우리가 등반할 수 있도록 추워야 하고(매우 추워야 함), 등반하는 암벽은 얼음으로 덮혀 있어야 한다. 빙벽 등반은 일반적으로 2인 1조 또는 그룹으로 진행되며 활동 참여에 사회성이 기대 된다. 또한 특별한 장비가 필요한데 부츠를 고정하기 위한 스파이크, 헬멧, 로프 및 기타 보호 장비 등 특별한 장비가 필요하다. 안전하게 빙벽을 등반하고 생존을 위해 신체의 기능과 일정량의 많은 기술이 필요하다. 이 활동에 대한 요구와 클라이언트가 참여하는 많은 활동은 우리가 활동을 분석할 수 있는 방법의 선택을 제한한다. 활동

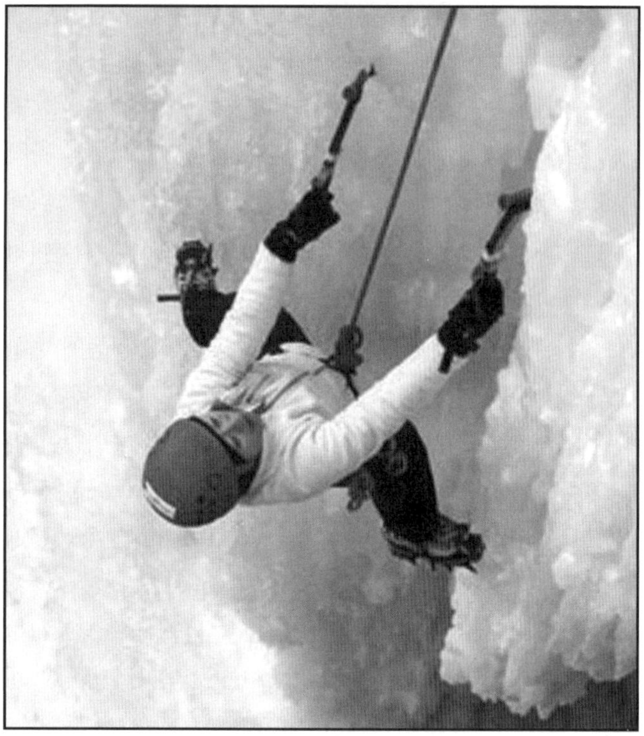

그림 4-1. 빙벽 등반에 필요한 활동은 복잡하다.

에 우리 스스로가 참여한다는 것은 단지 시간과 비용 한도뿐만 아니라, 안전과 우리의 지식, 물리적 환경 그리고 도구와 장비에 의해서도 제한된다.

클라이언트와 이야기하기 (Talk to Your Client)

작업에 가장 밀접하게 참여하는 사람은 당신의 클라이언트가 될 것이다. 클라이언트에게 활동을 단계별로 설명하도록 요구하는 것은 어떻게 과제가 수행되는지, 어떤 물건과 장비가 필요한지에 대한 전반적인 아이디어를 얻을 수 있다. 클라이언트는 관찰자로서 당신이 볼 수 없었던 활동 측면에 대한 정보를 제공할 수 있다. 그러나 당신은 클라이언트가 활동의 특정한 면을 이미 알고 있다고 가정하거나, 클라이언트가 당신에게 얼마나 많은 세부 정보를 제공해야 하는지 확신하지 못하기 때문에 필수적인 세부사항을 간과할 수 있다는 것을 명심해야 한다. 몇몇 클라이언트들은 인지와 언어 장애 때문에 필요한 정보를 구두로 제공할 수 없을 수도 있다. 그러나 구두로 정보 제공 방법은 종종 정보를 수집하는 가장 쉽고 빠른 방법이다. 시간(time)과 여행(travel)을 구분할 때, 클라이언트에게 질문하는 것이 종종 가장 실현 가능한 선택이 된다. 클라이언트에게 활동을 고려한 정보를 제공해 주기를 요청한다면, 모든 관련 세부 정보를 수집할 수 있도록 철저한 질문을 하는 것이 중요하다. 당신은 활동의 모든 면들 즉, 사물과 사물의 특성, 공간적 요구와 사회적 요구(다음 장에서 다룰 내용)를 고려하여 정보를 수집해야 한다. 예를 들어, 사용된 사물의 크기, 모양과 무게와 같은 사물과 사물의 특성에 대해서 질문한다. 만약 당신의 클라이언트가 망치를 사용한다고 말한다면, 클라이언트에게 사용하는 크기, 모양, 무게, 손잡이 모양 등과 같은 것에 대해서 질문한다. 만약 클라이언트가 차고에서 일한다고 말한다면, 공간의 크기에 대해서 뿐만 아니라, 조명, 온도, 소음 및 환기까지 고려해서 설명을 요구한다.

이 활동을 수행하는 다른 사람과 이야기하기 (Talk to Someone Who Performs This Activity)

클라이언트와 이야기하는 것이 가능하지 않거나 충분한 정보가 제공되지 않을 때, 활동을 수행하는 다른 사람과 대화하는 것은 종종 가치 있는 정보를 끌어낼 수 있다. 약사인 클라이언트의 예에서, 클라이언트의 직장 동료 또는 고용주로부터 정보를 수집하는 것은 클라이언트의 작업과 관련된 활동 요구 파악에 유효한 전략이다. 이러한 전략을 이용한다면, 대화할 사람을 위해 질문 목록을 준비하는 것은 좋은 방법이다. 한 번에 필요한 모든 정보를 얻을 수 있도록 질문의 핵심을 잘 준비하여 질의한다. 당신의 클라이언트와 이야기하는 경우와 마찬가지로 대화하는 사람이 이미 특정 세부사항과 세부 요소를 당신이 알고 있다고 가정하기 때문에 대화하는 사람은 세부 정보를 제공하지 않거나 설명에서 핵심 요소를 생략할 수도 있다. 당신이 무엇을 찾고 있는지 그리고 당신이 토의하게 될 활동에 대해 현재 이해의 깊이에 대해 간단한 브리핑으로 시작하는 것이 좋다. 참여자의 시간에 대한 배려와 참여자가 당신에게 줄 수 있는 시간의 양을 유연하게 준비해야 할 것이다. 이것은 작업치료 임상가와 활동을 경험한 사람 사이에서 시간을 조정하는 방법의 제한점 중 하나이다. 특히 보편적이지 않은 직업이나 활동(예: 인공[보철] 눈 만들기와 같은) 같은 특별한 상황에서는 당신과 대화를 하려는 사람을 찾기는 어려울 수 있다. 특별히 매우 바쁜 작업을 가진 참가자(네 쌍둥이의 어머니) 또는 개인적인 신상으로 보이는 정보(특정 종파에서 활동하는 승려) 등의 상황에서도 당신은 대상자들과 이야기를 나누기가 매우 어려울 수 있다.

정보를 수집할 때 문화적 또는 언어적 장벽을 발견할 수도 있을 것이다. 당신이 이야기하려고 하는 사람들은 왜 당신이 질문하는지 또는 질문 자체를 이해할 수 없거나 당신과 정보를 나누는 것에 대해서 주저할 수 있다. 예를 들어, 몇 년 전 나는 뇌졸중인 신사를 치료한 적이 있었는데 그는 수련 중인 승려였다. 그는 매일 매우 정교하게 여러 다른 방향으로 몸에 감아야 하는 승려복을 입었다. 작업치료에서 우선적인 목표 중의 하나는 한 손만을 사용하더라도 혼자서 자신의 승려복을 입는 방법을 가르치는 것이었다. 왜냐하면, 뇌졸중으로 인해서 신체적, 언어적 제약이 있었기 때문에 그는 승려복을 어떻게 둘러서 입는지 치료사에게 알려 줄 수 없었다. 그의 수도원에서 동료 승려들이 병원에 방문했을 때, 나는 승려복의 입고 벗는 과정에 대해 질문을 하였다. 남성 승려들은 불쾌해 하는 듯 보였고, 그 중 많은 사람들이 내게서 멀리 거리를 두었다. 나는 승려들이 여자와 이야기하는 것이 허용되지 않았음을 알게 되었고, 승려복 입는 과정은 다른 사람들과 공유하지 않는 신성하고 사적인 과정임을 알게 되었다. 나는 그들의 신념을 존중하여 내가 질문한 이유를 그들 승려들에게 설명해 줄 수 있도록 다른 남성 치료사에게 부탁하여 방문한 승려 중 한 분에게 이 승려복 입는 과제를 나의 클라이언트와 함께 해줄 수 있는지에 대한 허락을 요청하였다.

활동을 수행하는 다른 사람 관찰 (Watch Someone Perform the Activity)

클라이언트 또는 다른 사람의 활동 수행을 관찰하는 것은 타이밍과 단계의 순서뿐만 아니라 필요한 신체적 행동에 대한 많은 정보를 얻을 수 있다. 주의 깊은 관찰을 통해서 작업치료 임상가는 근력, 관절가동범위, 협응, 그리고 운동이 요구하는 지속시간 등에 대한 정보를 수집할 수 있다. 작업치료 임상가는 또한 필요한 정신, 감각, 언어적 기능에 대한 정보도 얻게 될 것이다. 이 방법은 작업치료 임상가의 경험이 제한적 요소인 상황이거나 활동의 배경상황이 다른 방식으로 분석에 도움이 되지 않는 상황에서는 매우 도움이 된다. 활동에 참여하는 클라이언트를 관찰하는 동안 여러 가지 정보를 수집할 수 있으며, 클라이언트가 활동을 완벽히 수행할 수 없거나 클라이언트가 제공할 수 있는 것보다 더 많은 정보가 필요할 경우 활동에 참여하는 다른 사람들을 관찰해야 할 필요가 있을 수도 있다. 만약 당신이 활동을 수행하는 다른 사람을 찾게 된다면(당신의 클라이언트처럼 비슷한 배경상황에서), 당신은 그들을 관찰해도 되는지 의사를 확인해야 한다. 또한 당신의 관찰 목적을 설명하고 메모하는 것에 대해서도 허락을 받아야 한다. 그들의 활동을 비디오로 녹화할 수도 있다. 이것은 당신이 자신의 속도에 맞추어 활동의 다양한 면을 천천히 분석하고 되짚어 볼 수 있게 한다. 명심할 것은 당신이 비디오를 공개적인 포럼에서 사용하지 않으며 비디오테이핑을 할 수 있도록 서면 동의를 받을 필요가 있다. 당신은 스스로 기록할 필요가 없이 비디오로 활동의 정보를 찾을 수 있게 된다. 빙벽 등반 활동의 예에서 당신은 사람이나 비디오 또는 두 가지 방법 모두를 사용하여 다른 사람을 관찰할 수 있다. 빙벽 등반은 인터넷에 매우 많은 동영상이 있으며 DVD 또는 비디오로도 이용 가능하다. 이것은 활동분석에서 더욱 비용과 시간이 효율성을 높이는 방법이 될 것이다. 그러나 타이밍, 순서 및 다른 사람이 사용하는 행동들은 클라이언트가 사용하는 것과 항상 같지 않을 수 있다. 이것은 작업-기반 활동분석을 수행할 때 항상 고려되어야 한다.

절차적 과제 분석: 순서 및 타이밍 결정하기
(Procedural Task Analysis: Determining Sequence and Timing)

Yuen과 D'Amico(1998)는 작업치료사가 활동 단계 순서를 결정하는데 도움을 주기 위해 ***절차적 과제 분석***(Procedural task analysis)이라 부르는 기술을 설명하였다. 이러한 과정을 위한 제안은 활동의 순서와 타이밍을 결정하기 위한 훌륭한 지침을 제공한다. 작업치료 ***실행체계***에서는 순서와 타이밍을 결정하는 과정에 대해서 자세히 설명을 하지 못하지만(작업치료 ***실행체계*** 표 7), 이 방법을 채택하면 필수단계의 정확한 설명을 할 수 있게 하고 활동 요구에 대한 정확한 분석이나 클라이언트 또는 보호자를 교육하거나 설명할 수 있는 능력이 향상된다.

따라서 Yuen과 D'Amico(1998)의 제안은 활동분석을 위한 순서와 타이밍을 작성하기 위한 지침으로 사용될 수 있을 것이다.

> 각 단계는 다음을 포함해야 한다.
>
> - 동작 동사
> - 행동이 일어나는 방법
> - 사용된 사물 또는 관련된 사물
> - 시간 요소(필요시)
> - 사용된 양(필요시)

1. 분석할 활동을 결정한다. 큰 작업을 작은 활동이나 과제로 나눌 수 있는지 확인하고, 분석은 실현 가능하면서도 이해할 수 있도록 해야 한다. 예를 들어, 스키 활동을 분석하는 대신에 스키 리프트 티켓을 구매하거나 스키 리프트를 타는 것과 같은 하나의 구성 요소를 분석할 수도 있다.
2. 준비 및 정리 과제는 반드시 필요할 때에만 단계에 포함되어야 한다. 순서대로, 이들은 별개의 활동일 수 있다. 예를 들어, 보드게임 놀이를 준비하는데 필요한 모든 단계를 나열하지 않을 수도 있지만, 컴퓨터 과제에 대한 준비 단계는 나열할 수도 있다(예: 컴퓨터 켜기).
3. 단계를 작성할 때, 반드시 동작 동사로 문장을 시작해야 한다. 이러한 동사는 활동에 참여하는 사람이 무엇을 하는지 설명한다. 이러한 행동은 관찰 가능하여야 한다. 동작 동사의 예로는 ***잡기, 열기, 쓰기, 단계***이다.
4. 방향 지시문의 다음 부분은 사물 또는 환경적인 측면들이 어떻게 영향을 미치는지에 대한 내용을 포함해야 한다. 문장 안에서, "눌러짜는 플라스틱병"이 있다면, ***눌러짜기***는 동작 동사이고, ***플라스틱 병***은 사물이 된다.
5. 문장의 가장 중요한 측면 중 하나는 동작이 어떻게 완료되어야 하는지 서술하는 것이다. 이것은 "***천천히***"와 같이 간단한 단어일 수 있거나 ***"8자" 모양처럼*** 좀 더 서술적인 단어일 수 있다. 이러한 설명어(descriptor)는 문장의 시작 또는 마지막에 있을 수 있거나 양쪽 모두에 있을 수 있다. 예를 들어, ***"빵의 땅콩버터를 바른 면과 잼을 바른 면을 포개어 조심스럽게 놓기"***가 될 수 있을 것이다. 독자들에게 두 조각의 빵을 던져서 놓으면 안 된다는 것을 ***조심스럽게*** 라고 표현한다. 그리고 문장 마지막 부분에서 어떻게 빵 조각을 정렬해야 하는지 알려주어야 한다.
6. 특정 단계의 타이밍이나 동작 길이가 과제의 필수 요소라면 시간 요소를 포함한다. 한 예로서, 만약 쿠키를 만드는 활동이라면, 당신은 오븐에서 쿠키를 꺼낼 때를 명확히 해야 한다. 지시사항에는 "20분 후에 오븐에서 쿠키를 꺼내시오"라고 쓸 수 있다. 종종 지시문은 시간과는 관련이 없지만 반복과 같은 다른 지표 내용과 관련이 있을 수 있다.

   (예를 들어, "푸딩 믹스 25번 젓기" 또는 "푸딩이 더 이상 액체가 아닌 반고체 상태인 경우, 냉장실에서 꺼내기")

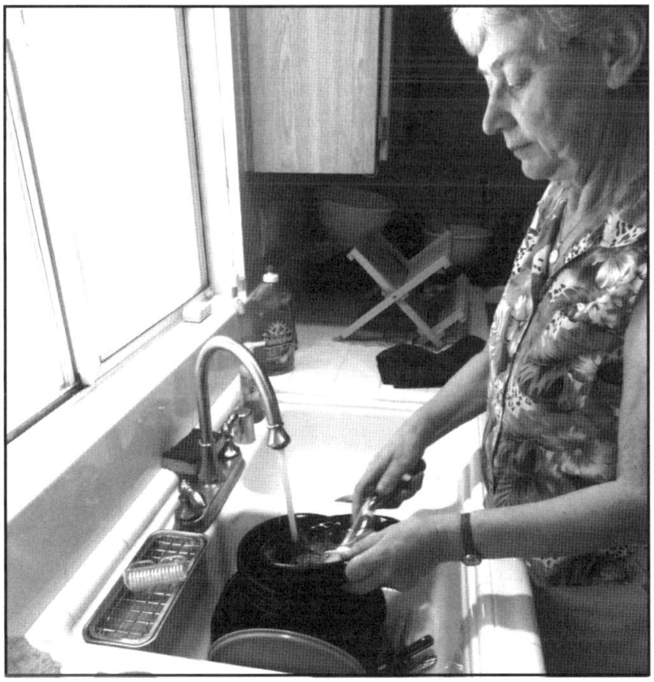

그림 4-2. 설거지하기는 씻기와 헹구기처럼 어떻게 단계를 분리하는지에 대한 예를 제공한다.

7. 정상적으로 단계를 올바른 순서로 나열하라. 만약 단계 또는 일련의 단계가 반복되는 경우, 어느 단계를 반복하고 얼마나 오래해야 하는지 명시한다.
   (예: "모든 머리카락이 제거될 때까지 3-6 단계를 반복하라")

8. 단계를 간단하고 간결하게 유지한다. 불필요한 세부 항목은 배제하고 한 단계에서 여러 가지의 지시사항을 포함하지 않도록 한다. 지시문에 두 동작 동사가 연결되고 단어가 있다면 한 단계에 너무 많은 정보를 포함한다는 것을 암시한다. 또한 이것은 항상 한 번에 두 가지 이상의 단계를 제공하는 것은 아니지만 지시문이 복잡할 수 있다는 징후이기도 하다. 예를 들어, "여러 접시를 헹군 후 그것들을 식기세척기 안에 넣는다."라는 지시문은 실제로는 두 가지 다른 단계들이다. 첫 번째 부분인 "접시를 헹구어라"는 각각의 접시를 헹구는 단계로 어떻게 접시를 헹구어야 하는지에 대한 명확한 정보가 더 필요하다(그리고 어디서). 다음 단계는 접시를 식기 세척기 안에 넣는 것이다. 두 가지 행동이 조합되어 적용될 수 있는 한 가지 예로는 "주걱을 들어 싱크대에 놓는다" 이다. 문장은 단어와 두 가지 동작을 포함하고 있다. 즉, **들다**(pick up)와 **두다**(place)이다. 그러나 동작은 하나의 간단한 단계로 연결된다(그림 4-2).

9. 각 단계 동안 필요하거나 사용할 특정한 재료의 양에 대해서 명확히 한다. 예를 들어, 머리감기를 설명할 때 "반대쪽 손 안에 1/4만큼 샴푸를 부어주세요"라고 말할 수 있다. 만약 컵, 인치, 또는 숫자와 같은 정확한 양이 요구되지 않는 경우 설명어(descriptors)를 사용한다. "충분히 종이를 덮을 만큼", "꽉 조이게", "한 움큼", 그리고 "병을 충분히 채울 만큼"은 특정한 단계에 필요한 양을 설명하는 예이다. 각 단계에 사용된 양은 당신에게 본질적으로 이해될 것 같지만 다른 사람들에게는 새로운 개념일 수 있다.

10. Jeremy는 17살 때 스케이트보드를 타다가 뇌손상이 된 청소년이다. Jeremy의 치료 중 하나는 매일 입을 옷을 고르는 것이었다. 나는 Jeremy에게 매우 간결하고 구체적으로 지시를 했다. 왜냐하면 Jeremy는 종종 속옷 4벌, 셔츠 3장을 입고 바지를 입지 않았다. 이 옷차림이 오늘날 최신의 패션이 되기 전까지 나는 더 정확하고 구체적으로 그에게 하나의 옷 종류를 하나씩 입으라고 말해야만 한다.

11. 어떤 과제들은 논리적인 순서에 따라 번호를 매길 수 있을 만큼 단순하지 않다. 동작의 결과나 환경의 상황이 다음 행동에 영향을 미칠 수 있다. 이것은 조건부적인 문장을 만들어낸다(또는 "if then" 문장). 만약 당신이 분석하는 과제에서 이러한 상황이 많이 발생하는 경우 또는 참가자가 다음 단계에 영향을 미치는 결정을 내려야 하는 경우, 그 단계들을 알고리즘의 형태인 그래프로 표시하도록 선택할 수 있다. 알고리즘은 활동 동안 수집된 정보를 기반으로 과제의 단계를 시각적으로 그래프화한 다이어그램이며, 해당 정보를 바탕으로 다음 단계에 대한 특정한 선택을 할 수 있도록 한다. 알고리즘은 수학과 엔지니어링 분야에서 의사결정과 표준화된 과정을 만드는데 사용된다. 건강관리에서는 프로토콜과

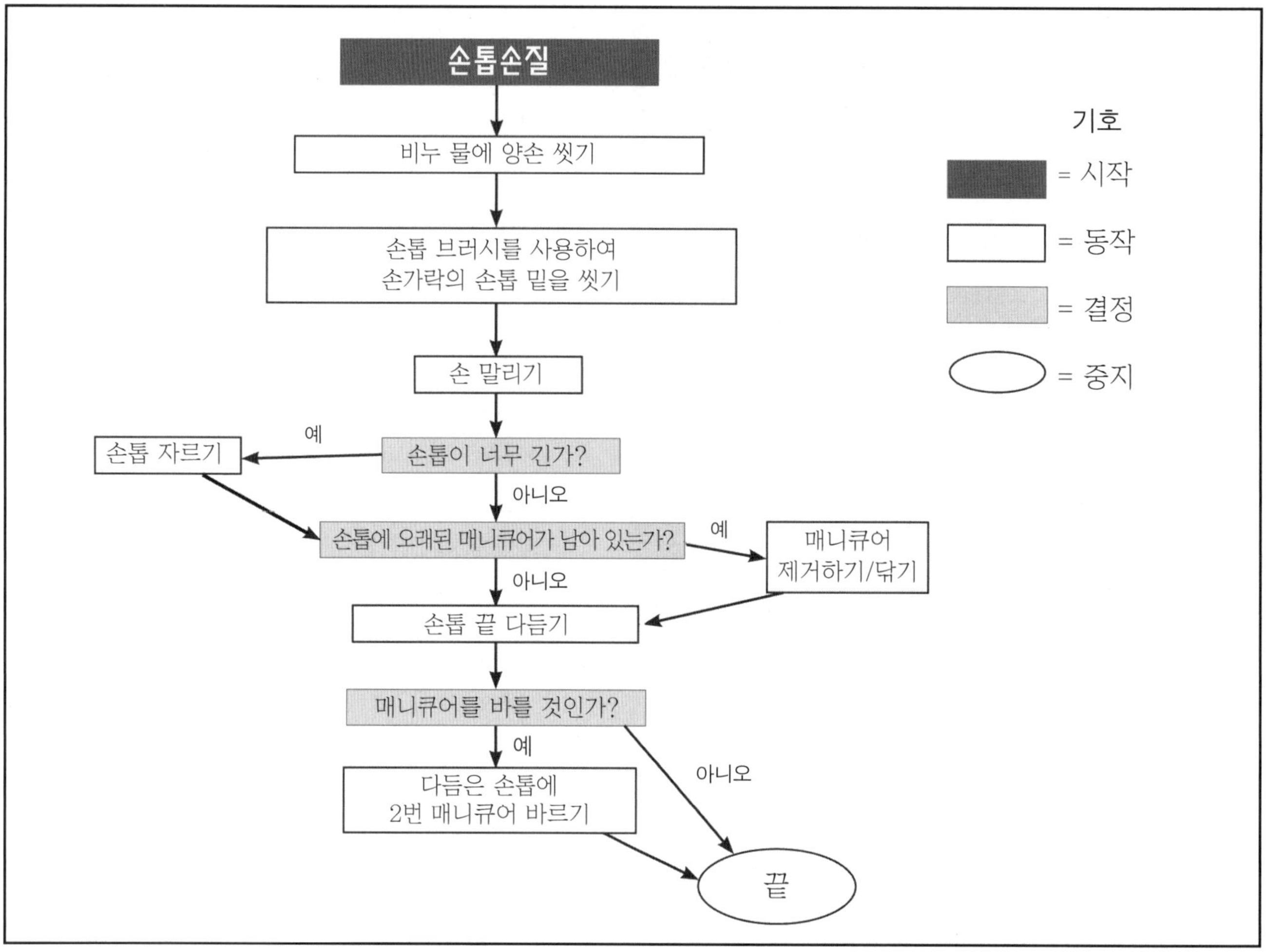

그림 4-3. 손톱 손질을 위한 간단한 알고리즘의 예.

임상 경로를 설계하기 위해 사용하고 있다(Miller, Ryan와 York, 2005). 복잡한 상황의 경우, 알고리즘은 각 단계에서 가능하고 다양한 결과가 있을 때 매우 커지고 자세하게 될 수 있다. 알고리즘 표의 이면은 각각의 단계를 자세히 나열하는 것이 아니라 조건적 측면들에 기초한 단계의 순서를 명백히 하는 아이디어이다.

그림 4-3은 손톱 손질과 매니큐어를 바르는 것에 대한 간단한 알고리즘의 예이다.

12. 절대적으로 필요한 게 아니라면 오른손 또는 왼손을 사용하라고 지시하지 않는다. 이것은 특정한 단계를 위해 다리를 사용하는 경우에도 해당된다.

13. 과제에 대한 신체적이나 정신적 요구사항에 대해 열거하지 않는다. 분석에서 이 부분은 나중에 수행되며, 단계 내에 일부로 포함하지 않는다. 과제를 하는 클라이언트에게 지시문 목록을 사용하게 하는 것처럼 각각의 단계를 작성해야 한다. 당신은 클라이언트에게 "똑바른 자세를 유지하기 위해 안뜰(전정) 기능을 사용하세요"라고 말하지는 않는다. 당신의 지시를 확인하는 좋은 방법은 각각의 단계마다 클라이언트가 행동하고 있을 때, 누군가가 큰소리로 지시를 읽는 것이다. 당신의 지시가 말이 되지 않거나 지시에 따르는 것이 불가능하다면 지시문에 포함된 내용을 다시 한 번 살펴보도록 한다.

다음은 스크램블 에그 만들기를 위한 순서와 타이밍을 설명한 예이다.

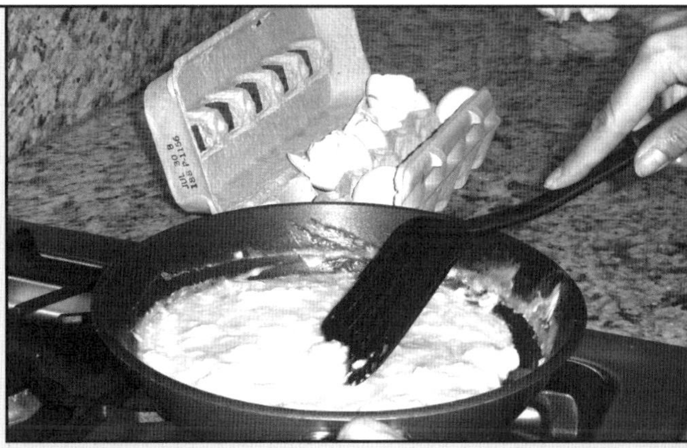

그림 4-4. 스크램블 에그 만들기.

1. 한 손으로 프라이팬의 손잡이를 잡고 들어올린다.
2. 다른 손으로 쿠킹 스프레이(요리용으로 만들어진 팬에 음식이 들러붙지 않게 해주는 기름) 캔을 잡는다.
3. 스프레이 노즐을 팬의 6인치(약 15 cm) 이상 위에 고정한다.
4. 노즐을 눌러 팬의 전체 표면에 빠르게 분사한다.
5. 쿠킹 스프레이를 조리대 위에 조심스럽게 내려놓는다.
6. 버너 위에 팬을 놓는다.
7. 버너의 손잡이를 천천히 딸깍 하는 소리가 날 때까지 오른쪽으로 돌려 버너가 켜지도록 한다.
8. 중간 정도의 화력이 될 때까지 손잡이를 왼쪽으로 천천히 돌린다.
9. 한 손으로 한 개의 달걀을 잡는다.
10. 달걀껍질에 금이 갈 때까지 조리대의 모서리에 달걀을 친다.
11. 재빨리 달걀을 움푹한 그릇에 가져간다.
12. 양손의 엄지를 달걀껍질 균열에 넣고 부드럽게 벌려서 달걀이 그릇에 떨어지도록 한다.
13. 달걀껍질을 쓰레기통에 넣는다.
14. 두 번째 달걀에도 9-13번 단계를 반복한다.
15. 왼손으로 가볍게 그릇의 끝을 잡는다.
16. 오른손으로 편편한 면을 따라 포크를 잡는다.
17. 그릇에 포크를 넣고 원을 그리며 빠르게 젓는다.
18. 포크를 선반에 내려놓는다.
19. 달걀을 조심스럽게 팬에 붓는다.
20. 왼손으로 팬의 손잡이를 잡고 오른손으로 주걱을 잡는다. (예: 나는 이 두 단계를 한 단계로 합쳤다.)
21. 팬의 손잡이를 잡고 주걱 끝으로 달걀을 천천히 휘휘 젓는다.
22. 달걀에 물기가 없이 폭신하게 익을 때까지 계속한다.
23. 불이 꺼질 때까지 버너의 손잡이를 "꺼짐"으로 돌린다.
24. 팬의 손잡이를 잡고 조심스럽게 든다.
25. 주걱의 손잡이를 잡아서 든다.
26. 팬을 기울이고 주걱을 이용하여 스크램블 에그를 접시로 팬에서 긁어낸다.
27. 버너에 팬을 내려놓는다.
28. 선반에 주걱을 내려놓는다.

14. 괄호 안에 특정 단계에 대한 주의사항과 경고를 포함한다. 예를 들어, "신체 어떤 부위라도 다리미의 금속 부분에 닿지 않게 하세요"와 같은 문장은 다리미질에 대한 지시사항에 포함될 수 있을 것이다. 몇 가지 주의사항으로 "5분 정도 또는 광택이 다 마를 때까지 기다렸다가 물건을 만지세요" 등이 단계 안에 포함될 수 있을 것이다.

15. 필요하지 않다면 사물과 특성에 관련해서 고유명사나 구체적 사항을 포함하지 않는다. 예를 들어, "Smith's heavy-duty 광택 제거제와 면봉을 사용해 매니큐어를 제거 하세요" 같은 문장을 사용하지 않도록 한다. 몇몇의 경우에 조리법에 사용되는 재료의 종류나 브랜드 이름을 포함하는 것이 중요하다. 조리법에서 무설탕 쿠키의 조리는 아마도 설탕 대신

활동 4-1

1. 손 씻기에 필요한 단계를 작성하시오. 각 단계에 다음의 점검 사항을 사용한다.
   - 동작 동사
   - 어떻게 동작을 하는지
   - 사용하거나 상호작용하는 사물
   - 시간적 요소(필요시)
   - 양적 요소(필요시)
   - 주의/경고
   - **왼쪽/오른쪽** 구별이 되어 있지는 않는가
   - 두 가지의 동작 동사가 연결되어 있는지, 그렇지 않은지 확인
2. 당신의 급우들이나 친구에게 지시사항을 소리내어 각 단계별로 읽어주고, 그 지시사항을 따르도록 부탁한다. 친구나 급우들은 어떠한 것이든 가정하지 않고 쓰여진 대로 따라서 정확하게 당신의 지시사항을 수행해야 한다.
3. 빠진 단계나 빠진 요소들을 작성한다. 생각하지 못한 숨은 요소들은 없는가?

에 특별한 설탕 대용품의 사용이 필요할 수 있다는 설명이다. 만약 다른 설탕 대체물을 시용했다면 사용된 양이 달라 결과적으로 최종 결과물을 성공적으로 수행하지 못할 수도 있다.

16. 대부분의 활동들은 여러 가지 방법들에 의해서 완료될 수 있는 반면에, Lin과 Browder(1990)는 과제의 단계들을 고려할 때 작업치료 임상가는 반드시 "사회문화적 규준" 즉, 타당한 대상의 위치선정, 안전, 위생, 그리고 비용효과를 고려하여 논리적으로 단계를 구성해야 한다고 말했다. 즉, 활동을 할 수 있는 다양한 방법을 생각할 수는 있지만, 사회적 규범을 기본적으로 고려해야 한다는 것을 의미한다. 이것은 일반적으로 작업-기반 활동분석이 아니라 일반적인 활동분석을 수행하는 경우에만 성립될 것이다. 활동분석을 수행했을 때(작업-기반 활동분석이 아님), 특별한 상황이나 "가능" 상황은 만들지 않도록 조심해야 한다. 활동의 단계들을 목록화할 때, 활동이 전형적으로 어떻게 이뤄지는지에 대한 방법을 생각한다. 우리가 이 책을 통해 작업-기반 활동분석을 완료하면 각기 다른 상황의 복잡함과 과제 완료 방법을 포함하고 있음을 알아야 한다. 이제, 우리는 활동에 참여한 사람들이 일반적으로 하는 것처럼 단순한 형태로 활동을 확인해 볼 수도 있을 것이다. 예를 들어, 스크램블 에그를 만드는데 필요한 단계를 나열하도록 요청받는다면, 당신은 전자렌지를 이용해서 만드는 대체 방법으로 설명할 수도 있다. 그러나 이것은 전형적인 방법이 아니기 때문에 프라이팬과 가스레인지를 이용한 전통적인 방법으로 활동분석을 이끌어 가야 할 것이다.

이 원칙으로 연습하면서 **활동 4-1**을 완성한다.

공동-작업
(CO-OCCUPATIONS)

많은 작업과 활동은 혼자하는 것이 아니라 다른 사람의 참여가 필요하다. 한 사람 이상의 사람이 관련된 작업을 **공동-작업**이라 부른다(Zemke와 Clark, 1996). 이것은 사회적 상호 작용이 필요하거나 다른 사람의 행동들에 의존하는 작업이 포함된다. 어린이와 애완동물들을 돌보는 것은 공동-작업의 한 예이다. 예를 들어, David는 그의 자녀와 함께 여가 활동에 참여할 때, 그들이 참여하는 활동들은 아이들이 선택하는 것에 따라 결정된다. 직장에서 긴 시간을 보내고 집으로 온 후, David는 휴식을 선택할 수도 있고 자녀들과 함께 색칠하기 작업 등과 같은 놀이를 선택할 수도 있다(그림 4-5).

클라이언트에 의해 선택된 단계와 행동이 작업에 참여하는 다른 사람들의 행동을 좌우한다는 사실은 복잡하고 어려운 과제로 분석된다. 왜냐하면, 이러한 작업을 분석할 때, 단계와 행동들은 매우 다양할 수 있고 다른 사람의 행동 가능성을 포함해야 할 필요가 있기 때문이다.

고려해야 할 비슷한 개념으로 여러 개의 작업들이 동시에 수행되고 발생하는 중첩된(nested) 작업(occupation)이다. 중첩된 작업은 별개의 작업들이 함께 발생하거나 별개의 작업으로 음악을 들으며 인터넷 서핑을 하는 것 같은 활동일 수 있다. 이러한 종류의 활동들을 분석하려면 각각의 활동을 개별적으로 검토해야 하지만 다른 활동 안에서 능동참여 여부는 분석에서 인지되어야 한다.

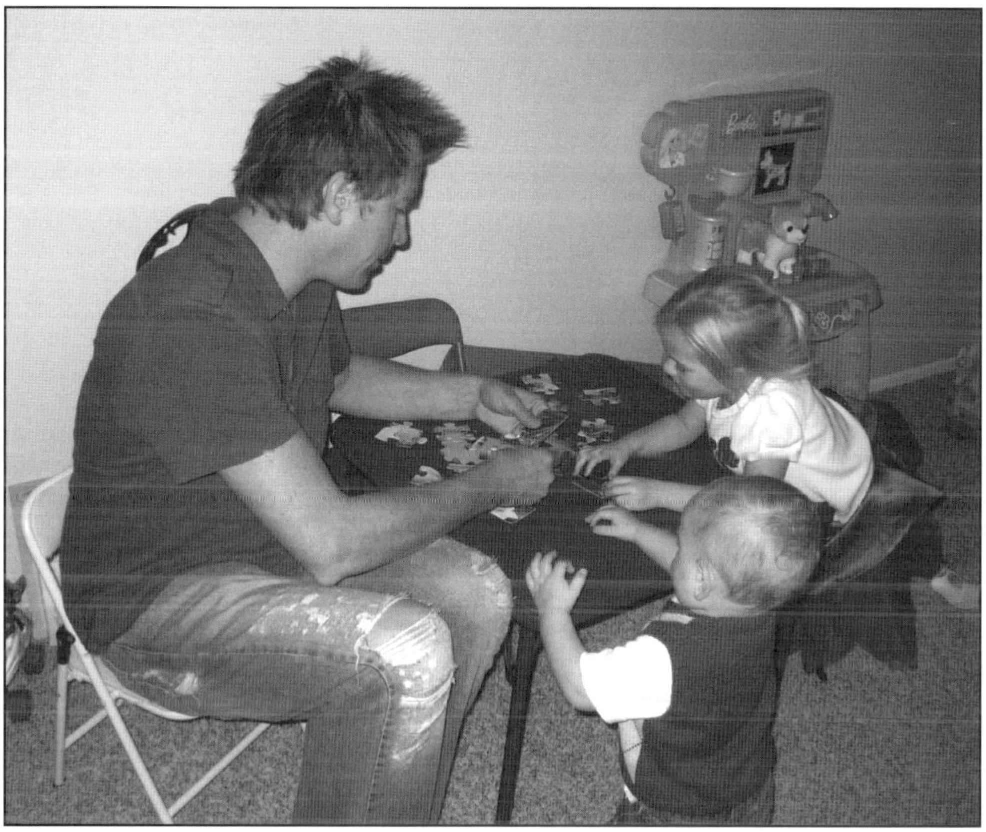

그림 4-5. 공동-작업(Co-occupation).

결론
(CONCLUSTION)

활동을 구성요소로 나누는 것은 활동의 복잡성을 이해하기 위해 필수적이다. 이것은 눈에 보이는 활동의 요소 즉, 동작과 같은 것을 인식하는 것뿐만 아니라 보이지 않는 요소들인 특정 기간을 기다리는 것 등에 대한 인식도 포함한다. 성공적인 참여와 활동 완료를 위해 필수적인 단계와 활동 순서를 확인하는 것은 중요하다. 이러한 정보를 수집하기 위해 많은 방법이 있으며, 몇몇 방법은 매우 심층적인 정보를 제공하는 반면 많은 시간을 요구한다. 반면에 시간과 노력을 덜 필요로 하는 방법은 정확성이 부족한 경향이 있다. 활동의 각 단계는 동작, 어떻게 행동이 일어나는지에 대한 설명, 사물의 사용과 상호작용 그리고 시간적 요소(만약 필요시)를 포함해야 한다. 한 사람의 행동이 다른 사람의 행동에 의존하는 공동-작업(Co-occupation)처럼 다른 사람이 관련되면 필요한 단계를 설명하는 것이 더욱 복잡해진다.

질문
(QUESTIONS)

1. 활동에 필요한 단계들을 파악하는 것이 중요한 이유는?
2. 종이를 세로로 절반을 접는다. 공책 반쪽에는 세면대에서 양치질하는데 필요한 모든 단계들을 쓴다. 그 지시사항을 다른 사람들에게 읽어주고, 다른 사람들에게 각각의 지시사항을 정확히 따르게 한다. 빠진 단계가 있는가? 이제 다른 반쪽에 그들이 양치질을 한 단계씩 하는 동안 당신은 그들을 관찰한 대로 한 단계씩 작성해 간다. 당신은 처음 작성한 것과 다른 사람의 행동을 보고 작성한 내용이 어떻게 다른가?
3. 올바른 순서와 타이밍을 결정하기 위해 필수적인 5가지 사항을 나열한다.
4. 공동-작업의 예는 무엇인가?
5. 당신이 매일 참여하는 중첩된 작업을 설명하시오.

활동
(ACTIVITIES)

1. 샤워할 때 머리감기에 대한 활동을 분석한다. 정확한 형식으로 각 단계를 작성하고 각각의 단계에 번호를 매긴다. 그림 4-5 공동작업(Co-occupation)을 분석한다. 샤워기 안의 모든 물품을 포함하여 일반적인 머리를 감기를 분석한다.
2. 당신은 소나무 더비 자동차 경주(주: pine box derby cars 미국 보이스카트에서 주관하는 자동차 경주 이벤트로 소나무, 플라스틱 바퀴, 쇠로된 차축만으로 만들어진 조그마한 차로 경기한다). 당신이 직업 복귀를 원하는 클라이언트와 함께 일하고 있다고 가정해 보자. 당신이 가장 좋아하는 인터넷 브라우저를 사용하여 당신에게 어떻게 소나무 더비 자동차 경주가 행해지는지 정보를 줄 수 있는 비디오들을 찾는다[또한 소나무 더비 자동차들(pine box derby cars)이라고 불린다]. 이 장의 설명에 따라 단계들을 적는다.
3. 3장에서 시작한 작업-기반 활동분석 양식을 사용하여 같은 작업으로 7장을 완성한다.

참고문헌
(REFERENCES)

American Occupational Therapy Association. (2014). Occupational therapy practice framework: Domain and process (3rd ed.). *American Journal of Occupational Therapy, 68*(Suppl. 1), S1-S48. Retrieved from http://dx.doi.org/10.5014/ajot.2014.682006

Lin, C., & Browder, D. M. (1990). An application of engineering principles of motion study for the development of task analyses. *Education and Training in Mental Retardation, 25,* 367-375.

Miller, T. W., Ryan, M., & York, C. (2005). Using algorithms and pathways of care in allied health practice. *Journal of Allied Health Sciences & Practice, 3*(2), 1-18.

Yuen, H. K., & D'Amico, M. (1998). Deriving directions through procedural task analysis. *Occupational Therapy in Health Care, 11,* 17-25.

Zemke, R., & Clark, F. (1996). *Occupational science: An evolving discipline.* Philadelphia, PA: F. A. Davis.

활동분석 단계
(Steps to Activity Analysis)

단계 1: 무엇을 분석할지 결정
2장

↓

단계 2: 클라이언트에 대한 관련성 및 중요성 결정
3장

↓

단계 3: 순서 및 타이밍 결정
4장

↓

단계 4: 사물, 공간 및 사회적 요구들 결정
5장

↓

단계 5: 필요한 신체 기능 결정
6장

↓

단계 6: 필요한 신체 구조 결정
7장

↓

단계 7: 필요한 행동 및 수행기술들 결정
8장

제 5 장

단계 4: 사물, 공간 및 사회적 요구 결정하기

Step 4: Determine Object, Space, and Social Demands

목표(Objectives)

1. 환경이 작업과 활동 참여에 영향을 줄 수 있는지에 대해서 이론의 틀과 생태학적 모델은 우리의 이해를 어떻게 돕는지 설명한다.
2. 활동 또는 직업을 위해 요구되는 장비, 도구, 및 제료를 결정하는 방법을 이해한다
3. 활동 동안 사용되는 사물에 대한 속성과 수행에 미치는 영향을 인식한다.
4. 활동의 공간적 요구와 참여에 미치는 영향을 확인한다.
5. 활동의 사회적 요구를 확인하고 참여에 미치는 영향을 인식힌디.

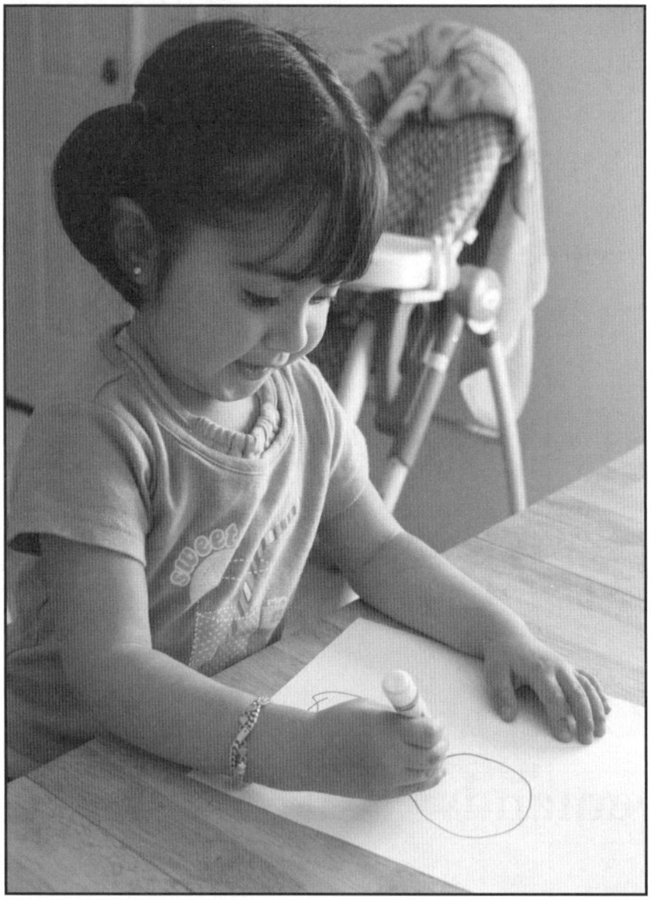

그림 5-1. 도구와 재료들.

활동의 단계와 순서를 이해한 후, 작업치료 임상가는 활동을 하는 동안 사용된 사물과 사물에 대한 특별한 속성을 반드시 이해해야 한다. 필요한 사물과 공간을 이해하면 필요한 기술과 신체 기능을 더 잘 이해할 수 있다. 예를 들어, 소나무 더비 자동차를 만드는 것에 대한 신체적, 인지적 요구를 충분히 이해하기 위해서는 이것을 만드는데 필요한 재료와 도구에 대한 이해가 매우 중요하다. 나무의 속성을 알아보는 것(부드러운지 또는 단단하지)과 풀 또는 페인트 및 관련 정보에 대한 고려는 강도의 양, 운동 조절, 그리고 더비용 차를 만드는데 반드시 필요한 여러 요소에 대한 명확한 지식을 제공하게 되어 도움이 된다.

활동을 수행하는데 필요한 사물을 이해하는 것은 클라이언트가 그들의 환경과 상호작용하는 방법에 대해 다른 관점을 제공한다. 많은 신체적, 인지적 활동은 사람들에게 사물과 관련 없는 무엇인가를 하도록 요구한다. 걷기 또는 달리기 같은 단순한 활동에도 신발 같은 사물이 필요하다. 과제 수행에 사용되는 무언가를 이해함으로써 우리는 보다 큰 독립적 활동을 위해 무엇이 변화 가능하지 확인할 수 있다(9장에서 매우 자세히 다룬다). 예를 들어, 만약 우리가 독립적인 식사를 작업의 예로 든다면, 필요한 사물은 관련된 기구들을 포함해서 식탁과 의자, 접시 또는 사발, 컵, 그리고 물론 음식이 될 것이다. 만약 우리가 스스로 먹는 것에 어려움을 호소하는 클라이언트와 함께 작업한다면, 우리는 그 사람이 왜 그것을 어려워하는 상황이 발생했는지(손의 근력 또는 관절가동범위의 감소 같은) 뿐만 아니라 더 큰 독립적 활동을 위해서 어떤 사물을 어떻게 바꿔야 하는지에 대해서도 알아야 한다. 아마도 우리는 손 근력의 감소를 보상할 수 있도록 식사 도구 손잡이의 크기를 크게 할 수 있을 것이다.

인간-환경-작업 수행 모델(Christiansen & Baum, 1997), 인간의 생태학적 모델(Dunn, Brown & McGuigan, 1994), 그리고 인간-환경-작업 모델(Law et al, 1996) 등 작업치료를 실시하기 위한 많은 작업 수행 모델은 사람, 환경, 그리고 작업 등의 요소들에 대한 상호작용에 의해서 영향을 받는다. 이들 중 어떤 것이라도 작업 수행에 영향을 크게 주고 미친다. 이 모델들은 클라이언트가 시도하려는 작업수행을 명확하게 이해하여 시행 가능한 중재를 위해 작업요구(사물과 같은) 사항 등에 초점을 맞추어 확인해야 할 필요성을 설명한다. 이러한 모델은 "생태적 모델"(ecological model)이라 하며 인간(모든 신체적, 정신적, 영적 측면)과 물리적 · 사회적 환경 사이의 관계에 대해 다룬다(Brown, 2009). 물리적 환경의 일부는 과제 또는 작업을 하는 동안 우리가 상호작용하는 사물이다.

도구
(TOOLS)

활동을 수행할 때 사용하는 도구들은 가위, 바지, 스키 또는 스테이플러 같은 사물들이다. 도구의 가장 일반적인 이미지는 자동차의 수리 또는 정원 작업을 할 때의 이미지이지만, ***캠브리지 고급 학습자 사전***(2009)(Cambridge Advanced Learner's Dictionary)에 따르면, 도구는 활동을 완료하는 데 도움을 주는 것이라는 넓은 관점으로 정의되며 도구가 무엇인지 그리고 일상의 작업에 어떻게 적용하는지에 대한 생각을 하는데 사용된다. 우리가 양치질을 하기 위해, 머리를 빗기 위해, 또는 우리의 차를 매일 출발시키기 위해 무엇이 필요한가? 이러한 모든 작업은 도구를 사용해야 하는 예이다. 도구는 일회용이 아닌 재사용할 수 있는 사물로 간주된다(다음에 논의하게 될 재료 같은 소모품이 아니다). 양치질에 대한 예에서 칫솔은 도구의 사용으로 고려될 수 있을 것이며, 치약은 제공된 재료로 간주될 것이다.

재료
(SUPPLIES)

재료는 어떤 물건을 만들거나 하기 위해 필요한 물리적 사물이다. 즉, 이것들은 활동 과정 동안 감소된다. ***재료***의 또 다른 정의는 물질(substance) 그 자체 또는 물건을 만드는 물질이다(American Heritage Dictionary, 2004). 재료는 또한 활동의 과정에서 소비되거나 쓰게 되는 물질로 간주할 수 있다. 예를 들어, 쓰기에 필요한 재료는 종이와(쓰여지는 순간 소비된다) 쓰기를 위한 도구, 즉, 재사용할 수 없는 재료인 잉크 또는 연필 심 등이다(그림 5-1).

작업치료 실행체계 3판에서는 페인트, 우유, 그리고 립스틱 등이 재료의 예로 제시되었다(AOTA, 2014). 재료들은 활동이 끝났을 때 또는 특정 시간 후에 보충될 필요가 있는 물질로 인식하는 것이 중요하다(페인트를 예로 들면, 사용 시 준비한 양이 감소됨). 활동에 필요한 재료를 식별할 때, 필요한 재료의 양(얼마나 많은 페인트의 양)과 이들 재료 및 사물의 속성(페인트의 종류)을 확인할 필요가 있을 것이다. 속성은 이 장의 바로 뒤에서 논의할 것이다.

장비
(EQUIPMENT)

활동분석의 경우, ***장비***(equipment)는 활동을 완료하기 위해 사람들에게 제공하는 필요한 도구(instrument) 또는 기기(appliance)로 정의된다(*Merrian-Webster Online Dictionary*, 2010). 장비는 활동을 위해 필요한 것으로서 보통 도구보다 물리적으로 더 크며 흔히 전자레인지 또는 진공청소기와 같은 기계로 간주된다. 장비는 또한 건설노동자에게 필요한 안전모자, 무릎벨트, 무릎보호대, 그리고 장갑 등으로 과제를 위해 준비하는 물체의 집합체로 간주할 수 있다. 작업치료 ***실행체계***에서 작업대, 스토브, 그리고 농구 골대를 장비의 예로 사용하였다. 일반적으로 도구와 장비를 구별하는 것은 쉽지 않으며, 흔히 도구는 손으로 조작하거나 사용하여 과제를 돕지만, 장비는 실제로 더 크거나 기계적인 경향이 있다. 기술적으로, 장비의 한 부분을 도구로 사용할 수 있다(전기 드릴은 사진을 걸기 위해 사용될 수 있다). 사물을 정의함에 있어서 도구이든 장비이든 중요하지 않다. 중요한 것은 활동에 필요한 사물의 유형을 식별할 수 있는 것으로 즉, 큰 것, 작은 것, 가스-전원, 전기, 또는 무동력(nonmotorized) 등이 있다.

속성
(PROPERTIES)

많은 활동의 경우, 활동에서 사용되는 사물은 활동의 성공을 위해 고유한 속성을 갖고 있어야 한다. **속성**(property)은 물리적 사물의 본질적 성질(quality) 또는 고유한 특성이다(*Merriam Webster Online Dictionary*, 2010). 사물 속성은 **붉은 색**, **무거운** 또는 **고성능**(industrial strength)처럼 단어로 설명된다. 일반적으로 재료 또는 사물의 특정한 종류를 포함하며, 접착제 또는 페인트의 특정 종류가 그 예이다. 사용된 사물 속성은 활동 수행의 수단, 필요한 시간 요소, 그리고 요구되는 기술 단위 등이다. 예를 들어, **"유성"**은 페인트의 특정 종류에 대한 속성을 설명하는 것으로 이것은 **"수성"** 페인트와는 다른 속성을 가지며 매우 다른 작용, 기술 및 시간 요소를 요구하는 특성이 있다.

일반 사람이 하는 활동에 필요한 사물의 속성은 특정한 사람이 수행하는 작업에 필요한 사물의 속성과는 매우 다르다. 이것은 특히 재료의 다양성을 가진 작업들에 해당된다. 예를 들어, 만약 당신이 소나무 더비 경주 자동차를 만들 때 사용되는 사물을 나열한다면, 자동차를 조각하는데 사용되는 도구는 만드는 사람에 따라 다를 수도 있다.

작업을 위한 사물과 사물의 속성이 얼마나 다양한지 학습하기 위해서 나는 더비 자동차 경기가 열리는 로스엔젤레스에 방문했다. 이 작업에 대한 비공식적인 연구에서 나는 몇몇 경주 참가자들을 인터뷰 했고, 그들이 차를 어떻게 만드는지에 대해서 질문했다. 그들 중 몇몇은 모형 자동차를 포함하여 물감이 있는 키트를 샀고, 제작하는 사람은 접착제와 모형 자동차를 꾸미는 다른 사물 등을 사용하였다. 반면에 다른 사람들은 단단한 나무를 조각하는 것부터 시작해서 그들 스스로 모형 자동차의 모양을 만들었다. 이 방법을 사용하더라도 도구는 만드는 사람의 경험과 선호도에 따라서 사용하는 조각칼의 유형이 다양했다. 이 경우 사물에 대한 특정한 속성을 명명하는 것은 매우 유용하다. 속성의 명명화는 단지 어떤 특정한 활동 즉, 예를 들어, 바다가재 요리(당신은 뚜껑이 있는 큰 냄비가 필요하다)뿐만 아니라 특정한 클라이언트에게도 중요하다. 후자의 경우, 여러분은 클라이언트가 선호하는 장비, 도구, 그리고 재료의 특성을 이해하는 것이 필요할 것이다(활동 5-1).

활동 5-1

스크램블 에그 만들기 활동 동안 사용되는 도구, 재료 그리고 장비의 모든 목록을 쓰시오.

- 재료:

____

____

- 도구:

____

____

- 장비:

____

____

요구되는 공간 (SPACE DEMANDS)

활동에 필요한 공간 결정은 활동을 수행하기 위해 필요한 물리적 환경 유형을 평가하도록 요구한다. 환경의 범주는 실내에서부터 얼음이 떨어지는 절벽에 이르기까지 다양하다. 활동을 수행하는데 사용되는 영역은 특정한 온도, 습도, 또는 환기를 요구하는 특별한 기후가 될 수도 있다. 대부분의 활동에서 이 요소들은 매우 작은 영향을 미치지만 또 다른 활동의 수행에서는 필수적일 수 있다. 예를 들어, 집 내부에 페인트칠을 할 때 특별히 많은 양의 환기가 요구되는데, 습도는 페인트가 잘 마르지 않을 수 있기에 높지 않고, 페인트가 얼지 않도록 너무 춥지도 않아야 한다. 특정 온도, 환기, 그리고 습도에 대한 요구는 특별한 활동을 위해 사용되는 사물과 그들의 속성에 강하게 연결되어 있다. 어떤 사물은 특정한 환경에서 사용할 수 없게 되거나(뜨거운 환경에서의 눈처럼) 또는 안전하지 않을 수도 있다(환기가 되지 않는 곳에서의 접착제 냄새 등).

크기 (Size)

활동에 필요한 면적의 크기는 결정해야 할 공간적 요구의 첫 번째 측면이다. 활동을 위해 요구되는 면적의 크기를 분석하려면 치료사가 활동을 수행하기 위해 절대적으로 필요한 것이 무엇인지 고려해야 하며, 치료사의 "이상적" 공간 면적과 다를 수 있다. 예를 들어, 만약 당신의 클라이언트가 소나무 더비 자동차 경주를 하기 원한다면, 그 자가 달리기 위해 얼마나 긴 트랙이 필요할까? 이 질문에 대한 대답은 활동에 참여하기 위해 요구되는 공간이 얼마나 있어야 하는지에 따라 결정된다. 또한 환경에서 필요한 공간의 크기에 영향을 미치는 사물의 특별한 준비에 대한 요구가 될 수도 있다.

공간에서 사물의 배열 (Arrangement of Objects in Space)

활동 또는 작업이 일어나는 공간 내에는 사물이 있다. 몇몇 활동과 작업을 위해서 이들 사물들은 활동이 일어나기 위해 특정한 방법으로 배열되어야만 한다. 특정한 사물은 일정한 거리로 떨어져 있거나 각각의 사물 위, 또는 아래에 두어야 할 필요가 있다. 예를 들어, 체스게임에서는 체스의 각 말은 게임을 시작할 수 있도록 특정한 위치에 체스를 배열해야만 한다. 우리가 샤워를 할 때, 비누와 샴푸는 반드시 샤워를 하는 동안 손이 닿을 수 있는 곳에 배열되어져 있어야 한다. 활동을 위한 사물의 배열에 대한 생각은 치료 각 회기를 계획하는 데에도 도움을 준다. 만약 우리가 어떤 사물이 특정한 위치에 배열되어야 한다는 것을 안다면, 우리는 클라이언트가 확실히 수행에 성공할 수 있도록 사물의 배열을 해야 한다. 그러나 많은 활동의 경우 특정한 방법으로 물체를 배열할 필요는 없다. 따라서 활동분석을 할 때, 활동 수행에 절대적으로 필요한 범위 내 공간 안에서 사물의 배열만을 고려해야 한다(그림 5-2).

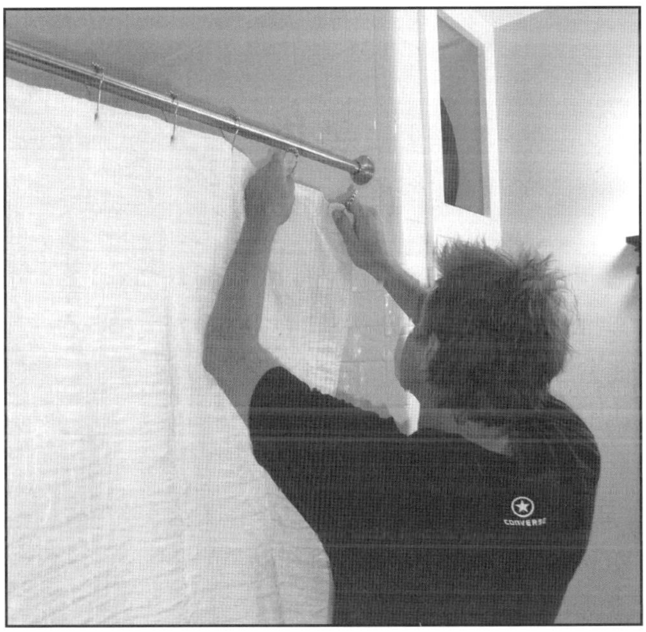

그림 5-2. 활동을 하는데 공간과 물체의 배열은 수행에 영향을 준다.

표면(Surface)

활동을 위해 요구되는 표면은 평평한 테이블에서부터 거친 포장에 이르기까지 다양할 수 있다. 이전 활동의 모든 요구와 마찬가지로 표면은 활동의 종류와 당신이 찾고 있는 도전에 따라 달라진다. 자전거를 타는 것은 여러 표면에서 할 수 있지만, 바위를 타고 넘는 것은 매끄러운 포장길보다 훨씬 더 어려울 수 있다. 어떤 활동에서는 표면의 종류는 선택 조항이 아닌 경우가 있다. 예를 들어, 종이에 펜으로 쓰기를 할 때 성공하기 위해서 딱딱하고 매끄러운 표면에서 수행해야만 한다. 스키를 타고 내려가기 위해서는 표면은 반드시 매끄럽고 약간 경사가 있어야 한다. 소나무 더비 자동차 경주를 할 때도 마찬가지로 즉, 표면이 반드시 매끄럽고, 방해물이 없으며, 그리고 경사져야 한다. 따라서, 활동 또는 작업을 분석할 때 요구되는 표면의 결정은 활동하는 동안 사용되는 서로 다른 표면의 다양성(많은 표면이 필요할 수 있음), 기울기, 질감의 변화를 고려해야 한다(그림 5-3).

조명(Lighting)

다음으로 공간의 요구에서 고려되는 것은 얼마나 많은 조명과 어떤 종류가 필요한지이다. 일부 활동의 경우 조명의 종류와 양은 특별히 중요하지 않다(예: TV 시청). 하지만, 높은 수준의 시력을 요구하는 활동을 실시할 때 또는 읽기는 조명의 양과 질이 매우 중요하다. 조명의 중요함을 고려할 때, 다음과 같은 질문들을 할 수 있다: 시각적으로 섬세하고 자세함을 요구하는 활동인가? 조명의 양이 안전에 영향을 주는가? 사회적 상호작용에 조명이 영향을 미치는가(싱글 파티 같은)? 특정한 환경을 만들기 위해 조명이 필요한가(조용한 명상 활동과 같이)? 이러한 질문에 대한 대답은 당신이 분석하는 활동에 필요로 하는 조명이 무엇인지 알기 위한 확인에서부터 시작할 것이다. 이것은 쉽게 간과할 수 있는 공간적 요구의 한 영역이며, 안전사고의 결과를 초래할 수도 있다. 몇 년 전, 나는 내가 일하던 병원에서 환자였던 몇 명의 숙녀 그룹과 매니큐어 칠하기를 계획했다. 나는 동그란 테이블에 필요한 재료들을 모두 조심스레 펼쳐 놓았다. 하지만, 숙녀들이 그들의 손톱에 매니큐어를 칠하는 활동을 시작할 때, 나는 방의 조명이 불충분하다는 것을 발견했다. 몇 명의 숙녀들은 그들의 손톱에 매니

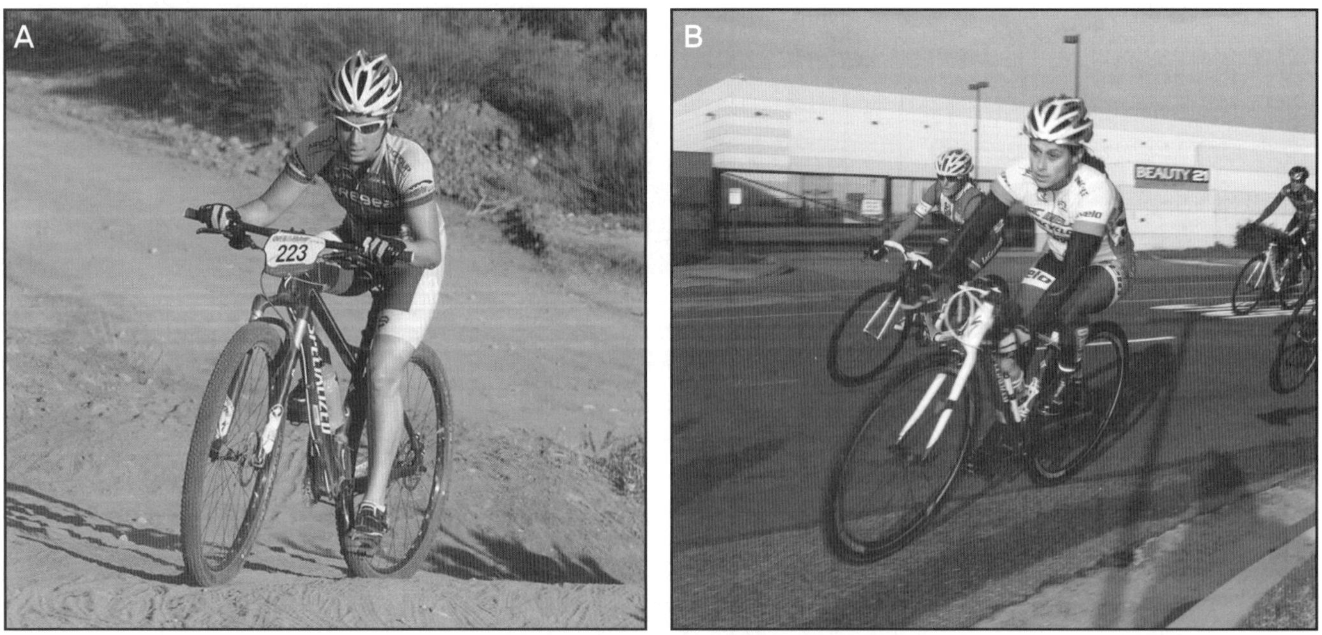

그림 5-3. 자전거 타기는 포장된 도로(B)보다 비포장 도로(A)에서 더 어려운 도전이 될 수 있다.

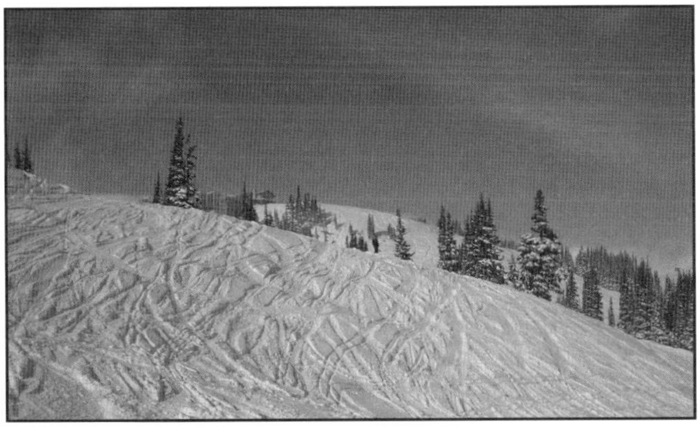

그림 5-4. 공간적 요구들: 환경의 온도 요건.

큐어를 바르지 못할 정도로 잘 보지 못했다. 단지 필요한 재료와 표면에만 집중했을 뿐 나는 이 활동의 핵심적 요소를 놓쳤다.

조명은 활동의 고유 한 면으로 고려되어야만 하며, 이것은 활동에 참여할 때 필요한 기술과 클라이언트 요소에 영향을 줄 수 있다. 조명의 양은 활동에 따라 변동될 수 있으며, 밝은 조명에서부터 낮은 조명으로 눈이 적응한다(야간에 운전을 하거나, 낮에 터널을 통해). 조명의 양은 활동의 본질에 따라 다른데, 즉, 조명이 어두운 수준(깊은 바다에서 스쿠버 다이빙) 또는 매우 밝은(여름에 서핑/파도타기) 등 활동의 특성에 따라 달라질 수 있다. 물론, 위 예에서 조명 수준은 과제의 완성에 필요한 것이 아니라 그 활동의 자연스러운 부분이다.

온도 (Temperature)

대부분의 활동은 과제를 완성시킬 때 특정한 온도가 요구되지 않는다. 적정한 온도를 가지고 있다는 것은 환자 또는 작업치료 임상가에게 선호될 수도 있지만, 이것이 활동에 꼭 필요한 것은 아니다. 따라서 활동의 온도 요건을 결정할 때에 절대적으로 필요한 것인지 생각해보아야 한다. 일부 활동의 경우, 덥거나 추운 곳이 필요할 수도 있는데, Bikram의 요가처럼 105℉(섭씨 40°)로 가열된 스튜디오에서 이뤄지는 활동도 있다. 이 특별한 유형의 요가는 확실히 성공적으로 수행하기 위해서 자세와 움직임이 극단적인 더위에서 이뤄져야 한다는 점에서 독특하다. 다른 활동으로 눈에서 타는 스키처럼 비교적 추운 날씨에 이뤄져야만 하는 것도 있으며, 차가운 온도는 스키를 타기 위한 물질인 눈에 대한 생산과 유지를 제공하기 때문이다(그림 5-4). 활동에 필요한 온도를 결정하는데 사용되는 사물은 많이 있다. 따라서 활동분석을 실시할 때 사물과 활동에 대한 속성을 첫 번째로 결정해야만 한다.

특정한 클라이언트를 위한 작업-기반 활동분석을 실시할 경우 특정한 사람과 그들의 배경상황에서 필요한 온도를 결정할 때, 온도 요건은 바뀔 수 있다. 예를 들어, Pat는 평생 동안 열렬한 스쿠버 다이버였다. 지난 몇 년 동안 그녀는 류마티스 관절염으로 인해 많은 활동을 수행하는 데에 제한을 받았다. 그녀는 이제 오직 따뜻한 물에서만 스쿠버 다이빙을 할 수 있다. 찬 물에서 다이빙을 하면 그녀의 관절에 장애를 가져오는 통증을 일으킬 수 있고, 젖은 수트를 입고 벗는 것은 손가락 관절에 염증의 원인이 되기 때문이다. Pat는 이제 자신이 단지 따뜻한 물 스쿠버 다이버라고 주장한다. 만약 당신이 Pat을 위해 이 직업에 대한 활동분석을 하고 있다면, 그녀의 작업을 성공적으로 수행하기 위해서 온도는 활동의 필수 요건으로 고려해야 한다.

습도 (Humidity)

온도와 마찬가지로 습도의 상태는 클라이언트와 작업치료 임상가에게 우선시 될 수 있지만 항상 필요한 것은 아니다. 활동을 하는 동안 이용되는 사물과 사물의 속성은 종종 활동을 위한 습도가 필요한지를 결정하는 경우가 많다. 예를 들어, 집의 외부를 페인팅할 때 페인트가 마르기 위해서는 낮은 습도를 필요로 한다. 습도의 상태를 결정하기 위한 핵심은 필수적인 것에서부터 편안한 수준까지 나뉜다. 나는 세계에서 매우 뜨겁고 습한 여름이 있는 지역에 살고 있는 사람이 그들의 일상 활동을 수행하는 동안 낮은 습도를 더 선호할 것이라고 확신한다. 하지만 대부분의 사람들은 활동에서 이러한 낮은 습도는 필요하지 않았다. Pat이 작업에 참여하기 위해서는 특정한 온도가 필요하다고 결정한 작업-기반 활동분석에서처럼 필요한 습도도 결정할 수 있다.

소음 (Noise)

소음, 소음의 종류 또는 소음의 결여는 종종 활동의 핵심 요소가 된다. 음악이 없는 고등학교 졸업 무도회를 상상해보자. 사람들이 이 활동에 성공적인 능동참여를 위해 필요한 소음은 흥겹게 춤을 출 정도로 충분히 커야 한다. 소음제거가 필수적인 요소가 되는 다른 상황도 있다. 시험을 보는 활동은 활동의 성공을 위해서 소음이 제거되는 대표적 한 예이다. 전형적으로 공부는 매우 조용하고 최소의 소음이 필요하다고 기대하는 활동이다. 하지만 당신이 학급의 친구 중 한 사람과 작업-기반 활동분석을 실시한다면, 당신은 공부하기 위해 음악이 필요한 학생을 찾을 수도 있을 것이다. 다시 말해서, 이것은 작업-기반 활동분석이 표준적 활동분석에서 확인할 수 있는 것과는 다른 활동 요구를 찾을 수도 있다는 것을 확인할 수 있다. 표준적 활동분석을 위한 필요한 소음의 사항을 결정할 때, 당신은 활동에 성공적인 참여를 위해 가장 일반적인 요소가 무엇인지 확인할 수 있어야 한다.

활동에서 만들어지고 활동에서 본질적으로 가지고 있는 소리의 상태도 또한 고려되어야 한다. 장비나 사람으로부터 만들어진 소음은 활동의 성공을 위해 꼭 필요한 것은 아니지만, 활동의 필수적 부분일 수는 있다. 예를 들어, 양탄자를 진공청소기로 청소하는 활동을 할 때 청소기 작동 시에는 소음이 발생한다. 이 활동을 분석할 때 발생하는 소음의 양은 클라이언트가 일을 할 때 고려해야 할 요소가 될 수 있기 때문에 소음 전체 발생량을 기록해야 한다. 예를 들어, Hakima는 14살의 자폐증이 있는 아들 Neo가 있다. 그는 Neo가 가정활동 참여를 시작하기 원하지만, Neo는 소리와 냄새에 과민하다. Neo가 도울 수 있는 일의 목록을 만들 때, 당신은 활동이 만들어내는 소리와 냄새에 대한 정도를 모두 분석해야 할 것이다. 진공 청소기는 자폐인 Neo에게 제안할 수 없는 활동이 될 수도 있다.

활동에서 만들어지는 소음의 상태는 활동에 필요한 소리의 허용 수준에 영향을 준다. 높은 소음 상태를 포함한 활동은 감각 처리 능력의 높은 수준을 요구한다. 낮은 소음 상태는 더 높은 수준의 듣기 능력을 요구할 수도 있다.

사람의 혈압을 재는 동안 청진기를 통한 심장박동의 소리를 들어야 한다. 심장박동은 낮은 음량의 소리를 생성하기 때문에 심장박동을 듣는 사람은 높은 수준의 듣기 능력을 요구한다.

활동에 필요한 도구와 수행에 영향을 줄 수 있는 활동의 다른 요소들을 인식하고 식별하는 것은 중요하다. 활동을 하는 장소 또는 사물을 사용하는 환경은 냄새 또는 촉각과 같은 감각을 일으킬 수 있다. 냄새는 활동할 때 방출될 수 있으며 활동을 촉발시키거나(요리를 할 때 타는 냄새와 같이) 활동이 일어나는 환경의 일부로 참가자에게 냄새 견디기를 요구할 수 있다(젖소에게서 젖을 짜는 동안 비료 냄새).

활동을 하는 동안 사용되는 환경 또는 사물의 다른 특성은 피부에 압력 또는 가벼운 촉각 감각을 만들어낼 수 있다. 일부 활동은 피부를 젖게 하거나(스쿠버 다이빙), 다른 촉촉한 질감을 피부에 닿게 할 수 있다(면도 크림 또는 피부에 로션을 바르는 것). 환경의 질감은 모래성을 짓거나 또는 잔디를 맨발로 걷는 것과 같이 거칠거나 "간지럽다(scratchy)"고 간주될 수도 있다. 활동에서 환경과 사물의 사용을 분석할 때, 활동하는 동안 발생할 수 있는 감각자극을 식별하는 것은 필수적이며, 클라이언트를 위한 활동을 분석할 때 그들의 감각-처리 능력은 활동 중 나타나는 도전에 대응해야 한다(활동 5-2).

환기 (Ventilation)

Merriam—Webster Online Dictionary(2010)에 의하면, ***환기***는 공기의 순환과 신선한 공기를 공급하는 과정이라고 하였다. 활동에서 필요한 환기량을 결정할 때, 활동과 관련 있는 물체와 매연, 가스, 냄새 그리고 흡입하는 경우 위험한 기타 요소의 배출 가능성을 이해하는 것이 중요하다. 이것은 화학물질, 페인트 또는 접착제를 사용할 때 특히 중요하다. 환기와 공기의 흐름은 습도의 상태를 유지하는 면에서도 또한 필요하다. 필요한 환기량은 클라이언트에 따라 다를 수 있으며, 작업-기반 활동분석에서 조사해야만 한다.

활동 5-2

높은 소음 상태를 요구하는 전형적인 활동은 무엇인가?

높은 소음 상태를 만들어 내는 전형적인 활동은 무엇인가?

낮은 소음 상태를 요구하는 전형적인 활동은 무엇인가?

낮은 소음 상태를 만들어내는 전형적인 활동은 무엇인가?

다른 감각적인 특징들:

사회적 요구 (SOCIAL DEMANDS)

요구되는 활동이 사람들과 함께 능동참여가 필요할 때, 다른 사람들 앞에서 또는 다른 사람에게 영향을 줄 때, 사회적 규칙과 기대는 활동의 일부가 된다. 사회적 규칙은 일반적 규범(norm)이며 활동하는 동안 어떻게 행동하고 의사소통을 할 것인지에 대한 기대이다. 활동에 따라 질문이나 다른 사람의 행동이 어떻게 반응하는지와 같이 활동에 참여하는 다른 사람들에게 기대하는 활동이 있을 수 있다. 다른 활동들의 경우, 예상되는 행동은 다른 사람에 대한 행동이나 의사소통을 포함하지 않을 수 있지만, 반대로 행위 또는 행동이 다른 사람에게 영향을 끼칠 수도 있다. 이러한 예로 사람이 음식을 요리할 때 사회적 기대는 그들이 손을 씻고 음식을 바닥으로 떨어뜨리지 않는 것이다. 많은 일상생활 활동들에는 시간이 흐르면서 또는 어린이가 성장하면서 배우는 무언의 사회적 규칙이 있다.

사회적 요구는 사회적 환경, 가상적 환경 그리고 문화적 배경상황에서 필요하다. 사회적 요구는 종종 작업이 일어나는 문화에 의해서 영향을 받는다. 사회적 규칙과 사회적 환경에서 요구사항들을 고려하는 것은 작업치료사 대부분이 우선적으로 생각하고 지금까지 주어진 사례의 핵심이 되어 왔다. 그러나 다른 사람과 함께 하는 우리의 능동참여는 가상적 환경으로 확대되었다. 특정 가상 장소나 온라인 장소에서의 행동에 대한 기대가 규범화되어 가고 있다. 사람들이 어떻게 입력하는지, 메시지나 그림의 게시, 상호작용의 적시성 등은 가상환경에 존재하는 사회적 규칙의 예이다. 만약 한 사람이 인터넷에 글을 올리고 모두 대문자로 되어 있는 문자로 전자메일을 보낸다면, 그 사람은 온라인에서 "외침(yelling)"으로 보일 수 있다. 일부 웹사이트에서는 특정 주제나 그림 등 불경한 언어의 사용을 제한한다.

사회적 규칙과 기대는 활동이 일어나는 문화와 사회 환경에 의해서 형성되고 결정된다. 그러므로 활동에 대한 사회적 요구를 결정할 때 활동이 일반적으로 시행되는 문화적 환경이 먼저 결정되어야 한다. 예를 들어, 다른 나라에서 식사를 하는 동안 예상되는 행동과 사회적 의사소통의 양식은 매우 다를 수 있다. 일부 문화권에서는 식사를 하는 동안 말을 하는 것은 무례한 것이다. 또 다른 일부 문화권에서는 여자와 어린이는 남자들이 식사한 이후 밥을 먹고, 다른 곳에서는 가족구성원이 모두 함께 밥을 먹는다(그림 5-5).

일반적으로 활동분석을 수행할 때, 당신은 공통 문화 내에서 활동의 사회적 요구를 결정해야 할 필요가 있다. 이것은 활동에 대한 인식, 활동을 수행하는 다른 사람의 관찰 기술과 활동에서 찾을 수 있는 서면 정보를 사용해야하기 때문에 어려울 수 있다. 작업-기반 활동분석을 수행할 때, 다음 질문을 고려해본다.

1. 이 활동에 참여하는 동안 어떤 행동이 예상되는가?
2. 이 활동에 참여하는 동안 다른 사람이 받아들일 수 없는 부분이 있는가?
3. 이 활동에 참여하는 동안 다른 사람들을 화나게 할 수 있는 활동이 있는가?

같은 국가 또는 문화 내에서 발생하는 활동조차도 그것이 발생하는 사회적 환경에 따라 사회적 요구가 다를 수 있다. 일부 사회 집단은 그들의 사회 구성원으로부터의 특정한 역할과 행동을 하기를 기대받는다. 예를 들어, 배구 활동을 즐기는 십대들은 그들의 친구와 함께 놀 때 사회적 기대가 있다. 이들은 각자 함성을 지르고 웃으며 서로에게 "하이파이브"를 하고, 어른에게 사용하지 않는 단어나 용어를 사용한다. 반면, 그들의 부모와 함께 볼링을 칠 때 사회적 기대는 다를 수 있다. 다른 사회적 배경상황과 다양한 기대를 이해하는 것은 작업-기반 활동분석을 실시할 때 중요하다. 활동에 대한 사회적 요구를 결정하는데 도움을 주기 위해 당신은 클라이언트의 사회적 역할과 사회적 배경상황에 대해서 인식할 필요가 있을 것이다. 이것은 클라이언트가 동일한 활동에 참여할 수 있지만, 다른 사회적 요구사항을 만들어내는 여러 다른 배경상황이나 사회적 환경에도 참여할 수 있기 때문이다.

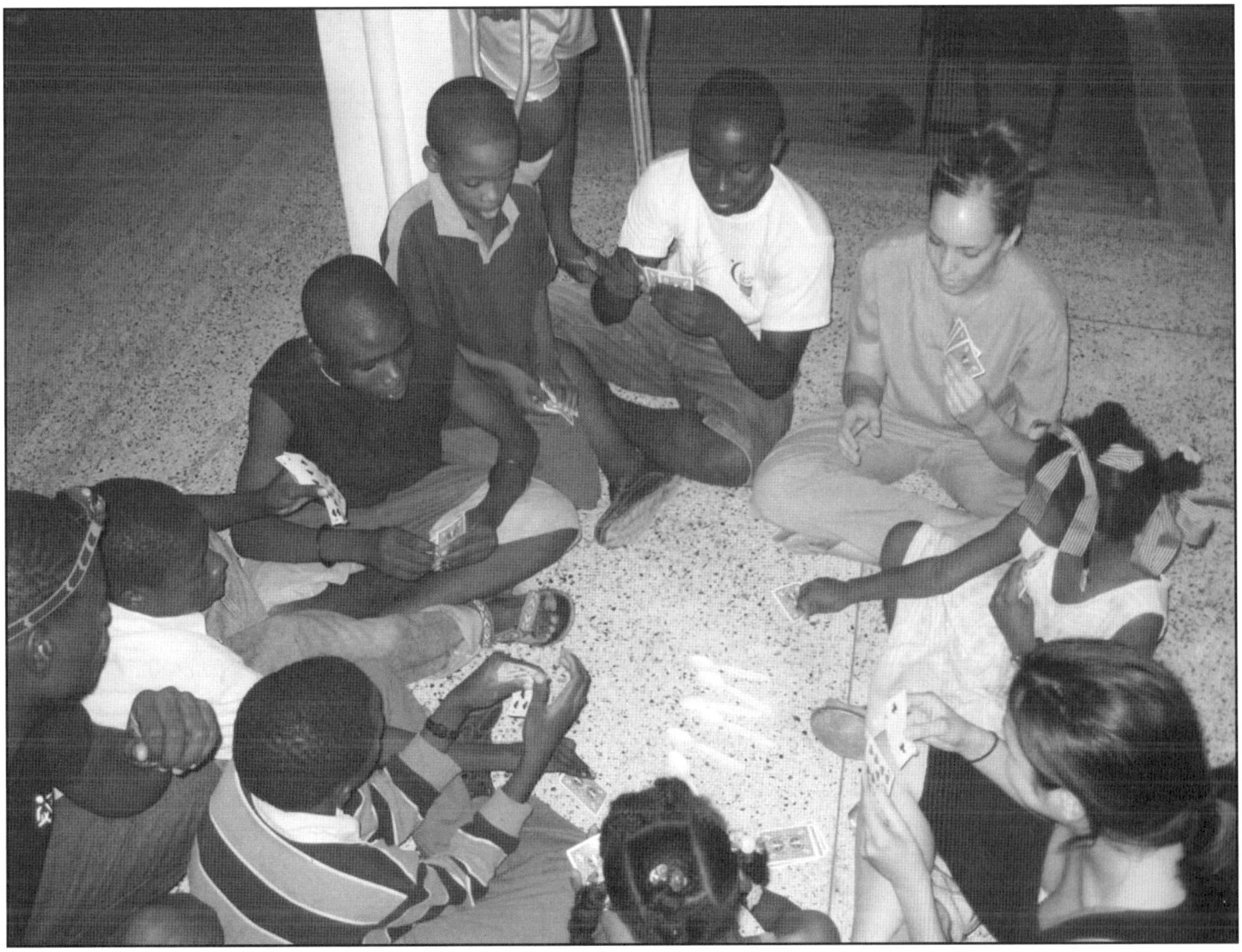

그림 5-5. 사회적 요구에서는 종종 참가자가 다른 사람들과 상호작용할 것으로 예상하는 방식이 포함되어 있는데 예를 들어, 훌륭한 스포츠맨 정신 또는 다른 사람들의 격려 등이다.

결론
(CONCLUSION)

활동하는 동안 사용되는 사물과 환경의 이해는 클라이언트의 신체 기능과 기술 수준의 요구에 대하여 더 폭넓은 관점을 가지게 한다. 작업치료 임상가는 신체적, 사회적 환경과 참여하는 작업 사이의 관계성을 이해한다. 물리적 환경에 대한 도전처럼 활동의 사회적 요구인 게임 규칙이나 다른 사람의 기대는 작업에 성공적인 능동참여에 영향을 미칠 수 있다. 도구, 장비 및 재료는 참여에 영향을 미칠 수 있으며, 크기, 모양 그리고 복잡함과 같은 측면도 클라이언트의 참여에 영향을 줄 수 있다. 활동에서 사물, 공간, 사회적 요구가 어떤 역할을 하는지 이해하는 것은 작업치료 임상가들이 적응과 중재전략을 개발하는데 도움을 준다.

활동

(ACTIVITIES)

1. 활동 5-3을 완료하도록 샤워기에서 머리감기 활동의 활동분석을 계속한다.
2. 하나의 공통된 활동에 대해서 인터넷 검색을 하고 그들의 사회적 규칙 내에서 세 가지 다른 문화의 다양성을 확인해본다. 기차타기는 한 예이다.
3. 공통 활동을 식별하고, 사용 가능한 도구, 재료, 그리고 장비의 모든 변형 정도에 대해서 나열한다. 변형은 사물의 속성이 될 수도 있다.
4. 인터넷 검색을 하여 전자메일(e-mail)과 관련된 사회적 규칙 상위 5가지가 무엇인지 확인한다. 이러한 것들이 활동을 수행하는 방법에 어떻게 영향을 미치는가?
5. 3장에서 시작한 작업-기반 활동분석 양식의 5와 6섹션을 작성하고 완료한다.

질문

(QUESTIONS)

1. 도구, 재료, 장비의 차이는 무엇인가? 이들 각각을 식별하는 것은 왜 중요한가?
2. 사물의 속성에 대해서 적어도 5가지 예를 작성한다.
3. 공간적 요구의 어떤 면을 활동분석에서 평가하는가?
4. 어떠한 상황에서 특정한 온도나 환기가 중요한가?
5. 비행기 여행에 대한 사회적 요구는 무엇인가?

참고문헌

(REFERENCES)

American Heritage Dictionary of the English Language (4th ed.). (2004). Boston, MA: Houghton Mifflin Company.

American Occupational Therapy Association. (2014). Occupational therapy practice framework: Domain and process (3rd ed.). *American Journal of Occupational Therapy, 68*(Suppl. 1), S1-S48. Retrieved from http://dx.doi.org/10.5014/ajot.2014.682006

Brown, C. (2009). Ecological models in occupational therapy. In E. B. Crepeau, E. S. Cohn, & B. A. Boyt Schell (Eds.). *Willard & Spackman's occupational therapy* (11th ed., pp. 435-445). Philadelphia, PA: Lippincott Williams & Wilkins.

Cambridge Advanced Learner's Dictionary (3rd ed.). (2009). Cambridge, UK: Cambridge University Press.

Christiansen, C., & Baum, C. (Eds.). (1997). *Occupational therapy: Enabling function and well-being* (2nd ed.). Thorofare, NJ: SLACK Incorporated.

Dunn, W., Brown, C., & McGuigan, A. (1994). The ecology of human performance: A framework for considering the impact of context. *American Journal of Occupational Therapy, 48,* 595–607.

Law, M., Cooper, B., Strong, S., Stewart, D., Rigby, P., & Lettes, L. (1996). The person–environment–occupation model: A transactive approach to occupational performance. *Canadian Journal of Occupational Therapy, 63,* 9-23.

Merriam-Webster Online Dictionary. (2010). Merriam-Webster Online. Retrived from http://www.merriam-webster.com/dictionary/equipment

활동 5-3

일반적으로 하는 것처럼 샤워기로 머리감기 활동분석을 분석한다(당신이 머리를 감는 방식은 작업-기반 분석은 아니다). 머리감기가 어떤 작업 영역인지 확인하는 것으로부터 시작하고 하위범주뿐만 아니라, 필요한 사물과 속성, 공간, 그리고 사회적 요구를 확인한다. 3장의 한 부분으로 과제를 완료하는 단계의 순서를 포함한다. 전체 양식은 부록 A를 참조한다.

1. 활동 또는 과제 확인

작업(하나를 선택)	하위범주
일상생활활동(ADL)	
복합적일상생활활동(IADL)	
교육	
일	
놀이	
여가	
사회참여	

2. 사물과 사물의 속성

3. 요구되는 공간

4. 사회적 요구

5. 순서 및 타이밍

활동분석 단계
(Steps to Activity Analysis)

단계 1: 무엇을 분석할지 결정
2장

↓

단계 2: 클라이언트에 대한 관련성 및 중요성 결정
3장

↓

단계 3: 순서 및 타이밍 결정
4장

↓

단계 4: 사물, 공간 및 사회적 요구들 결정
5장

↓

단계 5: 필요한 신체 기능 결정
6장

↓

단계 6: 필요한 신체 구조 결정
7장

↓

단계 7: 필요한 행동 및 수행기술들 결정
8장

제 6 장

단계 5: 필요한 신체 기능 결정하기

Step 5: Determine Required Body Functions

목표(Objectives)

1. 클라이언트 요소와 관련된 신체 기능을 정의한다.
2. 활동하는 동안 필요한 신체 기능의 정도를 결정하는 방법을 서술한다.
3. 정신적 기능의 각 범주를 이해하고 활동할 때 얼마나 필요하고 사용되는지 이해한다.
4. 감각 기능을 설명하고 활동할 때 얼마나 필요하고 사용되는지 설명한다.
5. 신경근골격의 기능과 움직임 및 관련된 기능을 이해하고 활동을 수행하는 동안 얼마나 필요한지 설명한다.
6. 심장혈관계, 혈액계, 면역계, 호흡계의 기능을 설명하고 활동하는 동안 얼마나 필요한지 설명한다.
7. 목소리와 말하기의 기능을 확인하고 활동에 참여하는 동안 얼마나 필요한지 설명한다.
8. 활동의 참여 요건과 관련된 소화계, 신진대사, 내분비계 등의 기능을 정의한다.
9. 비뇨생식기 기능과 생식 기능을 이해하고 활동에 필요한지 설명한다.
10. 활동의 참여 요건과 관련된 피부 및 관련 구조의 기능을 설명한다.

Thomas H.
Occupation-Based Activity Analysis, Second Edition (pp 95-157).

어떤 활동에 어떤 신체 기능이 필요한지 요건을 이해하기 위해서는 그 활동이나 작업의 각 단계를 수행하기 위해 사용되는 모든 신체 체계와 기능들을 전반적으로 알아야 한다. 왜냐하면 각 단계의 순서와 타이밍을 결정하는 것이 포괄적인 활동분석을 하는데 매우 필수적이기 때문이다. 작업치료 ***실행체계***에서는 "신체 체계의 생리적 기능들(심리적 기능을 포함하여)"처럼 ***신체 기능***을 정의하기 위해 ***ICF***(International Classification of Function, Disability and Health)를 이용했다(WHO, 2001, p.10). 신체 기능은 ***클라이언트 요소***의 한 부분이며, "클라이언트의 작업수행에 영향을 주고 그에게 내재되어 있는 가치, 신념, 영성(spirituality), 신체 기능, 신체 구조 등이다(AOTA, 2014, p. S22)." 신체 기능은 작업치료 ***실행체계***의 표 2에 목록으로 제시되어 있다. 작업치료 ***실행체계***에 따라 활동분석을 실시할 때, 필요한 활동의 결정은 활동수행에 사용된 행동을 지지하기 위해서 신체 체계의 생리적 기능(심리적 기능을 포함)(WHO, 2001, p.10)이 인지결정에 따라 어느 정도 요구된다(AOTA, 2014, p. S32). (*작업치료 실행체계 표 7을 참고: 활동 요건*)

클라이언트 요소는 클라이언트가 가지고 있는 내재된 특징으로 그 사람의 기술 수준에 영향을 주지만 활동 성공에 필요한 기술 수준을 보장하지는 않는다(AOTA, 2014).

사람의 신체적 · 정신적 안녕은 그 사람의 기술과 패턴에 영향을 주지만, 활동의 요건과 수행을 하고 있는 배경상황과 같은 외부요인에 의해서도 영향을 받는다. 예를 들어, 어떤 사람이 특정한 안뜰(전정) 기능과 근력 기능을 가지고 있지만 그 사람이 전문가 수준의 스키 슬로프를 내려오는데 필요한 기술을 학습하는데 필요하다고 확신할 수 없다. 공간적 요건(예: 스키 슬로프의 경사 수준)과 사용된 사물 및 사물의 속성(예: 사용된 스키와 부츠 종류)과 같은 활동의 다른 요건들은 성공적인 작업수행에 영향을 준다. 앞에서 언급하였듯이, 신체 기능과 클라이언트 요소의 다른 측면들은 활동에서 기술과 성공에 영향을 줄 수 있고, 특히 질병과 질환에 의해 신체 기능이 손상을 받았다면 더욱더 영향을 받을 수 있다. 예를 들어, 어떤 사람이 근력이 감소되면 눈에서 스키 타는 것이 어려울 것이고, 스키타기 활동을 위한 기술 수준은 영향을 받을 것이다.

활동에서 요구하는 모든 단계와 성공적인 참여에 필요한 것을 이해하기 위해서는 활동에 필요한 신체 기능(어느 정도까지)을 모두 확인하는 것이 필요하다. 대부분의 활동이 인간의 다양한 요소들을 요구하기 때문에 신체 기능의 모든 범주를 고려해야 한다. 예를 들어, 테니스 게임에서 라켓으로 공을 치고 뛰기 위해 신경근골격계와 움직임–관련 기능뿐만 아니라 심장혈관계 및 호흡계도 필요하며, 또한 공을 보고 라켓으로 공을 치기 위해 전략을 세우는 정신기능과 감각기능도 필요하다. 작업의 복잡함은 활동에서 요구하는 신체 요소를 결정할 때에 드러난다. 단순하고 일상적인 활동으로 생각되는 작업도 모든 것이 결합해서 작용하는 신체 기능의 복잡한 조합을 요구한다.

작업치료사들이 활동의 신체 기능 요건을 결정할 때에 그 활동에서 어떤 신체 기능이 ***얼마나 요구되는지*** 결정해야 한다. 즉, 활동하는 동안 각 신체 기능이 얼마나 요구되는가? 임상가들은 활동이 인간의 신체에 요구하는 신체적, 정신적, 감각적 도전에 대해 이해해야 한다. 이것은 각 활동의 단계에서 정보를 모으는 방법(4장에 논의됨)이 매우 중요하다는 것을 말해준다. 만약 임상가들이 그들에게 익숙하지 않은 활동이나 활동의 단계들이 머릿속에서 시각화되지 않은 활동을 분석하게 된다면, 그들은 활동 참여에 필요한 주요 신체 기능을 정확하게 확인할 수 없다. 신체 기능이 활동의 요구와 얼마나 관련되어 있는지 이해하기 위해 이 장에서는 각 신체 기능이 어느 정도 요구되는지 독자들에게 점수를 매겨 활동을 분석하도록 한다. 활동하는 동안 사용하지 않는 신체 기능은 활동에 필요하지 않은 것으로 고려될 수 있으며, 활동분석지에 "없음"으로 표시할 수 있다. 만약 신체 기능이 **약간의**(낮은) 도전만 필요하다면, 그때는 매우 최소한의 신체 기능이 사용될 것이다. 신체 기능이 상당히 많이 사용된다면 **상당한**(높은) 정도의 등급으로 표시될 수 있다.

어느 정도의 신체 기능이 필요한지 결정하는 것이 어려울 때가 있다. 왜냐하면 신체 기능이 얼마나 많이 또는 얼마나 적게 필요한지 활동을 하는 외부환경으로부터 영향을 받기 때문이다. 그러므로 활동이 전형적으로 이뤄졌는지 활동분석을 수행할 때 사람들은 가장 보편적인 배경에서 활동분석을 해야 한다. 가정된 상황 또는 "만약 그렇다면" 시나리

오에서 어떤 신체 기능이 필요한지를 결정할 때 고려해서는 안 된다. 예를 들어, 당신이 '스크램블 에그'를 만드는 활동분석을 한다면, "아마도" 그 사람이 스크램블 에그를 만드는 동안 아이들을 돌봐야 한다는 것 때문에 당신은 분배주의력(divided attention)의 신체 기능을 포함시키지 않을 수 있다. 활동하는 배경상황 내에서 다른 요소를 추가하거나, 당신이 분석하는 활동에 다른 활동을 추가하는 것은 삼가한다. 작업-기반 활동분석을 실시할 때 클라이언트가 전형적으로 활동을 어떻게 실행하는지 이해하고 활동이 일어나는 배경에 대해 결정할 필요가 있다. 당신이 분석한 유형에 상관없이 필요한 신체 기능은 활동분석의 단계 2에서 이미 작성한 단계 목록을 기반으로 한다. 또한 이러한 지침을 사용함으로써 급하게 활동을 조정하고자 하는 유혹을 뿌리칠 수 있을 것이다. 예를 들어, '스크램블 에그 만들기'는 계란을 깨기 위해서 양손 사용이 요구된다. 한 손을 사용하도록 조정할 수 있지만 양손을 사용하는 것이 가장 보편적인 것이다.

신체 기능 범주의 조직화

(Organization of the Body Function Categories)

작업치료 ***실행체계***에서는 서로 다른 신체 기능의 조직화를 위해 ICF(WHO, 2001) 분류를 사용한다. 넓게 8가지 범주로 나뉜다:

1. 정신기능 — **단원 1**
2. 감각기능 — **단원 2**
3. 신경근골격과 움직임 관련 기능 — **단원 3**
4. 근육 기능 — **단원 4**
5. 움직임 기능 — **단원 5**
6. 심장혈관계, 혈액계, 면역계, 호흡계 기능 — **단원 6**
7. 목소리와 말하기의 기능; 소화계, 대사계, 내분비계 기능; 비뇨생식기 기능과 생식 기능 — **단원 7**
8. 피부와 관련 구조 기능 — **단원 8**

이 광의의 범주들 각각에는 하위범주가 있다. 이 하위범주들은 상세한 설명과 광의의 범주의 다른 면을 더 자세히 정의하고 있다. 예를 들어, 정신기능은 특정(specific) 또는 일반(global) 정신기능으로 나뉜다. 각 하위범주 아래에는 특수한 기능이 있고 설명이 각각 되어 있다. 예를 들어, 특정 정신기능 아래에는 8가지 기능이 있다: ***높은수준 인지기능, 주의력, 기억, 지각, 사고, 복잡한 동작의 순서화/배열, 감정, 자아경험과 시간경험*** 등이다.

이 기능들의 각각에는 ***단기기억, 장기기억, 작업기억***과 같이 ***기억***의 특정 정신기능에 대한 일반적인 설명이 있다. ***실행체계***에 제시되어 있는 신체 기능은 포괄적인 전체 목록이 아니라 오히려 작업 참여에 영향을 주는 기본적인 신체 기능을 이해하는 임상가들을 위한 지침으로 설계되었다(AOTA, 2014).

특정 정신기능	개념 설명
높은수준 인지기능	판단, 개념형성, 메타인지, 집행기능, 실행(praxis), 인시유연성, 통찰
주의력	주의력 유지와 집중력, 선택적 주의력, 분배 주의력, 전환 주의력
기억	단기기억, 작업기억, 장기기억
지각	감각 구별: 청시각, 촉시각, 시지각, 후지각, 미지각, 안뜰(전정)지각, 고유감각 지각
사고	사고의 조절과 내용, 현실 인식, 논리적이고 일관된 사고
복잡한 동작의 순서화	속도 조절, 반응, 질, 운동 생성의 시간
감정	감정 조절과 범위, 감정 적절성
자아경험과 시간경험	감정 적절성과 범위, 신체 이미지, 자아-개념

단원 1: 정신기능
(SECTION 1: MENTAL FYBCTUIBS)

특정 정신기능
(Specific Mental Functions)

높은수준 인지기능
(Higher-Level Cognitive Functions)

높은수준 인지기능은 ***실행체계***에 기술되어 있고, 판단, 개념형성, 메타인지, 집행기능, 실행(praxis), 인지 유연성, 통찰 등의 요소가 있다. 이런 높은수준 인지기능은 우리가 상황에 적응하고, 추상적인 사고를 하며, 미래에 대해 계획하는 인간으로서 생각하도록 한다. 이런 기능의 범주는 훈련된 사고과정을 기본으로 하기 보다는 오히려 복잡하다는 점에서 높은수준으로 불린다.

판단 (Judgment)

판단은 의견 또는 신념 수립에 관여하는 기능으로 여러 가지 선택 사항들을 구별하고 평가하는데 연관된 정신기능이다. 우리는 좋은 의사 결정을 위해서 여러 가지 선택들을 저울질하면서 하루 내내 판단을 사용한다. 판단은 학습하기에는 어려운 기술이지만 상황이나 선택의 영향을 이해하기 위해 과거의 경험과 지식을 이용하는 것과 매우 관련이 있다. 의견을 주장하기 위해서는 자신과 타인에게 가져올 결과와 영향을 짐작해야 한다. 예를 들어, 만약 어떤 사람이 영화관에서 영화를 관람하는 도중에 그의 핸드폰이 울려서 응답하기로 결정한다면, 이것은 영화관에 있는 다른 사람에게 영향을 주기 때문에 잘못된 판단으로 보여 질 수 있다. 그러나 만약 그 사람의 부인이 임신하였고, 언제든지 출산이 예상된다면 그 사람은 핸드폰을 받기로 결정할 수 있다. 그 이유는 이용 가능한 정보에 근거하여 주관적인 판단을 하고 있기 때문이다. 이 남자는 (a) 핸드폰에 응답을 해야 하는지 (b) 응답을 하지 말아야 하는지에 대해 자신이나 다른 사람을 고려하여 신속히 판단해야 한다.

어떤 활동에 대해 판단이 필요한지 분석해 볼 때 다음의 질문들을 스스로 해 본다. 즉, 활동이 그 사람에게 의견을 제시하도록 요구하는가? 그 사람에게 선택을 하도록 요청하는가? 이해하도록 요구하는 활동인가? 좋은 판단하기 위해 그에게 얼마나 많은 능력이 필요한가?

실제 사례: Mariem은 86세이며 요양보조시설에서 살고 있다. 어제 그녀는 "한 친절한 젊은 남자"로부터 하와이 무료 자유여행을 위한 제비뽑기에 당첨되었다는 전화를 받았다. 그녀는 이 자유여행을 위해 자신의 신용카드 번호와 사회보장 번호가 필요했다. 다음날 Mariem은 신용카드가 최대한도까지 사용되었고 사회보장카드가 새로 개설되었다는 것을 알았다. 그녀가 신용카드회사에 이것을 상담하는 과정에서 자신의 판단이 잘못되었다는 것을 인정하였다. Mariem은 자신의 정보를 상담원에게 주기로 결정하기 전에 Mariem은 어떤 정보를 취합해야 했는가? 이 경우 좋은 판단을 위해 또 다른 무엇을 했어야 하는가?

개념형성 (Concept Formation)

개념 형성은 정보를 조직화하는 능력이며 사물 또는 환경의 보편적인 질을 바탕으로 사고를 개발한다. 개념 형성은 구체적이지 않은 것에 대해 이해를 얻기 위해 정보나 감각 경험을 연결하는 것이다. 개념형성은 사물과 사고가 어떻게 다르고, 어떤 개념과 사물이 어떻게 연결되어 있는지 정의하는 것을 요구한다(Zoltan, 2007). 개념형성은 추상적 사고와 일반화에 밀접하게 연결되어 있다. 추상적 사고는 구체적인 실체가 아닌 생각을 처리하고 조직화하는 정신적 과정이다. 추상적 사고는 이론과 비실체 개념(nontangible concepts)을 이해하고 적용하는 데에 사용한다. 예를 들어, 우리가 사랑(love)이라는 개념을 이해하기 위해서는 먼저 믿음, 돌봄, 무사심(selflessness)이라는 개념을 함께 연결시켜야 하며, 사랑이 무엇인지, 보이지 않는 감정과 행동의 특징을 어떻게 입증하는지 등의 다른 비실체 개념 등이 형성된다.

활동하는 동안 개념형성이 필요한지 결정하기 위해서는 다음과 같은 질문을 자신에게 해야 한다. 즉, 활동이 정신적인 개념형성을 요구하는가? 그 사람은 이론이나 아이디어를 만들기 위해 정신적으로 다양한 정보를 조직화하는 것이 필요한가? 활동에서 그 사람이 추상적인 개념을 이해하는 것이 필요한가(구체적이지 않는 것들)? 활동하는 동안 여러 생각들 사이의 논리적인 관계를 이해하도록(예: 수탉과 돌고래는 동물이다) 요구하는가? 또한 생각의 차이를 이해하는 것이 필요한가? 반대 개념을 이해할 필요가 있는가(예: 크다의 반대 작다)?

메타인지 (Metacognition)

메타인지는 스스로 자신의 인지 과정을 인식하는 것이며, 스스로 자신의 인지를 조절하고 다루는 능력이다(Zoltan, 2007). 이것은 자신의 인지능력에 대한 자기–인식이며 종종 사고에 대한 사고로 정의된다(Brown, 1978). 메타인지는 문제 분석, 해결책 절차의 감독, 문제에 대한 전략 계획에 이용된다(Flavell, 1979). 메타인지는 효과적인 학습, 문제해결, 다른 사람과의 효율적인 의사소통에 중요하다(Al–Hilawani, 2003). Al–Hilawani(2003)는 서로 다른 5가지 사진을 학생들에게 보여주고 질문을 하여 메타인지를 측정하였다. 학생들에게 마음이 평안하지 않은 사진을 찾아 분류하도록 요청하였다. 사진을 분류하는 동안, 학생들에게 그들이 문제해결을 위해 어떻게 작업하는지 말하도록 요구하였다. 연구자는 학생들이 지식을 얻고 활용하는 방법에 대해 평가하였다(Al–Hilawani, 2003). 작업치료 연구와 문헌에서는 학습전략(학생들이 최선의 정보를 얻고 학습하는 방법에 대한 이해를 얻는 것)을 활용하는데 메타인지의 중요성을 강조하였다(Munguba Valdes, & Da Silva, 2008). 메타인지는 판단, 기억, 통찰, 인식(awareness), 재인식(recognition), 분류(discrimination) 등 인지 기능의 여러 측면들을 모두 사용하도록 강조한다(Al–Hilawani, Easterbrooks & Marchant, 2002).

새로운 정보를 학습하고(예: 정보를 학습하고 유지하는 전략 세우기), 정보의 분류와 조직화를 요구하는 활동에는 메타인지가 필요하다. 메타인지의 수준이 필요한 활동분석을 할 때, 자신의 인지능력을 이해하는 것이 필요한 활동인지 스스로 자문해본다. 즉, 활동이 문제를 분석하고, 어떻게 문제 해결을 계속할지 전략을 세우도록 요구하는가? 이 전략들이 어떻게 작용하는지 모니터링할 수 있는가?

집행기능 (Executive Function)

집행기능은 뇌의 이마엽에서 담당하고 있으며, 의사결정, 추상적 사고, 계획 및 계획의 실행, 사고의 유연성, 어떤 상황에서 적절한 행동 결정 등 복잡한 목적–지향적인 행동들을 말한다(WHO, 2001). 우리가 매일같이 수행하는 수많은 복합적일상생활활동에서 집행기능을 요구하는데, 왜냐하면 우리가 정확하고 안전한 결정을 하고, 추상적으로 사고하며, 계획 및 실행해야 하기 때문이다. 집행기능을 요구하는 활동의 예는 생일 파티나 결혼식을 계획할 때 확인할 수 있다.

실행 (Praxis)

실행은 한 번의 움직임과 그 다음의 움직임 사이에서 일어나는 정확한 타이밍과 전이를 동반한 연속적인 움직임을 수행하는 능력이다. 우리는 이것을 종종 ***운동계획***(motor planning)이라고 말하는데, 기능적인 움직임을 계획하고 실행하는 것과 관련이 있기 때문이다. 인간은 어릴 때부터 실행기술을 발달시키는데, 영아가 목적 없이 움직이는 것부터 흥미 있는 쪽으로 머리를 돌리거나 사물을 잡을 수 있는 능력으로 전이하고, 움직임을 조절하는 방법을 학습한다. 실행 능력을 획득하는 것은 우리가 움직이기 위해 필요한 것을 생각할 필요가 없다는 점에서 보다 자연스러운 움직임이 되었다는 것을 의미한다(그림 6–1). 아침에 양치질할 때를 생각해보자. 당신은 칫솔을 잡기 위해 팔을 어떻게 움직일지 생각하는가? 당신은 매우 졸릴 때 조차도 양치질하는 것을 어떻게 하는지 생각하지 않는다. 다만 팔을 조절된 패턴으로 자동적으로 움직여 앞에 있는 칫솔의 손잡이를 잡는다.

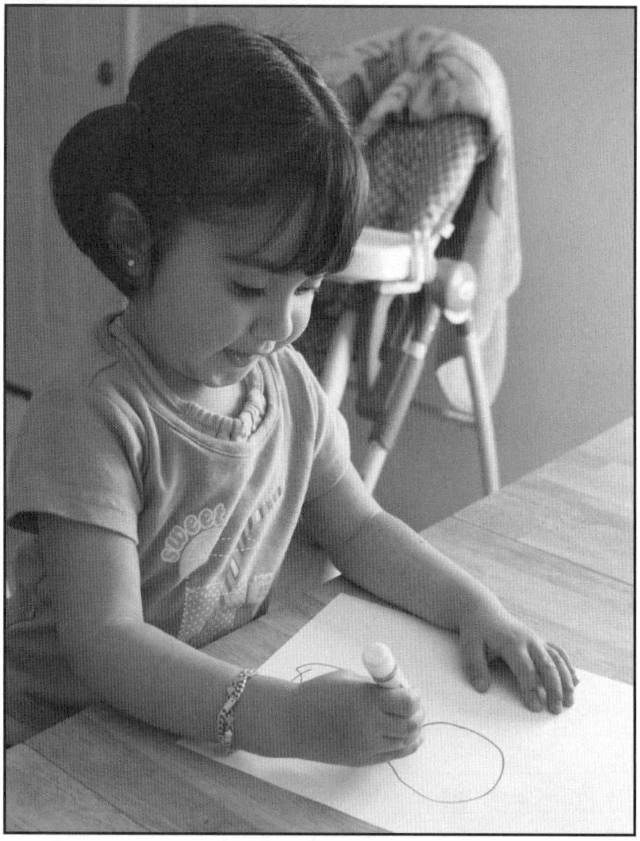

그림 6-1. 쓰기는 상당한 실행능력을 요구한다.

인지 유연성 (Cognitive Flexibility)

인지 유연성은 문제에 맞닥트렸을 때 전략을 바꾸거나 생각의 경향을 바꾸는 것이다(WHO, 2001). 이것의 의미는 두 개 또는 그 이상의 개념들이 제시되었을 때 하나로부터 다른 개념으로 옮겨갈 수 있는 능력이다. 새로운 정보를 접하게 되었을 때, 그 상황에서 필요하다면 새로운 의견이나 접근을 만들 수 있다. 이러한 점을 더 잘 이해하기 위해서는 인지적으로 유연하지 않은 것이 무엇인지 생각을 하면 더 쉬울 것이다. 당신이 상대에게 많은 정보를 제공함에도 불구하고 그 사람은 자신의 의견이나 개념만을 고집하는 융통성 없는 사람을 만나 볼 수 있다. 인지 유연성이 적은 사람은 자신이 처한 환경이 변하거나 오류가 있더라도 전략을 바꾸기가 어렵다(Parker, 1990). 그러므로 어떤 활동에 대해서 생각해보고 인지적 유연성이 필요한 활동으로 결정한다면, 사람에게 정보를 제공해주고 활동이 사람의 생각 또는 생각의 전환을 요구하는지 생각해보자(그림 6-2). 활동에 오류의 가능성이 있는 상황에서 그 사람에게 전략을 바꾸도록 요구하는가? 활동이 하나의 생각에서 다른 생각으로 사고를 전환하도록 요구하는가?

실제 사례: Mary와 John은 첫 번째 데이트를 가졌다. 그들은 최근에 출시된 로맨틱 코메디 영화를 보고 그 이후 바로 저녁을 먹기로 결정하였다. 그들이 영화관에 도착했을 때, 초저녁 표는 모두 매진되었고 8시 30분 표만 남아있었다. Mary는 매우 실망하였다. 그러나 John은 저녁을 먼저 먹고, 그 이후 8시 30분에 영화를 보기로 결정하였다. 이렇게 계획을 변경시키는 John의 능력은 주어진 정보에 대한 인지적 유연성의 훌륭한 예를 보여준다.

통찰 (Insight)

WHO의 ICF와 대부분의 작업치료 문헌에 따르면 통찰은 자아인식(self-awareness)뿐만 아니라, 자신의 장점과 약점을 이해하는 것과 관련이 있다(WHO, 2001; Zoltan, 2007). 통찰은 자신의 신체적 · 정신적 능력(capability)에 대해 현실적인 개념을 가지는 것이다. 사람들의 통찰능력은 안전한 의사결정과 오류 발생시 오류를 바로잡기 위해 필요하다. 통찰은 또한 장애와 문제 발생에 대한 적응에 필수적이다(예: 잘 걸을 수 있다고 믿는다면 굳이 왜 지팡이를 사용하는가?). 통찰은 판단과 밀접하게 연결되어 있어서 어떤 사람이 판단능력이 부족하면 나쁜 의사결정과 나쁜 판단을 할 수 밖에 없다. 통찰은 목표 설정과 미래에 대한 계획을 세우는데 필요하다.

Barco, Grosson, Bolesta, Werts, Stout(1991)과 Crosson 등(1989)에 따르면, 활동 참여에 영향을 주는 인식에는 3가지 유형이 있다: 즉, 지적 인식(intellectual awareness), 창발적 인식(emergent awareness), 예측 인식(anticipatory awareness) 등이다. ***지적 인식***은 활동에 참여하기 전에 자신의 능력과 약점이 무엇인지 이해하는 능력이다. 지적 인식을 통해 사람들은 자신들의 장애를 말로 표현할 수 있다. 지적 인식은 다른 두 가지 인식 유형의 기본이며, 지적 인식이 없다면 창발적 인식과 예측 인식은 제한된다. ***창발적 인식***은 자신의 제한이나 강점을 인식할

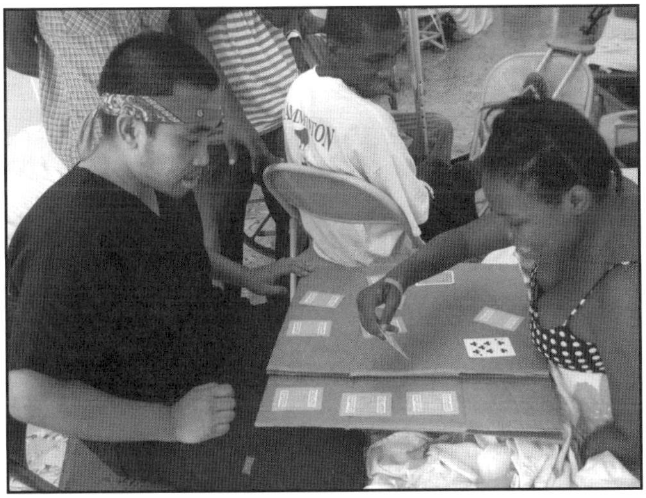

그림 6-2. 인지적 유연성: 작업치료 학생이 하이티에서 카드보드(cardboard)를 이용하여 테이블을 만들고 있다.

수 있을 때 일어난다. ***예측 인식***은 장애로 인해 성공이 방해되거나 문제가 초래될 수 있는 것을 예견(predict)하고 수용하는 능력이다(Barco 외, 1991). 예를 들어, 어떤 사람은 자신의 능력에 대한 이해를 바탕으로, Lincoln 기념비까지 계단을 뛰면서 오를 수 있을지 예측할 수 있다.

인식(awareness)은 보다 나은 계획을 세우고 특수한 기술을 사용하는 활동에 필수적이다. 만약 어떤 활동을 하면서 인식이나 통찰이 필요한지를 결정할 때, 활동하는 동안 행위자의 장점을 이해할 수 있는지 스스로 자문해본다. 즉, 활동을 하면서 행위자의 약점을 명확히 이해할 수 있는가? 약점이 있는 상황에서 행위자가 과제에 적응하기를 바라는가? 활동을 하면서 개인의 목표를 세우도록 하는가? 활동이 미래 사건을 계획하거나 성취를 요구하는가?

실제 사례: Dustin은 친구들과 스키를 타러 갔다. 하루가 끝날 무렵 친구들은 협곡을 통과하는 난해한 슬로프를 마지막으로 내려오기를 결정하였다. Dustin은 전문 스키선수는 아니지만 하루 종일 스키를 타서 매우 피곤하였다. 그는 현재 자신의 스키수준을 인식하고, 친구들과 마지막 주행은 타지 않기로 결정하여 쉬운 슬로프 코스를 따라 내려갔다. 이런 자기-인식과 통찰은 스키수준과 맞지 않은 슬로프를 내려오다 스스로 사고가 일어날 수 있는 상해로부터 Dustin을 구했다.

주의력 (Attention)

주의력 유지와 집중력 (Sustained Attention and Concentration)

주의력 유지는 일정 시간 동안 어떤 활동이나 자극에 지속적인 집중을 요구한다(WHO, 2001). 주의력은 우리 환경이나 감각의 특정한 측면을 선택하여 처리하는 것으로 감각 정보에 초점을 맞춘다. 따라서 주의력을 통해 우리는 정보를 받아들이고, 기억 속에 정보를 보유하도록 지원한다(Zoltan, 2007). 주의력 유지는 사고(thought)를 유지하고 감각정보를 받아들이기 위해 경계(vigilance) 상태에 있도록 한다. 만약 당신이 분석하고 있는 활동에 주의력 유지가 요구되는지 결정해야 한다면, 현재 일어나고 있는 일에 얼마나 오래 집중해야 하는지 생각해 보아야 한다. 즉, 그 사람은 어느 정도로 집중해야 하는가? 계속해서 주의력이 필요한가? 그렇지 않으면 휴식이 필요한가? 주의력 유지를 요구하는 활동에 대한 예로 국시원의 작업치료 국가면허시험(NBCOT: National Board for Certification in Occupation Therapy examination)이 있다.

선택적 주의력 (Selective Attention)

선택적 주의력은 인지된 환경에서 다른 자극들이나 정보를 무시하고 하나 또는 그 이상의 자극에 집중하는 것이다(Zoltan, 2007). 선택적 주의력은 어떤 정보나 자극사이에서 무엇을 받아들이고 무시해야 할 지를 능동적으로 구별한다. 선택적 주의력의 요구는 외부 자극의 양이 많아질 때 증가한다. 주위전환의 강도가 클수록 선택적 주의력이 요구는 더 증가한다. 예를 들어, 많은 남편과 부인들은 그들이 좋아하는 TV 프로그램이나 축구경기를 보고 있을 때 서로의 이름을 불러도 듣지 못하는 경우를 경험하는데, 이럴 때 그들은 선택적 주의력을 사용하고 있는 것을 알 수 있다. 우리는 공항처럼 매우 시끄러운 환경에서 책을 읽거나 공부를 할 때 선택적 주의력을 연습할 수 있다. 그런 시끄러운 곳에서 집중하여 독서를 하기 위해서는 주위의 시끄러운 소리와 소란을 차단해야만 하기 때문이다. 우리는 선택적 주의력이 활동에 필요한가를 결정할 때, 활동을 하는 동안 얼마나 많은 주위전환 요인들이 외부에 있는지 결정해야 한다. 즉, 활동은 보통 어떤 장소에서 일어나는가? 사람들이 하나의 자극이나 어떤 자극군에 주의할 때 다른 자극을 무시해야 하는 것이 그 활동에서 필요한가?

분배 주의력(Divided Attention)

분배 주의력은 한 번에 두 가지 또는 그 이상의 자극에 주의 집중할 때 사용된다(WHO, 2001). 요리와 같은 활동은 분배 주의력이 사용되는데, 집중하여 야채를 자르는 동안 동시에 물이 끓는 냄비에도 주의를 기울여야 한다. 부모들은 종종 분배 주의력 전문가여야 하는데, 그들은 자녀들이 무엇을 하는지 지속적으로 지켜보며 동시에 가정에서 일어나는 여러 과제를 완수해야 한다. 분배 주의력은 한 번에 여러 가지 과제를 할 수 있도록 하는 것이다(Zoltan, 2007). 다른 운동의 움직임들이나, 인지적 처리들 사이 또는 이 두 가지 사이에서 주의력 분배를 요구할 수 있다. 예를 들어, 전화를 하면서 동시에 운전을 하는 것은 운동 동작, 인지 과정, 감각 자극 등 다른 두 가지 사이에서 주의된 분배를 요구한다. 두 가지 일을 성공적으로 수행하기 위해 우리는 전화기로 듣고 다른 사람에게 말하는 것뿐만 아니라, 도로를 주행하면서 본 것에 적절히 몸(예: 운전대를 돌리거나 브레이크를 밟는 것)으로 반응할 수 있도록 주의력 분배를 해야 한다.

전환 주의력 (Shifting Attention)

전환 주의력은 분배 주의력처럼 한 번에 다양한 과제를 수행하도록 한다. ***전환 주의력***으로 우리는 한 번에 한 과제에 참여하지만, 제한된 시간 동안 한 자극에 주의를 기울이고 다시 다른 자극에 주의를 옮긴다(WHO, 2001). 분배 주의력이 한 번에 두 가지 이상의 자극에 집중하는 것을 필요로 하는 반면에, 우리가 주의력을 옮기는 것은 한 번에 한 자극에 주의력을 제공하는 것이다. 예를 들어, 어떤 학생이 논문을 작성하고 있다면, 그 학생은 논문을 타자기로 치는데 전념할 수 있고, 그 다음 주변에 있는 고양이와 강아지와 같은 다른 자극에 주의력이 옮겨간다.

기억 (Memory)

뇌가 감각 경험의 정보를 저장한다는 관점에서 보면, 기억은 다른 인지와 감각요인에 밀접하게 연결되어 있다(Zoltan, 2007). 어떤 사람이 만약 꽃을 본다면 그것을 기억으로 저장할 수 있기 전에 꽃을 보는 감각경험에 주의집중해야 한다. 만약 어떤 사람이 어떤 것을 보고, 듣고, 느끼는 것을 경험하지 못한다면, 기억으로부터 그것들을 상기(recall)시킬 수 없을 것이다(예: 바다코끼리를 한 번도 보거나 듣지 못했다면, 바다코끼리를 상상할 수 없을 것이다). 이론적으로 감각(감각기억)에서 온 기억은 주로 단기기억이며 감각입력의 유형(예: 시각, 청각, 촉각)에 따라 저장된다. 정보가 작업기억이나 장기기억으로 이어지려면 단기기억이 있어야 한다(Zoltan, 2007).

단기기억 (Short-Term Memory)

단기기억은 약 30초 동안 일시적으로 정보를 저장하는 것을 말한다. 만약 이 정보가 장기기억으로 저장되지 않는다면 대체적으로 사라진다(WHO, 2001). 단기기억은 매우 제한되며, 작업기억과 다르다. 단기기억은 정보의 즉각적인 사용을 위해 정보의 묶음이나 일부를 상기하도록 한다. 예를 들어, 우리가 전화를 건다면, 전화번호(또는 그 일부)를 보고 그것을 확실히 번호를 누르기 위해 본 것을 일시적으로 단기기억에 저장한다. 만약 활동에서 단기기억이 필요한지 알아본다면, 먼저 작업기억이나 단기기억이 필요한지를 결정해야 할 것이다. 단기기억은 오직 짧은 시간 동안 정보의 일부분이 필요할 때 사용된다. 단기기억은 어떤 사람이 활동하는 동안 다음 단계로 넘어갈 때도 사용될 수 있다(예: 내가 길을 건너기 전에 좌우를 보았는가?). 작업기억뿐만 아니라 단기기억까지 요구하는 활동이 있을 수 있다.

작업기억 (Working Memory)

작업기억은 우리가 정보를 사용하여 과제를 수행하는 동안 정보를 보유하는 것이다(Levy, 2005). 또한 우리는 일시적인 기억이 정보를 조작하는 것으로 믿고 있다(Zoltan,

2007). 작업기억은 정보를 유지하고 과제를 하는 동안 사용된다. 이론적으로 작업기억은 한 번에 7개의 정보를 다룰 수 있다(Parente & Anderson, 1991). 우리는 매일의 일상생활에서 작업기억을 사용한다. 예를 들어, 문서 작성할 때, 정보를 조작할 때 그리고 한 단락과 전체 문서를 구성하는 단락들을 채우기 위한 문장을 쓰기 위해 기억을 회상할 때이다. 이 예에서 그 문서를 작성하는 사람은 자신이 이미 작성한 글을 처음부터 읽을 수 있지만, 그것은 문서 작성의 과제를 완성하는 측면에서 볼 때 비효율적인 방법이다. 우리가 정보에 물리적인 단서를 포함하지 않는 과제를 처리하고 문제를 해결하는 것이 작업기억이다(Zoltan, 2007). 예를 들어, 수업시간에 어떤 질문을 하면, 학생들은 그 질문에 대해 생각하고, 다른 학생들의 답에 관한 정보를 듣고 저장해서 자신들의 답을 찾는데 이때 작업기억을 사용한다. 우리가 활동을 다양한 측면에서 사용하기 위해 일시적으로 정보를 이해하는 것이 필요한 일상의 수많은 과제를 수행할 때도 작업기억이 필요하다. 또한 작업기억은 상대방의 움직임과 행동을 회상하면서 게임의 전략을 세우는 데도 사용된다.

만약 활동에서 작업기억이 필요한지 결정한다면, 필요한 단계를 면밀히 살펴보고, 어떤 단계에서 머릿속으로 정보들을 조작하는(mental manipulation) 것이 필요한지 결정해야 한다(예: 당신은 이것을 하기 위해 실제로 작업기억을 사용할 것인가?). 즉, 이 활동은 잠시 정보의 덩어리를 상기하고 사용하는 것이 필요한가?(예: 이것은 장기기억으로는 되지 않는다). 이 활동은 행동을 이끌어 내기 위해 기억을 사용하는 것이 필요한가?, 이 활동은 복잡한 문제해결을 요구하는가?

장기기억 (Long-Term Memory)

장기간 저장되어 있는 과거의 사건, 언어, 감각 경험에 대한 정보는 장기기억 체계의 한 부분이다(WHO, 2001). 이 기억들은 몇 시간에서 몇 년 동안 저장된다(Zoltan, 2007). 이러한 이유 때문에 지난 경험을 이용하여 현재의 경험에 적용할 수 있다. 작업기억 동안 사용된 정보는 장기기억으로 저장되고 유지된다. 따라서 작업기억으로 연습하거나 사용된 정보는 보다 효율적으로 장기기억에 저장된다(Zemke, 1994). 장기기억의 예를 보면, 우리는 자전거를 타지 않고 수년의 세월이 흐른 후에도 자전거 타는 방법을 기억할 수 있다. 우리는 양치질하기, 집으로 운전해서 가기 등 기본적인 일상생활에서 반복적인 활동을 하기 위해 장기기억을 이용한다. 장기기억은 개인적인 정보(예: 생일, 주민등록번호), 사건(예: 어제 정오에 어디에 있었는가?), 사실(예: 누가 대통령인가?), 절차(예: 과제를 완수하기 위해 어떻게 해야 하는지) 등을 회상하는 능력이 요구되는 활동을 위해서 사용된다. 어떤 활동에 장기기억이 필요한지를 결정할 때, 과거의 것을 얼마나 기억해야 하는지 생각해 본다. 즉, 한 시간 이상 된 과거의 사건과 정보를 기억해야 하는가? 과거에 행동을 어떻게 했는지 회상할 필요가 있는가? 개인사를 회상할 필요가 있는가?

실제 사례: Judi는 발표자가 VHS 테이프를 사용하는 워크숍에 참여했다. 다른 발표자가 발표하는 중간에 기기의 테이프가 엉켜서 끊겨버렸다. 그 발표자는 공황상태에 빠졌다. Judi는 그 발표자가 테이프를 고치는 것을 도와주었다. 그 발표자가 놀랄 정도로 Judi는 그 테이프를 원래의 상태로 고쳤다. Judi는 고등학교 때 첫 아르바이트로 비디오 가게에서 일을 하였다. 비디오 가게에서 오래 동안 일을 한 Judi는 VHS 테이프를 수선하는 방법을 기억할 수 있었다. Judi는 VHS 테이프 수선을 다시는 못할 것이라고 생각했었는데 다시 하게 되어 스스로도 놀랐다. Judi는 발표자가 자신의 도움으로 발표를 계속하게 되어 기뻤다.

지각 (Perception)

감각구별: 청지각 (Discrimination of Sensations: Auditory)

청지각은 서로 다른 소리(sound), 어조(tone), 음감(pitch)을 구별하는 능력이다(WHO, 2001). 이것은 냉장고 돌아가는 소리와 포장도로에 내리는 빗소리의 차이를 구별하는 것이다. 청지각은 뇌로 소리를 전달하는 귀의 능력과는 다르다. 소리 지각은 외부에서 발생한 청각적 정보를 귀로 보내고 그 신호를 해석하는 뇌에 의존한다. 라디오에서 시끄럽게 나오는 경계경보 소리(예: 고함소리)를 이해할 수 있게 한다. 이것은 어떤 외부 환경의 소리와 닮은 것을 기억하는 능력인 청각적 기억(예: 좋아하는 친구 목소리를 기억하는 것)과는 다르다. 청지각은 두 가지 또는 그 이상의 다른 소리를 구별하는 과제에서 사용된다. 활동은 우리가 어떤 소리에 근거하여 행동을 취하도록 할 때 필요하다(예: 화재 경보 또는 전화기 소리). 다른 어조(tones)와 음감(pitch)의 구별은 의사소통, 노래 부르기, 악기연주 등을 할 때 사용된다. 어조, 음감, 소리 종류 등의 차이를 구별할 수 있는 것은 외부 환경에서 일어나는 많은 것들을 이해하는데 필수적이다(예: 음소거 상태에서 영화를 보면 얼마나 많은 부분을 놓치고 이해할 수 없는지 알 수 있다). 다른 어조는 활동이 어디에서 일어나는지 어떻게 일어나는지 결정하는 데 도움이 된다. 예를 들어, 엄마는 아이가 실제로 욕조에 들어가서 씻고 있다는 것을 말해주는 특수한 소리를 구별해서 듣게 되고, 욕실 문 밖에서 그 소리에 귀 기울일 수 있다.

어떤 활동이 청각 정보의 구별이 필요한지 결정하기 위해서는 그 활동을 하는 동안 사람들이 어떤 행동을 해야 하는지 생각해야 한다. 물론 활동을 하는 동안 주변 소음을 말하는 것은 아니다. 만약 청각 정보의 구별이 필요하다면, 활동에 참여한 사람에게 외부에서 들려온 소리에 반응하고 결정하도록 한다. 소리를 구별할 수 있는 능력이 활동에 참여한 사람들의 능력에 기여하는가 아니면 구별능력이 없다면 활동은 이뤄질 수 있는가? 예를 들어, 뮤지컬 콘서트에 참석할 때 청각 정보 구별이 필요하다. 반면 샤워 활동에서는 그 능력이 필요하지 않다. 이 두 가지 활동에는 모두 소음이 있지만, 샤워 활동은 참여한 사람에게 소음을 구별하고 이해하는 능력을 요구하지 않기 때문이다.

감각구별: 촉지각 (Discrimination of Sensations: Tactile)

촉각 구별은 접촉의 질감(texture)이 다름을 구별하는 것이다(WHO, 2001). 촉각 구별은 접촉 질감의 차이를 인식하는 능력이지, 단순히 접촉만을 아는 신체 능력은 아니다

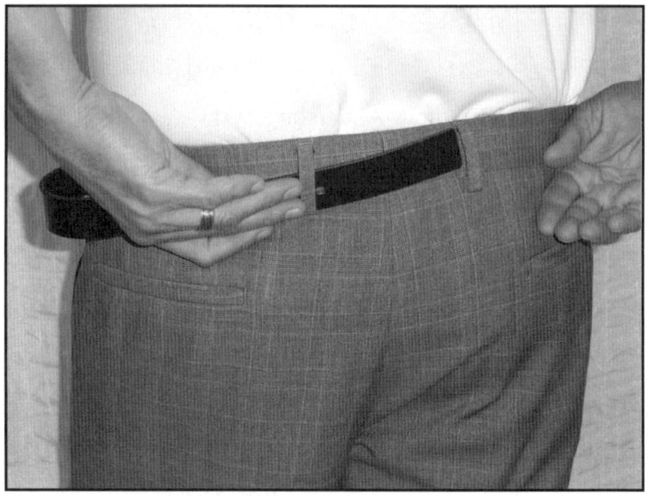

그림 6-3. 촉각감각 구분을 사용하여 바지고리에 허리띠를 끼우고 있다.

(예: 어떤 것이 더 많이 느껴진다). 촉각 구별은 물체의 크기와 물리적 특성을 이해하는 능력과 신체의 일부에서 만졌을 때 부드러움이나 거친 것을 결정하는 능력을 가진 지각 기능이다. 이런 기능은 무엇이 느껴지는지 해석하는 것을 뇌에 의존하고 있기 때문에, 촉각 구별이 "특별한 정신기능(specific mental functions)"의 범주에 속한 기능이란 것을 알아야 한다.

인간의 손에는 수많은 촉각 수용체가 있기 때문에 손을 사용해서 "느끼"거나 물체를 만지려는 경향이 있다(Cooper & Abrams, 2006). 따라서 우리가 과제를 수행하기 위해 손이나 발을 사용할 때, 촉각 감각을 사용하여 수행에 대한 정보를 얻는다. 왜냐하면 활동의 한 측면에서는 눈으로 보지 않고 수행할 수 있지만 또한 눈으로 보는 것만으로 정보를 얻지 못하기 때문이기도 하다. 예를 들어, 바지고리(belt loop)에 허리띠를 끼울 때, 사람들은 손가락으로 바지 고리를 감지하고, 촉각 감각을 이용하여 허리띠를 안으로 집어넣는다(그림 6-3). 만약 바지, 바지고리, 허리띠가 모두 똑같이 느껴진다면, 과제를 완수하기가 매우 어려울 것이다. 책가방 주머니에 손을 집어넣고 눈으로 보지 않고 물체를 찾는 것을 생각해보자. 촉각 구별은 우리가 느끼는 것을 처리하는 과정이며 연필과 볼펜처럼 비슷한 두 물체의 차이를 알도록 해준다.

어떤 활동에서 촉각 구별이 필요하다면, 활동에 참여한

사람은 서로 다른 촉각 질감 즉, 부드럽거나 거칠거나, 기름지거나 건조하거나, 끈적거리거나 매끄러운 것 등의 차이를 구별해야 한다. 만약 눈으로 보지 않고 활동을 해야 한다면 촉각 구별이 더 많이 필요할 수 있다. 당신의 촉각 감각을 사용하는 일상생활활동에 대해 생각해 보자. 머리감기(예: 비누거품이 남아 있는지 느끼기), 타자치기(예: 키보드를 느끼기), 단추 끼우기, 책장 넘기기 등이 있다.

감각구별 : 시지각 (Discrimination of Sensations: Visual)

시각구별은 시각적 정보를 인지하고 이해하는 능력이다. 이것을 통해 우리는 다른 모양, 사물 및 색의 차이를 구별할 수 있다(WHO, 2001). 감각 기능으로 시각과 지각 기능으로 시각 구별사이의 차이를 아는 것은 중요하다. ***시지각***은 우리의 눈이 탐지한 것을 인지적으로 처리하는 과정이다. 한 사람이 완전히 정상적인 동안운동기술(oculomotor skill)과 눈 구조(eye structures)를 가지고 있다고 가정을 해보자. 하지만 그 사람은 본 것을 이해하거나 지각하지 못할 수 있다. 시지각 문헌에 ***형태 구별***(form discrimination)이 종종 언급되는데, 시각구별(visual discrimination)은 주로 모양을 구별하는데 사용하지만, 색, 방향, 가장자리(edge) 등을 확인하고 구별하는데도 쓰인다(Zoltan, 2007). 이것은 우리가 환경에 반응하고, 사물과 사람들과 상호작용하도록 한다. 시지각은 다양한 일상생활활동을 수행하는데 필요하고, 서거나 앉거나 또는 물건을 잡는 등 다른 신체 기능과 연합하여 기본적 과제를 수행하는데 필요하다(Zoltan, 2007). 이런 기능이 어떻게 사용되는지 예를 보여주기 위해 이 책을 덮고 일어나서 화장실로 가보자(꼭 갈 필요는 없지만). 화장실로 가는 동안 당신이 보고 있는 것에 대해서 어떻게 이해하고, 화장실까지 어떻게 길을 정확하게 찾아가고, 사물을 어떻게 정확하게 사용하는지에 대해서 생각해 보라.

화장실에 다녀왔는가? 이 활동을 완수하기 위해 테이블 표면 위에 책을 내려놓고(테이블 가장자리에 책이 떨어지지 않고 내려놓도록 하는 것이 이 기능이다), 일어나서 출입구나 거실로 걸어 나가 복도 중앙으로 걸어가면서 다른 물체와 부딪히지 않으며, 욕실이 있는 장소를 확인하고, 문에 손을 가까이 하고 손으로 문의 손잡이를 밀거나 당기고, 마지막으로 들어가는 문 안쪽을 확인하는데 이 모든 전체과정에서 시각적 구분의 기술이 사용된다. 화장실에 어떤 사물이 있는지 어떻게 아는가? 화장실 휴지와 화장실 타월간의 차이를 어떻게 말해 주었나?(맞는 것을 선택하였기를 바란다). 우리 일상의 많은 활동이 사물, 모양, 색상을 구별하는 능력을 사용한다(그림 6-4).

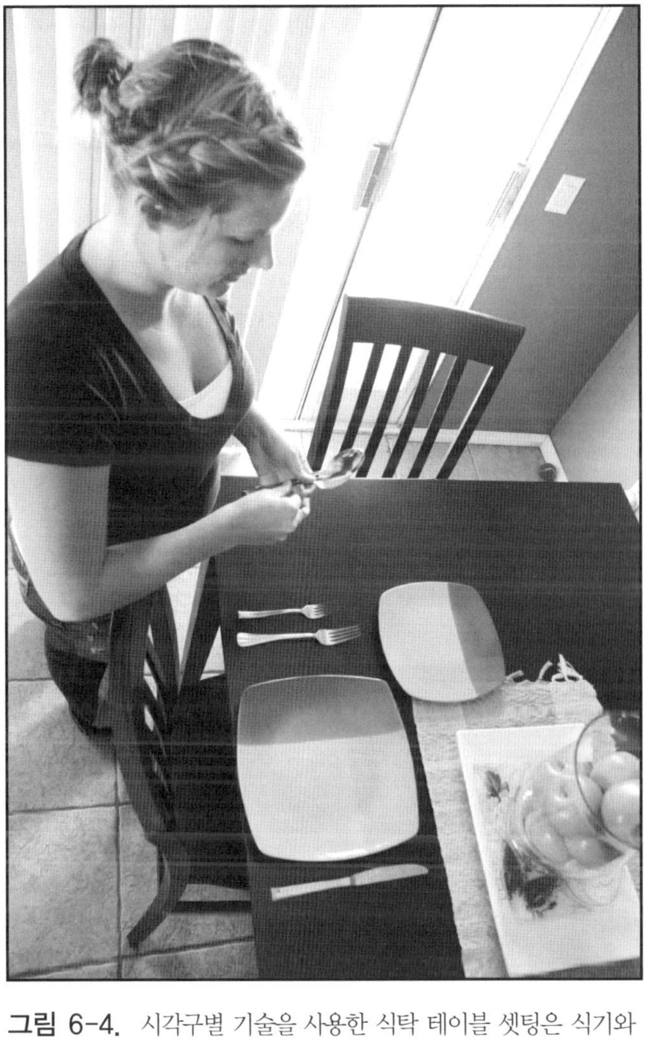

그림 6-4. 시각구별 기술을 사용한 식탁 테이블 셋팅은 식기와 다른 식사도구 놓을 곳 사이의 공간을 구별한다.

감각구별 : 후지각 (Discrimination of Sensations: Olfactory)

후각구별의 사용은 냄새의 차이를 구별하게 한다(WHO, 2001). 후각구별은 담배나 연기 등과 같이 우리에게 어떤 행동을 요구하는 냄새에 대해서 경계하도록 한다. 그것은 어떤 것들이 썩었는지 아닌지 말할 수 있도록 한다.(유통기한이 지난 우유 냄새를 맡아서 그것이 상했는지 결정하는 기능). 많은 부모들은 아이의 기저귀를 갈아야 하는지 또는 아이들이 샤워할 필요가 있는지 확인하기 위해서 후각 구별을 사용한다. 냄새를 포함하는 많은 활동들이 있지만, 후각구별이 필요한지 결정하는데 있어, 당신은 활동에 참여하는 사람이 그것을 수행하기 위해서 후각구별 기능을 사용해야 하는 활동인지 판단해야 한다. 그 활동은 사람들이 냄새에 의해 행동하는 것이 필요한가? 참여자들이 어떤 냄새의 유무를 탐색할 수 있는 능력이 필요한가? 예를 들어, 페인트나 아교 냄새로 환기가 필요한지 알 수 있다.

감각구별 : 미지각 (Discrimination of Sensations: Gustatory)

맛을 구별하는 우리의 능력은 달고, 짜고, 맵고, 시고, 쓰고의 맛을 결정하도록 한다. 정신기능으로써 이것은 혀의 미뢰에 자극된 감각을 구별하는 능력이다. 우리는 식사를 준비할 때 특정한 맛을 구별하거나 맛을 보거나 먹고 있는 것이 너무 짜거나 상했는지 판단해야 한다.

감각구별: 안뜰(전정) 지각(Discrimination of Sensations: Vestibular)

안뜰(전정)지각은 공간에서 몸의 자세를 만들도록 한다. 이것은 우리가 몸을 똑바로 세우도록(upright) 하거나 활동하는 동안 어떤 자세를 취하도록 한다(de Bruin, 2008).

안뜰(전정)자극의 지각은 우리가 움직이고 있는 방향, 움직임의 속도, 머리 위치, 공간에서 몸의 위치 등을 자신에게 알려준다(WHO, 2001). 이것은 머리 위치를 알려주는 속귀에서 보내준 위치 신호를 처리하는 과정이다.

활동에서 이런 기능이 필요한지 결정하기 위해서는 활동하는 동안 어떤 자세를 취하거나 자세 변화가 있는지 생각해야 한다. 이 활동은 참여자가 몸을 구부리고 다시 원래대로 몸을 펴서 바로 서는 것을 요구하는가? 참여자는 활동하는 동안 어떤 방향으로 몸의 자세를 취해야 하는가? 활동하는 동안 머리의 위치가 변하는가? 시력 상실이나 약시가 있는 경우, 눈으로 보는 것 대신 안뜰(전정)감각을 이용하여 자세를 취해야 하는가? 이런 예는 춤추기에서 볼 수 있는데, 춤을 출 때는 신체 일부분을 안 보고 움직이고 머리를 회전할 수 있으며, 한쪽으로 몸을 기울이고 아래로 몸을 굽혔다가 다시 바로서기 자세로 되돌아오는 것이 필요

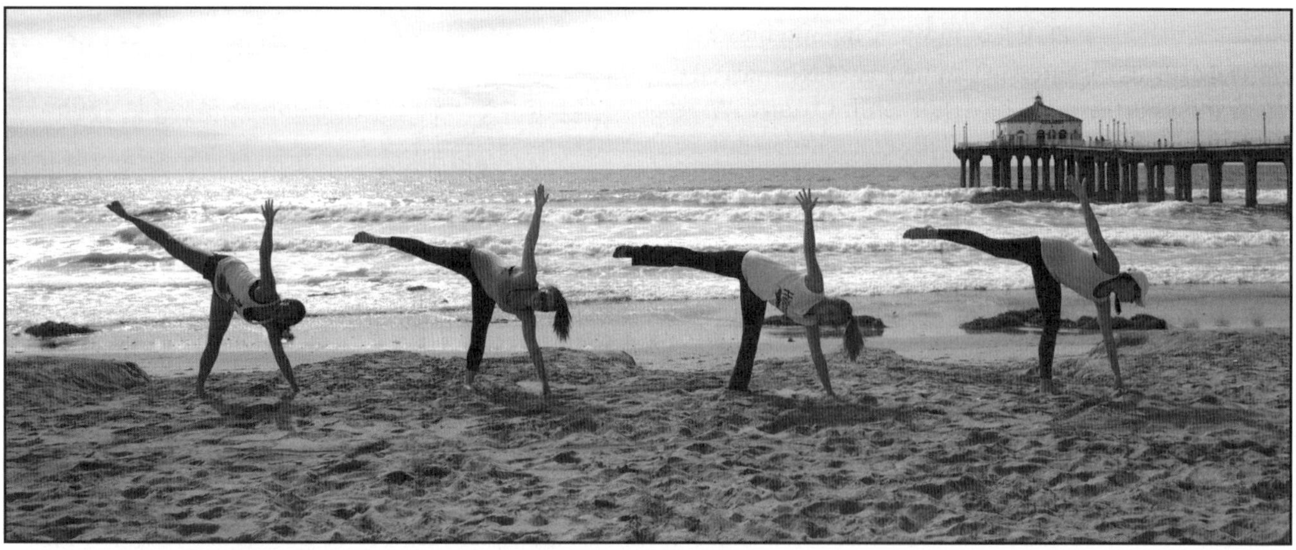

그림 6-5. 요가 자세는 종종 안뜰(전정)계 기능에 도전한다.

할 수 있다. 마찬가지로 이런 지각 능력은 주로 균형감각에 기여한다(그림 6-5).

감각구별: 고유감각 지각(Discrimination of Sensations: Proprioceptive)

고유수용성 지각은 근육의 길이가 긴지 짧은지, 얼마나 빨리 움직이고, 몸의 일부분과 사지가 어느 방향으로 움직이는지를 탐지한다. 안뜰(전정)감각과 고유감각 지각은 같이 조합하여 우리의 머리와 몸의 부분이 다른 부분과 연관되어 어디에 있는지 알 수 있게 한다. 이런 신체 기능은 우리의 신체가 공간에서 어디에 있는지 지각하기 위해 두 가지 기능의 상호작용을 필요로 한다(그림 6-6).

어떤 활동에 이런 기능의 요구가 있는지 결정하기 위해 활동하는 동안 신체의 위치나 위치 변화를 고려해야 한다. 그 활동에서 눈으로 안 보고 어떤 방법으로 움직이도록 요구하는가? 참여자는 그 활동에서 신체가 빨리 움직이는 정도에 대해 이해하고 조절할 필요가 있는가? 눈을 감거나 가릴 경우 또는 눈으로 안보아도 참여자의 고유수용성 감각을 이용하여 신체 자세를 취해야 하는가? 이런 예는 테니스 경기에서 볼 수 있는데, 신체의 일부분은 시야에서 벗어나 움직이고, 팔다리는 불균형 자세를 취하며, 참여자는 고유수용성 감각으로 움직이고 있다(그림 6-7).

사고 (Thought)

사고의 조절과 내용(Control and Content of Thought)

활동 또는 문제와 관련된 사고의 흐름을 유지하기 위해서는 사고의 내용이 적절해야 한다. 쇼핑 목록을 작성할 때, 우리는 집에 있는 음식과 식재료에 대해 무엇이 필요한지 생각하고 있을 것이다. 어떤 활동을 하는 동안 적합한 것을 생각할 때 이것을 주의력으로 간주할지 모르지만, 그것은 어떤 것에 집중하는 능력이 아니라 사고의 내용과 관련되어 있다. 예를 들어, 교실에서 수업을 들을 때, 당신은 강사의 말에 주의를 기울이기 위해 주의력 기능을 이용할 것이지만, 수업 주제에 대해 생각을 한다면 사고 기능을 이용하게 될 것이다. 만약 강사가 어떤 뇌졸중 환자의 작업치료 중재에 대해서 토론할 때, 당신이 척수손상 환자에 대해서 생각하고 있다면 그것은 적합한 사고 기능이라고 할 수 없다. 사고는 합리화를 위한 "사고 기능"의 범주에 속해 있다. 즉, 지금의 활동 또는 개념과 관련된 정보를 정신적으로 사고하도록 요구한다.

활동하는 동안 논리적 사고가 필요한지 결정할 때, 사람에게 어떤 행동이 필요한지 생각해야 한다. 그 사람이 적절한 방법(특히, 다른 사람과 상호관계 할 때 중요함)으로 행동하

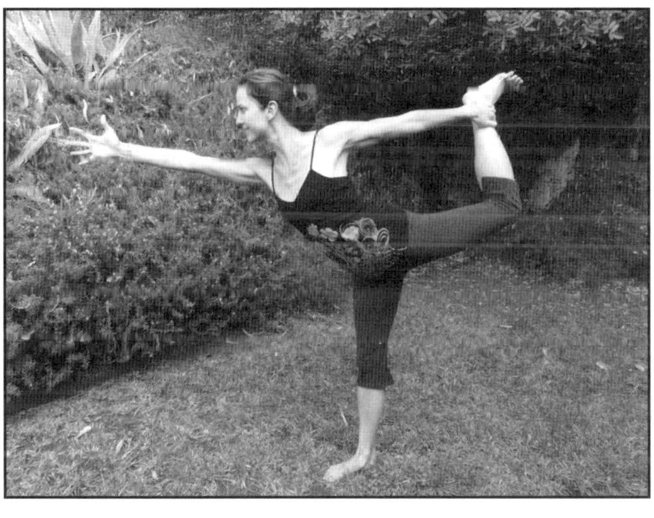

그림 6-6. 감각구별: 요가 활동에는 상당히 많이 안뜰(전정)-고유수용성 감각을 사용한다.

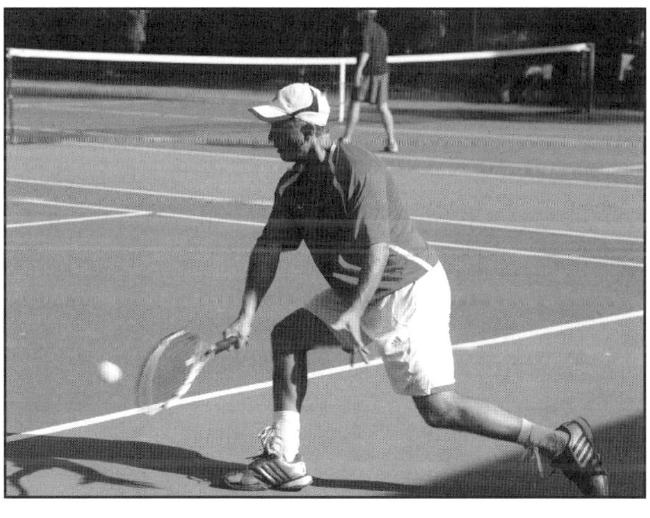

그림 6-7. 테니스 선수는 고유수용성 감각을 이용하여 테니스 라켓 잡은 위치를 안다.

는 것이 필요한가? 이 활동은 상황에 적절한 정보를 사용하는 아이디어와 개념처럼 어떤 특별한 주제와 관련된 면들을 모두 생각하도록 요구하는가? 예를 들어, 나무 위에 집을 디자인하는 작업을 한다면, 적합한 도구와 디자인, 집을 이용할 사람들, 집의 용도 등에 대해서 생각해야 한다. 이런 개념들을 검토하는 것은 과제를 수행하는데 중요하고 적절하다. 이런 식으로 생각하는 사람은 니콜 키드만에게 가장 잘 어울리는 머리 색깔이 무엇일까 하는 등의 다른 생각을 하지 않을 것이다.

현실 인식 (Awareness of Reality)

생각과 실제를 구분할 때는 현실인식이 필요하다. 이것은 무엇이 실제이고 허구이며 또는 단순히 우리가 마음속으로 그려보는 것이 무엇인지 우리가 결정하는 방식이다. 현실을 인지하는 것이 어려운 사람은 텔레비전 쇼에서 일어나는 것이 실제로 일어나는 것으로 믿을 수 있다. 현실인식은 우리가 현실에서 무엇이 실제인지 이해할 수 있도록 해준다(예: 목에 어깨 망토를 두른다 할지라도 날아갈 수 없다는 것을 안다). 현실인식으로 우리는 자신에게 주어진 환경에서 실행할 수 있는 것이 무엇인지 이해할 수 있으며, 현실에서 일어나는 것과 마음으로 그려보는 것을 분리할 수 있을 것이다. 이것은 실제 환경에서 일어나는 것과 꿈, 상상, 섬망 또는 환상 등을 구별하도록 요구한다.

이러한 요소가 필요한지 결정을 할 때, 활동하는 동안 그 사람이 주변 환경과 다른 사람들 사이에서 얼마나 많이 상호작용 하는지 생각해야 한다. 실제로 무엇이 일어나고 일어나지 않는지 구분하는 것을 요구하는 활동인가? 이 활동은 환경이 제한된 상태(한여름에 눈뭉치를 만들 수 없다는 것을 이해하는 등)에서 무엇이 실현 가능하고 현실적인지 이해하는 것을 요구하는 활동인가?

논리적이고 일관된 사고 (Logical and Coherent Thought)

사고과정이 논리적이고 일관되기 위해서는 사고가 합리적이고 언어나 상징으로 설명될 수 있으며 추론에 사용될 수 있어야 한다. 논리적 추론은 사실적인 정보를 이용하여

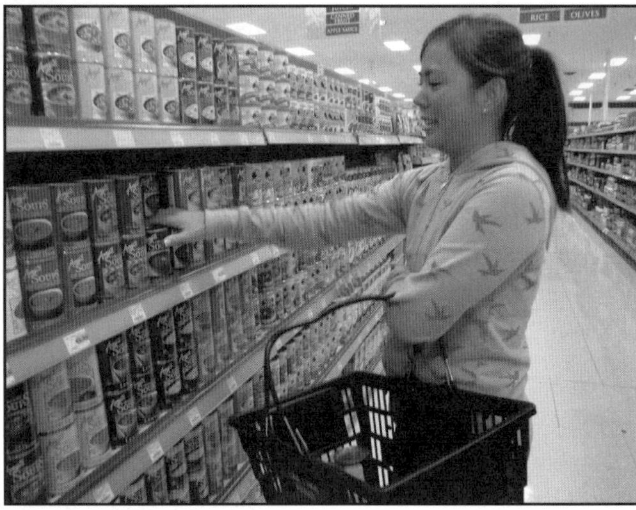

그림 6-8. 쇼핑하는 사람들은 마트에서 쇼핑할 때 논리적이고 일관된 사고과정을 이용한다.

이것이 문제나 상황에 어떻게 관련되어 있는지 이해해야 한다(Barnard, 1995). 논리적 사고는 우리의 행동을 실현 가능도록 한다. 즉, '상식적인' 결정을 할 때 우리는 아는 것을 이용한다. 명백한 추론은 논리적으로 사고하는 능력을 요구하는데, 이것은 정확하게 계획을 짜거나 사실이나 개념을 이해하는 활동에서 더 많이 필요하다. 또한 이것은 상식이나 유용한 정보를 사용한 개념의 생각으로 볼 수 있다. 가끔 어떤 행동의 속도는 논리적이거나 일관적 사고를 사용하는지를 결정한다. 당신이 놀라거나 방심하거나, 응급 상황에 처한 순간에 대해서 생각해 보도록 하자. 논리적으로 반응했는가? 또는 순간적 반응의 방법으로 했는가? 대학시절 나의 룸메이트 중 한 명은 지진이 일어나자 세 계단을 한 번에 뛰어내렸는데 지진이 끝나고 계단 아래에 내려왔을 때 비로소 본인이 한 행동을 깨달았다. 이러한 일련의 행동 과정은 논리적이지 않다. 즉, 만약 친구에게 생각할 시간이 있었다면 다른 행동을 할 수도 있었다. 우리의 많은 일상생활활동 즉, 수표책(checkbook) 기입, 식품구매 쇼핑, 운전, 입을 옷 선택 등은 논리적인 사고를 요구한다(그림 6-8).

복잡한 동작의 순서화 (Sequencing Complex Movement)

속도, 반응, 움직임의 질, 운동생성 시간 등의 조절 (Regulating the Speed, Response, Quality, and Time of Motor Production)

인지기능의 하나인 운동패턴의 실행은 목적 있는 움직임의 순서화와 협응의 정신적인 과정이다(WHO, 2001). 이것은 우리가 얼마나 빨리 움직이는지, 움직임의 타이밍, 관련 없는 움직임(예: 다리 떨기, 손 떨기 등) 등의 정신적인 계획을 포함한다. 우리가 책을 잡으려고 손을 뻗을 때 상지의 근력뿐만 아니라 책을 실제로 잡으려면 어떻게 움직여야 하는지에 대한 메시지를 뇌로부터 팔까지 전달하는 정신적인 능력도 요구된다. 이런 능력이 없다면, 팔은 목적 없이 마구 휘두르거나 아예 움직이지 않을 수 있다. 이 기능은 신체적인 능력이나 기술이 아닌 움직임을 계획하는 정신적인 능력과 관련이 있다. 또한 책을 잡기 위해 팔을 앞으로 뻗는 것을 생각하는 것처럼 어떤 움직임이 필요한지를 이해하는 것과 다르게 움직임이 일어날 때(실행) 그 움직임을 정신적으로 통제하는 능력이다.

복잡한 동작을 정신적으로 순서화시키는 기능은 활동 중에 목적 있는 움직임을 수행할 경우 사용된다. 따라서 신체적 움직임을 요구하는 거의 모든 활동들은 움직임의 순서화를 요구한다. 우리는 시간이 지나면서 복잡한 동작을 순서화시키는 방법을 학습한다. 우리는 어린이에서 성장하고 발달하면서 목적적 방법으로 움직임을 통제하는 방법을 배울 뿐만 아니라 특정 상황에서 어떻게 움직여야 하는지 방법을 학습한다(그림 6-9). 예를 들어, 눈에서 스키 타는 데 필요한 움직임의 순서화는 원래부터 아는 것이 아니라 교육을 받고 시간이 지남에 따라 학습된다. 따라서 스키 활동을 하는 동안, 스키를 타는 사람들은 적합한 근육을 정확하게 활성화시키고, 언덕에서 안전하게 스키를 타고 내려올 수 있도록 학습한 순서대로 사지와 몸통을 움직이는 것이 필요할 것이다. 우리의 많은 일상생활 활동들은 운동 움직임의 순서화를 요구한다. 오늘 우리가 했었던 많은 활동에 대해서 생각해 본다. 즉, 샤워하기, 옷입기, 양치질하기, 머리스타일 만들기 등의 모든 활동들은 다양한 각양각색의 움직임 순서화가 필요하다. 어떤 활동에서 이런 요소들이 어느 정도 필요한지 결정할 때, 그 운동이 얼마나 복잡한지 생각해 본다. 즉, 움직임들이 학습된 과제나 활동에서 일부분 요구된 것인가(예: 스키 타는 것)? 정상 발달에서 나타나는 고유한 움직임(예: 책을 잡는 것)인가? 그 활동에서는 참여자가 활동과 관련 없는 바닥 두드리기, 손 떨기, 손 흔들기 등의 움직임을 통제하도록 요구하는가(그림 6-10)?

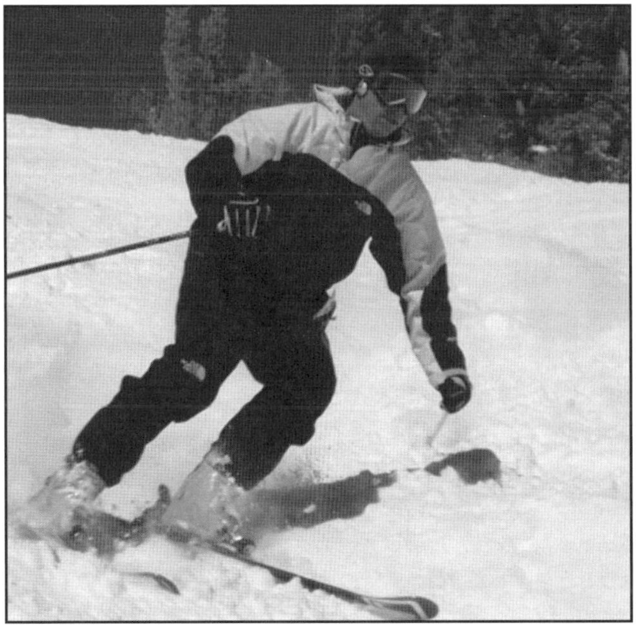

그림 6-9. 환경에 의해 신체의 위치가 변화되면 바로서기와 지지하기는 목표가 될 수 있다.

감정 (Emotional)

감정 조절과 범위 (Regulating and Range of Emotion)

감정과 관련된 특수 정신기능은 마음의 과정 중 정동요소(affective components)의 표현과 느낌(feeling)이다(WHO, 2001). 이것은 슬픔, 행복, 사랑, 두려움, 화, 증오, 긴장, 불안, 기쁨, 비탄 등의 기분과 표현을 포함한다. 활동분석에서 감정의 요구를 결정하는 것은 그 활동의 사회적 요구와 많이 관련이 있다(5장 참조). 활동에서 요구되는 감정의 범위와 조절은 정동적 측면(어떤 감정 표현) 대 단순한

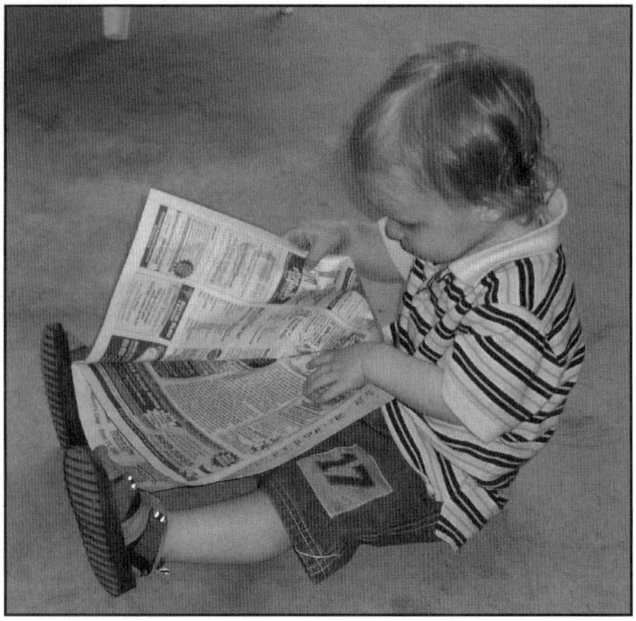

그림 6-10. 신문을 넘길 때는 움직임의 속도와 질에 대한 조절이 필요하다.

기분과 연결되어 있다. 예를 들어, 친구가 준 선물을 열어볼 때, 활동분석적 관점에서, 느껴졌던 감정은 표현한 감정만큼 요구되지 않을 수 있다. 감정의 기복을 표현하는 것은 사회적 활동의 성공과 연결된다.

감정을 표현하는 것은 사회적 활동을 위해 중요하지만, 기분과 감정조절은 위기를 다루거나 또는 삶이나 어떤 상황에서 전환점을 결정할 때 중요하다(WHO, 2001). 행동을 어떻게 수행하고, 어려운 상황에서 결정을 어떻게 하는가에 모두 감정조절이 관여된다. 이것은 천재지변이 일어나거나 위험한 상황에서 또한 사용된다. 감정을 조절하는 우리의 능력을 요구하는 활동들은 특수한 배경과 상황 속에서 일어난다. 트라우마를 겪거나 부정적인 사건이 일어날 때 종종 감정적 반응이 요구된다. 예를 들어, 철자법 대회에 참여한 아동은 우승을 못하거나 실패로 당황할 수 있기 때문에 감정을 조절하는 것이 필요하다.

어떤 활동이 감정조절을 요구하는지 결정하기 위해서는 당신은 먼저 활동 중에 가장 일반적으로 만날 수 있는 어떤 어려움이나 위험한 상황을 결정해야 한다. 일반적인 활동 중(예: '자전거를 타다가 버스와 사고가 나면 어떻게 하지'를 생각하면서 자전거 타기)에 '만약 ~ 어떻게 하지(what if)의 상황을 만들지 않도록 미리 주의를 하도록 한다. 가장 일반적인 상황이나 그 활동에서 일어날 수 있는 상황에 대해서 생각해보자. 예를 들어, 스키타기는 대처능력이 별로 필요하지 않다. 왜냐하면 스키를 타면서 가장 위험한 것은 주로 크게 넘어지는 것이기 때문이다. 새로운 일자리를 구하는 구직 활동에서는 고용주가 불합격 처리를 할 가능성이 있고 긍정적인 반응의 대처기술을 요구하기 때문에 중등도 수준의 대처능력이 필요하다. 반면에, 수의사에게 수년 동안 같이 살았던 매우 아픈 애완 동물을 안락사 시키기 위해 데려다 주는 일은 감정범위와 감정조절에 매우 큰 부담을 줄 수 있다.

감정의 적절성 (Appropriateness of Emotions)

감정의 적절성은 작업을 하는 동안 정동을 나타내거나 느낌을 보여주는 것이다(WHO, 2001). **정동**(affect)은 감정을 신체적으로 보여주는 것으로 흔히 얼굴 표정에서 표현된다. 예를 들어, 행복할 때 우리는 흔히 미소를 짓는다. 이것은 우리의 감정을 반영한 행동이다. 감정 표현의 조절은 다른 사람과 같이 하는 활동에서 요구되거나 사회적 기대가 있을 때 필요하다. 예를 들어, 게임을 할 경우, 아동(어른도 무관하다)은 상대방에게 졌을 때 또는 계획대로 진행되지 않을 때 감정 반응의 조절을 배워야 한다(그림 6-11). 이러한 활동을 할 때, 당신은 분석하고 있는 활동이 사회적 요구가 있는지 미리 검토하는 것이 중요할 것이다. 보편적인 사회적 기대는 무엇인가? 물론, 우리는 행동조절에 문제를 보여주는 어떤 사람의 예를 생각할 수 있다(예: 아이들의 축구나 미식축구 게임 중에 부모들끼리 싸움하는 것을 보거나 듣는 일을 생각해 본다). 당신은 지금까지 교회에서 예배 보는 동안 몇 번이나 웃고 싶었던 적이 있는가? 아니면 그렇게 하는 것이 확실히 적절하지 않다고 생각한 적이 한 번은 있는가? 당신은 이러한 시간 동안 감정 표현을 줄이기 위해 행동 조절을 사용하고 있었다.

활동 중에 요구되는 감정표현에 대한 조절의 양은 활동하는 동안 사회적 요구 및 실수나 부정적인 사건의 기회에 근거해 볼 때 매우 많다. 활동에 참여하는 사람들의 반대 관점, 부정적 결과, 실수에 직면할 수 있는 기회가 있는가? 참여자가 기대하거나 원하는 것을 얻지 못할 가능성을 직면하고

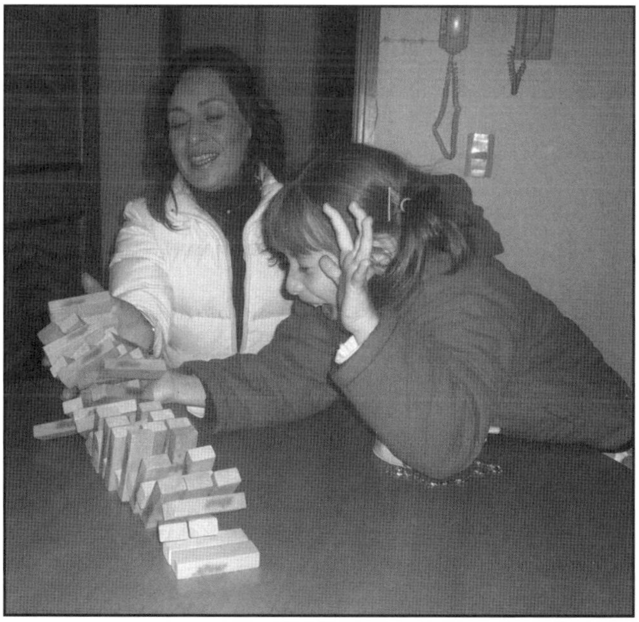

그림 6-11. 게임에서 진행이 마음대로 되지 않을 때 참가자들은 감정 조절이 종종 필요하다.

있는가(예: 장난감 기계에서 어린이를 생각해 본다)? 이 활동에서 특별한 감정적 행동을 기대하는 다른 사람들이 있는가(예: 아카데미 시상식에 참여한 배우들은 수상을 하지 않더라도 라이벌인 상대 배우에게 행운을 빌어주는 행동을 한다)?

자아경험과 시간경험 (Experience of Self and Time)

감정의 적절성과 범위 (Appropriateness and Range of Emotion)

자아경험과 시간경험에 대한 기능은 감정의 범위와 감정의 적절한 표현을 또한 포함하고 있다. 이전 장에서 시술한 ***감정의 적절성과 감정 범위***에 대한 설명에서 "'감정기능(emotional function)" 부분을 참고하라.

신체 이미지 (Body Image)

신체 이미지는 사람들 스스로 자신의 몸에 대한 신체적 특성과 이미지에 대한 인식과 관련되어 있다(WHO, 2001). 이것은 자신이 보이는 모습과 키와 몸무게를 이해하는 것을 말한다. 신체 이미지는 놀러갈 때 옷을 선택하거나 활동에 참여할 때 사용된다. 이것은 신체적 능력에 대한 인식이 아니라 신체의 부분과 모습에 대해 자신이 이해하는 것이다. 보여지는 사람의 모습에 대한 정신적 이미지는 절단이나 외상의 사고로 보기 흉해졌을 때 종종 망가진다.

이러한 요소가 활동에서 필요한지 결정할 때, 그 사람의 크기와 모습이 활동에 얼마나 중요한지 생각보자. 활동에 참여한 사람이 자신의 크기나 모습을 정확하게 이해하고 있는 것이 중요한가? 참여한 사람이 자신의 모습에 대한 개념을 가지는 것이 중요한가? 참여한 사람은 자신의 신체에 대한 특성이나 몸 전체를 구성하는지 신체 부위에 대해 이해가 필요한가? 참여자들의 신체 이미지에 대한 이해가 그들의 행동에 영향을 미치는가? 아마도 신체 이미지를 요구하는 활동의 사회적 요구가 있다(예: 비키니 모델처럼- 누구라도 비키니를 입을 수 있지만 우리 사회는 비키니를 입을 수 있는 특별한 신체의 몸매를 요구한다).

자아 개념 (Self-Concept)

자아 개념이 있다는 것은 세상에서 자신이 해야 할 역할을 인식하고 있다는 것이다. 이것은 신체상에서 생각하고 있는 자신의 모습을 이해하는 것 이상이며, 자신이 누구인지, 환경에서 자신의 위치가 무엇인지 아는 것을 말한다(WHO, 2001). 작업치료 학생으로서 매일 당신이 수많은 일상생활을 하는 것은 당신이 어떤 사람인지 이해하는 것과 당신의 역할이 무엇인지 믿는 것에서 시작한다. 당신은 오늘 아침에 일어났고 자신에 대한 이해를 바탕으로 의사결정을 한다(예: 공상 소설을 읽는 것과 같은). 어떤 어머니는 아이들을 돌보는 역할을 수행할 때 해야 하는 많은 활동을 위해 매일 일어난다.

그러므로 어떤 활동에서 자아 개념이 필요한지 결정할 때, 그 활동이 사회적 역할이나 가정에서의 역할과 연결되어 있는지 아닌지 생각해 본다. 참여자가 자신의 환경에서 담당해야 할 역할을 이해하고 아는지를 활동이 요구하는가? 참여자 자신이 누구인지 또는 다른 사람과 어떻게 관계되어 있는지에 대해 이해를 하고 있는지 활동이 요구하는가(예: 성별, 나이, 사회 경제적 상태에 대한 이해)? 예를 들어, 이혼한 여성들을 위한 모임에 참여한 사람은 먼저 자신이 이혼한 사람들의 특성을 가지고 있다는 것을 인식해야 한다.

일반 정신기능
(Global Mental Functions)

의식 (Consciousness)

인식과 각성 (Awareness and Alertness)

ICF에서는 ***의식***을 "깨어 있는 상태의 명료함(clarity)과 지속성"을 의미하는 ***인식***과 ***각성***의 상태"로 정의한다(WHO, 2001, p.48). ***의식***(consciousness)의 용어는 사람들이 깨어있는 정도를 기술하기 위해 종종 의료 시설에서 사용한다. 의식은 각성(arousal)과 매우 밀접하게 연결되어 있고, 비슷한 용어로 정의한다. 의식은 깨어 있는 것이고, 반면에 각성 수준은 환경의 자극에 반응할 수 있는 상태이다. 의식이 희미하고 가물거리는 사람들에게도 각각의 의식 수준은 매우 다양하며(예: 자고 있거나 잠에서 막 깨어난), 느린 의식 반응에서부터 매우 높은 의식의 반응까지 각성의 수준은 다양하다(예: 커피를 방금 마셨던 사람이 영화를 보고 있는 것처럼). 우리 모두는 의식이 있는 상태에서 일상의 기본적 일을 한다. 따라서, 대부분의 활동은 각성의 기능이 필요하다. 그러나 각성의 수준은 활동의 요구에 따라 매우 다양하다(예: 주변 환경의 자극에 우리는 얼마나 빨리 반응할 필요가 있는가).

깨어있는 상태의 명료함과 지속성 (Clarity and Continuity of the Wakeful State)

각성(aroused)이나 ***깨어있는 상태***는 주변 환경의 자극에 대해 각성과 반응을 보여주는 능력이다(Buckley & Poole, 2004). 어떤 사람이 자극에 반응하는 속도와 제시된 자극의 양은 활동에서 요구하는 각성 수준을 결정한다. 지속적인 노력과 빠른 반응을 요구하는 활동에는 높은 수준의 각성이 필요하다. 이런 예로 테니스 게임을 들 수 있다. 게임을 하는 선수는 공이 어디에 있는지 알기 위해 항상 정신이 명료해야 한다. 우리가 매일 참여하는 활동 중에는 약간의 각성만이 필요한 것도 있다. 예를 들어, 많은 사람들은 아침에 일어나서 알람시계를 끄고, 샤워를 하고 반쯤 정도 잠이 깬 상태에서 옷을 입는다(예: 낮은 각성상태나 깨어 있는 상태).

어떤 활동에 대해 얼마나 많은 각성 상태가 필요한지 결정할 때, 주변 환경에서 일어날 수 있는 것들에 대해 사람들이 얼마나 정신이 명료해야 하는지 생각해 보자. 그 활동은 참여자가 빠르게 반응하도록 요구하는가(예: 운전하기와 같은)? 각성 수준을 오랜 시간 동안 유지해야 하는 활동인가(예: 수업을 듣기 위해 오랜 시간 동안 앉아 있어야 하는지)? 늦은 밤이나 또는 매우 이른 아침처럼 각성 상태나 명료함을 유지하기 힘든 시간에 활동이 일어나는가?

일반 정신기능	개념 설명
의식	인식과 각성, 깨어 있는 상태의 명료함과 지속성
지남력	사람과 자신에 대한 지남력, 장소지남력, 시간지남력, 타인지남력
기질과 성격	외향성, 내향성, 쾌활함, 양심적, 정서적 안정감, 경험에 대한 개방성, 자기-표현, 자신감, 동기, 자기-조절 및 충동 조절, 욕망
에너지와 욕동	동기, 충동조절, 식욕
수면	생리적 과정

지남력 (Orientation)

사람과 자신에 대한 지남력(Orientation to Person and Self)

자신이나 **사람**에 대한 지남력은 자기 자신의 정체성(identity)에 대해 인식하는 것을 말한다(WHO, 2001). 이것은 사람들이 자신의 이름이 무엇인지 다른 사람과 관계에서 자신이 누구인지 생각하고 있다는 것을 의미한다. 이것은 자신이 사회에서 누구인가를 이해하고 전체적으로 자기 자신의 개념을 갖는 자아-개념과는 다르다. 지남력에 대한 일반적인 검사에서 자신에 대한 지남력을 갖는 것은 자신의 이름을 알게 하는 것이다(Zoltan, 2007).

장소 지남력 (Orientation to Place)

장소 지남력은 자기 자신이 있는 장소를 인식하는 것을 말한다. 이것은 현재 자신이 있는 장소, 주, 도시, 읍, 국가뿐만 아니라 현재 있는 장소의 유형(예: 집, 병원, 호텔)을 이해하는 것을 말한다(WHO, 2001). 중요한 점은 장소 지남력은 자전거를 타고 집에서부터 식료품 가게까지 가는 것처럼 한 장소에서 다른 장소로 이동하는데 물리적인 환경을 통해 방향을 찾아가는 것이나 또는 일상의 길을 따라가는 능력인 지리적 지남력(topographical orientation)과는 다른 것이다(Zoltan, 2007). 장소에 대한 지남력은 장소를 찾아가는 형태의 능력을 요구하지 않으며 현재 위치한 장소를 이해하는 단순한 능력이다. 이러한 요소는 특수한 배경/상황의 활동에 필요하며 특수한 환경의 의미는 그 활동이 성공적으로 수행되기 위해서 필요하다는 것이다. 예를 들어, 어떤 사람이 대소변 관리를 성공적으로 하기 위해서는, 자신이 화장실에 있다는 것을 이해하고 화장실에 있어야만 한다. 또 다른 예로는 레스토랑에서 음식을 주문하는 것이다. 음식을 성공적으로 주문하기 위해서는 자신이 레스토랑에 있다는 것을 아는 것이 필수적이다.

시간 지남력 (Orientation to Time)

현재의 날짜, 월, 주, 년 등에 대해서 인식하고 있는 것은 시간 지남력에 대해 모두 알고 있는 것을 말한다(WHO, 2001). 이것은 또한 하루 중 몇 시인지 정확한 시각을 인식하고 있다는 것을 의미한다. 이런 기능은 어떤 옷을 입어야 할지 결정하기 위해 그 해의 계절을 알아야 하는 것처럼 환경의 조건을 둘러싼 활동에서 사용된다. 지금이 몇 년도 인지 인식하는 것 또한 활동의 형성과 다른 사람과의 관계를 돕는다. 수년 전에 내가 요양원에서 일할 때, 1962년도만을 인식하는 어떤 환자를 만났다. 그녀는 그 당시 일하러 가는데 버스를 탔었다고 한다. 매일 아침 그녀는 요양원 정문을 나서면서 버스를 놓칠거라고 소리치곤 했다. 이 환자는 시간(장소)에 대한 지남력이 매우 부족했다. 우리의 자조 활동은 오늘이 무슨 날인지 이해함으로써 종종 수행된다. 예를 들어, 꼭 수행할 필요가 없는 과제들은 주말로 미루거나 삭제한다.

타인 지남력 (Orientation to Others)

이 정신기능은 그 사람의 인생에서 의미 있는 사람들을 인식하여 아는 것을 포함한다(WHO, 2001). 이것은 당신의 삶에서 의미 있는 사람의 이름을 아는 것뿐만 아니라, 그와 당신과의 관계를 아는 것도 포함한다. 예를 들어, 만약 당신의 어머니가 방에서 움직이고 있다. 당신은 그 여자가 당신의 어머니임을 인식해야 한다. 만약 동료가 당신에게 다가온다면, 당신은 다가오는 사람이 동료이며, 당신의 동생이나 자매가 아니라는 것을 인식할 수 있어야 한다. 뇌손상 또는 특정 치매 종류를 앓고 있는 사람에게는 이것이 어려워 그들은 종종 그들의 여동생을 친구로 잘못 알게 되는 경우도 있다(심지어 더 안 좋은 경우에는 그들의 배우자를 몰라보게 된다). 이 기능은 물론 기억과 인식 기능(이름을 기억하고 관계를 알고, 목소리와 얼굴을 인식할 수 있어야 한다)과 깊은 관계를 가진다.

다른 사람을 인식한다는 것은 다른 사람을 포함하거나 다른 사람의 요구에 맞추는 활동에서 중요하다. 예를 들어, 한 사람이 대학 때부터 알던 오래된 친구에게 편지를 쓴다면, 수취인이 그녀에게 어떤 사람인지를 이해해야만 한다. 만약 그녀가 고등학교의 여자친구에게 편지를 쓰는 것처럼 편지를 쓴다면 활동은 성공적이지 않을 것이다. 물론, 이 요소는 다른 사람과 관계할 때 매우 중요하다. 타인 지남력은 활동에 참여하는 사람들의 특정한 사회적 요구가 기대되는 활동에서 요구된다. 아마도 한 사람이 다른 사람을 향해 어떻게 행동하는지는 각각의 사람에 대한 정체성을 이해하는 여부로 결정될 수 있다.

기질과 성격 (Temperament and Personality)

외향성, 내향성, 쾌활함, 양심적 (Extroversion, Introversion, Agreeableness, and Conscientiousness)

기질 및 성격과 관련된 정신적 기능은 "개인을 다른 사람들과 구별짓는 정신적 특성들을 포함하여 특별한 상황에 개인이 반응하는 성향(disposition)"으로 정의한다(WHO, 2001, p.34). 이것은 외향성, 내향성, 쾌활함, 양심적인 특수한 성격을 말한다. 활동분석에서 보면, 그 활동의 다양한 수준에서 어떤 성격적 특성을 요구한다. 예를 들어, 외향적인 성향을 가진 사람은 활발하고 다른 사람들과 쉽게 활동에 참여한다. 물건을 파는 일을 하는 판매원은 유통매장이나 거리 판매에서 활발해야만 하고 외향적인 특성을 보여준다. 이와 반대로 내향적인 성격도 있다. 이런 사람들은 다른 사람보다 자신과 자신의 생각, 감정에 보다 초점을 둔다. 이런 사람들을 주로 '부끄러움' 타는 성격을 가진 사람으로 표현한다. 쾌활함(agreeableness)은 쉽게 기뻐하고 다른 사람들의 요구에 순응하는 특징을 가진 기질이다. 이런 특성은 여러 사람들이 모인 그룹에서 어떤 의견에 일치하고 동의해야 하는 활동에 유리하다. 양심적 성격을 보이는 사람들은 매우 조심스럽고 특이하게 보이며, 원칙과 옳은 것에 강한 의미를 두어 행동한다. 가치와 원칙에 강한 의미를 두고 참여자에게 윤리적인 책임감을 부여하는 활동에서 양심적인 성격을 요구할 것이다.

정서적 안정감 (Emotional Stability)

정서적 안정감은 기질과 성격으로 "침착하고, 조용하고 진정된 상태이다"(WHO, 2001, p.50). 이런 종류의 기질은 **느긋함**(easygoing)으로 표현될 수 있다. 이 기능은 흥분이나 분노를 표현하지 않고 관계형성과 행동을 가능하게 한다. 어떤 사람의 기질과 성격의 유형은 활동의 요건을 분석할 때 생각해봐야 하는 흥미로운 개념이다. 어떤 사람이 활동을 완수하는데 느긋함이 필요한가? 만약 "네"라는 대답이 필요하다면, 대부분 다른 사람과 일을 함께 하거나, 어려운 문제를 해결해야 하거나, 조용한 환경이 필요한 활동일 것이다. 예를 들어, 완화 그룹(relaxation group)을 이끌어가기 위해서는 이 그룹의 리더는 느긋함을 가지고 조용하게 처신하는 행동이 필요할 것이다(예: 고에너지와 압박을 요구하는 행동은 그룹을 이완시키는데 전혀 도움이 되지 않는다).

경험에 대한 개방성(Openness to Experience)

경험에 개방적이라는 것은 어떤 사람이 새로운 활동과 경험을 수용하도록 하는 성격적 특성이다. 이것은 또한 친숙한 활동에서 일어날 수 있는 논쟁적이거나 놀라운 사건을 포함한다. 경험에 대한 개방성은 참여자가 새로운 경험에 대해 경험을 학습하고 자아를 확대시켜주는 기회로서 간주할 것을 요구한다. 일상의 일들을 제외한 다른 여러 가지 활동들의 경험이 개방성을 요구한다. 다른 국가로 여행하는 활동은 경험의 개방성을 요구하는 한 예가 될 수 있다.

자기 표현(Self-Expression)

자신의 기분과 감정을 표현하는 능력은 활동 중에 사적인 표현을 참작하는 개인의 기질적 측면이다. 예를 들어, 많은 예술가들은 작품에서 자신을 표현(self expression)한다. 화가는 의미 있는 작품을 만드는데 자신의 내면에 대해 감정을 투사할 수 있다. 이것은 또한 개인적인 대화와 인간관계에서 타인에게 표현하는 것이 요구되는 기능이다. 예를 들어, 쥴리가 잘 알고 있는 사람들과 의견 불일치가 있다면, 그녀는 자신의 감정을 잘 이해시키기 위해 자기 표현에 의존해야 한다.

자신감(Confidence)

자신감은 자신에 대한 믿음이거나 자기만족(self-assured)이다. 자신감이 있는 사람들은 앞으로 다가올 모험이나 그들이 살아가면서 가지게 되는 역할을 성공적으로 수행할 수 있을 것이다. 특히나 높은 도전과 사회적 요건이 필요한 활동들은 종종 높은 수준의 자신감을 요구한다. 예를 들어, 직장에서 승진 인터뷰를 할 때, 회사는 참여자에게 높은수준의 자신감을 가지도록 요구한다. 매일 우리는 자신감을 요구하는 활동에 참여하는 사람들을 본다. 어떤 사람이 백화점 매니저에게 구매한 물건의 환불에 대해 물어볼 때 스스로 자신감을 갖고 자신의 생각이 옳다는 것을 보여줘야 한다.

동기 (Motivation)

동기는 행동을 취하거나 어떤 특정한 방법으로 행위를 하기 위한 내적인 보상(internal incentive)이다(WHO, 2001). 동기는 종종 우리의 기본적인 욕구를 넘어서 우리가 활동에 참여하도록 한다. 동기는 우리가 생존에 필요한 것 이상을 하도록 한다. 인격적 기능으로서 내적인 동기가 있다는 것은 기질이나 성격적 특성이다. 이것은 사람들이 기본적인 욕구 이상의 활동을 하게 하고 학위를 취득하는 것처럼 높은 수준의 동기를 요구하는 활동을 하도록 이끈다.

자기-조절 및 충동 조절(Self-Control and Impulse Control)

인간은 어릴 때부터 무언가를 행동하거나 말하고 싶은 내적 욕구에 저항하는 방법을 학습한다. 우리가 일상에서 매일 하는 많은 일들이 즉흥적인 욕구나 감정에 의해 행동하지 않도록 하는 사회적 요구가 있다는 것을 배운다. 예를 들어, 우리는 신체의 특별한 부위가 몹시 가렵다고 하더라도 공공 장소에서는 손을 넣고 긁으려는 충동을 자제하도록 어릴 때부터 교육받는다. 이것은 충동 조절 기능(impulse control function)이 작동하는 것이다. 어떤 사람이 다이어트를 하고 있는데 누군가 막 구운 브라우니 빵을 그에게 준다면 그 사람은 충동 조절 연습을 해야만 한다. 어떤 활동에서 필요한 충동 조절의 정도는 그 활동에 참여한 사람으로부터 영향을 많이 받는다. 만약 어떤 사람이 초코렛을 좋아하지 않는다면, 막 구워진 신선한 브라우니 빵을 먹지 않기 위해서는 많은 충동 조절이 필요하지 않을 것이다

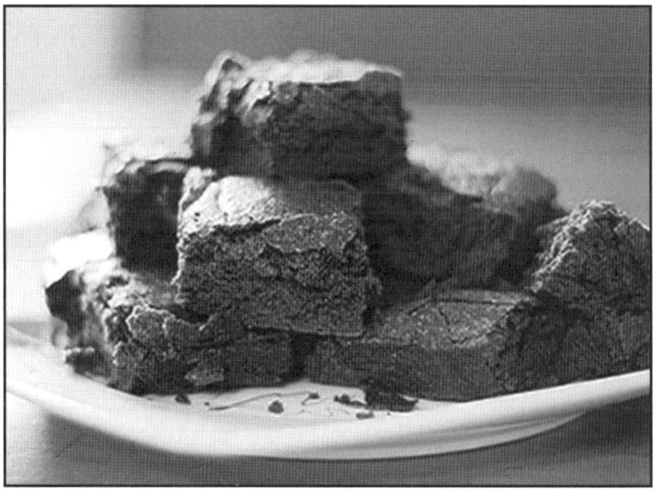

그림 6-12. 충동 조절: 브라우니를 먹고 싶은 충동을 참는 것은 최고의 도전일 수 있다.

(그림 6-12). 그러나 일반적 활동에서 요구되는 충동조절의 양을 예측가능하게 하는 상식적인 특성들이 우리에게는 많이 있다. 예를 들어, 다이어트는 대부분의 사람에게 많은 충동 조절을 요구하는 활동이다. 주변에 다른 사람이 있을 때 충동 조절을 하는 것은 우리가 성숙해지면서 사회적 기대를 이해하게 되는 것처럼 자동화되는 것이다. 예를 들어, 다른 사람과 식사를 하는 동안 큰 소리로 트림하려는 충동은 억제되어야 한다. 충동 조절은 음식을 가져갈 때 같은 테이블에 있는 다른 사람들도 충분히 가져갈 수 있도록 어떤 특정 음식을 적당량 이상으로 가져가려는 유혹을 떨칠 때 훈련될 수 있다.

욕망 (Appetite)

어떤 것에 대한 우리의 자연적 욕구(desire)는 욕망 기능에 의해서 만들어진다. 자연적 욕구는 생리적인(예: 음식이나 물 먹기) 충동에서 생기기도 하지만 심리적인 기전에 의해서도 또한 발생된다(WHO, 2001). 이것은 우리에게 어떤 특정 요구를 만족시키도록 충동질 한다. 욕망은 촉각 감각을 원하는 것처럼 어떤 개인의 감각 자극에 대한 자연적 욕구를 해결하도록 한다. 욕망은 종종 우리가 행동을 하도록 충동질 한다. 먹기, 마시기, 담배 피기, 술 마시기, 감각자극 행동, 다른 심리적인 충동과 같은 활동에서 요구

된다.

에너지와 욕동 (Energy and Drive)

동기 (Motivation)

앞에서 언급한 것처럼 동기는 행동을 취하거나 어떤 특정한 방법으로 행동을 하기 위한 내적인 보상(internal incentive)이다(WHO, 2001). 동기는 종종 우리의 기본적인 욕구를 넘어서 우리가 활동에 참여하도록 한다. 동기는 우리가 생존에 필요한 것 이상을 하도록 한다. 우리가 기본적인 자조활동을 수행하는데는 최소한의 동기가 필요하다. 더 높은 동기 수준은 보상이 거의 없거나 큰 도전이 필요한 과제를 수행하는데 요구된다. 예를 들어, 당신이 이 책을 읽는다면, 작업치료를 전공하면서 우수한 성적을 받으려는 동기가 부여될 것이다. 당신이 작업치료학과에 지원할 때 조차도 어떤 수준의 동기가 필요했을 것이다. 그러므로 어떤 활동에서 동기가 필요한지 결정한다면, 활동에 참여하기 위해서 어떤 내적이거나 외적인 보상이 있는지 생각해 본다. 숨쉬기와 식사하기와 같은 기본적인 욕구는 생존에 반드시 필요하기 때문에 동기가 별로 필요하지 않다. 그러나 보다 큰 내적 동기는 즉각적인 보상이 없고 노력(예: 학위를 받기 위해 학교를 다니는 것)이 많이 필요한 활동에 참여할 때 필요하다. 만약 어떤 사람에게 나체로 한 블록을 뛰면 백만 달러를 보상한다고 하면, 그 사람은 돈과 같은 외적 동기를 제공받았기 때문에 내적 동기가 덜 필요하다. 그러나 이런 일이 이뤄지기 위해서는 이 사람에게 돈을 주어 내적 동기를 가지도록 할 필요가 있다. 어쨌든 그 사람은 돈을 벌기 위해서 기꺼이 발가벗고 거리에서 뛸 수 있는 동기가 있어야 한다.

충동조절 (Impulse Control)

페이지 115에서 언급한 "자기 조절과 충동 조절(Self-Control and Impulse Control)"을 참조한다.

식욕 (Appetite)

이 페이지에서 언급한 "욕망(Appetite)"을 참조한다.

수면 (Sleep)

생리적 과정 (Physiological Process)

수면은 주변 환경에서 "신체적 · 정신적 참여를 하지 않는(physical and mental disengagement)" 정신기능이다(WHO, 2001, p.52). 수면 동안 생리적 과정으로써 숨쉬기와 심장 박동수의 변화뿐만 아니라 뇌 활동의 변화가 동반된다. 이런 기능은 수면과 관련된 활동에서만 일어난다. 그러므로 꿈꾸기와 잠자기는 수면과 관련된 요인이 필요한 주요 활동들이다. 이런 요인에는 활동의 참여자가 잠자는 수면의 양과 그 수면의 양이 활동 참여에 미치는 영향을 포함시키지 않는 것이 중요하다. 예를 들어, 수면은 장거리 운전을 준비하기 위해 필요하다고 말할 수 있다. 그러나 운전 중에 생리적인 과정으로 수면은 매우 위험할 수 있다(예: 운전하는 동안 졸면 안 됨). 대신에, 의식이 있고 각성된 상태는 장거리 운전을 위해 매우 필요한 요인이다.

이 단원을 복습하기 위해서는 활동 6-1을 완성하라.

활동 6-1

정신기능 검토

스낵 자판기에서 과자를 사는 동안 아래의 각 기능들의 사용 방법을 확인한다(그림 6-13). 당신이 바지 주머니에 잔돈을 가지고 자판기 앞에 서 있다고 가정해보자. 만약 특정 기능을 사용하지 않는다면, 공백으로 처리한다. 마지막 열에는 이 활동을 하는 동안 각 신체 기능이 어느 정도 수준에서 적용될지 도전의 수준을 표시한다.

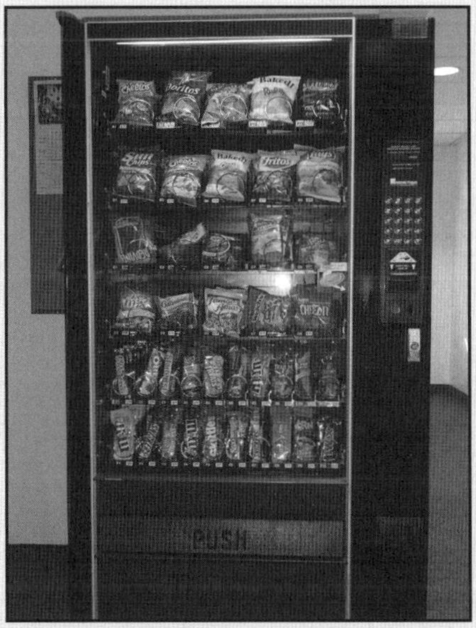

그림 6-13. 자판기

특정 정신기능	없음	낮은수준 도전	높은수준 도전	적용방법 설명
높은수준 인지				
주의력				
기억				
지각				
사고				
복잡한 동작의 순서화				
감정				
자아경험과 시간경험 기능				
일반 정신기능				
의식				
지남력				
기질과 성격				
에너지와 욕동				
수면				

단원 2: 감각 기능
(SECTION 2: SENSORY FUNCTIONS)

시각 기능 (Visual Functions)

시각의 질 (Quality of Vision)

시각 자극들 중에서 빛, 명암 대비, 색깔을 탐지하는 능력은 기본적인 시각 기능 중의 하나이다. 이것은 다양한 모양과 사물을 이해하고 탐지할 수 있도록 하며, 다양한 시력 수준을 우리에게 제공한다. 빛과 명암 대비를 탐지하는 것은 책에 있는 글자를 보고(그림 6-14), 거리를 가로질러 달려가는 강아지를 보며, 친구의 얼굴을 알아보도록 한다. 색깔을 탐지할 수 있다는 것은 한 가지 색깔과 다른 색 사이에서 우리가 취할 수 있는 선택에 영향을 준다. 시력의 질은 많은 일상생활활동에서 다양한 수준으로 요구된다. 시력의 낮은 수준을 요구하는 활동은 보다 큰 사물을 사용하고 다른 감각들을 이용하는 기본적 자조활동들이다. 예를 들어, 샤워하고 머리를 감을 때, 당신은 시력을 보조하는 촉각 감각과 고유감각을 이용한다. 당신은 샤워장에 들어가고 샤워용품이 어디에 있는지 알기 위해서는 잘 볼 수 있어야 한다.

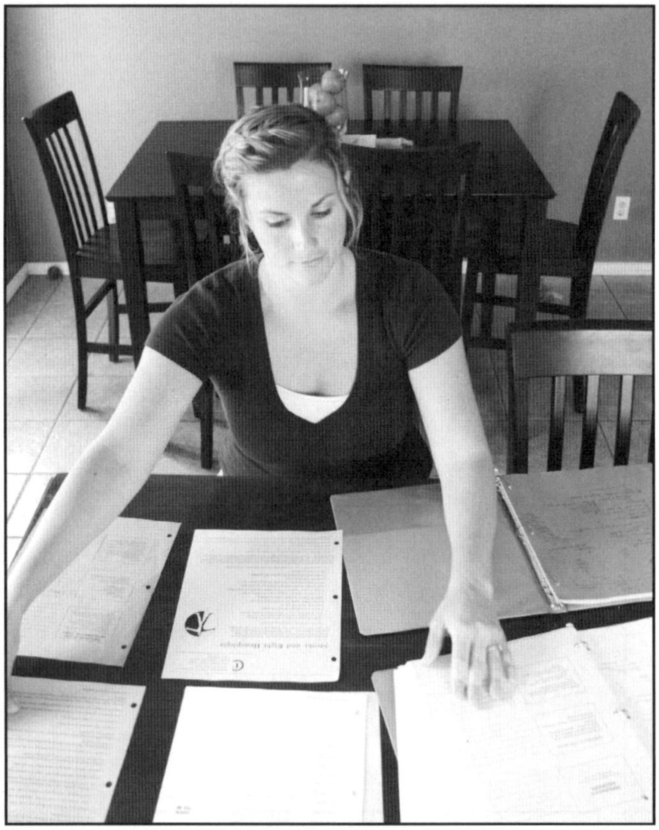

그림 6-14. 독서는 높은수준의 시력을 요구한다.

감각 기능들	개념 설명
시각(Visual)	시각의 질, 시력, 시각 안정성, 시야
청각(Hearing)	소리탐지와 식별, 음원의 위치와 거리 파악
안뜰(전정)감각(Vestibular)	자세, 균형, 중력에 대항한 움직임
미각(Taste)	쓴맛, 단맛, 신맛, 짠맛의 정도
후각(Smell)	향기와 냄새 감지
고유감각(Proprioceptive)	신체 자세와 공간에서의 인식
촉각(Touch)	촉각 느낌, 다양한 촉각 질감
통각(Pain)	국소 통증과 전신적 통증
온도와 압력(Temperature and pressure)	온도 인식, 피부에서 느껴지는 압각

시력 (Visual Acuity)

시력은 멀리 있고 가까이 있는 사물을 명확히 보는 것과 사물의 모양과 형태를 탐지하는 능력을 말한다. 우리는 눈의 시력을 이용하여 사물을 탐지하고, 사물들의 차이를 구별하며, 세심한 부분을 식별한다. 우리는 시력을 사용하여 책을 읽고, 사물을 찾고, 주변에 있는 사람들을 알아본다. 어떤 활동에 시력이 필요한지 결정하기 위해 먼저 참여자는 자신이 행동하고 있는 환경에서 무언가를 활동 수행하는 동안 참여자가 꼭 봐야 할 특정한 부분이 있는지 대해서 생각해 보아야 한다. 예를 들어, 운전하는 동안 운전자는 볼 수 있어야 하고, 자동차의 컨트롤 장치를 사용하면서(예: 핸들, 연료, 브레이크) 그것들에 반응하기 위해 눈에 보이는 환경의 모든 사물들을 탐지할 수 있어야 한다. 글을 쓰거나 타이프를 칠 때 그 다음의 행동에 영향을 주기 위해서 수행자의 행동 탐지가 필요한 활동들이 있다. 손 글씨를 쓸 때, 수행자는 자신이 무엇을 쓰는지, 그 페이지에서 어디에 쓰고 있는지 지켜봐야 한다. 타이프를 치는 동안 그 사람은 자신이 치고자 하는 글자가 실제로 그 페이지에 나타났는지 지켜보고, 맞으면 계속 타자를 치고 오자가 나타나면 오자를 지우고 수정해야 할 것이다.

이런 기능이 어떤 활동에 얼마나 필요한지는 그 활동의 수준에 달려있다. 세심한 사항들을 활동에서 얼마나 많이 감지해야 하는가? 예를 들어, 약봉지에 적힌 작은 글씨를 읽거나 바늘에 실을 꿰는 활동은 매우 높은 시력을 요구한다.

시각 안정성 (Visual Stability)

시각 안정성은 우리의 눈이 빠르게 움직이고 있어도 사물이나 주변 환경을 안정적으로(움직이지 않고) 지각하는 능력을 말한다. 이런 눈동자의 빠른 움직임을 순간적인 눈의 ***움직임***(홱보기, 신속운동: saccades)이라 부르는데, 주변 환경과 사물(예: 책을 읽을 때)을 훑어보도록 기능한다(Chang & Ro, 2007). 우리가 한 점에서 다른 점으로 눈을 빨리 움직이고 느리게 움직일 때, 움직이고 있는 것과 움직이지 않는 것을 처리하는 것은 뇌의 능력에 의존하고 있다. 이것은 주변 환경이 움직이고 있는지, 우리 자신이 움직이고 있는지, 우리의 눈동자가 움직이고 있는지, 아니면 이 모든 세 가지가 움직이고 있는지에 대해서 우리가 결정을 하도록 한다. 우리의 신체가 움직이고 눈동자 또한 움직이고 있을 때 이 기능은 특히 도전받게 된다. 이것은 자전거 타기와 같은 스포츠나 레저활동에서 자주 일어난다. 사람들이 사이클을 탈 때, 위험한 것이 있는지 주변 환경을 훑어보아야 하고 핸들을 조정하기 위해 결정을 내려야 한다. 사이클 선수는 또한 그 환경 내에서 움직인다. 시각 안정성의 감각은 사이클 선수가 주변 환경에서 움직이고 있는 것과 아닌 것을 눈으로 보고 이해하도록 돕는다(그림 6-15).

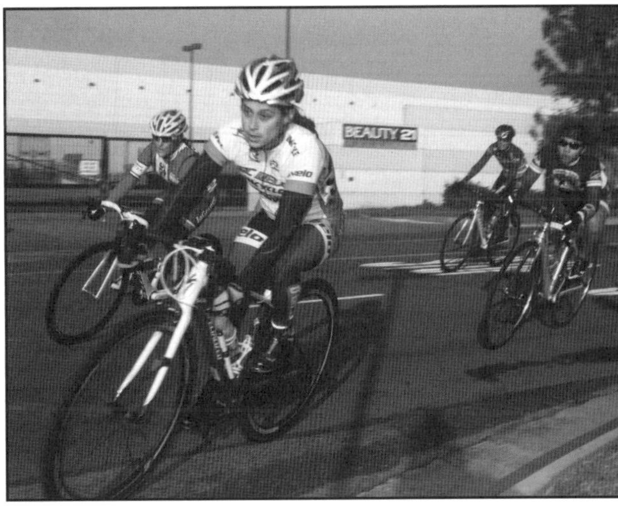

그림 6-15. 도시에서 오토바이 타는 활동은 시각 안정성을 요구한다.

시야 (Visual Field)

주변 환경에 대한 시각적인 인식은 우리 신체에 가까이 있고 멀리 있는 사물들을 시야 내에서 모두 탐지하는 것이다. 시야는 우리 눈앞에서 볼 수 있는 것과 주변에 있지만 눈에 보이는 모든 것들을 포함한다(WHO, 2001). 시야가 완전하지 않다면, 우리는 터널을 통과하며 보는 것처럼 세상을 그렇게 볼 것이다. 우리가 주변에 있는 것을 보는 것은 그 환경의 추가적인 정보를 제공받고 우리가 행동을 취하도록 한다. 예를 들어, 쇼핑하면서 식료품 가게를 지나갈

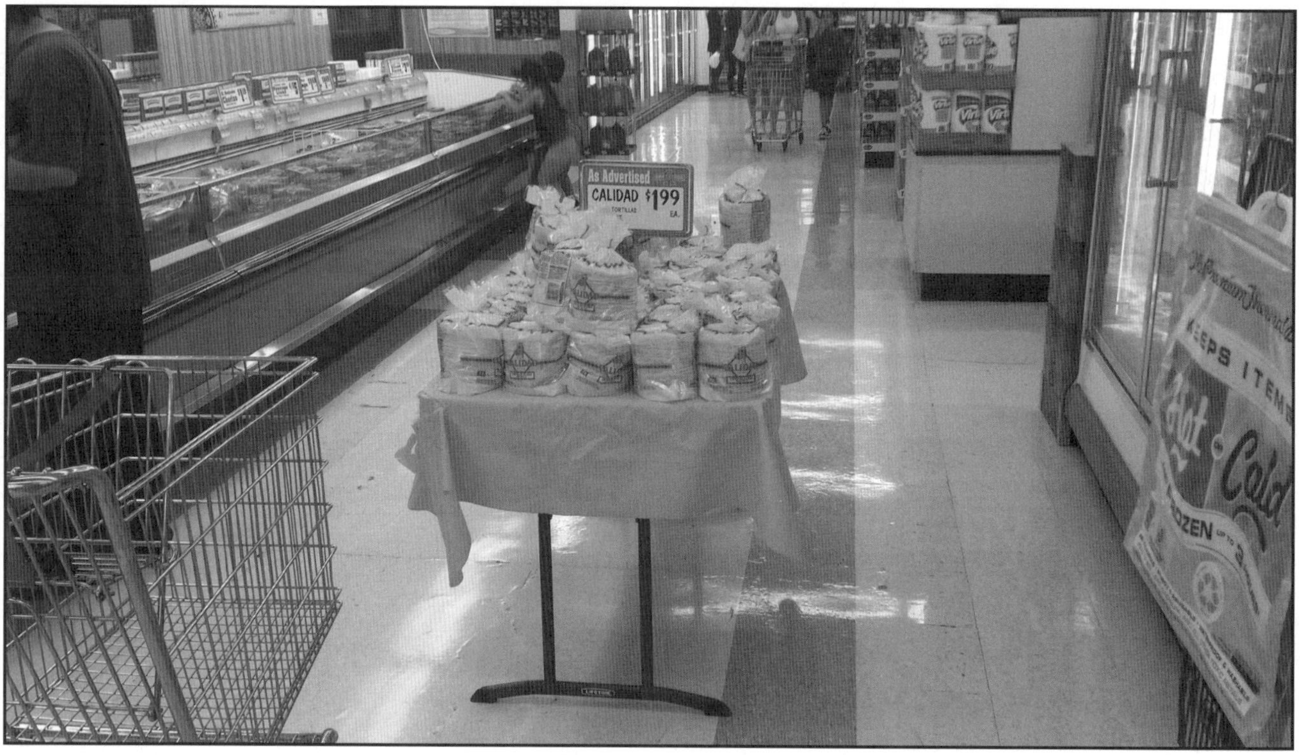

그림 6-16. 우리 시야에 들어온 사물들의 인식을 통해 식료품 가게와 같은 환경에서 안전한 이동을 한다.

때, 우리는 군중 속을 헤치며 가게 골목길을 걸어가지만 주변 시야를 보면서 충돌을 피한다. 또한 우리 바로 앞에 무엇이 있고, 조금 거리가 있지만 앞에 무엇이 놓여 있는지 눈으로 봐서 인식할 필요가 있다. 이것이 실제적인 시야 기능이다(그림 6-16).

어떤 활동을 하면서 다양한 거리마다 시각적 인식이 필요한지 결정하기 위해서, 그 활동이 일반적으로 일어나는 환경에 대해서 생각해 보자. 그 활동에 참여한 사람을 어디에서 볼 것인가? 참여자가 환경에 대해서 인식할 필요가 있는가? 참여자는 원근 거리에 있는 사물에 초점을 맞출 필요가 있는가? 그 활동은 참여자가 환경에서 들어오는 모든 시각적 자극들을 인식하도록 요구하는가? 예를 들어, 야구 경기는 시각적 인식이 필요한 활동의 한 예가 될 것이다. 야구 경기를 하는 선수들은 모든 시야에서 야구공과 선수들이 그 환경에서 어디에 있는지 인식할 수 있어야 한다. 이런 시야 기능이 없다면, 야구선수는 볼에 맞을 수 있다(또는 다른 선수와 부딪힐 수 있다).

청각 기능
(Hearing Functions)

소리탐지와 식별 (Sound Detection and Discrimination)

우리가 일상생활을 하는 동안, 소음을 감지하는 능력을 바탕으로 어떤 소리를 듣고 그것에 반응한다. 우리는 소리의 음의 높낮이와 음량 사이를 구별하고 무엇이 소음을 만드는지 확인한다(그림 6-17). 소리의 이런 정보를 가지고 우리는 반응한다. 예를 들어, 어떤 아동이 거리에서 소리치는 것을 들었을 때, 아이의 소리와 음의 높낮이가 응급한 상황이며, 단순히 놀면서 내는 소리가 아니라고 한다면 그 소리에 반응할 것이다. 이것은 우리가 환경에서 적절하고 안전하게 행동하도록 소리들을 구별할 수 있는 능력이다. 어떤 활동에서 소리의 감지와 구별이 필요한지 결정할 때, 활동 중에는 어떤 소리가 일어난다고 생각하는 것뿐만 아니라, 소리를 일으키는 것이 무엇인지 구별할 수 있는 참

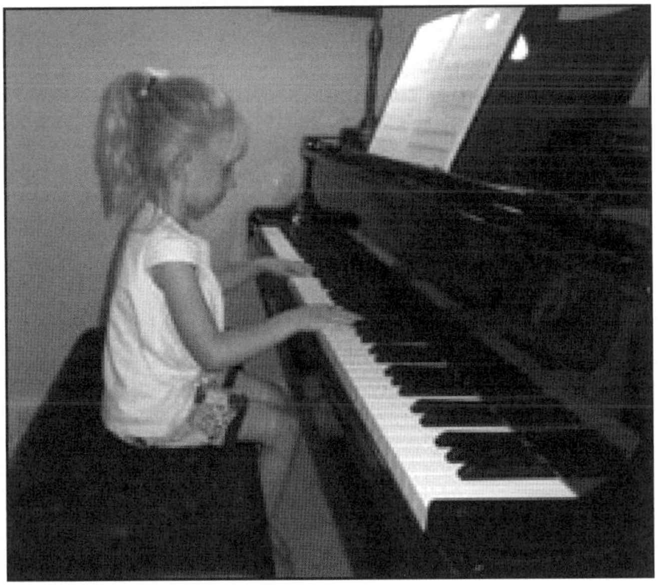

그림 6-17. 피아노를 칠 때 참여자가 다른 소리들을 감지하고 구별할 수 있는 능력이 요구된다.

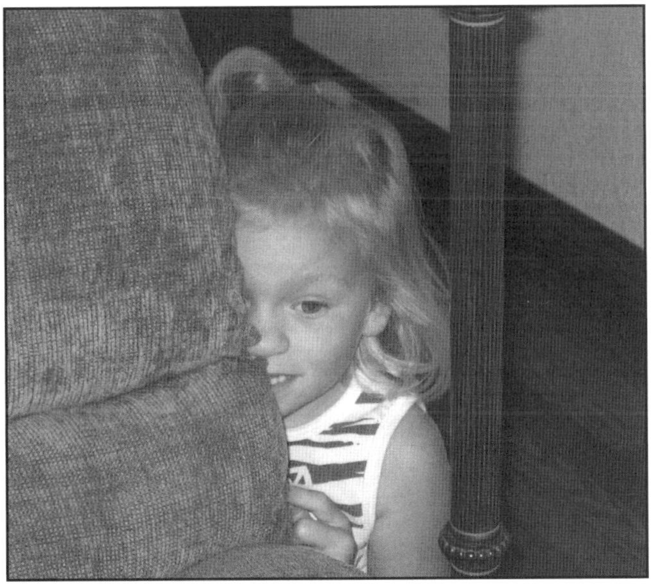

그림 6-18. 숨바꼭질을 할 때 어디서 소리가 나고 어느 정도 거리에서 나는지 결정하는 능력을 사용한다.

여자의 능력에 따라 어떤 소리가 참여자에게 행동을 유도하는지 생각해 보아야 한다. 예를 들어, 머리를 감는 활동 중에는 많은 소리가 있지만, 참여자는 그 소리 중에 어떤 것도 그 소리들을 구별하고 행동하도록 하는 것은 없을 수 있다.

음원의 위치와 거리 파악 (Awareness of Location and Distance of Sounds)

청각 기능 중의 하나는 음원의 위치와 거리를 파악하는 능력이다. 이것은 소리가 어디서 발생되고 대략 얼마나 떨어서 있는지 알고자 할 때 사용된다. 우리가 운전할 때 엠블런스 차가 어디로 가고 있는지 방향을 어떻게 아는가? 첫 신호는 사이렌 소리이다. 그 사이렌 소리를 듣고 우리는 엠블런스 차가 뒤에, 앞에 또는 오른쪽, 왼쪽에 있는지 알 수 있게 된다. 우리는 소리의 크기에 따라 얼마나 멀리서 소리가 나는지 대략 결정할 수 있다. 또한 같은 방법으로 우리가 일상생활에서 접하는 많은 소리를 알 수 있다. 누군가 당신 뒤에서 가까이 오고 있거나 또는 현관 복도 아래에서 올라오는 것을 어떻게 아는지 생각해봐라. 어렸을 때 숨바꼭질 놀이를 생각해보면, 당신은 숨어있는 동안 술래가 당신을 찾으려는 발자국 소리와 움직임을 들을 때 이 청각 기능을 이용했다(그림 6-18). 반대로 당신이 술래가 되어서 숨어있는 사람을 찾게 된다면 그 사람들이 만들어내는 약간의 소리라도 듣기 위해 이 청각 기능을 사용할 수 있었다. 만약 당신이 바닥에서 삐걱거리는 소리나 작게 킥킥거리는 소리를 들었다면, 어디서 그 소리들이 들리는지 알기 위해 청각 기능을 사용할 것이다.

많은 활동들은 소음을 만들어 내거나 활동 중에 다른 곳에서 소리가 나지만, 모든 활동이 이런 청각 기능을 요구하지는 않는다. 어떤 활동에서 청각 기능이 필요한지를 결정할 때, 활동 중에 환경에서 자연스럽게 나는 소리가 무엇인지 생각해 보자. 활동에 참여하는 사람들이 식별해야만 하는 소음이 있는가? 그리고 그들이 오는 방향으로부터 말소리인가? 참여자가 주변에서 일어나는 소리를 들을 때 지금 무엇이 진행되고 있는지 이해하도록 하는 소리인가? 예를 들어, 어떤 사람이 시장의 골목길을 걷고 있을 때 여러 곳에서 들려오는 소음으로 주변에서 일어나는 일이 무엇인지 알게 된다. 또한 엠블런스 차의 소리를 들을 때처럼, 참여자가 들었던 소리로 그가 어떻게 행동할지를 알려주는 경우가 있다. 예를 들면, 운전자가 엠블런스 차의 사이렌 소리를 듣고 그것의 방향과 거리를 알게 되면 운전자는 차를 길 옆에 정차하게 될 것이다.

안뜰(전정) 기능
(Vestibular Functions)

자세 (Position)

자세는 신체의 위치를 결정하도록 도와주는 속귀(the inner ear)의 감각기능이다(WHO, 2001). 예를 들어, 이 기능은 당신이 눈으로 보지 않고 똑바로 앉아 있거나 한쪽으로 기대어 있는 것을 알도록 한다. 이 기능은 우리의 속귀(inner ear)에 의존하기 때문에 머리 위치가 신체의 위치에 대한 정보를 제공한다. 따라서 자세는 머리 위치에 의해 결정된다. 이런 기능이 필요한지 결정할 때 다음 사항을 확인해야 한다. 즉, 활동을 하는 동안 머리 위치가 변화는가? 그리고 그 활동은 참여자에게 어떤 자세를 유지하도록 요구하는가? 참여자가 눈으로 보지 않고 어떤 특별한 자세를 유지하는 것이 필요한가?

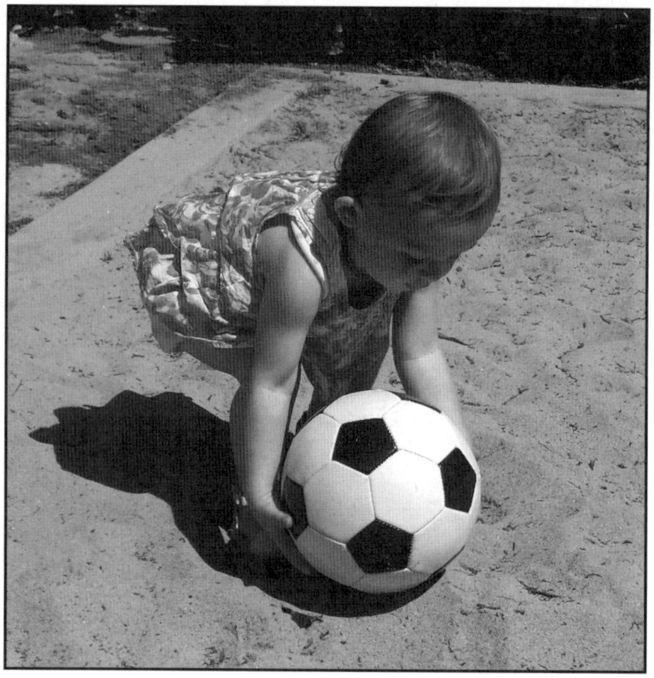

그림 6-19. June은 지면에서 공을 들어 올리면서 균형을 잃지 않으려고 노력한다.

균형 (Balance)

균형은 서거나 앉거나 움직이는 동안 똑바른 자세를 유지하는 신체의 능력이다(*Stedman's Medical Dictionary*, 2012). 또한 균형을 유지하는 신체의 능력은 속귀(inner ear)의 기능과는 관련이 있다. 사람이 움직일 때나 외부 물체에 의해 밀리고 움직여질 때, 똑바른 자세를 유지하려는 능력은 속귀가 자세유지에 대한 방법을 뇌와 신체에 전달하는 능력에 달려있다. 자세 기능으로서 머리 위치는 바른 자세로 신체를 유지하는 방법과 신체의 위치에 대한 필요한 정보를 제공한다. 따라서 머리가 움직일 때, 이 균형 감각은 낙상으로부터 사람들을 보호한다. 머리를 숙이고 머리의 위치를 바꾸는 것이 필요한 활동이면 언제든 균형감각이 요구되며, 외부에서 신체를 밀어낼 때도 잠재적으로 균형이 필요하다. 예를 들어, June이 바닥에 놓인 공을 집으려고 할 때 넘어지지 않으려고 균형을 사용한다(그림 16-19).

중력에 대항한 움직임 (Secure Movement Against Gravity)

안뜰(전정)감각은 중력에 대항하여 주변의 공간에서 신체를 움직일 수 있도록 하는 것이다. 안뜰(전정)감각이 없다면 사람들은 환경에서 거의 이동할 수 없다. 이 감각은 사람들이 신체 자세를 인식하고 균형을 유지하도록 해준다. 안뜰(전정)감각은 머리의 위치, 몸의 움직임에 대한 속도와 방향의 변화를 감지하는 속귀의 반고리관(semicircular)의 작용과 관련이 있다(Dunn, 2009). 신체의 방향과 똑바른 자세(upright position)에 대한 감각의 기능은 자세 조절의 기본이다.

이 감각은 당신이 몸을 움직여 자세를 취할 때 어느 방향이 위쪽이고 아래쪽인지 알려준다. 앉은 자세에서 일어설 때 안뜰(전정)감각은 당신에게 위쪽으로 움직이고 있다고 말해주며, 바로서기를 제대로 했는지 알려준다. 이런 감각이 없다면, 당신은 한쪽으로 기울거나 넘어질 수 있다. 또한 당신이 움직이지 않고 있지만 움직이는 것처럼 느낄 수 있다. 따라서 몸을 앞으로, 뒤로, 위로, 아래로, 옆에서 옆으

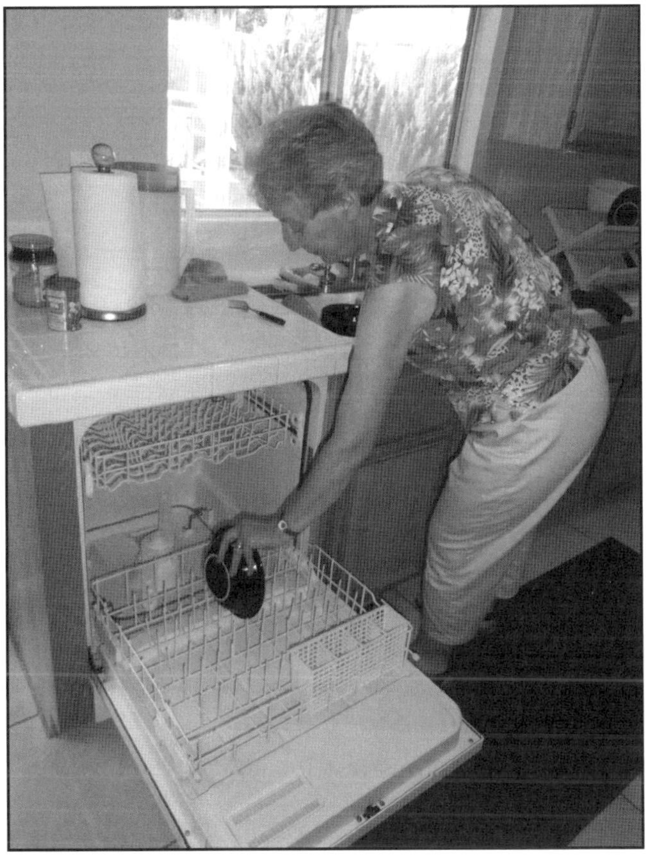

그림 6-20. 항중력에 대해 안전하게 움직이는 감각: 그릇의 무게를 고려하여 허리를 굽힌다.

로 움직이는 것을 요구하는 활동에서는 중력에 대항한 움직임 안뜰(전정)감각 요소가 필요할 것이다. 특히나 균형이 필요하거나 시각이 제한된 활동을 할 경우 이런 안뜰(전정)감각이 더 많이 필요할 것이다. 공간에서 신체의 방향과 위치를 알려주는 안뜰(전정)감각을 보완해 주기 위해 우리는 시각을 사용한다. 예를 들어, 만약 당신이 신발 끈을 매려고 한다면, 앞쪽으로 몸을 굽힐 때 당신의 자세가 변했다는 것을 알려주면서 당신은 주변의 변화를 지켜볼 것이다. 이것은 당신의 고유감각과 안뜰(전정)감각이 같이 작용하여 넘어지지 않고 몸을 앞으로 굽히도록 하고, 신발 끈을 모두 매었을 때 다시 몸을 일으켜 서기 자세로 돌아오도록 할 것이다. 만약 당신이 눈을 감고 이 동작을 한다면, 중력과 관련하여 당신이 어디에 있는지를 알기 위해서 오직 안뜰(전정)감각만을 사용하며, 다른 신체부분과 관련하여 사지와 몸통이 어디에 있는지 알기 위해서는 고유감각을 사용할 수 있다(그림 6-20).

활동에서 안뜰(전정)감각이 필요한지 결정할 때, 활동 중에 몸과 머리가 얼마나 움직이는지 생각해 보아야 한다. 그 활동은 참여자가 서고 움직이는 것을 필요로 하는가? 그 활동은 참여자의 무게중심을 벗어나 앞으로 몸을 기울이도록 요구하는가? 그 활동은 시각적 입력이 제한된 상태에서 참여자가 균형을 더 많이 가지도록 요구하는가? 몸이 앞으로 또는 양측으로 움직일 때 참여자는 그 움직임의 속도를 결정해야 하는가? 공간에서 참여자의 자세가 또 다른 더 많은 행동을 결정하는가? 참여자가 사다리를 올라갈 때 이런 예를 볼 수 있다. 이런 경우 신체의 자세는 각각 그 다음의 움직임을 결정할 것이다. 샤워할 때 샴푸를 씻어내기 위해 머리를 뒤로 젖히는 것과 같은 활동을 하는 동안 머리 위치가 바뀌는가?

미각 기능
(Taste Functions)

쓴맛, 단맛, 신맛, 짠맛의 정도 (Qualities of Bitterness, Sweetness, Sourness, and Saltiness)

미각 능력은 미각 돌기에서 화학성분인 쓴맛, 신맛, 짠맛, 단맛에 대한 신호를 아는 기능이다(Dunn, 2009; WHO, 2001). 이들 각각의 맛을 구별하는 것은 뇌의 지각 능력과 관련이 있으며(이 장의 앞에서 논의 됨), 미각 기능은 화학적 맛을 탐지하고 각각의 화학적 맛에 대한 신경학적 신호를 뇌로 보내는 혀의 능력에 달려있다. 미각 기능은 먹거나 마시는 활동이나 혀에 접촉을 하는 일련의 활동에서 활성화 된다. 미각 기능은 세프나 와인 감정가처럼 음식의 단맛이나 쓴맛의 정도를 결정하거나 요리 재료들의 차이를 구별해야 할 때 매우 필요하다. 이들 대부분의 일정 수준의 미각 기능은 먹고 마시는데 동기를 제공하며, 어떤 관심 있는 음식이 먹기에 안전한지를 결정하는데 필요하다. 이런 기능은 여러 다른 음식에서 받게 되는 신호를 고려해서 지각하는 뇌의 능력에 의존한다.

후각 기능
(Smell Functions)

향기와 냄새 감지
(Sensing Odors and Smells)

후각 감각은 환경에서 향기와 냄새를 감지하는 능력이다(WHO, 2001). 냄새 감각은 공기 중의 화학성분을 코에서 지각하고 그 지각된 신호를 뇌로 보낸다. 특정 영역의 뇌에서 냄새를 인지하고 그것의 종류를 구분한다(앞 장의 지각 기능을 참조). 냄새는 사물, 환경, 사람, 상황 등과 관련될 수 있다. 후각은 기억과 감정과도 관련이 있다(Dunn, 2009). 냄새는 몸의 나쁜 체취나 담배 냄새를 맡을 때 반응하는 것처럼 우리가 행동을 취하는 상황을 만든다. 또한 향기는 기분을 완화시키고 편안하게 할 수도 있고 불편함을 느끼도록 할 수 있다. 후각은 환경의 정보를 제공해 주는 활동에서 요구된다. 우리는 환경에서 냄새가 변화되는 것을 탐지할 수 있고 그런 변화가 행동을 필요로 하는지 말할 필요가 있다(예: 그 강아지는 부엌 구석모퉁이에서 편안히 있었다).

고유감각 기능
(Proprioceptive Functions)

신체 자세와 공간에서의 인식
(Awareness of Body Position and Space)

우리 신체의 어떤 부분이 움직이고 있고, 어느 방향으로 움직이고 유지하고 있는지 결정하는 능력은 근육, 건, 관절 등의 감각 수용기에 의해 통제된다(Dunn, 2009). 근육방추는 근육길이를 탐지하는 감각요소이며, 근육이 얼마나 당겨지고 수축하고 있는지 알려준다. 골지건 기관은 관절 주변에서 건의 움직임을 탐지하여 관절 운동에 대한 정보를 수용한다. 근육방추와 골지건 기관의 두 가지 감각 수용기는 신체 부분이 어떤 공간에 있는지, 다른 신체 부위와 관련하여 어디에 있는지 등을 인식하여 그 정보를 보낸다(WHO, 2001). 이런 신호가 무엇을 의미하는지 이해하기 위하여, 이 감각은 몸의 고유감각 수용기로부터 보내온 정보를 해석하기 위한 뇌의 지각 능력이 필요하다.

몸의 움직임을 요구하는 활동들은 고유감각을 어느 정도 이용한다. 시야에서 벗어나 일어나는 활동들은 더 높은 수준의 고유감각 기능을 요구하는데 사람들이 눈으로 보지 않고 신체 부분이 어디에 있는지 감지하는 것은 이 능력에 의존하기 때문이다. 이런 예는 야구나 소프트볼 게임에서 볼 수 있다(그림 6-21). 선수가 야구 방망이를 들고 서 있을 때, 방망이를 머리 뒤로 유지하여 올리고 있다. 고유감각 기능은 신체 각 부분에 대한 자세 정보와 야구 방망이의 위치에 대한 정보를 제공한다.

촉각 기능
(Touch Functions)

촉각 느낌 (Feeling of Being Touched)

촉각은 피부나 점막(mucous membranes)에 접촉을 지각하는 능력이다(*Stedman's Medical Dictionary*, 2012). 신체 접촉이 언제 일어나는지 결정하는 능력은 수 많은 일상생활활동에서 필요하고 어떤 경우는 우리가 인식하지 않을 때도 일어난다. 책을 읽고 있을 때, 당신은 책이 어떻게 손에 접촉되는지 손에 어떻게 놓여 있는지 인식하고 있다. 당신은 물건을 접촉하거나 어떤 물체에 닿게 될 때 또는 입속에 음식이 접촉될 때 편안하게 느끼고, 그 감각을 이해하기 위해 당신의 촉각 능력을 이용하고 있다. 우리는 촉각의 유형과 접촉된 신체 부위에 의존하면서 촉각에 따라 행동하고 반응한다. 예를 들어, 촉각 감각은 당신의 피부에 거미나 벌레가 기어 다니는 것을 알려줄 때 도움이 된다. 당신이 옷을 단정히 하고(예: 단추가 풀린 옷소매나 어깨 멜빵) 마당에서 일하고 난 후 손을 씻어야 할 필요가 있다는 것을 알려주는 것도 촉각 기능이다.

당신이 분석하고 있는 활동이 다른 사람들과의 신체 접촉이나(예: 껴안기, 악수하기, 지나가다가 서로 부딪히는 일 등)

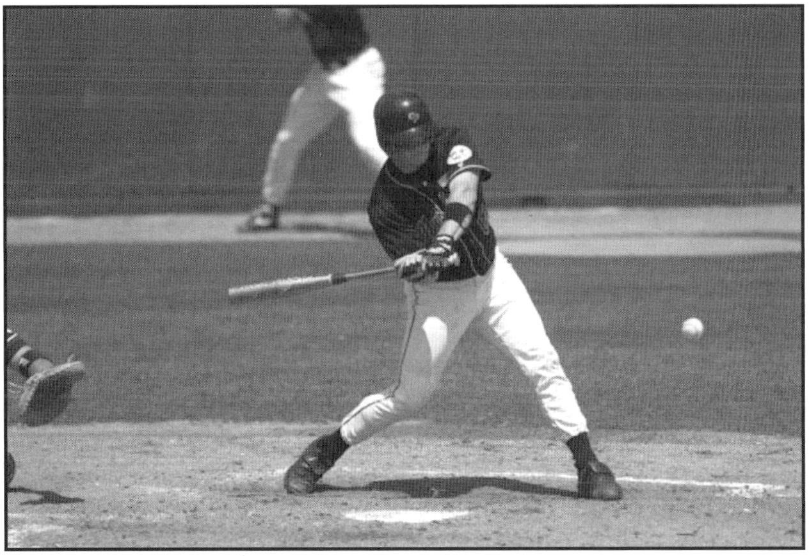

그림 6-21. 야구 경기에서 배트를 잡고 있는 선수는 공간에서 자신의 몸이 어디에 있는지 결정하기 위해 고유감각을 사용한다.

사물을 만지는 것을 요구한다면, 촉각 기능의 요소가 사용된다. 또한 어떤 종류의 옷과 장비를 착용한다고 생각해보자. 촉각은 사람들이 음식을 먹을 때, 입속에서 그 음식이 어떻게, 어디에 있는지 재인식할 때 작용을 한다. 손이나 손가락으로 사물을 만져서 재인식할 수 있는 것은 우리가 하고 있는 많은 일에 필수적인 것이다. 예를 들어, 타이핑을 하고 있을 때, 자판들이 어디에 있는지 결정하기 위해 촉각을 사용하고 있다. 우리는 손으로 많은 일들을 하고 있기 때문에 활동분석에서 활동 중에 손이 접촉해야 할 것에 대해 생각해 보아야 한다. 참여자가 사물을 언제 어디서 만지는지 또는 사물이 신체에 닿게 되는지 등을 결정할 필요가 있는가?

다양한 촉각 질감(Touching Various Textures)

촉각 기능은 언제 어디서 접촉이 있는지 재인식할 뿐만 아니라 다양한 질감을 구별하는 능력을 말한다. 이것은 하나의 질감과 다른 질감을 구별할 수 있고, 그 질감을 견딜 수(tolerate) 있다. 우리는 이런 기능을 재인식하지 않고 매일 같이 사용한다. 당신은 책을 들고 페이지를 넘길 때 촉각 기능을 이용하여 책이 넘겨진 페이지들을 느낀다. 당신은 셔츠나 바지의 단추를 끼울 때 촉각 감각을 이용하여 단추의 가장자리와 단추구멍 사이를 구별할 수 있다. 또한 당신은 촉각 기능을 이용하여 거칠고 부드러운 재질을 구별할 수 있어서 사물과 접촉하고 피부에 다른 재질이 닿아도 편안히 느낀다. 사물을 만지거나 다른 것들이 몸에 닿게 될 때, 또는 입속에 음식이 닿게 되면 언제든지 당신은 촉각 기능을 이용하여 편안하게 느끼고 그 감각을 조절할 수 있다. 만약 이런 촉각 기능이 없다면, 당신은 옷을 입을 때, 세수를 할 때, 양치질을 할 때, 어려움을 가진다. 우리 몸에 접촉하는 사물과 재료들은 다양한 밀도와 질감이 있다. 예를 들어, 사포의 질감은 대부분 사람들이 느끼기에 피부에 편안한 감각은 아니다. 많은 사람들은 민달팽이나 개구리의 피부와 같이 더 부드럽고, 미끈거리는 물질에 대해서 불편함을 느낀다.

촉각 기능을 어느 수준으로 사용할지 결정할 때에 참여자가 얼마나 많이 다른 질감을 접촉할지 생각해야 한다. 참여자는 느껴지는 것에 따라 행동해야 할 필요가 있는가(예: 단추를 끼울 때처럼 촉각을 사용하여 단추의 가장자리를 지각한다)? 참여자는 다른 질감을 견뎌야 할 필요가 있는가? 예를 들어, 차가운 물에서 스쿠버 다이빙하기 위해 사람들이 입고 있는 젖은 잠수복의 접촉 및 압박 뿐만 아니라, 얼굴 피부에 닿는 마스크의 압박과 발과 발가락 사이에 접촉되는 모래의 촉감 등을 편안하게 느껴야 한다.

통증 (Pain)

국소 통증 (Localizing Pain)

우리 신체의 일부분이 잠재적 또는 실제적인 손상을 입었을 때, 그 부위가 어디인지 확인할 수 있는 것은 우리의 안전을 유지하는데 필수적이다. 통증의 위치를 알아내기 위해서는 상처가 있는 신체 부위에서 통증 수용기의 기능이 필요하다. 이러한 신호는 신체의 일부분이 위험한 상황이라는 것을 신속히 알게 하고 위험에서 벗어나도록 하거나 그 상처를 돌보는 반응을 하게 한다. 통증은 무언가 잘못되고 있음을 알려 경계하도록 하고 행동을 하도록 한다. 예를 들어, Richard가 밖에서 산딸기를 기르고 딸 때, 손가락 하나에서 날카로운 통증을 느꼈다(그림 6-22). 손가락을 살펴보니 조그마한 가시가 박혀 있었다. 그 부위에 통증이 계속 지속되어 즉시 가시를 핀으로 뽑고 물로 씻었다. 손가락에 가시가 찔린 신호가 없었다면, 다친 손가락은 감염이 될 수도 있었고, 결국 그 작은 가시 때문에 손가락을 절단할 수도 있었다. 우리가 오래 동안 앉아 있다가 자세를 바꾸고 심지어 자리에서 몸을 움직이도록 하는 것은 불쾌한 감각 때문이다. 만약 이런 불쾌한 느낌이 없다면, 한 자세로 몇 시간 동안 앉아 있게 되고 엉덩이 쪽에 욕창이 생기는 위험한 일이 일어날 수 있다. 우리가 책을 읽고 있을 때, 앉은 자리에서 얼마나 많이 자세를 바꾸는지 확인해 본다.

이런 기능을 사용하는 활동들은 불쾌한 감각에 대해 특정 행동 반응이 필요하고, 신체의 어느 부위에서 통증이 발생되는지 결정할 수 있는 것들이다. 통증은 제한기(limiter)로서 참여자의 특별한 행동을 멈추도록 알려주고, 활동 중에 안전을 유지하도록 한다. 예를 들어, 무거운 물건을 드는 경우에 알 수 있다. 그 활동은 신체 손상의 위험이 있는가? 일반적으로 그 활동이 일어나는 환경에서 상해를 끼칠 수 있는 요소가 있는가? 예를 들어, 숲에서 도보여행을 할 때 나뭇가지나 식물에 의해 살이 긁히거나 동물들로부터 물릴 수 있다.

전신적 통증 (Generalized Pain)

전신적 통증은 몸 전체 신체 부위에서 일어나고 보다 큰 범위에 느껴지는 통증이다. 이런 예는 우리가 감기에 걸렸을 때 신체 전반에 걸쳐 일어나는 통증에서 볼 수 있다. 전신적 통증은 우리에게 신체에 대한 정보를 제공하고 일어날 수 있는 장애를 알려준다. 전신적 통증은 휴식이나 추가적

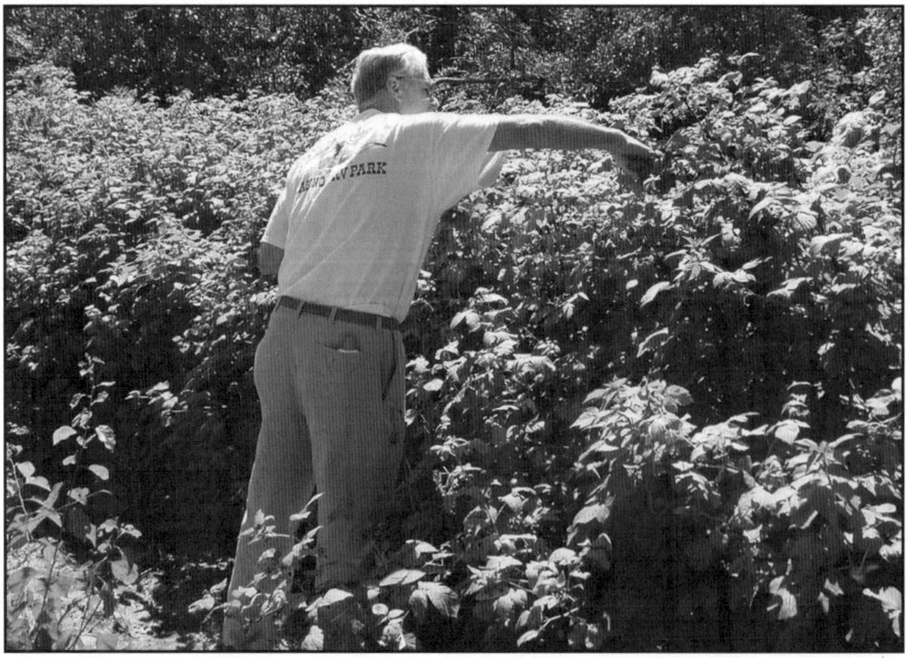

그림 6-22. 통증 감각을 사용하여 상처를 탐지하는 능력은 산딸기를 따는 활동에 유용하다.

인 돌봄이 필요함을 알려준다. 이런 신호들은 신체를 극한으로 몰고가는 활동을 할 때 도움이 된다. 예를 들어, 고도가 높은 곳에서 도보여행을 하고 있을 때, 산소부족으로 불쾌감을 느끼기 시작할 수 있다. 전신적 통증은 일반적으로 대부분의 활동과 관련이 있기보다는 매일의 건강을 유지하는데 필수적이다.

온도와 압력 (Temperature and Pressure)

온도 인식 (Thermal Awareness)

유해한 것에 대해 우리가 경계하도록 하는 또 다른 감각은 열과 냉을 감지하는 온도 인식이다(WHO, 2001)(그림 6-23). 당신은 사물이 뜨거운지 차가운지를 느끼기 위해 신체의 일부분을 사용할 수 있다. 예를 들어, 목욕탕에 들어가기 전에 목욕물의 온도를 재거나, 밖의 기온이 많이 내려갔을 때 장갑을 끼는 경우이다. 이런 감각들은 우리가 과제를 수행할 때 행동과 선택을 어떠한 방식으로 할지 이끌어 준다(예: 장갑을 끼거나 벗거나). 우리는 먹을 때도 마찬가지로 이러한 감각을 사용한다(예: 먹고 있는 음식이 차가운지 뜨거운지 확인하기).

활동에서 이런 기능이 필요한지 결정하기 위해 사물과 재료가 그 활동에 어떻게 사용되는지 생각해 보자. 참여자가 사물과 상호작용하거나 접촉을 하는가? 그 활동의 전형적인 환경은 무엇인가? 예를 들어, 해변을 걷는다면 맨발로 걷기 전에 모래가 얼마나 뜨거운지 아는 것은 중요하다. 따라서, 환경이 참여자의 신체나 사물에 미칠 수 있는 영향에 대해 생각해 보아야 한다.

피부에서 느껴지는 압각 (Sense of Force Applied to the Skin)

신체에서 압력을 느끼는 능력은 촉각과는 다르다. 압력을 감지하는 신체내 수용기는 촉각 수용기와는 다르며, 다른 목적을 위해 작용한다. 피부에 대한 힘이나 압력이 나타나는 영향은 다양한 수준으로 느낄 수 있다. 사물을 얼마나 강하게 쥐는지, 바지가 얼마나 꽉 끼는지, 또는 손목시계 줄이 너무 꽉 끼이는지 등 이런 사물들의 힘이나 압박 감각을 사용하여 알 수 있다. 어떤 활동을 할 때 피부에 압박 감각이 필요한지 알기 위해서는 압박 감각이 몇 번이나 일어나고, 참여자가 사물에 압박을 해야 하는지 여부를 확인한다. 또한 참여자가 압박을 조절할 수 있는지를 확인한다.

이 단원을 복습하려면 **활동 6-2**를 완성한다.

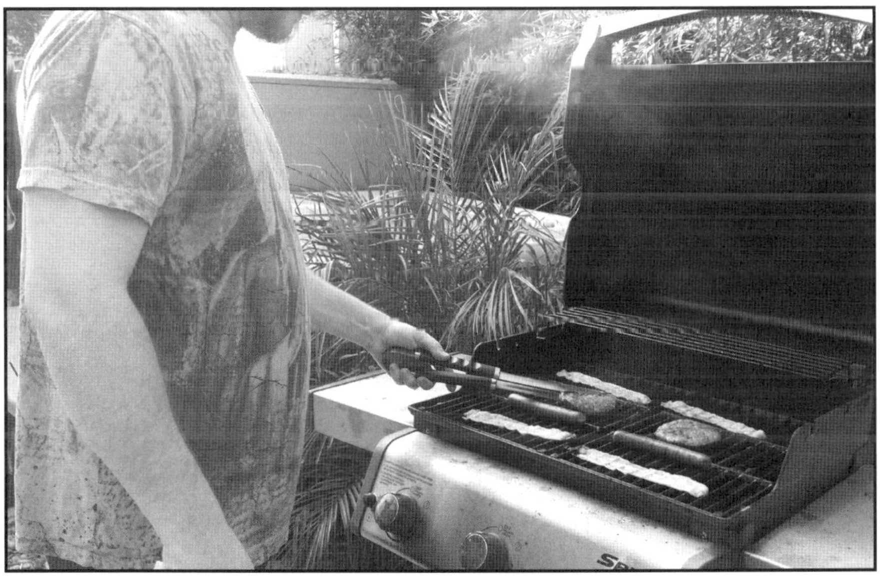

그림 6-23. 온도 인식은 바베큐 그릴 판에서 요리를 할 때 열을 감지한다.

활동 6-2

감각 기능 검토

스낵 자판기에서 과자를 사는 동안 아래의 각 기능들의 사용 방법을 확인하라. 당신이 바지 주머니에 잔돈을 가지고 자판기 앞에 서 있다고 가정해보라. 만약 특정 기능을 사용하지 않는다면, 공백으로 처리하고, 마지막 열에는 이 활동을 하는 동안 각 신체 기능이 어느 정도 수준에서 적용될지 도전의 수준을 표시하라.

감각 기능	없음	낮은수준 도전	높은수준 도전	적용방법 설명
시각				
청각				
안뜰(전정) 감각				
미각				
후각				
고유감각				
촉각				
통각				
온도와 압각의 민감성				

단원 3: 신경근골격과 움직임 관련 기능
(SECTION 3: NEUROMUSCULOSKELETAL AND MOVEMENT-RELATED FUNCTIONS)

관절 운동성 (Joint Mobility)

관절가동범위 (Range of Motion)

관절이 무리 없이 움직여지는 최대의 범위를 ***관절가동범위***(range of motion)라고 한다(WHO, 2001). 특정 활동에 필요한 관절가동범위가 어느 정도인지 활동에서 일어나는 모든 움직임에 대한 주의 깊은 분석이 요구된다. 손가락, 척추, 엉덩이, 무릎, 발목 등 신체의 모든 관절에서 필요한 관절가동범위를 고려하는 것이 중요하다. 당신은 각 관절들의 최대 관절가동범위를 알면 각 관절에서 필요한 가동범위를 결정할 수 있다. 예를 들어, 정상적인 관절가동범위를 고려할 때, 어깨의 최대 굽힘범위가 180°라는 것을 고려한다. 눈높이 수준의 선반에 컵을 올려놓는 활동을 분석할 때, 우리는 중간 정도의 어깨 굽힘을 목표로 하고 있다는 것을 안다. 샤워커튼을 설치할 때 사람들은 평균적으로 어깨관절의 최대 굽힘을 사용한다(그림 6-24). 관절가동범위의 양끝 범위(굽힘과 폄)를 고려해야 하는 경우가 있으며, 특정 활동들은 굽힘보다 폄을 더 요구한다. 예를 들어, 테니스는 완전한 팔꿈치 관절의 폄을 요구한다.

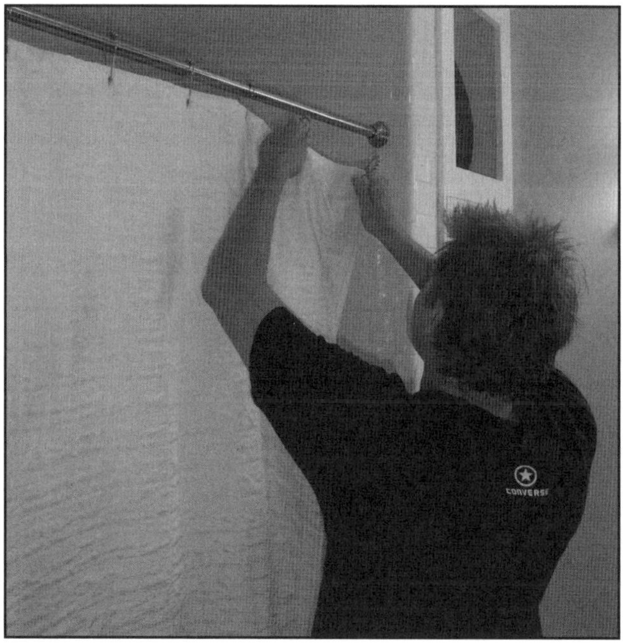

그림 6-24. 손을 위로 뻗어 샤워 커튼을 설치하는 것은 어깨관절에서 최대의 관절가동범위가 필요하다.

우리는 관절가동범위와 근력을 서로 혼동하지 않도록 주의해야 한다. 여기서는 사용된 사물의 무게도 반복 횟수도 중요하지 않다. 관절가동범위는 근력이 아니라 관절이 부드럽게 움직이는 능력에 대한 것이다. 관절의 움직임을 어느 정도 사용할지 결정하기 위해서는 어느 신체부위가 움직이고 그것들을 움직이게 하는 신체 부위는 어느 관절에 연결되어 있는지 알아야 한다. 잠정적인 관절가동범위를 고려할 때, 각 관절은 어느 정도까지 움직이는가? 그 신체부위가 최소한으로 움직이고 있는가? 또는 보다 작은 관절가동범위로 움직이는가? 또는 그 신체 부위가 굽힘이나 폄의 양끝 최대 관절가동범위 가까이까지 움직이고 있는가?

신경근골격과 움직임 관련 기능	개념 설명
관절 운동성(Joint mobility)	관절가동범위
관절 안정성(Joint stability)	관절의 구조적 완전함 유지

관절 안정성 (Joint Stability)

완전한 관절의 유지 (Maintenance of Joint Integrity)

관절 안정성은 관절의 적절한 배열을 고려하는 것이다. 안정성은 관절구조의 완전한 기능을 말한다(WHO, 2001). 신체 부위와 몸통을 기능적으로 사용하도록 하면서 골격들이 서로 적절한 배열을 유지하는 것이 관절 구조 및 안정성이다. 이런 것이 부족하다면 우리의 사지는 배열을 벗어날 것이고, 다른 신체 부위에 과도한 긴장(strain)이 일어날 것이다. 관절 자세 배열이 잘못된 예들은 어깨 탈골이나 척추옆굽음증(scoliosis)이 있다.

관절 배열은 관절의 안정성을 강조하는 활동에서 요구된다. 만약 어떤 관절이 최소한의 관절가동범위 이상으로 움직여야 한다면, 적절한 관절 배열을 가지는 것이 활동에서는 매우 중요하다. 또한 손에 무거운 가방을 들고 다닐 때 손가락과 어깨관절에 무거운 부하를 주게 된다면 적절한 배열이 필요할 것이다(그림 6-25).

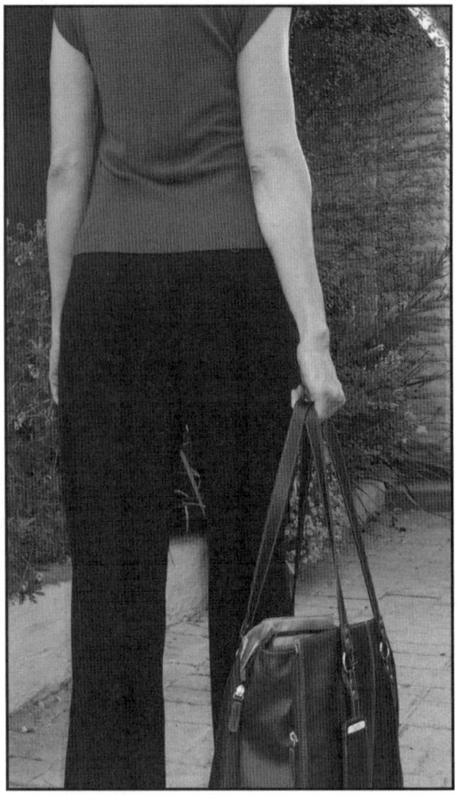

그림 6-25. 무거운 가방을 들고 다니는 것은 관절 안정성에 과도한 긴장을 준다.

단원 4 : 근육 기능
(SECTION 4: MUSCLE FUNCTIONS)

근력
(Muscle Power)

힘 (Strength)

신체가 움직이고 어떤 사물을 잡거나 들기 위해서는 근력이 필요하다. 어떤 활동을 수행하기 위해서는 한 개의 근육, 근육군, 신체나 몸통 전체 근육들의 힘이 요구된다. 이것은 자세를 유지하는 것을 말한다(예: 똑바로 서기 자세를 유지하는데 필요한 근수축). 근력의 요구는 주변 환경과 항중력에 따라 다양해질 수 있다. 예를 들어, 경사진 언덕을 걸어서 올라가는 것은 평편한 길을 걸어가는 것보다 훨씬 큰 근력을 요구한다. 근력의 필요량은 바닥에서 일어서는 것처럼 항중력 방향으로 움직이는 것보다 중력방향으로 내려갈 경우 훨씬 적게 들것이다. 근력사용의 도전은 팔굽혀펴기와 같이 자신의 체중을 들어 올리거나 무거운 물건을 움직일 때 일어난다(그림 6-26).

어떤 활동에 어떤 근육이 정확히 사용되는지 상세하게 분석할 필요성이 있을 때가 있다. 이것을 **근육 분석**(muscular analysis)이라 하고, 물리치료와 같은 다른 분야에서도 사용된다(Bukowski, 2000). 어떤 활동에서 사용한 근육을 정확하게 분석하기 위해서는 운동역학(kinesiology) 이론이 필요하다. 해부학과 운동역학에 대한 상세한 내용은 이 교재 범위 밖이다. 그러나 주요 근육 움직임을 확인해야 하는 점은 중요하다. 임상가들은 클라이언트의 "Just Right Challenge"를 결정하기 위해서 근육 분석을 한다. 만약 클라이언트의 손목 뒤침근을 강화하는 훈련이 필요하다면, 손목 뒤침근을 작용할 수 있는 활동을 우리는 어떻게 결정할 것인가? 임상가들은 이러한 요구를 해결하기 위해 근육을 찾아낼 수 있는 여러 가지 활동에 대한 근육의 요건들을 분석해야 한다. 또한 근육 분석을 통하여 어떤 근력에 손상이 있는지 알게 되면, 클라이언트가 어떤 활동에 어려움이 있을지

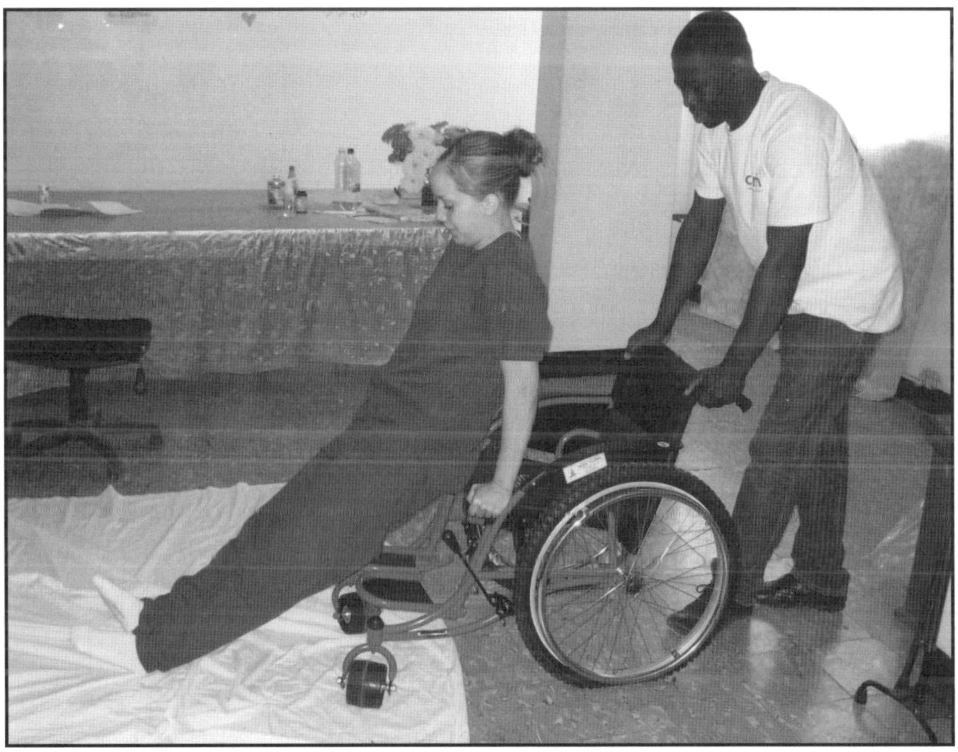

그림 6-26. 휠체어에서 상체를 위로 밀어 올리기 위해서는 상당한 근력이 필요하다.

근육 기능	개념 설명
근력(Muscle power)	힘
근 긴장도(Muscle tone)	근 긴장의 정도
근 지구력(Muscle endurance)	근수축의 유지

알아내는데 도움을 받을 수 있다. 예를 들어, 팔꿈치 굽힘의 근력이 약한 클라이언트가 있다면, 팔꿈치 굽힘의 제한으로 어려움을 가질 수 있는 클라이언트의 기본적 자조-활동들을 생각할 수 있다(예: 먹기, 양치질, 바지 입기).

상지, 몸통, 엉덩이, 하지 전반에 대한 근육들의 요건과 각각에 필요한 움직임을 인식하는 것은 중요하다. 우리가 알고 있듯이 활동을 완성하기 위해 필요한 단계로 되돌아가 보자. 신체를 이용해서 물건을 들거나 움직이고 또는 항중력 자세를 유지해야 하는 단계에서 근육의 등척성, 등장성, 원심성 수축 중 어떤 것이 일어나야 하는지 결정해야 한다. 등척성 수축(isometric contraction)은 어떤 실제적 움직임은 일어나지 않고, 신체 부위를 유지하거나 관절이 어떤 위치에 있도록 근육이 수축할 때 일어난다(Breines, 2009). 당신은 이 책을 쥐고 있는 동안 등척성 수축을 사용한다. 당신은 책을 테이블 지면에 놓든지 아니면 이 책을 계속 유지하기 위해 양손의 근육들과 상지의 다른 근육들을 사용해야 한다. 당신은 고정된 위치로 책을 유지하기 위해 등척성 수축을 사용한다. 만약 그 책을 위로 올린다면 등장성 수축(isotonic contraction)을 하고 있는 것이다. 이것은 근육이 수축하는 동안 실제로 근육의 길이가 짧아질 때이다(Breines, 2009). 심지어 사물을 들지 않더라도 어떤 움직임으로 근육이 짧아진다면 그것은 등장성 수축으로 고려해야 한다. 원심성 수축(eccentric contraction)은 근육의 긴장을 이완시키고 근육 길이가 길어질 때 일어난다. 예를 들어, 책을 바닥에 내려놓는다고 생각하면, 사람들은 위팔두갈래근(biceps brachii)을 수축하고 그 다음 책을 천천히 바닥에 놓도록 근육을 이완시킨다. 중력이 책을 바닥으로 당기고 있기 때문에 위팔두갈래근은 책을 유지하기 위해 수축하고 팔이 똑바로 뻗도록 천천히 이완해야 한다. 만약 당신이 다른 힘으로 이 책을 바닥으로 던지지 않는 이상 팔이 펴지도록 위팔세갈래근(triceps brachii)을 사용하지는 않을 것이다. 어떤 유형의 근육 수축이 일어나는지 결정하는 것은 현재 분석하고 있는 활동에 어느 정도의 근력이 필요한지 알려주는데 도움이 된다(활동 6-3).

근 긴장도
(Muscle Tone)

근 긴장의 정도
(Degree of Muscle Tension)

근 긴장도는 평상시 가만히 있을 때 근육에 존재하는 자연스러운 긴장이다. 이 긴장은 저항을 만들거나 신체 부위를 수동적으로 움직일 때에는 저항이 약해진다(WHO, 2001). 정상적 근 긴장도는 부드러운 근육 조절을 만든다(Preston, 2009). 근육들이 함께 작용하여 신체부위가 움직이도록 하기 위해서 특정 근육은 주동근(agonist muscle)으로서 수축하고, 반면 반대편의 근육은 길항근(antagonist muscle)으로서 수동적으로 움직여야 한다. 예를 들어, 숟가락을 입에 가져갈 때, 당신의 위팔두갈래근은 짧아지고 반대편의 위팔세갈래근은 늘어난다. 만약 위팔세갈래근의 근 긴장이 비정상적으로 높다면, 위팔두갈래근이 팔꿈치를 부드럽게 굽히도록 하기는 어려울 것이다.

정상적 긴장도는 수동적 신장이 필요한 활동에 대해서 필수적이다. 예를 들어, 신발 끈을 매기 위해 몸을 발아래로 굽힐 때, 몸통의 등쪽 근육들이 체간의 버팀을 제공하도록 정상적인 긴장을 가져야 하지만, 몸통을 앞으로 굽히는 것

활동 6-3

근육 분석

스낵 자판기에서 과자를 사는 동안 아래의 각 기능들의 사용 방법을 확인하라. 당신이 바지 주머니에 잔돈을 가지고 자판기 앞에 서 있다고 가정해보라. 만약 특정 기능을 사용하지 않는다면, 공백으로 처리하라. 마지막 열에는 이 활동을 하는 동안 각 신체 기능이 어느 정도 수준에서 적용될지 도전의 수준을 표시하라.

근육들	없음	낮은수준 도전	높은수준 도전	적용방법 설명
어깨 굽힘				
어깨 폄				
어깨 벌림				
어깨 모음				
어깨 인쪽 돌림				
어깨 바깥쪽 돌림				
팔꿈치 굽힘				
팔꿈치 폄				
손목 뒤침				
손목 엎침				
손목 굽힘				
손목 폄				
엄지 굽힘				
임지 벌림				
손가락 굽힘				
손가락 폄				
몸통 굽힘				
몸통 폄				
몸통 회전				
하지				

을 방해할 정도로 높아서도 안 된다. 정상적인 긴장도는 부드러운 움직임을 만드는데 필요한 선행조건이다. 컵에 있는 물을 마신다고 생각해 보자. 당신은 컵을 쥐고 천천히 입으로 가져갈 것이다. 만약 근 긴장도가 정상이라면, 위팔세갈래근은 부드럽게 늘어날 것이고 위팔두갈래근은 컵을 입으로 가져가는 과정을 계속해서 할 것이다. 그러나 위팔세갈래근의 근 긴장도가 높거나 변하는 긴장도(fluctuating tone)를 보인다면, 위팔세갈래근육은 계속 수축하게 되고 결과적으로 팔꿈치가 펴지게 되지만, 위팔두갈래근은 팔을 굽히도록 계속 지속하고자 할 것이다. 그 결과 당신은 모든 음료를 무릎에 쏟게 될 것이다. 따라서 당신이 분석하는 활동이 어떻게 부드럽게 움직임이 일어나는지에 대해서 생각해 보자.

근 지구력 (Muscle Endurance)

근수축의 유지 (Sustaining Muscle Contraction)

근 지구력은 근수축을 장시간 유지해야 될 때 필요하다(WHO, 2001). 오랫동안 서 있거나 박스를 들고 있는 것처럼 한 자세로 고정된 등척성 수축(isometric contraction)을 유지해야 하는 활동에는 모두 근 지구력이 필요하다. 근육수축에 필요한 시간이 더 많아질수록 지구력은 더 많이 필요하다. 또한 최소한 휴식이나 휴식이 거의 없이 반복된 근수축을 장시간 동안 할 경우 근 지구력이 요구될 수 있다(그림 6-27). 예를 들어, 집에서 하는 페인트칠 활동은 상지 근육에 반복된 동작을 계속 요구하므로 지구력이 필요하다.

수축을 계속 지속하기 위하여 어느 정도 근육들이 필요한지 결정하기 위해서는 활동에 필요한 단계들을 살펴 보아야 한다. 예를 들어, 어떤 단계들이 얼마나 오랫동안 지속하는가? 어떤 단계에서 동일한 근육군의 지속적인 활동이 필요한가? 참여자가 활동 내내 서 있거나 몸통 근육을 사용하는가? 활동하는 동안 잠시 휴식이 있는가? 이런 휴식은 근 지구력의 요구를 감소시킬 것이다. 활동하는 동안 다수의 근육들이 사용되고, 수축을 유지해야 할 근육이나 근육군들이 하나도 없다면, 근 지구력 기능은 더 이상 요구되지 않거나 최소한으로 요구될 것이다.

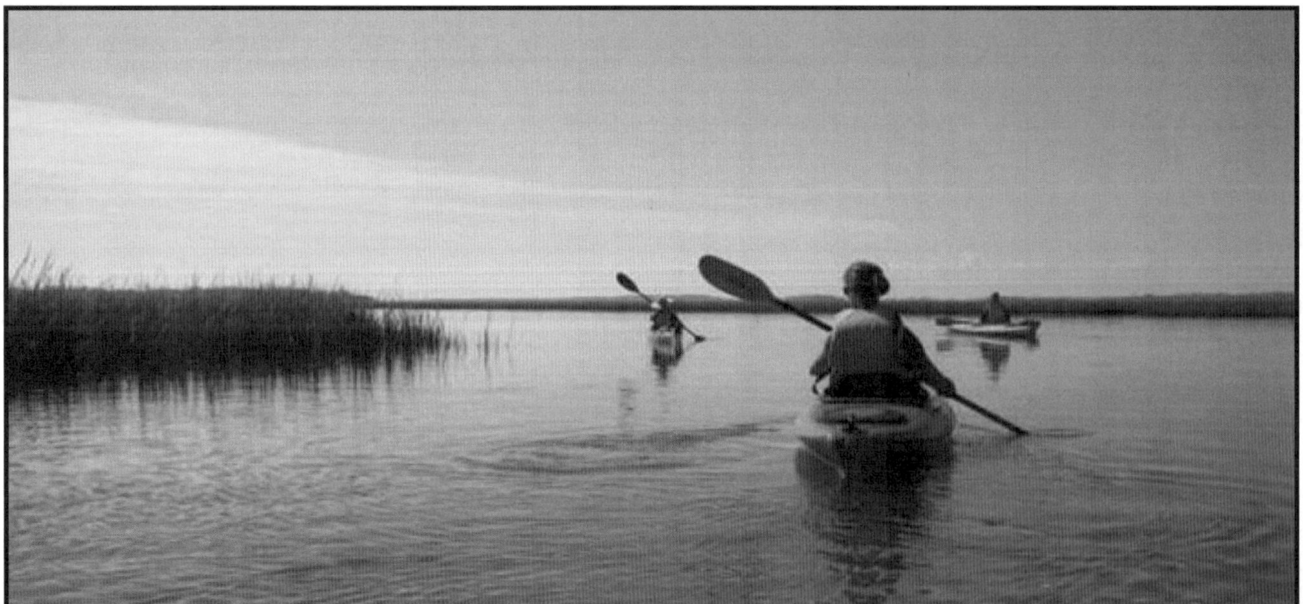

그림 6-27. 장거리 카약 활동은 근 지구력을 요구한다.

단원 5 : 움직임 기능

(SECTION 5 : MOVEMENT FUNCTIONS)

운동 반사(Motor Reflexes)

불수의적 반사: 신장에 의한 자동적 근육 수축 (Involuntary Contractions of Muscles Automatically Induced by Stretching)

반사는 운동의 움직임이며 감각자극에 대한 반응이다. 신장반사(stretch reflex)는 불수의적 근육 수축이 유도되는 점까지 근육이 신장될 때 일어난다(WHO, 2001). 이것은 근육의 과신장을 막는 근육의 보호반응이다. 신장반사는 근육 길이에 대한 신호를 척수까지 보내는 **근방추**(muscle spindles)로 불리는 근육의 수용기에 의해 조절된다(Preston, 2009). 신장반사는 그 사람의 의도나 개입에 관계없이 일어난다. 신장반사는 근육이 관절가동범위의 마지막 지점까지 늘어나는 활동할 때 일어난다. 신장반사는 근육이 너무 심하게 늘어나는 것을 막는다. 깊은근육 신장(stretch)이 필요한 움직임을 하는 요가(Yoga)운동 동안 이런 보호 반사가 일어난다. 이 기능은 근육이 과도한 길이로 신장되는 경우에만 일어난다. 많은 스포츠 활동에서 이런 반사는 신체 손상을 보호한다.

비대칭성 긴장성 목 반사(ATNR: asymmetrical tonic neck reflex)는 유아에서 나타나는 원시 반사이고, 3~4개월쯤 사라진다. 이 반사는 생후 첫 몇 개월 동안 좋은 목적으로 사용되며, 유아의 신경과 운동발달이 준비되기 전에 유아가 옆으로 구르는 것을 막는다(*Mosby's Dictionary of Medicine*, 2006). 목이 한쪽으로 돌아가면, 유아가 보고 있는 쪽 폄근육의 긴장이 증가하고, 뒤통수 쪽에서는 굽힘근의 긴장이 증가한다(Preston, 2009). 따라서 유아가 목을 오른쪽으로 돌리면, 오른팔은 폄이 되고, 왼쪽팔은 굽힘이 일어날 것이다(그림 6-28). 이 반사가 성인에서 일어나면 비정상이며, 기능적 움직임을 방해할 수 있다. 그러므로 비대칭성 긴장성 목 반사(ATNR)는 성인의 활동에서는 필요하지 않으며, 오직 생후 4개월까지 유아에게서 보호반응으로 사용된다.

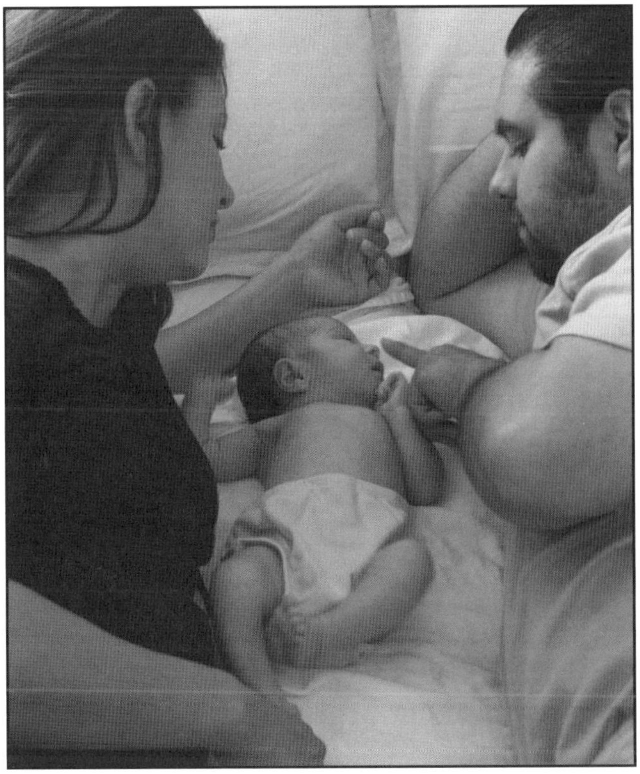

그림 6-28. 비대칭성 긴장성 목반사(ATNR)가 나타나는 유아.

움직임 기능	개념 설명
운동 반사	불수의적 반사: 스트레칭에 의해 유도된 자동적인 불수의적 근수축
불수의적 운동 반응	자세반응, 신체 조정반응, 지지반응
수의적 움직임의 조절	눈-손 및 눈-발 협응, 양측 통합, 정중선 교차, 소근육 및 대근육 운동 조절, 안구운동 조절
보행 패턴	보행에 사용된 움직임

대칭성 긴장성 목 반사(STNR: symmetrical tonic neck reflex)는 오직 유아에게만 도움이 되는 원시반사이고, 생후 1년이 되면 사라진다. 대칭성 긴장성 목 반사(STNR)는 머리의 굽힘과 폄 동작이 반사의 원인이 된다. 머리를 앞으로 숙이면(굽힘) 상지는 굽힘을 하고 하지는 폄을 한다. 머리를 뒤로 젖히면(폄) 상지는 폄을 하고 하지는 굽힘을 한다(Preston, 2009). 이것은 ***기기 반사***(crawling reflex)라고도 불리는데 유아가 기는 자세(crawling position)를 하도록 이끈다(*Mosby's Dictionary of Medicine*, 2006). 이 반사는 실제적으로 기기를 하도록 하지는 않고 유아가 네발기기 자세(quadruped position)를 취하도록만 한다. 이 반사는 유아에게 생후 1년 이내만 기능적이다.

불수의적 운동 반응 (Involuntary Movement Reactions)

자세반응, 신체 조정반응, 지지반응 (Postural Reactions, Body Adjustment Reactions, Supporting Reactions)

우리 신체는 자신을 보호하고 자세를 바로 세우도록 설계된 자연스러운 반응을 한다. 우리는 자신이 균형을 잃을 것을 감지하거나 넘어질 수 있다고 느낄 때, 몸통과 사지의 긴장을 증가시켜 몸통의 배열을 자동적으로 회복시킨다 (WHO, 2001). 균형을 잃을 때 나오는 자동적인 반응들은 넘어지는 것을 종종 막는다. 이런 자동적인 반응들은 발이나 다리를 움직이고 팔을 뻗고 머리를 움직여 균형을 되찾으려고 한다.

이런 기능은 갑작스럽게 몸을 움직여 자세를 잡아야 하는 활동을 할 때 특히 중요하다. 만약 신체가 어떤 사람, 사물, 환경에 의해 중심을 잃거나 바로선 자세의 위치가 바뀌게 되면, 그 사람은 넘어지는 것을 방어하고 자세를 바로잡기 위해 정위 반응(righting reaction)을 이용할 것이다. 이런 요인이 필요한 활동의 예는 스키타기이다(그림 6-29). 스키를 탈 때에는, 몸을 좌우로 움직이면서 무게중심을 바꾼다. 스키 타는 사람은 자동적으로 근육을 수축시키고 정위 자세(upright position)를 유지하도록 한다. 만약 이런 기능이 없다면, 스키 타는 사람은 매번 작은 방해물을 만날 때마다 그냥 위로 지나가 언덕 아래로 넘어져 뒹굴게 될 것이다. 또한 정위 반응은 우리가 침대에 누워서 일어나거나 바닥에서 일어설 때(스키 타는 사람이 언덕에서 굴러 떨어졌을 때 하려고 하는 행동과 비슷함)처럼 바로 선 자세에서 몸을 움직일 때면 언제나 일어난다.

이 기능은 갑작스럽고 예기치 않은 사건으로 인해 어떤 사람이 균형을 잃거나 정위 자세에서 몸을 움직이려고 할 때 요구된다. 활동하는 환경에서 균형을 잃게 하는 장애물이나 사람이 있는지 생각해보자. 활동이 참여자에게 중력의 중심에서 벗어나 팔을 뻗도록 하게 하는지 아니면 몸을

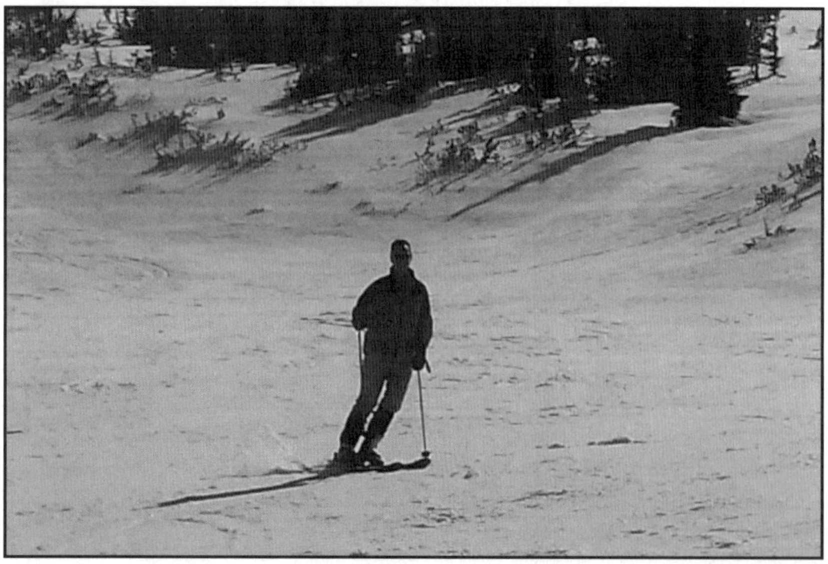

그림 6-29. 스키타기는 많은 불수의적 운동반응을 요구한다.

아래로 굽히고 나서 다시 바로서기 자세를 취하도록 하는가? 활동하는 동안 그 사람이 취해야 할 다양한 자세와 정위 자세를 해야 하는지 생각해보자.

수의적 움직임의 조절 (Control of Voluntary Movement)

눈–손 및 눈–발 협응 (Eye–Hand /Foot Coordination)

간단하고 복잡한 방법으로 움직이기 위해서는 다양한 신체 기능들의 협응이 요구된다. 눈–손 또는 눈–발의 협응은 환경에서 눈으로 지각한 것을 이용하여 협응된 형대로 움직이기 위해 근육군들을 수축시키고 조절한다 (*Stedman's Medical Dictionary*, 2012). 예를 들어, 우리가 칫솔을 잡으려고 손을 뻗을 때 시각적 정보를 사용하고 어떻게 손을 뻗치고 어디로 뻗어야 할지 조절한다. 칫솔에 치약을 바를 때, 우리는 본 것과 양손으로 하는 일을 다시 협응하고, 치약이 떨어지지 않게 칫솔 끝에 맞게 접촉하고 있는 것을 확인한다.

모든 활동에는 움직임을 안내해주는 시각적 정보가 있으며, 시각적 자극과 움직임 사이에 이러한 정보 연결을 활용한다. 글씨쓰기(handwriting)는 눈–손 협응을 사용하는 한 예이다. 우리는 일상에서 화장실 휴지 잡기, 숟가락으로 음식 뜨기, 손 씻기 등의 자조–활동에서 눈–손 협응을 사용한다. 눈–손 협응의 요구 수준은 움직임과 타이밍의 정확성에 대한 요구와 일치한다. 예를 들어, 움직이는 공을 재빨리 잡는 것은 움직이는 공에 대한 시각적 자극과 조화로운 움직임의 타이밍으로 가능하다.

눈–발 협응은 같은 방식으로 기능하며, 공을 발로 차거나 차를 몰면서 거리에 뛰쳐나온 아이를 보고 브레이크를 밟는 것처럼 하지에서 수행하는 기능과 눈에 보이는 것의 조화를 잘 이룬다. 정교한 움직임으로 높은 수준의 눈–손 협응이 필요한 또 다른 이유가 있다. 예를 들어, 실을 바늘에 꿰기와 같은 활동은 작은 바늘 구멍에 실을 끼우는 시각적 자극을 이용하는 매우 정교한 손의 움직임이 필요하다.

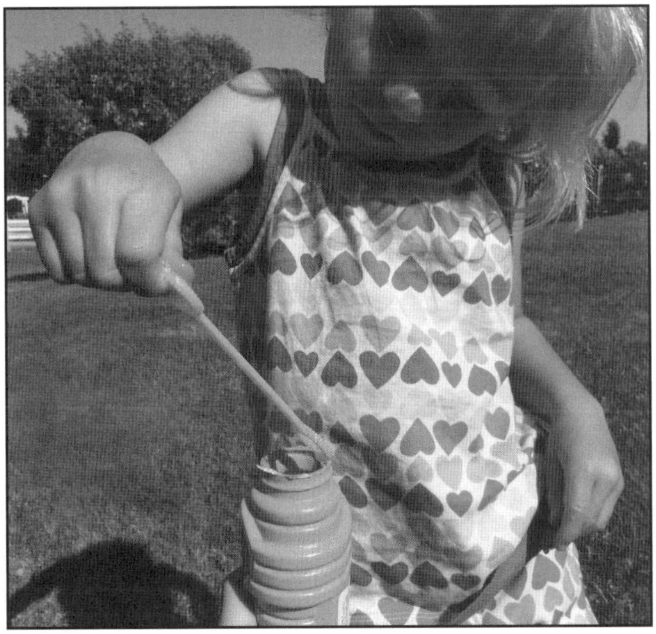

그림 6–30. 비누거품 놀이는 정확한 눈–손 협응을 요구한다.

만약 활동에서 이런 요인을 사용할지 여부를 결정하기 위해서, 사람이 움직임을 조정하기 위해 눈으로 사물이나 환경에 얼마나 많이 주의를 하는지 생각해 보아야 한다. 그 단계들이 눈으로 보지 않거나 시각적 정보 없이 이뤄진다면, 눈–손 협응은 과제에 필수적이지 않다(그림 6–30).

양측 통합 (Bilateral Integration)

양측 통합은 양쪽 팔과 다리가 과제를 완성하는데 서로 조화롭게 사용될 때 일어난다(*Stedman's Medical Dictionary*, 2012). 한쪽 사지는 다른 사지와 함께 사용하거나 보조를 하면서 움직일 수 있다. 양쪽 사지가 활동에 적극적으로 관여하고 있을 때, 한쪽의 손, 팔, 다리는 다른 쪽의 손, 팔, 다리와 협력하여 동작을 수행한다. 이런 예는 병뚜껑을 열 때 볼 수 있다. 한 손은 병을 잡고, 다른 손은 병뚜껑을 돌린다. 만약 수동적으로 협응하고 있다면, 다른 손이 활동적으로 움직이고 있는 동안 한 손은 사물을 안정적으로 고정하기 위해 사용하는 것이다. 이런 예를 글씨쓰기(writing)에서 볼 수 있다. 우세손이 글씨를 쓰고 있는 동안 다른 비우세 손은 종이를 잡고 있다. 이것은 한 사지에 대해서 필요한 움직임이 거의 없기 때문에 낮은 수준의 수행이다. 높은

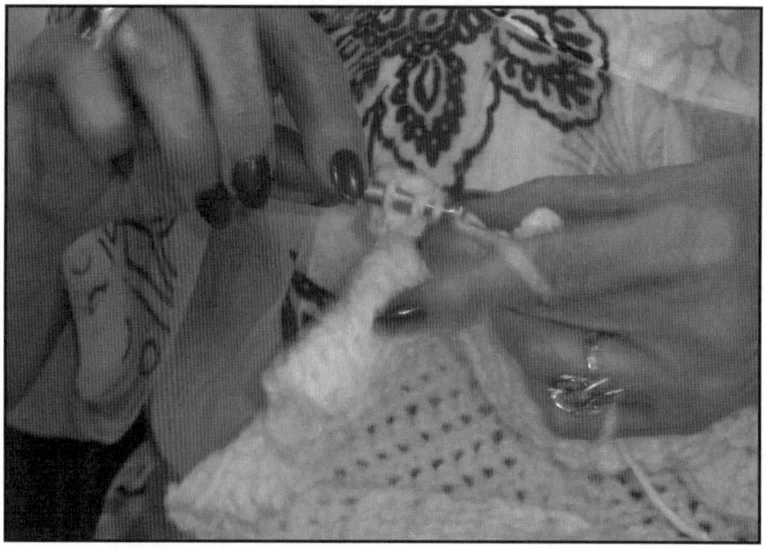

그림 6-31. 뜨개질은 양손을 함께 사용하는 협응 운동의 예이다.

수준의 시도는 각 손과 손가락들이 개별적인 움직임을 할 때 발생한다. 이런 활동에 대한 예는 신발 끈을 묶을 때나 뜨개질할 때 볼 수 있다(그림 6-31).

이러한 요인이 활동에 사용되는 것을 이해하기 위해서 어떤 물건을 다뤄야 할지 또는 팔과 다리의 움직임에 대해서 생각해야 한다. 양측을 사용해야 할 수 있는지? 양손이 활동을 완료하기 위해서 함께 작업해야 하는지? 또한 하지가 물건을 조작하기 위해서 함께 작업에 참여해야 하는지? 다른 쪽 사지가 사물을 가지고 좀 더 행동을 하는 동안 물건을 고정할 필요가 있는지? 각각의 손은 분리된 움직임(높은 수행이 필요한 것을 가르침)을 수행하는지 이해해야 한다.

정중선 교차 (Crossing Midline)

정중선은 오른쪽과 왼쪽 반반을 나누는 신체 가운데를 통과하는 가상의 선이다(*Mosby's Dictionary of Medicine*, 2006). 정중선 교차는 신체 오른쪽 편에서 왼쪽으로 가로지르거나 그 반대로 움직였을 때 나타난다. 사람들이 오른손으로 왼쪽 머리를 빗을 때 정중선은 교차한다. 만약 오른손으로 왼쪽 편에 있는 컵을 잡으러 손을 뻗는다면, 우리는 정중선을 지나야 한다. 우리의 사지 또는 몸통(체간)이 반대편으로 지나가기 위해 교차할 때마다 체간 근육은 사지의 움직임과 협력해야만 한다. 왼쪽에 있는 컵을 잡기 위해 손을 뻗어 닿는 예를 사용해 보자.

우리의 체간은 왼쪽으로 컵에 손이 닿을 수 있도록 수축하여 돌려야만 할 것이다. 정중선 교차는 체간의 비틀기나 심한 움직임을 요구하지는 않지만 체간이 안정되게 근육을 수축하고 넘어지지 않게 유지할 수 있도록 돕는다. 이것은 모두 우리의 인식과 상관없이 일어나지만 주위 환경과 역동적인 상호작용을 하게 한다. 이러한 활동이 일어나지 않는다면, 우리는 팔을 뻗는 과제뿐만 아니라, 정지된 자세에서 우리의 신체를 가로질러 물건에 닿을 수 없으며 신체의 반대쪽으로 기울일 수도 없을 것이다.

정중선 교차가 필요한 활동들은 반대쪽 편을 향하여 체간의 역동적인 움직임과 사지의 움직임을 요구하는 활동들이다. 신체 가운데를 가로지르는 선을 상상해보라. 활동하는 동안 오른쪽에서 왼쪽을 지나거나 왼쪽에서 오른쪽을 지나가는가? 이것은 정중선이 지나가는 체간의 영역을 포함한다. 활동이 정중선을 가로질러 뻗기를 요구하는가? 다리 꼬기를 요구하는 활동인가? 머리 방향에 대해서도 한쪽 편에서 다른 쪽 편으로 교차를 하는지 생각해보자.

소근육 운동 조절 (Fine Motor Control)

소근육 운동은 손, 손가락, 엄지의 작은 근육들을 사용한다. 이들 근육들은 작은 물체들을 다루기 위해서 정교한

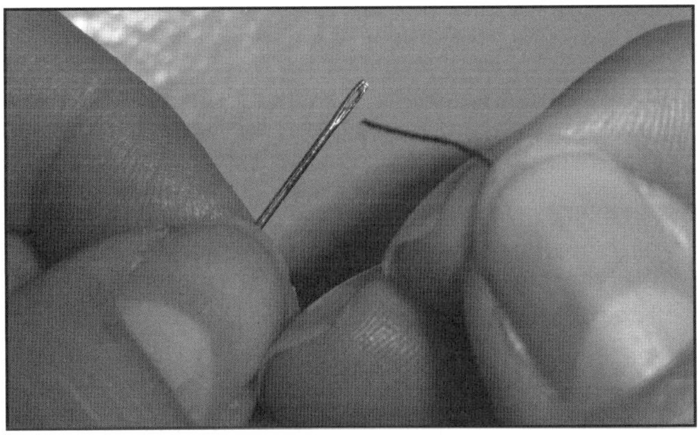

그림 6-32. 바느질에서 실을 꿰는 일은 상당한 소근육 운동 조절이 필요하다.

움직임을 위하여 사용된다. 소근육은 작은 물건들을 잡고 놓으며, 손안으로 물건을 잡으며(문의 손잡이와 같은), 엄지와 손가락들 사이의 잡기(맞섬)를 포함한다. 직업 동인 이용하는 소근육 조절의 정도는 활동에서 사용하는 물체의 크기와 모양에 크게 영향을 받는다. 옷을 입는 활동을 예로 들면, T-셔츠와 운동복을 입는 것을 비교하면 일상적인 작은 단추가 있는 드레스 셔츠와 지퍼 바지는 더 섬세한 운동이 필요할 수 있으며 커다란 도전을 받을 수 있다. 소근육 조절은 간단히 옷을 잡을 때 사용될 뿐만 아니라 옷을 잘 입기 위해서 옷과 관련된 소재를 잡고 쥐기를 할 때에도 이용된다.

대부분 소근육의 움직임은 손 사용을 요구한다. 소근육 움직임은 물건을 잡고 놓은 것을 요구하는 활동에서 필요하다. 잡기(grasp)는 공 잡기, 모든 손가락과 엄지가 함께 하는 작업 또는 열쇠를 잡는 것처럼 개별적인 손가락 작업도 요구할 수 있다. 소근육 움직임 수준은 사용되는 물체의 크기 및 모양과 움직임에서 정밀함이 필요한가에 따라 결정된다. 예로 바늘에 실을 꿰는 활동은 매우 작은 구멍 안에 실을 움직이는 아주 정교한 운동이 요구된다(그림 6-32). 소근육 움직임은 물건을 잡을 때에만 나타나는 것이 아니라 개별적인 손가락 움직임이 필요한 피아노나 기타 다른 악기를 연주할 때에도 나타난다. 개별적인 손가락과 엄지의 움직임은 타자치기와 핸드폰 사용에서도 요구된다. 이들 정교한 움직임이 없다면, 잘못된 사람에게 이상한 문자 메시지를 보낼 수 있다.

대근육 운동 조절
(Gross Motor Control)

대근육 운동 조절은 신체의 큰 근육이 조화롭게 움직일 때 나타난다. 던지기, 점프하기, 또는 차기 등과 같은 행동은 대근육 움직임의 예이다. 대근육 움직임은 또한 행동의 작고 정교한 조절이 요구되지 않는 커다란 움직임으로도 여겨진다. 이 커다란 움직임들은 특징적으로 넙다리근(quadriceps), 위팔두갈래근(biceps), 위팔세갈래근(triceps), 삼각근(deltoid), 가슴근(pectoral) 등(이 많은 근육들 중 단지 작은 예시이다) 신체의 큰 근육을 사용한다. 대근육 움직임은 다른 근육들과 조합되어 사용할 때, 작은 근육들을 사용할 수도 있다. 이러한 예로는 손의 굽힘 근육이 "크게 잡기(gross grasp)" 위해 수축할 때, 세부적인 정교한 패턴을 만들지 않는다. 왜냐하면 손의 작은 근육들 하나하나의 개별적인 수축이 일어나지는 않기 때문이다. 몸통(trunk) 움직임도 또한 대근육 움직임으로 고려될 수 있는데 큰 근육을 사용하고 일반적으로 크고 덜 정교한 움직임을 만들어 내기 때문이다. 사지와 몸통의 움직임 속도는 대근육 운동 조절의 한 부분이다. 우리는 일상생활을 하는 동안 대근육 운동 조절을 이용하며, 이 기능은 우리가 음식을 흘리지 않고 입에 넣을 수 있게 한다. 옷 안으로 팔과 다리를 끼우도록 대근육 운동 기능을 사용할 수 있으며, 머리의 스타일을 만들기 위하여 팔을 움직일 수 있다. 대근육 조절이 없다면, 이러한 일상활동을 하는 동안 엉망진창이 되거나 몸을 수시로 무엇인가에 부딪히게 될 것이다. 만약 우리가 급격히 과도하게 움직이는 팔의 움직임으로 빗이나 브러시로 머리를 빗게 된다면, 우리는 아마도 매우 헝클어진 머리를 하게 될 것이다.

활동하는 동안 대근육 운동 조절 사용할지에 대해 결정해야 한다면, 활동을 하는 동안 움직임에 대해서 생각해 보아야 한다. 넓고 큰 움직임인가? 작고 정교한 움직임인가? 어떠한 관절을 움직이는지에 대해서도 생각해보자—어깨, 엉덩관절, 무릎관절, 팔꿈치 관절과 같은 큰 근육을 조정하는 관절인가? 몸통 움직임은 얼마나 되는가? 얼마나 대근육 움직임의 협응이 필요한가? 얼마나 불필요한 움직임을 갖고 있는가? 활동에 필요한 협응의 양이 매우 적은 활동

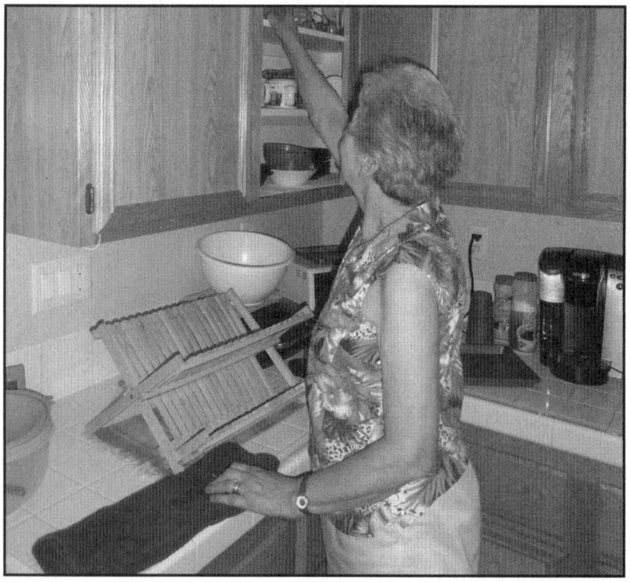

그림 6-33. 부엌선반에 그릇을 보관하기 위해 대근육을 사용한다.

도 있을 수 있지만 움직임의 정교한 수준이 매우 높은 활동이 있을 수 있다. 예를 들어, 세차할 때에는 차 외부를 가로지르며 닦기 위해서 스폰지를 움직이는 팔의 커다란 운동을 이용할 수 있으며, 정교한 움직임의 협응은 필요하지 않다. 그러나, 선반에 컵을 잡아 올려 놓을 때(그림 6-33), 컵이 선반에 부딪히거나 깨지지 않도록 매우 정교한 운동이 필요하다. 어떻게 사지 또는 몸통을 빠르게 움직인 다음으로 천천히 움직일 수 있는지 생각한다. 사지와 몸통 속도의 조절이 활동의 성공에 영향을 주는가? 예를 들어, 야구 방망이를 휘둘러서 야구공을 친다고 한다면, 그 사람은 팔과 몸통에서 빠르게 협력적 수축을 하고 또 수축을 빠르게 마쳐야 한다. 이것은 또한 대근육 수축의 한 부분으로 적합한 시간에 수축을 시작하고 멈출 수도 있을 뿐만 아니라, 사지의 움직이는 속도를 조절할 수도 있다. 관련 없는 움직임이 활동의 성공적 수행에 얼마나 방해할 수 있는가?

안구운동 조절 (Oculomotor Control)

눈 근육의 운동 조절은 환경으로부터 시각적 정보를 탐색하고 다양한 협응의 형태를 요구한다. ***핵보기***(신속운동, 순간적인 눈의 움직임, saccade)는 환경에서 한 면으로부터 다른 면으로 빠르게 눈을 움직이는 것으로 이때 머리와 몸에서는 움직임이 없어야 한다(Zoltan, 2007). 한 지점으로부터 다른 지점까지의 부드러운 눈의 움직임은 주위 세상에 대한 정보를 모을 수 있도록 해준다. 예를 들어, 이 문장을 읽는 것처럼 우리의 눈은 페이지를 부드럽게 가로질러 움직이고 각각의 단어를 보게 된다. 우리의 눈이 한 줄의 끝에 도달했을 때, 두 눈동자는 재빠르고 부드럽게 왼쪽으로 이동하고 읽고 있던 줄 아래의 다음 줄을 읽게 된다. 읽기는 핵보기(saccade)가 필요한 완벽한 사례이다.

안구운동 조절의 또 다른 형태는 ***추적***(pursuits)이다. 이것은 눈이 움직이는 물체를 따라서 초점을 맞추어 따라서 보는 것이다(Zoltan, 2007). 예를 들어, 하늘을 날아가는 새를 보는 것은 눈의 근육이 당신이 보려고 하는 새를 따라서 움직여야 한다. 따라서, 추적이라는 용어는 눈으로 따라보거나 움직이는 물체를 보는 것이다. 활동의 예로는 야구를 하거나 야구 경기를 관람할 때 추적을 이용하며, 개와 함께 놀거나, 비디오 게임을 할 때에도 사용한다.

조절(accommodation)은 눈의 근육이 보려고 하는 가깝거나 먼 물체를 볼 수 있도록 협응, 또는 가까운 곳으로부터 먼 곳까지 거리의 변화를 가지는(또는 그 반대) 물체를 볼 수 있도록 협응하는 것이다(Zoltan, 2007). 우리의 눈이 거리의 변화에 대해서 조정하는 것이다. 즉, 조절은 교실에서 우리 앞에 있는 노트를 보고, 앞에 있는 선생님을 볼 수 있도록 촛점을 맞출 수 있도록 해준다. 눈은 다른 거리에 있는 사물에 대해서 지속적으로 촛점을 맞추어야만 한다. 조절은 또한 우리에게 다가오거나 멀어지는 움직이고 있는 물체에 대해서 시각적으로 주의를 기울일 때 나타난다. 조절이 지속적으로 나타나는 예가 운전이다. 우리는 시각적으로 차에 다가오는 것뿐만 아니라 멀어지는 것까지 볼 수 있어야 한다.

안구운동 조절은 양안시성(binocularity) 과제에서 필요하며, 물체를 두 눈으로 보는 것을 유지하기 위하여 정확하게 같은 방향으로 두 눈의 움직임에 대한 협응을 가져야만 한다. 이것의 의미는 만약 보고 있는 차가 왼쪽으로부터 오른쪽으로 움직인다면, 두 눈은 같은 비율로 차를 고정하고 따라보아만 할 것이다. 두 눈의 협응이 없다면, 사물이 두 개로 보일 것이다(이것을 겹보임[***복시***, diplopia]라고 한다)(Warren, 2009). 한쪽 눈 근육의 긴장도 변화나 마비는

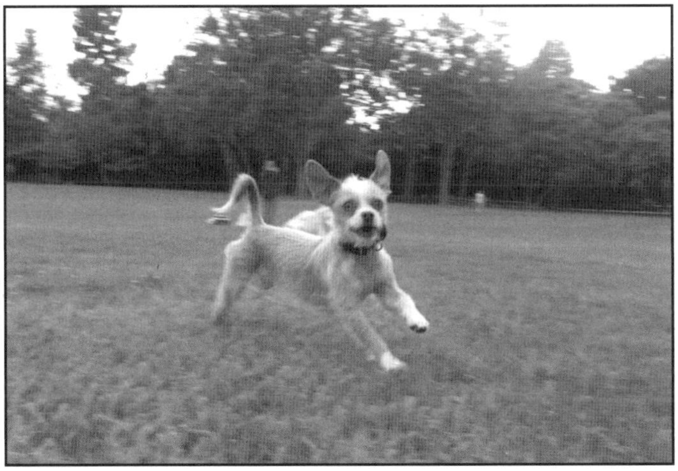

그림 6-34. 달리는 강아지를 따라보기 위해서는 안구운동 조절이 필요하다.

같은 방법으로 두 눈이 움직일 수 있는 능력을 어렵게 만들 수 있다. 두 눈의 협응 능력은 공간에 있는 물체의 위치를 정확하게 측정할 수 있도록 한다. 또한 이것은 물체의 위치와 거리에 대한 정보를 제공한다. 예를 들어, 테이블에 놓여 있는 컵을 잡을 때 우리의 두 눈은 컵에 초점을 맞추고 컵이 있는 위치-오른쪽 또는 왼쪽, 그리고 얼마나 멀리 앞으로 뻗어야 하는지-에 대한 시각적 정보를 바탕으로 손을 뻗는다. 복시를 가진 사람 또는 두 눈으로 보는 것의 문제를 가진 사람은 두 개의 컵을 보게 되고 컵이 얼마나 떨어져 있는지에 대해서 잘못된 지각을 가지게 될 것이다. 따라서 너무 가까이 또는 너무 멀리에서 잡으려 하고 결국 컵을 엎지르게 될 것이다.

활동하는 동안 안구운동 조절이 이용되는지 평가해야 한다면, 시각적 추적과 초점이 얼마나 많이 필요한지에 대해서 생각해야 한다. 참여하는 활동이 움직이지 않거나 움직이는 물체를 보도록 요구하는가? 사람들이 환경 전체를 보도록 요구하는가 또는 빠르게 협응된 방법으로 눈이 움직이기를 요구하는가(예: 책 읽기)? 깊이 또는 위치에 대한 지각이 중요한가? 사용된 사물이나 환경의 일부분을 생각해보자. 이런 사물들을 보는데 눈의 움직임이 필요한가(그림 6-34)? 그 사람은 가까운 것에서 멀리까지 보거나 좀 더 가까이 오는 사물을 알아보는가? 활동하는 동안 적절한 비율로 부드럽게 움직이는 눈의 협응이 얼마나 요구되는가?

보행 패턴 (Gait Pattern)

보행에 사용되는 움직임 (Movements Used to Walk)

보행 패턴은 걷기 위해 사용된 움직임과 관련된다. 이런 보행 패턴이 작업에 참여하는 능력과 어떻게 관련되어 있는지 아는 것은 작업치료사에게 중요하다. 따라서, 식료품 가게로 걸어서 가는 것이나 음식 준비를 하는 동안 걷는 것은 작업치료 실행체계 영역(domain)에 속해 있지만, 어떤 작업에 참여없이 걷는 간단한 행위는 영역에 속해 있지 않다. 정상적 보행 패턴은 두 다리의 상호교대적인 사용을 포함하며, 한 다리로부터 다른 다리로 체중의 이동을 포함한다(Bolding, Adler-Bruton, & Lillie, 2009). 정상적 보행 패턴은 또한 다른 다리에 균형을 유지한 채 한 다리를 앞으로 나아가게 할 수 있도록 하는 협력이 요구된다. 보행수(cadence) 또는 보행속도(gait rate)는 정상 보행 패턴의 중요 요소이다.

어떤 활동에서 보행 패턴에 대한 분석이 요구된다면, 첫 번째 참여자가 활동에서 어떠한 보행이 필요한지 그리고 얼마나 많이 필요한지를 평가하여야 한다. 또한 "정상"적인 보행 패턴을 가지는 것이 얼마나 중요한가? 보행의 목적은 활동과 관련 있는 사회적 요구뿐만 아니라 정상적인 보행 패턴의 요구까지 확장되어 측정할 수 있어야 한다. 예를 들어, 패션쇼에서 모델인 사람들은 완벽한 보행이 필요하며 특정한 보행 패턴의 걸음걸이를 해야 할 것이다. 주변 환경의 거리와 지역사회는 필요한 보행 패턴에 도전적 요소를 제공한다. 등산을 한다면, 잡화 가게에서 걷는 사람들과 비교해서 높은 수준의 보행 패턴이 요구된다.

활동 6-4을 사용하여 이 장을 복습하다

활동 6-4

신경근골격과 움직임-관련 기능의 검토

스낵 자판기에서 과자를 사는 동안 아래의 각 기능들의 사용 방법을 확인하라. 당신이 바지 주머니에 잔돈을 가지고 자판기 앞에 서 있다고 가정해보라. 만약 특정 기능을 사용하지 않는다면, 공백으로 처리하라. 마지막 열에는 이 활동을 하는 동안 각 신체 기능이 어느 정도 수준에서 적용될지 도전의 수준을 표시하라.

기능	없음	낮은수준 도전	높은수준 도전	적용방법 설명
관절 운동				
관절 안정성				
근력				
근 긴장도				
근 지구력				
운동 반사				
불수의적 운동 반응				
수의적 움직임의 조절				
보행 패턴				

단원 6: 심장혈관계, 혈액계, 면역계 및 호흡계의 기능

(SECTION 6: CARDIOVASCULAR, HEMATOLOGICAL, IMMUNOLOGICAL, AND RESPIRATORY SYSTEMS FUNCTIONS)

심장혈관계 기능 (Cardiovascular System Functions)

혈압 (Blood Pressure)

혈압은 신체의 정맥과 동맥의 벽에 혈액이 가하는 압력의 양이다. 이 압력은 심장 근육의 수축의 양과 몸의 특정 부위에 있는 혈액의 부피, 동맥의 수축 또는 확장에 의해 조절된다(*Mosby's Dictionary of Medicine*, 2006). 예를 들어, 오랜 시간 동안 앉아 있을 때, 많은 혈액이 다리에 고일 수 있다. 갑자기 섰을 때, 우리 신체는 몸 전체에 적합한 혈압을 유지하려면 힘들게 일을 해야 하고, 뇌에 혈압 부족으로 인해서 어지럼을 느낄 수 있다(이것은 ***기립성 저혈압*** [orthostatic hypotension]이라고 하며 자세가 변했을 때 혈압이 낮아져서 일어난다). 정상적으로 우리의 심장은 활동을 할 때 빠르고 강하게 펌프질하기 때문에 혈압은 올라간다. 혈압은 신체적이거나 심리적인 원인으로 변화될 수 있다. 예를 들어, 심박수와 혈압은 정원에서 흙을 팔 때 올라갈 수 있을 뿐만 아니라, 많은 청중들 앞에서 이야기할 때에도 올라간다(그림 6-35). 스트레스적인 환경에서 심리적인 반응은 긍정적 또는 부정적 스트레스 상황을 마주했을 때 심박수, 혈압, 다른 신체 기능 등을 조절하는 자율신경계에 의해서 조절된다(White, 2009).

정상 수준의 혈압은 삶을 유지시키는 기능을 하지만, 활동을 하는 동안 매우 많은 요소를 필요로 한다. 빠르게 자세변화를 갖는 활동들은 정상적인 혈압을 유지하기 위한 신체의 능력이 필요하다. 만약 당신이 롤러 코스터를 탔을 때 갑자기 하강하게 된다면, 당신은 머리가 잠깐 흐릿하게 느껴질 수 있는데, 이것은 신체가 뇌에 정상적인 혈압을 다시 제공하기 위해서이다. 자율 신경계를 자극하는 활동들은 자극적인 환경에 신체를 적응하기 위해서 혈압이 필요하다. 이것은 긍정적인 스트레스이며, 마라톤을 뛴다든가 또는 구직을 위한 면접이 그 예가 될 것이다. 면접을 하러 가는 길에 교통체증으로 꼼짝 못할 경우는 부정적인 스트레스일 수 있다.

심박수와 리듬 (Heart Rate and Rhythm)

심장의 기능은 신체의 모든 영역에 혈액을 전달한다. 이 과정에서 만들어지는 심박수(심장 수축 횟수)는 신체 모든 곳의 혈액과 산소요구에 의존한다. 따라서 심장은 사지를 움직이고, 이 기능을 위해 혈액과 산소를 요구할 때 심장은 빠르게 뛸 것이다. 자율 신경계와 아드레날린(adrenaline)을 포함하여 많은 요소들이 심박수의 변화를 가져오는데에 기여한다. 일반적으로 활동하는 동안에서도 심박수는 휴식기 심박수보다 분당 20회 이상 올라가면 안 된다. 심박수의 유지는 적합한 양의 혈액과 산소를 전달하기 위해서 필요하다. 또한 이 기능은 심박수의 변화를 일으키도록 하는 신체에 많은 양의 산소를 요구하는 여러 가지 활동을 하는

심장혈관계, 혈액계, 면역계, 호흡계의 기능	개념 설명
심장혈관계	혈압, 심박수와 리듬
혈액계와 면역계	혈액계와 면역계
호흡계	호흡수, 호흡리듬, 호흡 깊이
심장혈관계와 호흡계의 추가적인 기능	신체 지구력, 체력, 유산소 용량

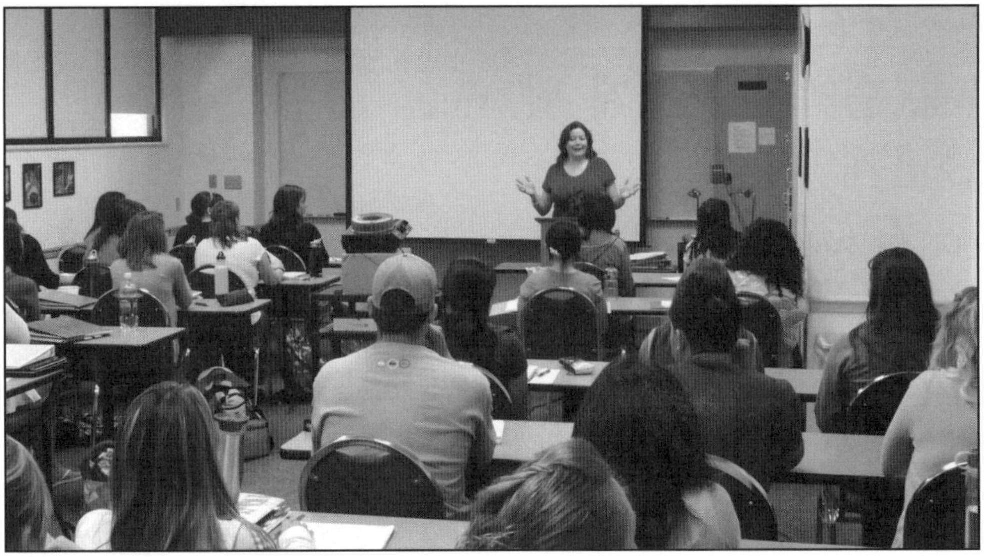

그림 6-35. 말하기는 어느 정도의 심박수와 혈압 기능을 요구한다.

동안에도 필요하다. 심박수를 빨리 뛰게 하는 활동들은 교감신경계를 자극하는 스트레스적인 상황이다. 예를 들어, 시험을 볼 때, 또는 좋아하는 사람을 만날 때 심박수는 증가하게 될 것이다.

기본적으로 심장에서 지속적으로 맥박이 뛰는 것은 생존에 필수적이다. 즉, 특정한 맥박을 얻고 유지하는 능력의 정도는 활동이 일어나는 환경과 밀접한 관련이 있다. 신체적인 움직임의 양은 신체 순환에 대한 요구를 높이고 증가된 심박수의 양을 결정한다. 활동에서 움직임의 시작과 중단을 필요로하고, 심장이 심박수를 느리거나 빠르게 조절하여 다시 휴식기 맥박으로 돌아가도록 요구하는가? 활동에 심박수를 증가시키는 심리적인 스트레스 요소를 포함하는가?

혈액계와 면역계의 기능들 (Hematological and Immunological Systems Functions)

혈액계 (Hematological System)

혈액계는 골수와 비장을 포함한 신체의 조혈 조직 및 혈액과 관련된다(*Mosby's Dictionary of Medicine*, 2006). 혈액의 가장 기본적인 기능은 신체 조직으로 산소와 영양분의 전달이다. 혈액은 신체로부터 제거해야 할 이산화탄소 및 다른 노폐물을 운반한다. 혈액은 신체의 다른 영역을 활동하게 하는 신호인 호르몬을 운반한다. 혈액은 또한 상처를 지혈하고 감염과 싸울 수 있는 면역을 제공한다. 혈액계는 생존에 필수적이며 신체의 한 부분으로 특정한 요소를 효율적으로 전달하도록 요구하는 활동을 하는 동안 필요하다. 이러한 예로 신체적으로 격렬한 활동을 하는 동안 사용하는 근육에 전해질(electrolytes) 전달이 있다. 또한 타박상이나 부상 위험이 있는 경우에도 혈액의 전달이 필요하다. 만약 물체와 부딪히게 되면 혈액의 응고 기능은 물체 또는 다른 사람과 부딪힌 신체에 있는 타박상 또는 찰과상에 지속적으로 지혈을 한다.

면역계 (Immunological System)

면역계는 감염 또는 다른 병리적인 조직체들 그리고 행동에 대해 신체를 보호하는 일을 한다. 면역계는 골수, 가슴샘(thymus), 비장(spleen), 그리고 림프조직으로 구성된다(*Mosby's Dictionary of Medicine*, 2006). 면역학, 즉, 위험으로부터 신체 반응의 연구는 복잡하고 인간 과학의 확장된 영역이다. 활동분석의 이익을 위해서 작업치료사는 기본적으로 활동에 참여할 때 인간의 면역계가 어떤 역할을 하는지 이해할 필요가 있다. 작업 참여에 영향을 줄 수 있는 면역계가 어떻게 기능하고 기능장애를 가지는지 깊이 이해하고 발전시키는 이 영역의 전문가인 치료사도 있다. 림프부종(lymphedema) 관리의 전문치료사가 한 예가 될 것이다. 이 치료 영역에서 임상가들은 사지의 림프 흐름의 과도한 축적에 의해 활동 제한을 가진 환자를 치료한다.

면역계는 일상 활동에서 필요하며 위험한 환경에 맞닥뜨렸을 때 더 많이 필요하다. 예를 들이, 만약 집안에 앉이서 책을 읽고 있다면, 우리의 면역계는 크게 필요하지 않을 것이다. 그러나 만약 다른 아이들과 함께 운동장에서 놀고 있다면, 면역계는 우리에게 노출된 매우 많은 바이러스나 박테리아와 싸우는 일을 하게 될 것이다. 활동분석에서 면역계가 필요한지 평가해야 한다면, 보편적으로 활동이 일어나는 환경에 대해서 생각해야 한다. 활동이 집 밖에서 일어나는가? 다른 사람과 상호관계 하는가? 다른 사람들이 만지거나 밖에 있던 물건을 만지게 되는 활동인가? 활동이 일어나는 일반적인 환경이 얼마나 청결한가?

호흡계 기능 (Respiratory System Functions)

호흡수 (Rate of Respiration)

호흡은 폐에서 공기가 들어가고 나가는 움직임의 과정이다. 호흡이 일어나는 수는 보통 성인이 분당 12~20회 정도이다(*Mosby's Dictionary of Medicine*, 2006). 공기가 폐에서 들고나는 수는 신체의 산소 의존율에 달려있다. 산소는 신체를 움직이기 위해서 필요하기 때문에 움직임이 증가하면 산소 요구량이 많아진다. 따라서, 많은 양의 움직임이 필요한 활동을 위해서 호흡수는 그 요구에 부합하게 증가해야 한다. 호흡수가 느려지는 것은 이완 또는 수면에 초점을 맞춘 활동을 위해서 요구될 수 있다. 공기에서 이용할 수 있는 산소의 양은 고지대와 같은 환경적인 면이 호흡의 수에 영향을 준다. 공기가 낮은 산소 포화도를 가진 환경에 있을 때, 폐는 신체에 충분한 양의 산소를 제공하기 위해 매우 힘들게 일을 할 수 있다. 따라서 고지대로 올라가는 것과 관련된 활동은 호흡수에 매우 큰 어려움이 될 것이다.

호흡 리듬 (Rhythm of Respiration)

호흡 리듬은 폐로부터 공기의 들숨과 날숨의 순환이다(*Mosby's Dictionary of Medicine*, 2006). 정상적인 숨쉬기 형태는 신체의 산소 요구량과 맞추어져 있다. 비정상적인 호흡 리듬은 신체에서 산소를 요구할 때, 짧은 회기의 숨쉬기 중단이 있을 때, 휴식 시 빠른 회기의 숨쉬기 또는 느린 숨쉬기와 빠른 숨쉬기가 교대로 나타나는 실조적(ataxic) 숨쉬기 등이 있다. 특정한 호흡 리듬이 증가하면 산소에 대한 요구도 바뀐다. 움직임을 시작하거나 정지하는 사람들의 호흡 리듬은 그에 부응해서 변화해야 한다. 지속적인 움직임이 있는 활동에서 호흡수는 효율적인 움직임을 신체가 계속할 수 있도록 설정되어야만 한다. 이러한 예로는 장거리 뛰기가 있다. 경험이 많은 경주자는 뛰기에 효율적인 호흡이 되도록 그들의 호흡 형태를 학습한다. 호흡의 리듬은 잠깐 동안 호흡을 멈춰야 하고 뒤이어 많이 숨을 들이 마셔야 하는 수영과 같은 활동에서도 필요하다. 호흡의 리듬은 노래하는 동안(그림 6-36) 또는 연설을 하는 과정에서도 필요하다. 입을 통해 말이나 소리를 만들어 내는 활동들은 호흡 리듬의 조절을 포함한다. 먹기 또한 음식과 음료를 넘기는 동안 호흡 리듬을 조절하도록 요구한다.

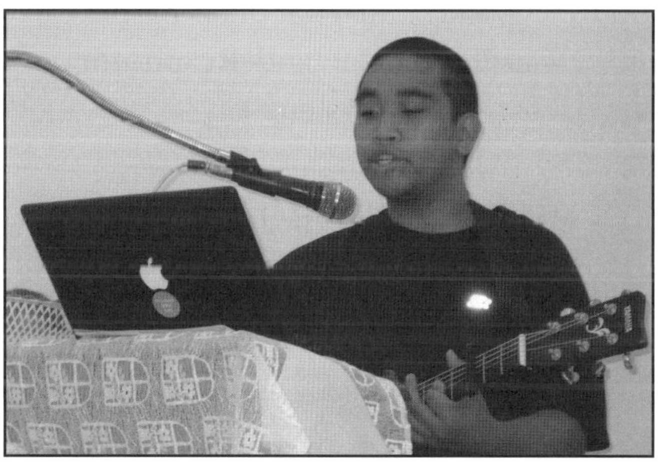

그림 6-36. 노래를 부를 때 호흡 리듬은 도전을 받는다.

호흡 깊이 (Depth of Respiration)

호흡 깊이는 공기의 들숨과 날숨의 부피를 일컫는다(WHO, 2001). 얕은 숨은 공기의 작은 양을 들이쉴 때 나타난다. 얕은 양의 숨은 신체에 배포하는 적은 양의 산소를 생산한다. 호흡의 깊이는 신체의 다른 영역에 필요한 산소의 양과 연결되어 있다. 커다란 산소 요구량은 호흡의 깊이를 증가시킨다. 예를 들어, 나무를 오른다면, 우리의 폐는 확장되고 평소 앉아서 책을 읽을 때 보다 더 깊이 숨을 들이쉬게 된다. 들숨의 깊이는 날숨을 하는 데에도 영향을 줄 수 있다. 노래하기 또는 플롯과 같은 악기 연주 등은 깊은 들숨을 요구할 수 있는데, 왜냐하면 길고 지속적인 날숨은 음악을 만들어 내는데 필수적이기 때문이다.

이러한 기능을 얼마나 사용하는지 평가하려면, 신체의 움직이는 정도에 대해 생각해야 한다. 혈액이 충분한 산소를 공급하기 위해 필요한 시간 이상으로 신체가 움직이는가? 이것의 의미는 책을 잡는 것 같은 간단한 짧은 운동은 깊은 호흡을 요구하지 않지만, 이 동작을 반복적으로 한다면 깊은 호흡을 요구할 수 있을 수 있다. 신체에서 나오는 공기의 사용을 요구하는 활동, 즉, 풍선 불기, 비눗방울 불기(그림 6-37), 호루라기 불기, 노래 부르기, 또는 입으로 부는 바람을 가지고 노는 도구 등을 사용하는 활동인지 확인한다.

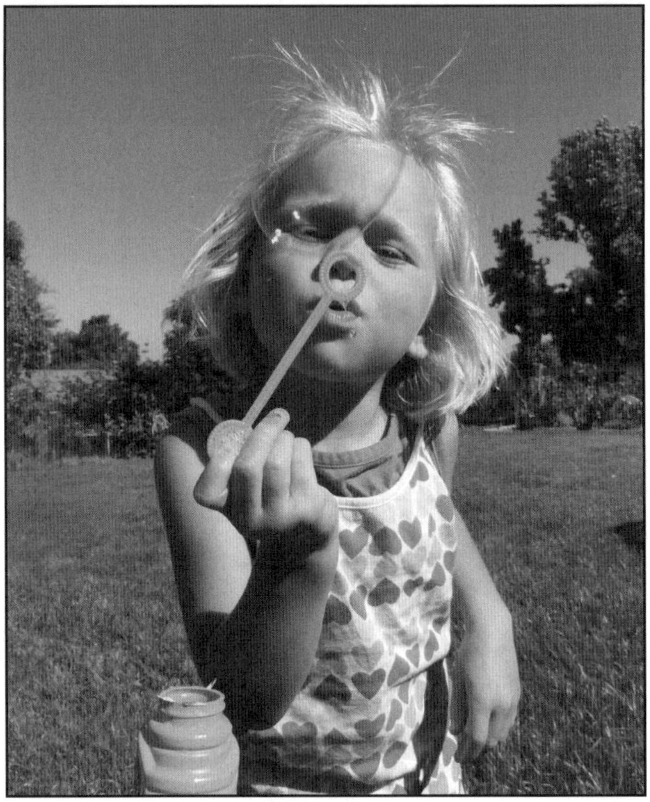

그림 6-37. 입으로 불어서 비눗방울을 만들려면 호흡의 깊이가 매우 필요하다.

심장혈관과 호흡계의 추가적인 기능 (Additional Functions of the Cardiovascular and Respiratory Systems)

신체 지구력, 체력, 유산소 용량 (Physical Endurance, Stamina, Aerobic Capacity)

지구력은 신체에 산소를 제공하는 심장과 폐의 지속적이고 효율적인 활동을 포함한 심장혈관계 및 호흡계와 관련되어 있다. 심장 지구력은 신체가 활동을 하는 동안 움직일 수 있도록 심장이 적당한 리듬과 심박수를 유지하기를 요구한다. 이것은 약간의 휴식 밖에 주어지지 않는 긴 활동에 필수적이다. 지구력은 심장과 폐가 특정한 속도를 지속하며 신체가 필요한 산소를 제공해야만 한다. 이것이 심장과 폐의 지구력으로 유산소 운동 동안 자주 필요하다. 단지 근육 지구력뿐만 아니라 심장과 폐의 지구력도 이들 근육에 산소를 제공하기 위해서 필요하다.

신체적 지구력과 체력을 이용하는 활동은 지속적으로 운동 및 호흡과 심박수를 증가하도록 요구한다. 쉬는 시간이 없거나 잠깐만 쉬며 지속적인 운동을 요구하는 활동들은 신체의 지구력이 필요하다. 활동분석을 할 때 신체적 지구력을 이용하는지 평가한다면, 얼마나 사람들이 서 있거나 움직이는지에 대해서 생각해야 한다. 쉬는 기회를 갖는지, 심장 횟수와 호흡 횟수가 언제 휴식기 횟수로 가까워지거나 낮아지는 변화를 가질 수 있는가? 심장과 폐는 노래하기 또는 수영하기처럼 지속적인 기간 동안 특정한 횟수를 유지할 수 있는가?

ICF는 유산소 용량이 “호흡이 가쁘지 않고 운동을 할 수 있는 최대량”으로 정의한다(WHO, 2001, p. 80). 숨쉬기의 접점은 신체가 이용하는 산소의 효율을 측정함으로써 얻을 수 있다. 신체가 적절한 양의 산소를 흡수하고 이용할 수 없을 때, 신체의 자연스러운 반응은 호흡수와 폐가 신체에 제공하는 산소의 양을 증가시키는 것이다. 따라서, 유산소 능력은 신체가 산소를 흡수하기 위해 하는 생리적 작업의 양을 말한다. 유산소 능력의 높은 수준을 요구하는 활동은 상시간 움식이는 동안 효율적인 산소 소비를 신체에 요구하는 활동이 될 것이다. 유산소 능력은 오랜 기간 움직임을 요구하고 사지와 사용하는 근육에 산소를 충분한 전달이 필요한 모든 활동에 요구된다. 하이킹(hiking)과 장거리 자전거타기 등은 유산소 능력이 필요한 활동의 예이다.

단원 7: 목소리와 말하기, 소화계, 대사계, 내분비계, 비뇨생식기 및 생식계 기능

(Section 7 : Voice and Speech, Digestive, Metabolic, Endocrine, Genitourinary and Reproductive Systems Functions)

목소리와 말하기 기능 (Voice and Speech Functions)

목소리 기능은 후두를 통과하여 공기를 보냄으로써 소리를 생산하는 것이다(WHO, 2001). 인간은 의사소통의 기초 방법으로 언어(speech)를 만들어 이 소리를 사용한다. 음성이 없다면 우리의 입은 움직이지만 아무 것도 들리지 않을 것이다. 음성을 만들어 내는 것은 호흡계, 후두(larynx), 그리고 관련된 근육들의 협응을 요구한다.

이 협응은 크기(volume), 음색(pitch), 울림(resonance)을 만들어 낸다(WHO, 2001). 활동에서 이 기능이 필요한지 확인하는 것은 매우 쉬우며, 약간이라도 말하기가 포함되어 있는 활동이라면 필수적으로 요구되는 기능이다. 어느 정도로 이 요소가 필요한지는 음성이 이용되는 다양한 음성, 음색, 그리고 음성의 질 정도에 따라 다르다. 언어를 전달하는 활동은 높은 수준의 음성 기능을 요구하고, 낮은 수준을 요구하는 활동은 친구와 얼굴을 마주보고 얘기하거나 또는 교실에서 옆 사람에게 소곤거리는 행동 등이다.

리듬과 유창성 (Rhythm and Fluency)

우리가 말한 것을 다른 사람이 이해하기 위해 말할 때, 문장의 시작과 끝에 감정, 강조하는 특정한 단어 표현을 위하여 특정 흐름(flow)과 속도(tempo)를 사용한다. 예를 들어, 농담을 말할 때, 강조하는 내용, 즉, 농담의 마지막 몇 마디 하이라이트에서는 보통 듣는 사람들에게 암시를 주기 위해서 특정한 억양으로 말을 한다. 억양에서는 말하는 그 이면의 정서적인 면을 듣는 사람에게 전할 수 있다. 빠른 언어는 긴급한 메시지를 주고 반면에 느리고 신중한 언어는 의사소통으로 더욱 편안한 느낌을 준다(그림 6-38).

유창성은 한 단어 이후 다른 단어를 부드럽고 자연스럽게 말하도록 하는 것이다. 이러한 유창성이 없다면, 우리는 단어의 부분을 반복하거나 말을 더듬게 될 것이며, 말더듬이처럼 보일 수 있다. 부드럽게 한 단어에서 다른 단어로 전환할 수 있는 것은 의사소통을 효과적이고 효율적으로 할 수 있게 한다. 이것은 긴급한 메시지나 모르는 사람과 의사소통할 때 특별히 중요하다. 예로 들면, 만약 119 상담자와 전화를 할 때, 응급 상황이 일어난 것을 의사소통하기 위해서 반드시 말을 부드럽고 유창하게 나열할 수 있어야 한다. 리듬과 유창성은 말을 만들어 낼 때 사용하지만 높은 사회적 요구를 가진 활동과 직면할 때에도 필요하다. 청중들의 기대와 요구가 높을 때, 리듬과 유창성의 요구도 증가된다.

목소리와 말하기, 소화계, 대사계, 내분비계, 비뇨생식기 및 생식계 기능	개념 설명
목소리와 말하기	리듬과 유창성, 대체 발성 기능
소화계, 대사계, 내분비계	소화계, 대사계, 내분비계
비뇨생식기 및 생식계	비뇨기능, 생식기 및 생식 기능

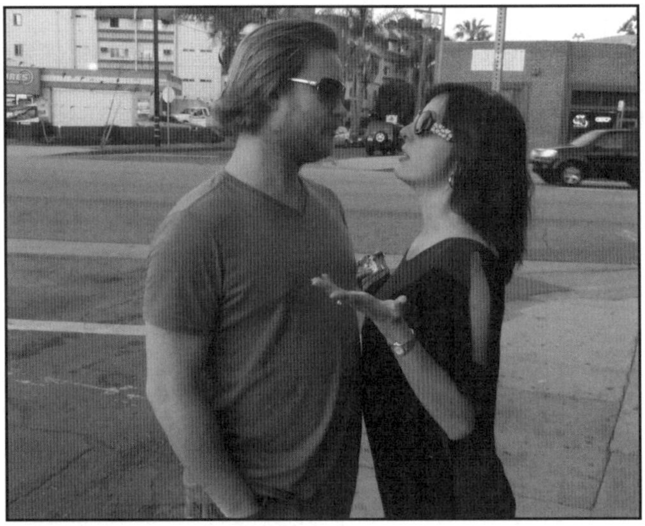

그림 6-38. 다른 사람과 이야기할 때 목소리와 말하기 기능이 요구된다.

대체 발성 기능(Alternative Vocalization Function)

말하기가 포함되지 않은 활동에서도 발성이 사용된다. 대체 발성은 소리 지르기, 노래하기, 콧노래 부르기, 외치기, 또는 울기 등에 필요하다. 말할 수 있기 전에, 울기는 인간의 의사소통 방법이다. 말하기를 학습한 이후조차 우리는 다른 사람에게 주의 집중을 요구하기 위해서 대체 발성을 지속적으로 사용한다. 노래하기, 콧노래 부르기, 외치기 등은 지속적으로 발성하는 것으로 소리를 만들어 내는 것이지만 꼭 말을 사용하지는 않는다.

대체 발성을 요구하는 활동들은 보편적인 언어를 사용하지 않지만 성대(vocal cord)를 사용한다. 어린이와 영아들은 깨어있는 시간 동안 모든 활동에서 이 기능을 사용한다. 성인들은 영아들과 옹알이와 같은 비슷한 방법으로 의사소통할 수 있다. 웃음은 일생에서 많은 활동에 사용할 수 있는 대체 발성으로 고려된다. 이런 대체 발성은 여전히 의사소통으로 의미가 있다. 즉, 형식적인 언어를 사용하지 않고 간단히 사용될 수 있다. 이러한 기능을 이용하는 활동들은 활동의 과정에서 대체발성의 사용을 요구하거나 만들도록 한다. 어린이와 신생아들은 의사소통에 필요한 방법으로서 이 기능이 필요하다. 즉, 배고프거나 기저귀가 젖었을 때, 어린이나 신생아들은 울어서 의사소통할 수 있다. 활동을 하는 동안 즐겁고 행복한 감각에 대해서 다른 사람에게 의사소통할 때에도 재미있거나 낄낄거리는 웃음을 만들기 위해서 이 기능이 요구된다. 환경에서 다른 사람 또는 동물에게 주의를 집중할 때에도 요구되며, 큰 소리 또는 외침이 필요할 수 있다.

소화계, 대사계, 내분비계 기능 (Digestive, Metabolic, and Endocrine Systems Functions)

소화계 (Digestive System)

소화 시스템은 음식과 액체를 잘게 부수어 흡수될 수 있도록 신체에 전달하는 일을 한다(WHO, 2001). 음식을 삼켰을 때, 위장계를 통해 움직이게 되고 이것을 **꿈틀운동**(연동, peristalsis)이라 한다. 꿈틀운동은 음식을 위로부터 소장으로 이동시킨다. 위장계의 각 영역에 있는 동안 영양성분은 음식으로부터 신체에 흡수된다. 먹고 마시는 활동은 소화계의 참여를 요구한다. 큰 덩어리와 복잡한 음식은 소화계를 더욱 필요로 할 것이다. 예를 들어, 소화하기 매우 어렵게 된 음식 재질(예: 고밀도 재질)은 소화계의 활동을 매우 필요로 할 수 있을 것이다.

대사계 (Metabolic System)

대사계는 우리 몸에서 음식을 이용하여 에너지로 전환하는 일을 한다. 이것은 음식을 분해해서 탄수화물, 단백질, 지방으로 이용하는 것이다(WHO, 2001). 대사계는 폭넓고 기본적인 정의로 이 시스템의 복잡함을 잘 밝히는 것은 아니다. 그러나, 작업치료 ***실행체계***에서 설명했듯이 작업치료사는 작업 참여에 영향을 주는 이 기능이 어떠한 것인지 일반적으로 이해해야만 한다. 초기에 언급했듯이, 임상가들은 이 기능들의 몇몇에 대해서 전문가가 될 수 있으며, 추가적인 훈련과 교육이 필요할 수 있다. 기초 수준으로 대사계는 신체가 음식을 이용하여 에너지로 이용할 필요가 있을 때 사용한다. 많은 양의 에너지가 필요하다면, 대사계의 수행도 크게 요구된다. 예를 들어, 수영은 근육 수축을 하기 위한 팔과 다리로 공급할 에너지를 요구한다. 에너지원이 없다면, 근육들은 사지를 움직일 수 없을 것이다.

내분비계 (Endocrine System)

많은 대사계처럼 내분비계도 복잡하고 이 책에서는 조금만 다뤄지지만, 이 특별한 영역을 포함한 추가적인 공부가 더 필요할 수 있다. 내분비계는 성장과 대사성 호르몬을 포함한 신체 내의 호르몬 수준을 조절한다(*Mosby's Dictionary of Medicine*, 2006; WHO, 2001). 선(gland)과 다른 구조는 일상, 매월, 매해의 리듬을 조절하는데 도움을 주는 호르몬을 분비한다. 이들 호르몬은 종종 특정한 행동을 위해 우리를 움직이게 하고 매일 매일의 기능을 하게 한다. 호르몬은 번식을 하고, 식욕을 조절하고 신생아를 돌보는 동안 모유를 만들도록 이끈다. 몇몇 호르몬은 힘이 많이 드는 활동에 참여할 때 신체에서 소금과 물의 균형을 조절한다. 이것들은 내분비계가 신체를 살아있고 건강하게 유지하기 위한 활동에 이용하는 몇 가지 예이다. 이 내분비계를 조명하고 잘 이해하기 위해선 내분비 관련 서적을 참고한다.

비뇨생식기와 생식 기능 (Genitourinary and Reproductive Functions)

비뇨 기능 (Urinary Function)

비뇨 기능은 신체로부터 소변 분비와 관련된 목적으로 이용된다(WHO, 2001). 비뇨 기능은 배설억제능력(continence)라고 부르는 소변의 분비 조정을 포함한다. 적절한 시간에 소변 배설의 자제를 위한 능력은 대부분의 활동에 요구되며 특별히, 다른 사람들이 주위에 있을 때 더 요구된다. 이 기능은 긴 시간 동안 소변 배출을 억제할 때 특히 필요하다. 예를 들어, 자전거 경주에 참여할 때이다. 장시간 자전거를 탈 때 소변 배출의 기회는 매우 제한적이다. 비뇨 기능은 특히 소변배출이 활동의 한 부분일 때 즉, 화장실을 사용할 때, 또는 병원을 방문하는 동안 소변 샘플을 제공해야하는 경우 등에서 요구된다. 비뇨 기능의 필요한 정도를 평가해야 한다면, 활동이 일어나는 환경에 대해서 고려하고 소변을 배출할 기회가 있어야 하는지도 생각한다. 이러한 기회 사이에 얼마나 시간이 배정되어 있는가? 소변 배출까지 긴 시간을 참아야 하는지? 활동의 한 부분으로 배뇨가 있는지? 사람들이 소변억제를 요구받는 사회적 요구가 있는지? 청중 앞에 있는 사람은 연설할 때 소변을 배출하면 안 된다.

생식기 및 생식 기능 (Genital and Reproductive Function)

ICF에 따르면, 생식기 및 생식 기능은 성적 기능, 생리(menstruation), 출산(procreation) 그리고 생식기 및 생식 기능과 관련된 감각을 포함한다(WHO, 2001). 성적 기능으로 성적 행위를 수행하는 정신적 · 육체적인 면과 관련되어 있다(WHO, 2001). 이 행동들은 다른 사람의 참여를 필수적으로 요구하지는 않는다. 생산계에서는 월경주기를 조절하고, 생리의 규칙성과 혈액의 양도 조절한다. 물론, 이러한 일이 일어나는 것은 오직 여성에 한해서이다. 또한 출산 또는 임신 그리고 분만의 능력은 생식기 및 생식 기능의 한 부분이다. 남성과 여성은 태아를 만들기 위해서 수정이 필요하며, 태아가 출생 때까지 머무를 자궁에 수정체가 이동하는 것은 여성의 능력에 따른다. 여성이 태어난 아기에게 모유를 먹일 수 있는 능력도 생식과 생산 기능이다.

생식기 및 생식 기능이 필요한 활동은 생식기가 포함된 성적 활동이 포함될 수 있다. 생식기는 자녀를 만드는데 사용되지만 단지 즐거움을 위해 사용되기도 한다.

만약 성적 활동의 목적이 출산을 위한 것이라면 이 기능의 필요성은 크고, 출산 기능이 더 필요할 수 있다. 월경주기 관련 활동은 출산 기능을 위해서도 요구되지만 자조 활동을 위해서도 요구된다.

이 장을 재학습하기 위해 활동 6-5를 완성하라.

활동 6-5

심장혈관계, 혈액계, 면역계 및 호흡계의 개관

스낵 자판기에서 과자를 사는 동안 아래의 각 기능들의 사용 방법을 확인하라. 당신이 바지 주머니에 잔돈을 가지고 자판기 앞에 서 있다고 가정해보라. 만약 특정 기능을 사용하지 않는다면, 공백으로 처리하라. 마지막 열에는 이 활동을 하는 동안 각 신체 기능이 어느 정도 수준에서 적용될지 도전의 수준을 표시하라.

기능	없음	낮은수준 도전	높은수준 도전	적용방법 설명
심장혈관계: 혈압, 심박수와 리듬				
혈액계와 면역계				
호흡계: 호흡수, 호흡리듬, 호흡 깊이				
추가 기능: 신체 지구력, 체력, 유산소 용량				

단원 8: 피부 및 관련된 구조물들의 기능

(SECTION 8: SKIN AND RELATED STRUCTURES FUNCTIONS)

피부 기능(Skins Functions)

보호 (Protection)

피부는 우리의 신체에 해를 가하는 물리적, 화학적, 그리고 생물학적 요인으로부터 보호하기 위해서 만들어졌다(WHO, 2001). 피부는 이런 위해한 요소들이 닿거나 주변에 있을 때 특별히 중요한데, 만약 이러한 해로운 것들이 혈액 흐름에 닿게 되면 우리는 위험해질 수 있다. 우리의 손은 계속적으로 박테리아와 세균과 닿아 있지만 피부는 우리의 신체 내부로부터 이들 세균을 방어하도록 손가락을 둘러싸고 있다. 우리의 입, 코, 또는 피부 손상이 생겼을 때 보호는 실패하게 된다. 피부는 바람, 열, 추위, 그리고 태양과 같은 환경의 요소들에 대해서도 방어한다. 경험적으로 극단적인 온도 또는 날씨와 같은 환경은 보호 기능을 가진 피부에 도전적이다.

어떠한 순간 우리가 물체 또는 다른 사람과 닿아 있을 때, 피부의 보호 기능은 우리를 보호하는데 이용된다. 압력과 전단력(shearing force)이 클수록 피부의 보호기능은 더 어려워진다. 예를 들어, 만약 정원에서 흙을 퍼낸다면, 손의 피부는 삽의 손잡이에 대한 마찰력을 견뎌야 한다. 환경도 피부 보호 기능이 어느 정도로 사용되는지 분석할 때 고려 대상이다. 피부에 땀이 나도록 매우 더운 장소인가? 태양과 바람에 피부 노출이 있는가? 극단적인 환경에서는 피부의 보호기능이 체온의 상승을 막는데 더 많은 어려움을 줄 것이다(그림 6-39)

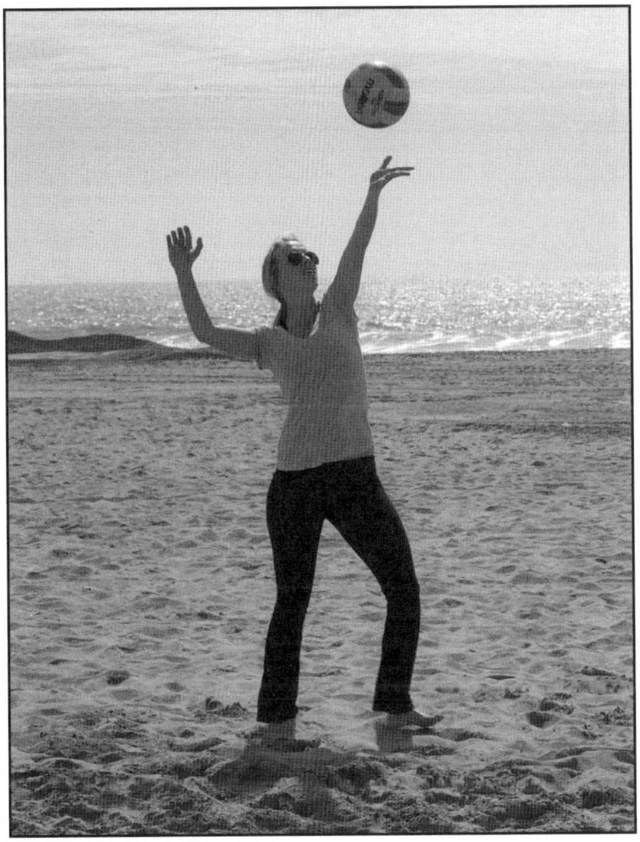

그림 6-39. 배구할 때 공을 치는 것처럼 사물을 접촉할 때 우리 피부는 보호기능을 한다.

재생 (Repair)

피부는 스스로 치료할 수 있는 놀라운 잠재력을 기지고 있다. 찢어지고, 터지고, 베이고 화상을 통해 손상을 입었을 때, 피부는 상처 회복의 과정을 가진다. 이 과정은 피부 완전성(integrity)을 유지하는 것이 중요한 활동으로 꼭 필요하

피부와 관련된 구조의 기능	개념 설명
피부	보호, 재생
모발과 손 · 발톱	모발과 손 · 발톱

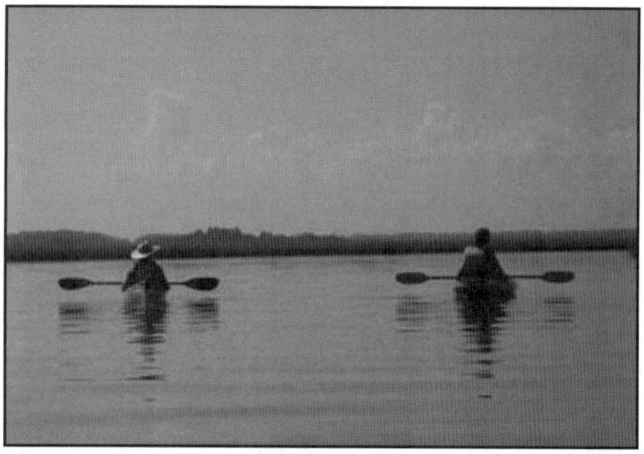

그림 6-40. 반복적으로 노를 저을 때 손의 피부 기능이 많이 필요하다.

다. 이전 장에서 언급하였듯이, 피부는 인체를 보호하지만 늘 위험한 요소에 노출되는 위험을 가지고 있다. 만약 활동이 피부 손상의 가능성을 가지고 있다면, 피부의 회복 기능이 필요할 것이다. 활동을 지속할 수 있기 위해 피부 완전성을 되찾는 것이 필요한 활동에서 이 기능을 필요로 한다. 이러한 활동의 예로는 조정(rowing) 팀에 참여하는 활동이 될 수 있을 것이다. 만약 조정 선수의 손에 물집이 생긴다면, 이들의 상처-치유 기능의 작업은 빠르게 시작되며, 손상을 입은 사람이 팀에 다시 돌아와 조정을 하도록 돕는다(그림 6-40).

모발과 손 • 발톱
(Hair and Nails)

성장하는 모발과 손 · 발톱은 피부와 관련된 구조의 기능이다. 성장하고 있는 모발이든 손 · 발톱이든 반드시 활동에 필요한 것은 아니지만, 모발과 손 · 발톱은 누구나 가지고 있다. 모발과 손 · 발톱은 모발을 빗거나 손 · 발톱을 다듬는 것과 같은 과제에서 필요하다. 또한 손톱은 물건을 잡을 때 손가락 끝에서 지지를 제공한다. 손톱이나 모발의 유무는 다음 장에서 다룰 ***신체 구조*** 부분에서 고려될 수 있다.

결론
(CONCLUSION)

작업치료 ***실행체계***(framework)에서는 활동의 요건을 결정할 때 필요한 신체 기능에 대해 평가하는 것을 기술한다. 신체 기능은 신체의 생리적인 측면인 감각(sensory), 정신(mental), 신경근육(neuromuscular), 골격(skeletal), 심장혈관(cardiovascular) 등이 있다. 신체 기능은 클라이언트 내에 존재하는 특징으로 기술 수준에 영향을 주지만 어떤 기술 수준인지 확인할 수는 없다. 기술 수준은 환경 및 활동의 요구와 같은 많은 요인에 의해 영향을 받는다. 활동에 참여하는 것은 많은 신체적 기능의 복잡한 상호작용을 요구한다. 활동분석은 각 신체 기능의 역할과 활동하는 동안 각 기능의 필요한 정도를 이해해야 한다. 이러한 지식을 통해 작업치료 임상가들은 어떠한 것이 작업에 참여하게 하고 제한하며 중재 전략을 개발하기 위해 사용될 수 있는지 더 잘 이해할 수 있다.

이 장을 재학습하기 위해서는 활동 6-6을 완성하라.

질문
(QUESTIONS)

1. 판단과 인지 유연성 사이의 차이점은 무엇인가?
2. 통찰(insight)은 어떤 활동에서 중요한 신체 기능인가?
3. 다중감각(multisensory) 과정은 무엇이며 왜 중요한가?
4. 운전할 때, 공부할 때, 식료잡화점에서 쇼핑할 때 지각 기능(perceptual function) 중에서 가장 많이 사용하는 것은 무엇인가?
5. 운전할 때, 공부할 때, 식료잡화점에서 쇼핑할 때 당신이 가장 많이 사용하는 사고기능(thought function)은 무엇인가?
6. 정서적 안정성과 대처기술(coping) 사이의 차이점은 무엇인가?

활동 6-6

목소리와 말하기; 소화계, 대사계, 내분비계; 비뇨생식기 및 생식계 기능; 피부와 관련된 구조들의 기능에 대한 검토

스낵 자판기에서 과자를 사는 동안 아래의 각 기능들의 사용 방법을 확인하라. 당신이 바지 주머니에 잔돈을 가지고 자판기 앞에 서 있다고 가정해보라. 만약 특정 기능을 사용하지 않는다면, 공백으로 처리하라. 마지막 열에는 이 활동을 하는 동안 각 신체 기능이 어느 정도 수준에서 적용될지 도전의 수준을 표시하라.

기능	없음	낮은수준 도전	높은수준 도전	적용방법 설명
목소리와 말하기				
소화계, 대사계, 내분비계				
비뇨생식기 및 생식계				
피부와 그것에 관련된 구조들				

7. 활동하는 동안 왜 주변 소리에 대해 내성이 필요한가?
8. 신체 및 공간 인식의 기능과 이 기능들이 어떻게 사용되는지 설명하라. 이 기능들이 중력에 대항하여 안전하게 움직이는 것과 어떻게 다른가?
9. 무엇이 근 긴장도(muscle tone)인가?
10. 양측 통합을 요구하는 활동을 5가지 쓰시오.
11. 어떤 활동의 유형에서 대체 발성 기능을 이용할 수 있는가?

활동
(Activities)

1. 활동 6-7을 완성하면서 샤워실에서 머리를 감는 활동을 분석하라.
2. 당신이 선택한 직업을 기반으로 부록 B를 이용하여 작업 기반의 활동분석의 유형을 계획하라. 8장과 9장을 완성하라.
3. 특수한 정신기능과 일반 정신기능을 선택하고 양쪽을 모두 도전할 수 있는 활동을 찾아라. 부록 B에 있는 9장의 유형을 사용하여 활동에서 요구하는 신체 기능의 분석을 완성하라.
4. 당신이 매일 참여하고 있는 활동의 활동분석을 완성하라. 부록 B에 있는 활동분석의 유형을 사용할 때, 9장을 완성하고 어떤 신체 기능들이 주요 기능으로 사용되는지 완성하라.

활동 6-7

샤워실에서 일반적으로 행하는 머리감기에 대해 필요한 신체 기능을 결정하라. 각 신체 기능이 어떻게 사용되는지, 그 다음에 각 신체 기능이 어느 정도 필요한지 간단히 설명하여라. 만약 그 활동을 하는 동안 신체 기능이 사용되지 않는다면 '없음'에 체크하고 빈칸으로 남겨두어라.

기능	없음	낮은수준 도전	높은수준 도전	적용방법 설명
특정 정신기능				
높은수준 인지기능: 판단, 개념형성, 메타인지, 집행기능, 실행, 인지 유연성, 통찰				
주의력: 주의력 유지와 집중력; 선택적 주의력, 분배 주의력, 전환 주의력				
기억: 단기기억, 작업기억, 장기기억				
지각: 감각 구별- 청지각, 촉지각, 시지각, 후지각, 미지각, 안뜰(전정)지각, 고유지각				
사고: 사고의 조절과 내용, 현실 인지, 논리적이고 일관된 사고				
복잡한 동작의 순서화: 속도 조절, 반응, 움직임의 질, 운동 생성의 시간				
감정: 감정조절과 범위, 감정 적절성				
자아경험과 시간경험: 감정 적절성과 범위, 신체 이미지, 자아-개념				

(계속)

활동 6-7 (계속)

기능	없음	낮은수준 도전	높은수준 도전	적용방법 설명
일반 정신기능				
의식: 인식과 각성, 깨어 있는 상태의 명료함과 지속성				
지남력: 사람과 자신, 장소, 시간, 타인에 대한 지남력				
기질과 성격: 외향성, 내향성, 쾌활함, 양심적, 정서적 안정감, 경험에 대한 개방, 자기-표현, 자신감, 동기, 자기-조절 및 충동 조절, 욕망				
에너지와 욕동: 동기, 충동조절, 식욕				
수면: 생리적 과정				
감각기능				
시각: 시각의 질, 시력, 시각 안정성, 시야				
청각: 소리 탐지와 식별, 음원위치와 거리 파악				
안뜰(전정)감각: 자세, 균형, 중력에 대항한 움직임				
미각: 쓴맛, 단맛, 신맛, 짠맛의 정도				
후각: 향기와 냄새 감각				
고유감각: 신체 자세와 공간 인식				

(계속)

활동 6-7 (계속)

기능	없음	낮은수준 도전	높은수준 도전	적용방법 설명
촉각: 촉각 느낌, 다양한 촉각 질감				
통각: 국소 통증과 전신적 통증				
온도와 압력: 온도 인식, 피부에서 느껴지는 압각				
신경근골격 및 움직임 관련 기능				
관절 운동성: 관절가동범위				
관절 안정성: 관절의 완전한 유지				
근육 기능				
근력: 힘				
근 긴장도: 근 긴장의 정도				
근 지구력: 근수축의 유지				
움직임 기능				
운동 반사: 불수의적 반사-스트레칭에 의해 유도된 자동적인 불수의적 근수축				
불수의적 운동 반응: 자세반응, 신체 조정반응, 지지반응				
수의적 움직임의 통제: 눈-손 및 눈-발 협응, 양측 통합, 정중선 교차, 소근육 및 대근육 운동 조절, 안구운동 조절				

(계속)

활동 6-7 (계속)

기능	없음	낮은수준 도전	높은수준 도전	적용방법 설명
보행 패턴: 보행에 사용된 움직임				
심장혈관계, 혈액계, 면역계, 호흡계 기능				
심장혈관계: 혈압, 심박수와 리듬				
혈액계와 면역계				
호흡계: 호흡수, 호흡리듬, 호흡 깊이				
심장혈관계와 호흡계의 추가적인 기능: 신체 지구력, 체력, 유산소 용량				
목소리와 말하기; 소화계, 대사계, 내분비계; 비뇨생식기 및 생식계 기능				
목소리와 말하기: 리듬과 유창성, 대체 발성 기능				
소화계, 대사계, 내분비계				
비뇨생식기 및 생식계: 비뇨 기능, 생식기 및 생식 기능				
피부와 그것에 관련된 구조들의 기능				
피부: 보호, 재생				
모발과 손·발톱				

참고문헌
(REFERENCES)

Al-Hilawani, Y. (2003). Measuring students' metacognition in real life situations. *American Annals of the Deaf, 148*(3), 233-242.

Al-Hilawani, Y., Easterbrooks, S., & Marchant, G. (2002). Metacognitive ability from a theory of mind perspective: A cross-cultural study of students with and without hearing loss. *American Annals of the Deaf, 147,* 38-47.

American Occupational Therapy Association. (2014). Occupational therapy practice framework: Domain and process (3rd ed.). *American Journal of Occupational Therapy, 68*(Suppl. 1), S1-S48. Retrieved from http://dx.doi.org/10.5014/ajot.2014.682006.

Barco, P., Grosson, B., Bolesta, M., Werts, D., & Stout, R. (1991). *Cognitive rehabilitation for persons with traumatic brain injury.* Baltimore, MD: Paul H. Brooks Publishing.

Barnard, C. (1995). Mind in everyday affairs: An examination into logical and non-logical thought processes. *Journal of Management History, 1,* 7-28.

Bolding, D., Adler, C., Tipton-Burton, M., & Lillie, S. (2009). Mobility. In E. Crepeau, E. Cohn, & B. Boyt Schell (Eds.), *Willard and Spackman's occupational therapy* (11th ed., pp. 195-247). Philadelphia, PA: Lippincott Williams & Wilkins.

Breines, E. (2009). Therapeutic occupations and modalities. In H. Pendleton & W. Schultz-Krohn (Eds.), *Pedretti's occupational therapy: Practice skills for physical dysfunction* (pp. 658-679). St. Louis, MO: Mosby Elsevier.

Brown, A. (1978). Knowing when, where, and how to remember: A problem of metacognition. In R. Glaser (Ed.), *Advances in instructional psychology* (pp. 55-113). Hillsdale, NJ: Erlbaum.

Buckley, K., & Poole, S. (2004). Activity analysis. In H. Hinojosa & M. Blount (Eds.), *The texture of life* (pp. 69-114). Bethesda, MD: AOTA Press.

Bukowski, E. (2000). *Muscular analysis of everyday activities.* Thorofare, NJ: SLACK Incorporated.

Chang, E. & Ro, T. (2007). Maintenance of the visual stability in the human posterior parietal cortex. *Journal of Cognitive Neuroscience, 19*(2), 266-274.

Cooper, C., & Abrams, M. (2006). Evaluation of sensation and intervention for sensory dysfunction. In H. Pendleton & W. Schultz-Krohn (Eds.), *Pedretti's occupational therapy: Practice skills for physical dysfunction* (pp. 513-531). St. Louis, MO: Mosby Elsevier.

Crosson, C., Barco, P., Velozo, C., Bolesta, M., Cooper, P., & Werts, D. (1989). Awareness and compensation in post-acute head injury rehabilitation. *Journal of Clinical and Experimental Neuropsychology, 2,* 355-363.

de Bruin, A. (2008). Evaluation of vestibular proprioceptive (VPP) functioning in children: Identification of relevant test items. *South African Journal of Occupational Therapy, 38*(3), 14-17.

Dunn, W. (2009). Sensation and sensory processing. In E. Crepeau, E. Cohn, & B. Boyt Schell (Eds.), *Willard and Spackman's occupational therapy* (11th ed., pp. 777-791). Philadelphia, PA: Lippincott Williams & Wilkins.

Flavell, J. (1979). Metacognition and cognitive monitoring: A new era in psychological inquiry. *American Psychologist, 34,* 906-911.

Levy, L. (2005). Cognitive aging in perspective: Information processing, cognition and memory. In N. Katz (Ed.), *Cognition and occupation across the life span* (2nd ed., pp. 305-325). Bethesda, MD: American Occupational Therapy Association.

Mosby's dictionary of medicine, nursing & health professions. (2006). St. Louis, MO: Mosby Elsevier.

Munguba, M., Valdes, M., & Da Silva, C. (2008). The application of an occupational therapy nutrition education programme for children who are obese. *Occupational Therapy International, 15*(1), 56-70.

Parente, R., & Anderson, J. (1991). *Retraining memory: Techniques and applications.* Houston, TX: CSY Publishing.

Parker, R. (1990). *Traumatic brain injury and neuropsychological impairment.* New York, NY: Springer-Verlag.

Preston, L. (2009). Evaluation of motor control. In H. Pendleton & W. Schultz-Krohn (Eds.), *Pedretti's occupational therapy: Practice skills for physical dysfunction* (pp. 403-428). St. Louis, MO: Mosby Elsevier.

Stedman's medical dictionary for the health professions and nursing (7th ed). (2012). Philadephia, PA: Lippincott Williams & Wilkins.

Warren, M. (2009). Evaluation and treatment of visual deficits following brain injury. In E. Crepeau, E. Cohn, & B. Boyt Schell (Eds.), *Willard and Spackman's occupational therapy* (11th ed., pp. 532-572). Philadelphia, PA: Lippincott Williams & Wilkins.

White, B. (2009). Psychobiological factors. In E. Crepeau, E. Cohn, & B. Boyt Schell (Eds.), *Willard and Spackman's occupational therapy* (11th ed., pp. 716-738). Philadelphia, PA: Lippincott Williams & Wilkins.

World Health Organization. (2001). *International classification of functioning, disability, and health.* Geneva, Switzerland: Author.

Zemke, R. (1994). Task skills, problem solving, and social interaction. In C. B. Royeen (Ed.), *AOTA self study series: Cognitive rehabilitation.* Bethesda, MD: American Occupational Therapy Association.

Zoltan, B. (2007). *Vision, perception, and cognition* (4th ed.). Thorofare, NJ: SLACK Incorporated.

활동분석 단계

(Steps to Activity Analysis)

단계 1: 무엇을 분석할지 결정
2장

↓

단계 2: 클라이언트에 대한 관련성 및 중요성 결정
3장

↓

단계 3: 순서 및 타이밍 결정
4장

↓

단계 4: 사물, 공간 및 사회적 요구들 결정
5장

↓

단계 5: 필요한 신체 기능 결정
6장

↓

단계 6: 필요한 신체 구조 결정
7장

↓

단계 7: 필요한 행동 및 수행기술들 결정
8장

제 7 장

단계 6: 필요한 신체 구조 결정하기

Step 6: Determine Required Body Structures

목표(Objectives)

1. 작업치료 ***실행체계(framework)***에 의해 ***신체 구조***를 정의한다.
2. 활동에 필요한 신체 구조 결정에 대한 단계들을 확인한다.
3. 신체 구조가 활동수행에 어떻게 영향을 수는지 작업치료사가 기본적으로 알아야 할 이유를 이해한다.
4. 신경, 눈, 귀, 목소리와 말하기, 심장혈관, 면역, 호흡, 소화, 대사, 내분비, 비뇨생식기 및 생식계, 움직임 및 피부 관련 구조 등과 관련된 신체 구조를 정의한다.
5. 각각의 특수한 신체 구조의 영향에 대한 신체 기능을 확인한다.
6. 활동 요건을 해결하기 위해 신체 체계가 어떻게 협력하여 작용하는지 이해한다.

Thomas H.
Occupation-Based Activity Analysis, Second Edition (pp 159-179).

신체 구조는 신체 기능을 지원하는 해부학의 부분들이다(American Occupational Therapy Association, AOTA, 2014). 이것은 팔·다리, 기관들, 각 기관의 구조들을 포함한다. 예를 들어, 어떤 사람이 자신의 호흡 기능을 이용하여 필요한 속도로 숨을 쉬어야 한다면 그 사람의 폐와 순환계의 구조는 어떠한 손상도 없이 효율적으로 작동해야 한다. 작업치료 ***실행체계***에 제시된 각 신체 기능은 하나 또는 그 이상의 신체 구조 시스템에서 지원을 받는다. 작업치료 ***실행체계***는 세계보건기구(WHO)에서 사용한 국제기능장애 건강분류(ICF)의 신체 체계 분류를 할용했다. 여기에는 8가지 범주가 있고, 이 중 몇 가지는 공동의 범주체계를 가지고 있다.

작업치료 ***실행체계***는 각 신체 구조의 범위를 정의하는 것 대신에 아래와 같이 ICF 분류를 설명한다:

> 작업치료사들은 신체 구조에 대해서 배우고, 건강을 지원하는 신체 구조들과 작업을 통한 삶의 참여 사이에서 일어나는 상호작용을 광범위하게 이해한다. 치료사들은 신체 구조가 중재를 위한 목표 활동과 작업 수행 및 참여를 지원하는 것과 관련되어 있기 때문에 우리 신체의 특수한 구조를 전문적으로 평가하고 중재한다(AOTA, 2008, p.637).

임상치료사는 작업치료 입문 교육에서 신체 체계들의 기초지식과 그것들이 매일의 일상생활을 어떻게 지원하고 있는지 학습한다. 신체 체계의 구조는 신체 기능에 영향을 주고 활동 요구와 관련이 있다. 일부 활동 분석을 통해 그 활동 수행에 어떤 신체 체계가 요구되는지 이해한다. 앞 장에서 학습한 방법으로 각 신체 ***기능***이 어느 정도 사용되는지 확인하는 것은 활동에서 신체 구조의 요구를 결정할 때 도움이 된다. 신체 구조는 신체 기능을 지원한다. 즉, 당신이 신체 기능을 확인함으로써 필요한 구조를 확인할 수 있다. 예를 들어, 샤워실에서 머리를 감을 때 요구되는 신체 기능을 나열해보자. 촉각 감각을 통해 비누거품을 느끼고 머리를 감을 때 머리카락이 어디에 있는지 알 수 있다. 손가락 끝의 촉각 수용기에서는 만져진 물체로부터 정보를 얻고, 팔에서 척수로 척수에서 뇌로 오름 신경을 따라 전기적 신호를 보낸다. 뇌에서는 그 전기적 신호가 해석된다. 이런 모든 해부학적 구조는 만져진 것이 무엇인지 감지하기 위해 필요하다. 그 구조의 어떤 부분이 결핍되거나 일부분이 손상되면 기능 장애를 일으킬 수 있다. 우리는 다른 신체 구조 시스템들의 검사를 통해 신체 구조에 의존하고 있는 신체 기능들과 신체 구조들 사이의 명확한 연결을 확인할 수 있다.

어떤 신체 기능이 요구되는지 확인하는 것은 어떤 신체 구조가 필요한지 구별하는데 좋은 방법이지만 신체 기능을 전혀 지원하지 않아도 활동에서 신체 구조가 필요한 경우가 있다. 이러한 경우는 신체의 특별한 부분이 환경 요소나 일어난 행동들과 상호작용하거나, 또는 활동에서 사용한 물건들과 연관되어 그 신체를 이용할 때 실제로 드러난다. 이것에 대한 예는 움직임과 연결된 구조의 일부분으로 머리뼈와 관련이 있다. 이들 뼈는 머리를 구성하는 뇌를 감싸는 뼈들이다. 이러한 단단한 뼈는 외부의 충격으로부터 뇌를 보호한다. 이들 뼈는 축구놀이에서 축구공이 머리에 부딪히는 행동을 할 때 반드시 필요하다. 또 다른 예는 속눈썹과 눈썹이 의사소통(예: 윙크, 감정의 표현으로 눈썹을 올리는 것)을 할 때 사용되는 경우이다. 그러므로 필요한 신체 구조의 활동분석을 할 때, 활동 중에 필요한 신체 부위들뿐만 아니라, 신체 구조로부터 지원을 받는 신체 기능들에 대해서 생각해 보아야 한다.

필요한 신체 구조를 확인하는 단계:

- 지원하고 있는 신체 구조와 필요한 신체 기능을 연결하라.
- 활동 중에 사용된 신체 부위들을 확인하라.
- 외부 힘과 접촉하는 신체 부위들을 결정하라.

다음은 어떤 신체 구조가 그 시스템을 구성한다는 ICF 정의에 따라 작업치료 ***실행체계***(framework)에서 각 신체 구조 시스템에 대해 간략하게 서술하였다. 목록에 제시된 각 신체 구조는 그것이 지지하는 신체 기능과 상응한다. 이것은 각 신체 구조가 작업수행과 관려된 각 시스템에 대해 소개하고 있지만, 특수한 신체 체계를 상세하게 이해하기 위해서는 더 많은 책을 참고해야 한다.

신경계의 구조
(STRUCTURES OF THE NERVOUS SYSTEM)

뇌는 신경계의 핵심 구조(central structure)이고, 감각정보와 운동반응을 처리한다. 모든 사고과정과 사고기술을 통제하는 것은 뇌와 그에 상응하는 구조이다. 신경계의 기능과 각 구조들은 복잡하고 교과서와 수업시간을 고려하더라도 매우 복잡하다. 다음은 각 구조들의 기본적인 기능들을 간략하게 소개한다.

뇌 구조는 뇌, 중뇌, 소뇌, 뇌줄기, 뇌신경을 포함한다. 뇌(brain)는 뒤통수엽, 관자엽, 이마엽, 마루엽 등 4엽으로 구성되어 있다. 뒤통수엽(occipital)의 주요 기능은 시각 정보를 처리한다. 관자엽(temporal)은 학습, 기억, 언어, 청각 정보를 통제한다. 이마엽(frontal)은 움직임, 판단, 삼성행동, 문제해결, 언어표현 등과 관련이 있다. 마루엽(parietal)은 시공간 지각과 체감각(신체에서 오는 감각)을 통제하고, 언어 정보를 해석한다. 중뇌(midbrain) 또는 중(간)뇌(mesencephalon)는 시각과 청각 정보의 연결 센터이고, 눈과 신체의 움직임을 통제한다(*Mosby's Dictionary of Medicine*, 2006). 사이뇌(diencephalon)는 시상(thalamus), 시상하부(hypohalamus), 시상밑부(subthalamus), 시상상부(epithalamus)로 구성되어 있고, 크기는 작지만 뇌의 중요한 허브 역할로 많은 기능을 담당한다. 사이뇌는 수면, 감각, 움직임, 인지, 감정, 각성과 관련된 역할을 담당한다. 또한 감각계로부터 받은 정보를 뇌로 보내고 그 정보를 위한 감각 연결 기지(sensory relay station) 기능을 한다. 시상하부는 사이뇌의 한 부분으로 자율신경(autonomic), 내분비(endocrine), 감정 기능을 통제한다(Filley, 2002). 바닥핵(basal ganglia)은 움직임에 대해 잠재 의식(subconcious)을 조절하는데, 특히 떨림(tremors)을 예방하기 위해 움직임을 조직화한다("Basal Ganglia," 2002). 이런 뇌의 영역이 손상되면 파킨스 질병에서 나타나는 것처럼 근육의 떨림이 조절되지 않는다. 소뇌(cerebellum)는 주로 협응, 자세조절, 평형, 근긴장에 대한 역할을 맡고 있다("Cerebellum," 2002).

뇌줄기(brainstem)는 많은 신체의 필수 기능을 통제한다. 이것은 수면/각성(sleep/wake) 사이클, 의식, 동공크기, 눈의 자발적 및 비자발적 움직임, 몸의 움직임, 자세, 촉각, 체온, 통증, 청력, 항중력 움직임, 미각, 타액분비, 씹기와 삼키기, 위장 기능, 배뇨, 호흡, 혈류 흐름/혈압, 심장기능을 포함한다("Functions," 2002). 머리와 목에 감각 및 운동신경을 전달하는 12개의 뇌신경이 있다. 구조적으로 그들은 뇌와 연결되어 있고, 따라서 뇌의 구조로 고려된다. 각 뇌신경은 냄새, 시각, 눈 운동, 머리와 얼굴의 감각, 씹기, 듣기, 균형, 혀의 움직임과 맛, 삼킴 기능 등의 특수한 기능을 위한 메시지를 주고 받는다("Cranial nerves," 2002). 표 7-1은 뇌에 있는 각각 다른 구조에 의존하는 신체 기능을 서술한다.

척수 구조들은 또한 신경계에서 감각과 운동 신호를 전달하는 기능적인 역할을 한다. 척수는 척주(spinal column)(척추뼈로 부터 보호받는 부분)를 통하여 뇌의 바닥으로 올라가고 척주의 바닥으로 내려오는 신경들을 포함한다. 척수는 신체로부터 또는 신체에 보내진 메시지를 전달하는 역할을 한다. 또한 척수 속의 구조들은 반사 행동을 통제하고 뇌를 우회한다. 척수가지로부터 31쌍의 척수신경은 신체의 모든 영역으로 뻗어나가고, 각 쌍은 31개의 척추 중 한 곳에서 나온다. 이런 신경들은 신체의 모든 영역으로 뻗어나간다(*The Human Body Book*, 2009). 각 척추 수준에서 나오는 척수신경들은 다른 신체부위에서 오는 신경자극을 통제하고 보낸다. 척수 신경들의 각 세트는 척수 신경이 나오는 척추기둥에 따라 이름이 지어진다. 따라서 목신경 8쌍, 가슴신경 12쌍, 허리신경 5쌍, 엉치신경 5쌍, 꼬리신경 1쌍이 있다. 각 쌍은 주로 감각 신경세포의 뒤뿌리(posterior roots)를 가지고 있고, 운동 신경세포를 포함한 앞뿌리(ventral roots)를 가지고 있다(*Mosby's Dictionary of Medicine*, 2006). 감각과 운동은 이런 척수신경을 통해서 통제된다.

수막(meninges)은 척수와 뇌를 감싸고 보호하는 세 가지 막이다. 교감신경계는 자동적으로 응급상황이나 스트레스 상황에서 몸을 준비시키고, 부교감신경계는 몸을 이완된 상태로 회복시키려고 한다. 위험하거나 스트레스에 직면하면 교감신경계에 의해 동공이 확장하고, 기관지가 열리며,

표 7-1
신경계의 신체 구조

신체 구조	신체 구조에 따른 신체 기능	
이마엽 (Frontal lobe)	판단 개념형성 메타인지 인지 유연성 통찰 주의력 인식 주의력 유지, 선택적 주의력, 분배 주의력 기억 시간적 관련성 재인식 범주화 일반화 현실인식 논리적/일관된 사고	적절한 사고내용 학습된 움직임 패턴의 집행 대처기술과 행동조절 정서적 안정 동기 주의력 충동조절 신체상 자아-개념 자존감 지남력 눈-손/눈-발 협응 양측 통합 정중선 교차 소근육 및 대근육 운동 조절 보행패턴
관자엽 (Temporal lobe)	개념형성 기억 감각구별(청각) 재인식 범주화 일반화	학습된 움직임 패턴의 집행 대처기술과 행동조절 지남력 주변소음의 내성 음원 위치와 거리 파악
마루엽 (Parietal lobe)	공간관계 감각구별(시각) 신체 자세 및 공간 인식 맛	촉각 통증 온도 인식
뒤통수엽(Occipital lobe)	탐지/등록 조절	다양한 거리에서 환경에 대한 시각적 인식
중(간)뇌 (Midbrain [mesencephalon])	감각구별(청각, 시각) 학습된 움직임 패턴의 집행 탐지/등록 조절 다양한 거리에서 시각적 인식 주변소음의 내성	음원 위치와 거리 파악 눈-손/눈-발 협응 정중선 교차 소근육 및 대근육 운동 조절 안구운동 조절 보행 패턴

(계속)

표 7-1 (계속)

신경계의 신체 구조

신체 구조	신체 구조에 따른 신체 기능	
사이뇌 (Diencephalon)	판단 개념형성 메타인지 인지 유연성 통찰 주의력 인식 대처기술과 행동 조절 신체 이미지 자아-개념 자존감 학습된 움직임 패턴의 집행 각성, 의식 지남력 수면 감각 구별 (청각, 촉각, 시각, 후각, 미각, 안뜰(전정)-고유수용성 감각) 다중감각 처리	조절 신체 및 환경에서 오는 감각 통합 주변소음의 내성 음원 위치와 거리 파악 중력에 대항한 안전한 움직임 감각 맛 냄새 고유감각 촉각 온도 감각 눈-손/눈-발 협응 양측 통합 정중선 교차 소근육 및 대근육 운동 조절 보행 패턴 혈압 기능 내분비계 기능
바닥핵 (Basal ganglia)	눈-손/눈-발 협응 양측 통합 정중선 교차	소근육 및 대근육 운동 조절 보행 패턴
소뇌 (Cerebellum)	눈-손/눈-발 협응 정중선 교차 소근육 및 대근육 운동 조절 바로서기 및 지지하기	근 긴장도 보행 패턴 중력에 대항한 안전한 움직임 감각
뇌줄기 (Brainstem)	각성 의식 수면 조절(modulation) 다양한 거리에서 시각적 인식 중력에 대항한 안전한 움직임 감각 촉각 통증 온도 감각 호흡계 기능 주변 소음의 내성 음원 위치와 거리 파악	안구운동 조절 바로서기 및 지지 눈-손/눈-발 협응 양측 통합 정중선 교차 소근육 및 대근육 운동 조절 보행 패턴 심장혈관계 기능 호흡계 기능 소화계 기능 비뇨 기능

(계속)

표 7-1 (계속)
신경계의 신체 구조

신체 구조	신체 구조에 따른 신체 기능	
뇌신경 (Cranial nerves)	탐지/등록 조절 다양한 거리에서 환경에 대한 시각적 인식 음원 위치와 거리 파악 중력에 대항한 안전한 움직임 감각 안구운동 조절	맛 냄새 신체 자세 및 공간 인식 소리의 위치와 거리 촉각 소근육 및 대근육 운동 조절 안구운동 조절 소화계 기능
척수 (Spinal cord)	신체위치 및 공간의 인식 촉각 통각 온도 감각 근 긴장도 비대칭성 및 대칭성 긴장성 목반사 (ATNR & STNR) 바로서기반사 및 지지반사 눈-손/눈-발 협응	양쪽 협응 정중선 교차 소근육 및 대근육 운동 조절 보행 패턴 혈압 기능 심박동수 목소리 기능 소화계 기능 비뇨 기능 생식기 및 생식기능
척수신경 (Spinal nerves)	신체 자세 및 공간 인식 촉각 통증 온도 감각 근 긴장도 비대칭성과 대칭성 긴장성 목 반사 (ATNR & STNR) 바로서기반사 및 지지반사 눈-손/눈-발 협응	양쪽 협응 정중선 교차 소근육 및 대근육 운동 조절 보행 패턴 혈압 기능 심박동수 목소리 기능 소화계 기능 비뇨 기능 생식기 및 생식기능
수막 (Meninges)	판단 개념형성 메타인지 인지 유연성 통찰	자아-개념 자존감 지남력 탐지-등록 조절

(계속)

표 7-1 (계속)
신경계의 신체 구조

신체 구조	신체 구조에 따른 신체 기능	
수막(Meninges) (계속)	주의력 인식 주의력 유지, 선택적 주의력, 분배 주의력 기억 감각구별 다중감각 처리 감각 기억 공간 관계 시간 관계 재인식 범주화 일반화 현실 인식 논리적/일관적 사고 적절한 사고 내용 학습된 움직임 패턴의 집행 대처기술과 행동 조절 정서적 안정감 동기 충동 조절 신체 이미지	신체 및 환경에서 오는 감각 통합 다양한 거리에서 환경에 대한 시각적 인식 주변소음의 내성 음원 위치와 거리 파악 중력에 대항한 안전한 움직임 감각 신체 자세 및 공간 인식 시간 관계 국소 통증 온도 인식 근 긴장도 비대칭성 긴장성 목반사(ATNR) 대칭성 긴장성 목반사(STNR) 바로서기반사 및 지지반사 눈-손/눈-발 협응 양측 통합 정중선 교차 정서적 안정 소근육 및 대근육 운동 조절 안구운동 조절 보행 패턴
교감신경계 (Sympathetic nervous system)	탐지/등록 조절 신체 및 환경에서 오는 감각 통합 다양한 거리에서 환경에 대한 시각적 인식	혈압 기능 호흡수, 호흡리듬, 호흡깊이 소화계 기능
부교감신경계 (Parasympathetic nervous system)	탐지/등록 조절 신체 및 환경에서 오는 감각의 통합 다양한 거리에서 환경에 대한 시각적 인식	혈압 기능 호흡수, 호흡리듬, 호흡깊이 소화계 기능

심박동이 증가하고, 소화기능이 감소한다. 위험한 상황에서 벗어나고 스트레스가 감소하면 부교감신경계에 의해 동공과 기관지가 수축하고, 심박동이 감소하며, 소화기능이 회복된다(*The Human Body Book*, 2009).

(표 7-1 참조)

눈과 귀의 관련된 구조들 (EYES, EARS, AND RELATED STRUCTURES)

눈의 구조들은 시각적 정보를 해석하기 위해 뇌로 전달하는 구조이다. 눈의 내·외부 구조들이 온전하지 않다면 보이는 상은 왜곡되거나 해석이 어려울 수 있다. 이것은 눈동자를 구성하는 구조들을 포함해서 눈동자 주변과 시력에 필요한 구조들을 모두 포함한다. 귀와 청력에 필요한 구조들도 마찬가지로 동일하다. 귀에는 바깥귀, 가운데귀, 속귀의 구조를 가지고 있으며, 소리를 받아들이고 공간에서 위치를 파악하기 위해 서로 협력한다(표 7-2 참조).

목소리와 말하기의 관련된 구조들 (STRUCTURES INVOLVED IN VOICE AND SPEECH)

말하는 능력을 통제하는 신체부위에는 몇 가지가 있다. 후두(larynx)는 전형적으로 말하기와 관련된 주요 구조로 생각되고 있지만, 단어를 만들고 소리를 내기 위해서는 코, 입, 인두의 구조들도 필요하다. 이런 구조에 의존하는 신체 기능들은 오직 목소리와 말하기 기능이다(표 7-3 참조).

심장혈관계, 면역계, 호흡계의 구조들 (STRUCTURES OF THE CARDIOVASCULAR, IMMUNOLOGICAL, AND RESPIRATORY SYSTEM)

ICF와 작업치료 ***실행체계***(framework)에서는 심장혈관계, 면역계, 호흡계 등 세 가지 주요 신체 체계들을 함께 묶었다. 이들은 각각 아주 특수한 기능을 하지만, 모두 생명을 유지하는데 필수적인 것이다. 다음의 신체 구조 세트 및 관련된 신체 기능 표를 살펴보면, 각각의 체계들은 분리되어 있고 각 체계에서 제공되는 내용은 분명히 다르다(표 7-4에서 7-7까지 참조한다). 이들 신체 체계의 각각은 상호의존하고 있고, 다른 신체 체계의 존재와 생존에 공헌한다.

예를 들어, 만약 순환기능이 적절하지 못하면 신경계는 역할은 효과가 없게 될 것이다. 순환계, 호흡계, 면역계는 인간 생명을 유지하는데 필요하다. 그러나 활동분석을 할 때 생명을 유지하는데 필요한 것을 고려하지 않지만, 활동요건 때문이라도 필요한 목표는 고려해야 한다. 예를 들어, 호흡계는 생명을 유지하는데 필요하지만 비누방울을 부는 활동을 할 때는 도전되어야 할 목표가 된다. 이 영역에서 신체 체계 요구에 대한 활동분석을 할 때 어떤 신체 기능을 분석할 것인지, 또 그것에 상응하는 신체 구조를 분석할 것인지 생각해보아라.

심장혈관계 (Cardiovascular System)

심방과 심실은 산소를 수용하기 위해 혈액을 폐로 내보내거나 산소를 포함한 혈액을 신체로 보내는 역할을 한다. 심박동은 평균 1분에 70회이다. 산소를 소모한 혈액은 신체에서 정맥을 통하여 수용된다. 정맥은 신체조직에서 온 혈액을 심장에 공급하고 산소를 재흡수한다. 일단 혈액이 폐로 보내지면 산소를 포함한 혈액이 동맥을 통해 신체의 조직으로 보내진다(*Mosby's Dictionary of Medicine*, 2006). 모세혈관은 동맥에서 산소를 포함한 혈액을 신체로 보내고 정맥을 통해 심장으로 되돌아오는 얇은 벽의 혈관망이다. 모세혈관은 신체 전체에 퍼져 있고 혈액을 통해 조직에 산소와 영양분을 공급한다("Capillaries," 2000)(표 7-4 참조).

면역계 (Immunological System)

면역계는 감염과 질병에 대항하여 신체를 보호하는 기능을 한다. 신체는 가슴샘, 골수, 림프조직, 림프절, 비장, 림프관 등을 포함한 매우 복잡한 시스템을 가지고 자신을 보호한다

표 7-2
눈과 귀에 관련된 구조들

신체 구조	신체 구조에 따른 신체 기능
눈알: 결막(이음막), 각막, 홍채, 망막, 렌즈, 유리체 (conjunctiva, cornea, iris, retina, lens, vitreous body)	보는 것 눈-손/눈-발 협응
눈 주변 구조들: 눈물샘, 눈꺼풀, 눈썹, 바깥눈 근육(lacrimal gland, eyelid, eyebrow, external ocular muscles)	보는 것 수의적 움직임의 통제
바깥귀의 구조	듣는 것
가운데귀의 구조: 고막, 귀관, 귓속뼈(tympanic membrane, eustachian canal, ossicles)	듣는 것
속귀의 구조: 달팽이, 안뜰미로, 반고리뼈관, 속귀길 (cochlea, vestibular labyrinth, semicircular canals, internal auditory meatus)	듣는 것 불수의적 움직임 반응 안뜰(전정) 기능 보행패턴

표 7-3
목소리와 말하기 기능에 관련된 구조들

신체 구조	신체 구조에 따른 신체 기능
코의 구조: 바깥코, 코사이막, 코안공간(external nose, nasal septum, nasal fossae)	목소리와 말하기 기능
입의 구조: 치아, 잇몸, 단단입천장, 물렁입천장, 혀, 입술 (teeth, gums, hard palate, soft palate, tongue, lips)	목소리와 말하기 기능
인두의 구조: 코 인두와 입인두(nasal pharynx and oral pharynx)	목소리와 말하기 기능 발성
후두의 구조: 성대(vocal folds)	목소리와 말하기 기능

표 7-4
심장혈관계의 신체 구조들

신체 구조	신체 구조에 따른 신체 기능	
심장(Heart): 심방, 심실(atria, ventricles)	의식 심장혈관계 기능	신체 지구력 체력 및 피로
동맥(Arteries)	혈압 근 지구력	신체 지구력 체력 및 피로
정맥(Veins)	혈압 근 지구력	신체 지구력 체력 및 피로
모세혈관(Capillaries)	혈압 기능	근 지구력

표 7-5
면역계의 신체 구조들

신체 구조	신체 구조에 따른 신체 기능	
림프 혈관(Lymphatic vessels)	관절 운동 보행 패턴	면역계 기능 피부 기능
림프절(Lymphatic nodes)	관절 운동 보행 패턴	면역계 기능 피부 기능
가슴샘(Thymus)	관절 운동 보행 패턴	면역계 기능
비장(Spleen)	피부 기능	면역계 기능
골수(Bone marrow)	피부 기능	면역계 기능

(*Mosby's Dictionary of Medicine*, 2006). 가슴샘(thymus)은 흉골 주변에 위치한 림프선이고, T세포를 생성하는 주요 장소이다. T세포는 원래 골수(bone marrow)에서 유래하지만 성숙되기 위해 가슴샘에 보내진다. 이후 그들은 항원이나 외부물질과 싸우기 위해 신체의 다른 림프조직으로 옮겨간다(*Taber's Cyclopedic Medical Dictionalry*, 2001). 림프절(lymph nodes)은 림프액이 흐르는 작은 신장모양을 한 조직의 집합체이다. 항체(antibodies)는 림프절에서 생산되고 그 다음 림프액을 통하여 혈관으로 이동한다. 림프절은 한 개 또는 여러 개로 머리에서부터 목 아래, 팔 안쪽, 몸통과 양다리를 통하여 뻗어있는 림프관을 따라 신체 전반에 분포되어 있다(*Taber's Cyclopedic Medical Dictionary*, 2001). 비장(spleen)은 면역체계에 필수적인 것으로 림프구와 항체를 만들어 신체에 침입한 외부인자와 싸우도록 도와준다. 또한 비장은 죽은 세포, 노화나 손상된 세포, 항체에 포위된 세포 등을 제거한다(*Taber's Cyclopedic Medical Dictionary*, 2001). 비장은 위장 근처 복부 좌측 상위 1/4에 위치하고 있다(표 7-5 참조).

표 7-6
호흡계의 신체 구조들

신체 구조	신체 구조에 따른 신체 기능	
기관(Trachea)	호흡계 기능 신체 지구력	목소리 기능 유산소 능력
허파(Lungs): 기관지나무, 허파꽈리(bronchial tree, alveoli)	호흡계 기능 체력 목소리 기능	피로 신체 지구력 유산소 능력
가슴우리(Thoracic cage)	호흡계 기능 체력 목소리 기능	피로 신체 지구력 유산소 능력
호흡근육(Muscles of respiration): 갈비사이근, 가로막(intercostal muscles, diaphragm)	호흡계 기능 체력 목소리 기능	피로 신체 지구력 유산소 능력

호흡계
(Respiratory System)

호흡계 구조는 혈액을 통해 산소를 신체로 운반하는 기능을 한다. 이것은 호흡을 내쉴 때 일어나며, 갈비뼈를 둘러싼 갈비사이근(intercostal muscles) 외에 가로막(diaphragm) 움직임에 의해 조절된다. 가로막이 수축할 때, 납작해지면서 아래로 내려가고, 폐로부터 벌어지고, 압력이 생겨 폐가 팽창하도록 한다. 폐가 팽창되었을 때, 공기는 기관지를 통하여 안으로 당겨지고, 연골로 구성된 기관지는 후두에서 각 폐에 하나씩 두 개의 기관지 가지로 뻗어있다. 가슴우리(thoracic cage)는 폐와 심장을 둘러싸서 보호하고, 12쌍의 갈비뼈(rib bones), 가슴판(sternum), 가슴척추(thoracic vertebrae)로 구성되어 있다. 이때 가슴척추 가슴우리의 등쪽 상부에 있다. 가슴우리는 흡기와 호기에 따라 움직이며 기도의 음압과 양압에 필요한 구조를 제공한다. 이런 공기압은 가로막의 수축과 이완으로 공기를 흡입하고 밖으로 내보낸다(표 7-6 참조).

소화계, 대사계 및 내분비계와 관련된 구조
(STRUCTURES RELATED TO THE DIGESTIVE, METABOLIC, AND ENDOCRINE SYSTEMS)

소화계, 대사계 및 내분비계는 에너지원인 음식을 효과적으로 사용하기 위해 상호작용한다. 소화계(digestive system)는 입으로 음식이 들어올 때 작용을 시작하고, 침샘에서 음식입자를 잘게 부수기 위해 침을 생성시킨다. 음식을 삼킨 후 음식덩이는 식도에서 위로 내려가고 소화과정이 시작된다. 단백질 소화는 위에서 시작하나, 대부분의 음식은 소장에서 흡수된다. 그러나 수분은 대장에서 흡수된다. 음식은 위에서 작은 창자로 이동하고, 간과 쓸개에서 분비한 담즙과 이자에서 분비한 이자액에 의해 분해된다. 소장에서 필수 영양소와 체액이 혈액 속에 흡수되고, 그 다음 간으로 보내진다. 간은 음식물 분자의 신진대사와 관련되어 다양한 기능을 가지고 있다. 간은 혈액 속에 있는 알코올이나 약물과 같은 유해물질을 해독한다. 부산물인 헤모글로빈이 분해되고 대변으로 나온다. 또한 간은 단백질과 응혈 인자를 생산하고, 구리, 철, 비타민 B_{12}, A, D, E, K를 저장한다(*Taber's Cyclopedic Medical Dictionary*, 2001). 내분비선은 호르몬을 혈액 속에 직접 분비한다. 뇌하수체, 갑상샘, 부갑상샘, 콩팥위샘 호르몬은 모두 신진대사 활동(체내 음식과 물의 사용), 성장, 성 발달 및 기능에 작용한다(표 7-7 참조).

비뇨생식기 및 생식계와 관련된 구조

(Structures Related to the Genitourinary and Reproductive Systems)

비뇨생식기의 구조는 비뇨(urination)와 생식(reproduction)을 요구하는 모든 구조와 관련된다. 남자는 비뇨와 생식기능을 위해 여러 구조물들이 공유하여 담당하고, 여자는 대부분의 구조물들이 서로 분리되어 담당한다. 비뇨계는 콩팥을 구성하고, 그곳에서 혈액을 거르고 찌꺼기를 오줌으로 배출한다. 콩팥에서 만들어진 요는 요관을 통해 방광으로 보내진다. 요관은 콩팥에서 방광으로 연결되어 있다. 방광에서 요는 요도를 통해서 신체 밖으로 나간다. 골반바닥(pelvic floor)은 골반을 유지하기 위한 근육과 인대로 구성되어 있다. 이런 근육들은 배뇨와 생식기관을 위해 필요하다.

골반바닥의 기능상실은 요실금의 주된 원인이 된다(*Mosby's Dictionary of Medicine*, 2006). 여성의 생식구조는 난소, 자궁, 유방, 젖꼭지, 바깥 생식기를 구성하고, 남성의 생식 구조는 고환, 음경, 전립샘을 포함한다. 남성은 음경과 전립샘이 배뇨를 위해 필요하다(표 7-8 참조).

움직임에 관련된 구조

(Structures Related to Movement)

모든 신체 구조 범위 중에서 관련된 구조의 수가 가장 많은 것이 움직임 구조이다. 움직임을 요구하는 활동을 분석할 때 작업에 필요한 신체 구조를 확인하는 것은 중요하다. 이런 이유로 ICF에서는 모든 신체 부위의 특수한 근육과 관절 구조를 상세하게 기술하였다. 어떤 활동에 어떤 구조가 필요한지를 결정하기 위해서 각 단계와 각 신체부위에서 요구되는 특수한 움직임의 검사가 필요할 것이다(표 7-9 참조).

피부 및 관련된 구조

(Skin and Related Structures)

피부와 머리카락에 관련된 구조는 머리를 빗고 손·발톱을 다듬는 몸치장 및 목욕과 같은 활동들의 일부분이다. 따라서 이런 신체 구조는 몸치장 및 목욕과 같은 작업에서 필요하다. 머리카락이 없다면 머리카락을 감는 과제가 필요하지 않을 것이다. 결과적으로 이런 신체 구조의 범주는 피부 및 머리카락 구조에 의존하는 신체 기능이 무엇인지 생각하기보다 어떤 작업이나 활동에 머리카락, 피부, 손·발톱이 요구되는지 생각하는 것이 더 쉬울 수 있다(표 7-10 참조).

표 7-7
소화계, 대사계, 내분비계의 신체 구조들

신체 구조	신체 구조에 따른 신체 기능	
침샘(Salivary glands)	소화계 기능	맛보기
식도(Esophagus)	소화계 기능	
위(Stomach)	소화계 기능	신진대사 시스템
창자(Intestines): 작은창자 및 큰창자(Small and large)	소화계 기능	신진대사 시스템
이자(Pancreas)	소화계 기능	신진대사 시스템
간(Liver)	소화계 기능 신진대사 시스템	면역계 기능 내분비 시스템
쓸개와 쓸개관 (Gallbladder and ducts)	소화계 기능	신진대사 시스템
내분비선(Endoccrine glands): 뇌하수체, 갑상샘, 부갑상샘, 콩팥위샘 (Pituitary, thyroid, parathyroid, adrenal)	생식기 및 생식 기능 섬모 및 손·발톱 기능 신진대사 시스템 기능	소화계 기능 정서 내분비 시스템 기능 식욕

표 7-8
비뇨생식기 및 생식계의 신체 구조들

신체 구조	신체 구조에 따른 신체 기능	
비뇨계(Urinary system): 콩팥, 요관, 방광, 요도 (kidneys, ureters, bladder, urethra)	비뇨 기능	
골반바닥의 구조 (Structure of pelvic floor)	생식 기능	보행 패턴
생식계의 구조(Structure of reproductive system): 난소, 자궁, 유방 및 젖꼭지, 처녀막 및 바깥생식기, 고환, 음경, 전립샘 (ovaries, uterus, breast and nipple, vagina and external genitalia, testes, penis, prostate)	생식 기능	

표 7-9
움직임에 관련된 신체 구조들

신체 구조	신체 구조에 따른 신체 기능	
머리뼈(bones of cranium)	없음	
얼굴뼈(bones of face)	소화계 기능	
목 부위 뼈(bones of neck region)	운동 반사	불수의적 움직임 반응
머리 및 목 부위 관절 (joints of head and neck)	소화계 기능 관절 운동	운동 반사
어깨 부위 뼈 (bones of shoulder region)	운동 반사	불수의적 움직임 반응
어깨 부위의 관절 (joints of shoulder region)	관절 운동 관절 안정성	운동 반사 불수의적 움직임 반응
어깨 부위의 근육 (muscles of shoulder region)	근력(어깨 근육) 근 지구력	운동 반사 불수의적 움직임 반응
위팔뼈(bones of upper arm)	운동 반사	불수의적 움직임 반응
팔꿉 관절(elbow joint)	관절 운동(팔꿈치) 관절 안정성	운동 반사 불수의적 움직임 반응
위팔 근육(muscles of upper arm)	근력	운동 반사
위팔 인대 및 근막 (ligaments and fascia of upper arm)	관절 운동(위팔)	
아래팔 뼈(bones of forearm)	운동 반사	
손목 관절(wrist joint)	관절 운동(손목) 관절 안정성	운동 반사 불수의적 움직임 반응
아래팔 근육(muscles of forearm)	근력	운동 반사
아래팔 인대 및 근막 (ligaments and fascia of forearm)	관절 운동(위팔)	
손 근육 (muscles of hand)	운동 반사 수의적 움직임의 통제	불수의적 움직임 반응
손의 인대 및 근막 (ligaments and fascia of hand)	관절 운동	관절 안정성
골반 부위 뼈 (bones of pelvic region)	운동 반사	불수의적 움직임 반응
골반 부위 관절 (joints of pelvic region)	관절 운동 관절 안정성	운동 반사 불수의적 움직임 반응

(계속)

표 7-9 (계속)
움직임에 관련된 신체 구조들

신체 구조	신체 구조에 따른 신체 기능	
골반 부위 근육 (muscles of pelvic region)	운동 반사 비뇨생식기 및 생식계	불수의적 움직임 반응
골반 부위 인대 및 근막 (ligaments and fascia of pelvic region)	관절 운동 관절 안정성	운동 반사 불수의적 움직임 반응
넓적다리 뼈(Bones of thigh)	운동 반사	불수의적 움직임 반응
엉덩 관절 (hip joint)	관절 운동 관절 안정성	운동 반사 불수의적 움직임 반응
넓적다리 근육(muscles of thigh)	운동 반사	불수의적 움직임 반응
넓적다리 부위 인대 및 근막 (ligaments and fascia of thigh)	관절 운동 관절 안정성	운동 반사 불수의적 움직임 반응
아래다리 뼈 (bones of lower leg)	운동 반사	불수의적 움직임 반응
무릎 관절(Knee joint)	관절 운동	관절 안정성
아래다리 근육(muscles of lower leg)	운동 반사	불수의적 움직임 반응
아래다리 인대 및 근막 (ligaments and fascia of lower leg)	관절 운동 관절 안정성	운동 반사 불수의적 움직임 반응
발목 및 발 뼈 (bones of ankle and foot)	운동 반사	불수의적 움직임 반응
발목, 발, 발가락 관절 (ankle, foot, and toe joints)	관절 운동 관절 안정성	바로서기 및 지지
발목 및 발 근육 (muscle of ankle and foot)	운동 반사	불수의적 움직임 반응
발목 및 발 인대 및 근막 (ligaments and fascia of ankle and foot)	관절 운동 관절 안정성	운동 반사 불수의적 움직임 반응
목뼈(cervical vertebral column) 척주	관절 운동	관절 안정성
허리등골뼈(lumbar vertebral column) 척주	관절 운동	관절 안정성
엉치뼈(sacral vertebral column) 척주	관절 운동	관절 안정성
몸통 근육(Muscles of trunk)	운동 반사	불수의적 움직임 반응
몸통 근막 및 인대 (ligaments and fascia of trunk)	관절 운동	관절 안정성

표 7-10
피부와 관련된 구조들

신체 구조	신체 구조에 따른 신체 기능
피부 영역(Areas of skin): 머리, 목, 어깨, 팔, 골반 부위, 다리, 몸통 및 등 (Head, neck, shoulder, upper extremity, pelvic region, lower extremities, trunk and back)	관절 운동 통증 피부 기능 촉각 온도 및 압력의 민감성
피부 샘의 구조(Structure of skin glands): 땀 및 피부 기름샘(sweat and sebaceous)	피부 기능
손 · 발톱의 구조(structure of nails): 손톱, 발톱(fingernails, toenails)	털 및 손 · 발톱 기능
털의 구조(Structure of hair)	털 및 손 · 발톱 기능

결론
(CONCLUSION)

신체 구조들은 신체 기능을 지지하는 기관, 사지, 각 기관의 구조 등 신체적인 면이다. 신체 구조들은 인간의 신체 건강을 유지하기 위해 서로 상호작용하고 매일의 일상생활에 참여하도록 한다. 각 신체 구조가 감당해야 할 정도는 활동 요건에 달려 있고(단계, 공간, 사물, 사회적 요건 등), 사용된 신체 기능과 연결되어 있다. 작업치료사들은 각 신체 체계가 중요하고 활동에 영향을 줄 수 있다는 것을 인식하는 것이 중요하다. 신체 체계는 서로 협력하여 작용하고 하나의 기능에만 책임이 있지 않다. 예를 들어, 많은 정신기능은 신경계 구조에 달려있고, 뇌가 기능하기 위해 산소가 풍부한 혈액을 공급하는 심장혈관계의 능력에도 의존한다. 이 장에서는 신체 체계의 주요 기능을 간략하게 소개하였지만, 신체가 생각보다 훨씬 복잡한 구조를 가지고 있으며, 전문성을 위해 어떤 특수한 신체 체계는 더 많은 조사가 필요하다는 것을 이해해야 한다.

질문
(QUESTIONS)

1. 샤워실에서 머리를 감을 때 어떤 신체 구조가 요구되는가? (일상생활에서 요구된 것 이상으로)
2. 활동에 어떤 신체 구조가 필요한지 왜 알아야 하는가?
3. 어떤 활동에서 어떤 신체 구조가 필요한지 당신은 어떻게 결정하는가?
4. 신경계 구조는 무엇인가? 신경계 구조가 지원하는 최소한 10가지 신체 기능은 무엇인가?
5. 림프 구조는 어떤 신체 기능을 지지하는가?
6. 어떤 신체 구조가 목소리 기능을 지지하는가?

활동
(ACTIVITIES)

1. 활동 7-1을 작성하여 '샤워실에서 머리감기'란 활동을 분석한다.
2. 신체 구조 제스처(charades): 종이쪽지에 아래의 신체 구조를 쓰고 준비된 모자나 통에 넣는다.

    - 이마엽
    - 관자엽
    - 마루엽
    - 뒤통수엽
    - 눈알: 결막(이음막), 각막, 홍채, 망막, 렌즈, 유리체
    - 눈 주변 구조: 눈물샘, 눈꺼풀, 눈썹, 바깥눈근육
    - 바깥귀의 구조
    - 가운데귀의 구조: 고막, 귀관, 귓속뼈
    - 속귀의 구조: 달팽이, 안뜰미로, 반고리뼈관, 속귀길(internal auditory meatus)
    - 코의 구조: 바깥코, 코사이막, 코안공간
    - 입의 구조: 치아, 잇몸, 단단입천장, 물렁입천장, 혀, 입술
    - 인두의 구조: 코인두, 입인두
    - 후두의 구조: 성대
    - 침샘
    - 식도
    - 위
    - 비뇨계: 콩팥, 요관, 방광, 요도
    - 생식계 구조: 난소, 자궁, 유방 및 젖꼭지, 처녀막 및 외음순, 고환, 음경, 전립샘
    - 머리뼈
    - 얼굴뼈
    - 목부위 뼈
    - 머리 및 목의 관절
    - 어깨 부위 뼈
    - 어깨 부위 관절
    - 어깨 부위 근육
    - 위팔뼈
    - 팔꿉 관절
    - 위팔 근육
    - 위팔 인대 및 근막
    - 아래팔뼈
    - 손목 관절
    - 아래팔 근육
    - 아래팔 인대 및 근막
    - 손 뼈
    - 손 및 손가락 관절
    - 손 근육
    - 골반 부위 뼈
    - 골반 부위 관절
    - 골반 부위 근육
    - 넓적다리뼈
    - 엉덩관절
    - 넓적다리 근육
    - 아래다리뼈
    - 무릎 관절
    - 아래다리 근육
    - 발목 및 발 뼈
    - 발목, 발, 발가락 관절
    - 발목 및 발 근육
    - 목뼈 척주
    - 허리등골 척주
    - 몸통 근육
    - 피부 영역: 머리, 목, 어깨, 팔, 골반 부위, 다리, 몸통, 등
    - 피부샘의 구조: 땀 및 피부기름샘
    - 손·발톱의 구조: 손톱, 발톱
    - 털의 구조

    각 학생은 신체 구조 중 하나를 그림으로 그리고, 그것이 필요한 활동을 판토마임으로 흉내 내거나 행동으로 보여준다. 나머지 학생들은 그 활동에서 필요로 하는 신체 구조를 맞추는 것이다.

3. 활동 적응: 각 학생은 준비된 모자와 통에서 꺼낸 신체 구조를 그림으로 그린다. 각 학생에게 1분의 시간이 주어지고, 스스로 생각하기에 그 신체 구조를 필요로 하는 활동들을 모두 적는다. 1분의 시간이 되면 학생들은 옆에 있는 사람들에게 그것을 건네주고(각 학생은 옆에 있는 학생의 종이쪽지를 얻는다) 그리고 이제까지 목록에 있지 않는 다른 활동들을 생각하도록 1분의 시간을 준다.
4. 당신이 이 책에서 분석해왔던 작업에 대해 작업-기반 활동 분석지(Occupation-Based Activity Analysis form) 중에 섹션 10을 완성하라.

활동 7–1

샤워할 때 머리감기 활동에 어떤 신체 구조가 필요한지 결정하다.

범주	신체 구조	필요 (만약 필요하면 표시 하시오)
신경계 **(Nervous system)**	이마엽(frontal lobe)	
	관자엽(temporal lobe)	
	마루엽(parietal lobe)	
	뒤통수엽(occipital lobe)	
	중(간)뇌(midbrain)	
	사이뇌(diencephalon)	
	바닥핵(basal ganglia)	
	소뇌(cerebellum)	
	뇌줄기(brainstem)	
	뇌신경(cranial nerves)	
	척수(spinal cord)	
	척수신경(spinal nerves)	
	수막(meninges)	
	교감신경계(sympathetic nervous system)	
	부교감신경계(parasympathetic nervous system)	
눈과 귀의 관련 구조	눈알: 결막(이음막), 각막, 홍채, 망막, 렌즈, 유리체	
	눈 주변 구조들: 눈물샘, 눈꺼풀, 눈썹, 바깥눈 근육	
	바깥귀의 구조	
	가운데귀의 구조: 고막, 귀관, 귓속뼈	
	속귀의 구조: 달팽이, 안뜰미로, 반고리뼈관 ,속귀길	
목소리와 말하기와 관련된 구조	코의 구조: 바깥코, 코사이막, 코안공간	
	입의 구조: 치아, 잇몸, 단단입천장, 물렁입천장, 혀, 입술	
	인두의 구조: 코인두와 입인두	
	후두의 구조: 성대	
심장혈관계	심장: 심방, 심실	
	동맥	
	정맥	
	모세혈관	
		계속

활동 7-1 (계속)

범주	신체 구조	필요 (만약 필요하면 표시 하시오)
면역계	림프 혈관	
	림프절	
	가슴샘	
	비장	
	골수	
호흡계	기관(trachea)	
	허파: 기관지나무, 허파꽈리(bronchial tree, alveoli)	
	가슴우리(thoracic cage)	
	호흡근육: 갈비사이근, 가로막(intercostal muscles, diaphragm)	
소화계, 대사계, 내분비계의 신체 구조들	침샘(salivary glands)	
	식도(esophagus)	
	위(stomach)	
	창자: 작은창자 및 큰창자(intestines: small and large)	
	이자(pancreas)	
	간(liver)	
	쓸개와 쓸개관(gallbladder and ducts)	
	내분비선: 뇌하수체, 갑상샘, 부갑상샘, 콩팥위샘 (endoccrine glands: pituitary, thyroid, parathyroid, adrenal)	
비뇨생식기 및 생식계의 신체 구조들	비뇨계: 콩팥, 요관, 방광, 요도 (urinary system: kidneys, ureters, bladder, urethra)	
	골반바닥의 구조(structure of pelvic floor)	
	생식계의 구조: 난소, 자궁, 유방 및 젖꼭지, 처녀막 및 바깥생식기, 고환, 음경, 전립샘(ovaries, uterus, breast and nipple, vagina and external genitalia, testes, penis, prostate)	
움직임과 관련된 구조	머리뼈(bones of cranium)	
	얼굴뼈(bones of face)	
	목 부위 뼈(bones of neck region)	
	머리 및 목 부위 관절(joints of head and neck)	
	어깨 부위 뼈(bones of shoulder region)	
	어깨 부위의 관절(joints of shoulder region)	

계속

활동 7-1 (계속)

범주	신체 구조	필요 (만약 필요하면 표시 하시오)
움직임과 관련된 구조	어깨 부위의 근육(muscles of shoulder region)	
	위팔뼈(bones of upper arm)	
	팔꿉 관절(elbow joint)	
	위팔 근육(muscles of upper arm)	
	위팔 인대 및 근막(ligaments and fascia of upper arm)	
	아래팔 뼈(bones of forearm)	
	손목 관절(wrist joint)	
	아래팔 근육(muscles of forearm)	
	아래팔 인대 및 근막(ligaments and fascia of forearm)	
	손의 뼈(Bones of hand)	
	손과 손가락 관절(Joints of hand fingers)	
	손 근육(muscles of hand)	
	손의 인대 및 근막(ligaments and fascia of hand)	
	골반 부위 뼈(bones of pelvic region)	
	골반 부위 관절(joints of pelvic region)	
	골반 부위 근육(muscles of pelvic region)	
	골반 부위 인대 및 근막(ligaments and fascia of pelvic region)	
	넓적다리뼈(bones of thigh)	
	엉덩 관절(hip joint)	
	넓적다리 근육(muscles of thigh)	
	넓적다리 부위 인대 및 근막(ligaments and fascia of thigh)	
	아래다리 뼈(bones of lower leg)	
	무릎 관절(knee joint)	
	아래다리 근육(muscles of lower leg)	
	아래다리 인대 및 근막(ligaments and fascia of lower leg)	
	발목 및 발 뼈(bones of ankle and foot)	
	발목, 발, 발가락 관절 (ankle, foot, and toe joints)	
	발목 및 발 근육(muscle of ankle and foot)	
	발목 및 발 인대 및 근막(ligaments and fascia of ankle and foot)	

계속

활동 7-1 (계속)

범주	신체 구조	필요 (만약 필요하면 표시, 하시오)
움직임과 관련된 구조	목뼈(cervical vertebral column)	
	허리등골뼈(lumbar vertebral column)	
	엉치뼈(sacral vertebral column)	
	몸통 근육(muscles of trunk)	
	몸통 근막 및 인대(ligaments and fascia of trunk)	
피부와 관련된 구조들	피부 영역: 머리, 목, 어깨, 팔, 골반 부위, 다리, 몸통 및 등 (head, neck, shoulder, upper extremity, pelvic region, lower extremities, trunk, and back)	
	피부 샘의 구조: 땀 및 피부기름샘(sweat and sebaceous)	
	손 · 발톱의 구조: 손톱, 발톱(fingernails, toenails)	
	털의 구조(structure of hair)	

참고문헌 (REFERENCES)

American Occupational Therapy Association. (2008). Occupational therapy practice framework: Domain and process (2nd ed.). *American Journal of Occupational Therapy, 62*(6), 609-639.

American Occupational Therapy Association. (2014). Occupational therapy practice framework: Domain and process (3rd ed.). *American Journal of Occupational Therapy, 68*(Suppl. 1), S1-S48. Retrived from http://dx.doi.org/10.5014/ajot.2014.682006

Basal ganglia. (2002). In *Encyclopedia of the human brain*. Oxford, United Kingdom: Elsevier Science & Technology.

Brain. (2004). In W. Craighead and C. Nemeroff (Eds.), *The Concise Corsini encyclopedia of psychology and behavioral science*. Hoboken, NJ: Wiley.

Capillaries. (2000). In *The Royal Society of medicine health encyclopedia*. London, United Kingdom: Bloomsbury. Functions regulated in the brain stem. (2002). In *Encyclopedia of the human brain*. Oxford, United Kingdom: Elsevier Science & Technology.

Cerebellum. (2002). In Encyclopedia of the human brain. Oxford, United Kingdom: Elsevier Science & Technology.

Cranial nerves. (2002). In *Encyclopedia of the human brain*. Oxford, United Kingdom: Elsevier Science & Technology.

Filley, C. (2002). Neuroanatomy. In V. Ramachandran (Ed.), *Encyclopedia of the human brain*. San Francisco, CA: Elsevier Science & Technology.

The human body book: An illustrated guide to its structure, function and disorders (2009). London, United Kingdom: Dorling Kindersley Publishing, Inc.

Mosby's dictionary of medicine, nursing & health professions. (2006). St. Louis, MO: Author.

Taber's cyclopedic medical dictionary. (2001). Philadelphia, PA: F. A. Davis Company.

World Health Organization. (2001). *International classification of functioning, disability, and health*. Geneva, Switzerland: Author.

활동분석 단계
(Steps to Activity Analysis)

단계 1: 무엇을 분석할지 결정
2장

↓

단계 2: 클라이언트에 대한 관련성 및 중요성 결정
3장

↓

단계 3: 순서 및 타이밍 결정
4장

↓

단계 4: 사물, 공간 및 사회적 요구들 결정
5장

↓

단계 5: 필요한 신체 기능 결정
6장

↓

단계 6: 필요한 신체 구조 결정
7장

↓

단계 7: 필요한 행동 및 수행기술들 결정
8장

제 8 장

단계 7: 필요한 행동 및 수행기술 결정하기

Step 7: Determine Required Actions and Performance Skills

목표(Objectives)

1. 수행기술을 정의하고 그것이 신체 기능과 어떻게 다른지 설명한다.
2. 이론의 틀과 생태학적 모델을 이용할 때 수행기술에 주는 영향을 이해한다.
3. 활동에 필요한 기술 수준을 결정하는 방법을 보여준다.
4. 운동기술의 요소와 그 기술에 영향을 주는 신체 기능을 확인한다.
5. 처리기술의 요소와 그 기술에 영향을 주는 신체 기능을 확인한다.
6. 사회적 상호작용 기술과 그 기술에 영향을 주는 신체 기능의 차이점을 확인한다.

Thomas H.
Occupation–Based Activity Analysis, Second Edition (pp 181–210).

활동분석 과정에서 다음 단계는 필요한 행동이나 수행기술을 결정하는 것이다. 수행기술은 목표 지향적 행동(goal-directed actions)으로 정의되는데, 이것은 매일의 작업에 참여하는 작은 단위로 관찰가능한 것이다(AOTA, 2014, p. S7). 따라서 수행기술은 행동을 통해서 보여질 수 있는 능력이고 시간이 지나면 그 기술이 학습되고 개선될 수 있는 잠재성을 갖고 있다. 활동이나 작업은 행동으로 구성되어 있고, 행동은 수행기술로 구성되어 있다. 이런 각 행동(또는 단계)은 하나의 기술이나 복합적인 기술을 요구한다. 수행기술은 관찰가능하다는 점에서 신체 기능과 구별된다. 이런 수행기술들은 활동이나 작업을 완성하기 위해 클라이언트가 행하는 행동들이다. 활동분석 과정에서(표 7에 ***실행체계***에 대해서 설명), 이런 단계를 "필요 행위(required actions)와 수행기술(performance skills)"로 말하고 "원래 활동의 한 부분으로 클라이언트에게 필요한 것"으로 말하고 있다(AOTA, 2014, p. S32). 어떤 활동을 완성하기 위해 확인된 각 단계에서는 그 활동에 참여한 사람이 특수한 기술을 사용하고 어떤 행동들을 수행하도록 요구한다. 각 행동이나 기술은 또 다른 행동과 기술을 이끌어내고, 그 활동을 성공적으로 완성할 수 있도록 서로 연결되어 있다.

수행기술에는 운동, 처리, 사회적 상호작용 3가지 범주가 있다. 각 기술의 범주는 특수한 기술로 인해 더 세분화되어 정의된다. 예를 들어, 운동기술 영역에는 협응 기술이 있다. 이 기술은 놀이에서 볼 수 있는데, 예를 들어, "어떤 사람이 2군데 이상의 신체 부위를 사용하여 사물을 조절하고, 유지하고 안정적으로 조작" 한다. 즉, 사람의 잡기 동작에서는 사물을 더듬거리며 잡거나 놓치는 일이 없다(AOTA, 2014, p. S25). 활동분석에서 이 단계를 완성하기 위해서는 특수한 기술의 목록을 사용해야 하며, 활동분석을 통해 활동에 어떤 기술이 요구되는지 결정해야 한다.

배경
(Background)

목록에 열거된 기술들은 작업치료 ***실행체계***에 정의되어 있고, 운동 · 처리 기술평가(AMPS: Assessment of *Motor and Process Skills*)(Fisher & Jones, 2001a, 2011b), ***학교 운동 · 처리 기술평가***(School AMPS: the School Version of the Assessment of Motor and Process Skills) (Fisher, Bruyze, Hume, & Griswold, 2007), ***사회적 상호작용 평가***(ESI: the Evaluation of Social Interaction) (Fisher & Griswold, 2010) 등에서 용어를 가져왔다.

AMPS의 목적은 ADL 수행의 질을 평가하는 것이다. 활동을 수행하는 동안 AMPS를 평가하는 평가자는 수행이나 작은 행동 단위에 대해 클라이언트의 기술 수준을 평가한다(Fisher & Jones, 2001a, 2001b). 따라서 단지 활동의 완성이 아니라, 과제 수행을 위해 요구된 개인의 행동과 수행기술이 평가된다. 활동분석의 관점에서 볼 때, 우리는 클라이언트의 기술을 평가하는 것이 아니라 어떤 활동을 완성하기 위해 필요한 기술을 평가하는 것이다. 작업치료사는 클라이언트가 아니라 활동을 평가하고 있다. 작업치료 ***실행체계***에서 제공된 기술들의 목록은 포괄적인 수행기술의 목록이 아니라, 가장 일반적인 수행기술을 위한 작업치료 실행체계를 제안하기 위해 설계되어 있다.

필요한 수행기술 결정하기
(Determining Required Performance Skills)

활동에 필요한 수행기술을 결정하기 위해서는 그 활동을 수행하기 위해 사용된 각 단계의 평가를 고려해야 한다. 예를 들어, 스크램블 에그를 만드는 첫 번째 단계(4장에 언급)는 다음과 같다:

> ***한 손으로 팬의 손잡이를 잡고 그것을 집어서 위로 든다.***

이 단계는 운동 처리기술을 요구한다. 팬의 손잡이를 잡는 것은 ***도달하기***(reaches)와 쥐기(grips)의 운동기술과 ***선택하기***(chooses)와 ***다루기***(handles) 처리기술을 요구한다. 일단 손에 쥐어진 팬을 드는 것(lifting)은 ***안정화하기***(stabilizes)와 ***들어올리기***(lifts) 운동기술과 ***시작하기***(initiates) 및 ***다루기***(handles) 처리기술을 요구한다. 수행기술은 활동하는 동안 계속 요구될 수 있거나 이 단계에서만 요구된다. 각 단계의 조심스런 분석을 통해서 우리는 각 기술이 어느 정도 요구되는지 결정할 수 있다. 어떤 기술은 필요하지만 약간 필요하고 그 활동에서 크게 비중을 차지하지 않는다. 과제의 단계에서 비중있는 필수적인 기술은 더 많은 도전과 요구사항을 고려해야 한다.

수행기술은 사람의 신체 기능과 신체 구조에 의해 지원되고, 따라서 활동에서 요구하는 기술을 보여주는 개인의 능력에 의존한다. 클라이언트의 특정 요인이나 신체 기능은 수행기술을 사용하기 위해 꼭 필요하다. 이런 이해를 바탕으로, 활동분석 과정은 순환되며, 치료계획을 위해 사용될 수 있다(9장을 참조). 신체 기능이 수행기술에서 어떤 역할을 어떻게 담당하는지 분명히 알기 위해, 스클램블 에그 만드는 활동을 다시 살펴보자. 첫 단계에서 우리는 ***쥐기***(grips)의 수행기술이 팬의 손잡이를 잡기위해 요구된다는 것을 알았다. 이런 수행기술은 근력, 관절 운동, 관절 안정성 등의 신체 기능에 의해 지지된다. 또한 움직임과 관련된 신체 구조는 ***쥐기***가 될 수 있도록 한다.

활동을 수행하기 위해 요구되는 모든 단계들을 생각해보자. 그 활동을 위해 필요한 신체 기능의 분석을 검토해보면, 이것은 당신이 필요한 수행기술을 확인하는 직접적인 방법이다. 예를 들어, 케이크를 장식하는 것은 높은 수준의 소근육과 대근육 운동 협응, 눈-손 협응, 손의 근력을 요구한다. 따라서 운동기술의 요구수준이 높다. 그러나 케이크 장식의 단계에는 다른 사람들과 상호작용하는 요구가 거의 없기 때문에 이 활동에서 사회적 상호작용 기술은 요구되지 않는다.

특정한 수행기술이 필요로 하는 범주는 사용된 사물, 환경, 사회적 요건으로까지 모두 확대된다. 수행기술의 결정이 활동분석 과정에서 보다 일찍 이뤄지지 않는 것도 이러한 이유에서다. 활동요건의 다양한 면들을 확인하는 것은 먼저 각 영역에서 요구된 수행기술을 이해하는 것과 관련이 있다. 사용된 사물의 크기, 모양, 질감 등이 수행수준을 결정한다. 예를 들어, 비누를 사용하여 손을 씻을 때, 양손에 비누를 유지하고 있고 바닥에 떨어트리지 않도록 하기 위해 ***조작하기***(manipulates) 및 ***쥐기***(grips)의 운동기술에 대한 요구사항이 높다. 만약 활동분석 동안 펌퍼를 이용하는 액체비누를 사용한다면, ***조작하기***의 요건은 덜 요구되고 ***정렬하기***(aligns), ***자세취하기***(positions), ***이동이기***(moves) 등이 오히려 더 많이 요구될 것이다. 당신도 이해하듯이, 사물의 변화는 클라이언트 기술의 요건을 크게 변화시킨다.

당신이 분석하고 있는 활동에서 필요한 수행기술을 결정할 때, 활동이 일어나는 환경에 대해 생각해보자. 지표면과 공간은 요구된 기술에 영향을 줄 수 있다. 예를 들어, 낮은 수준의 운동과 처리 기술은 초보용 스키 슬로프에 필요하지만, 전문가용 스키 슬로프는 그것에 맞는 높은 기술 수준이 필요하다.

또한 활동의 사회적 요건은 요구된 기술 수준에 영향을 미친다. 만약 우리가 보드게임 활동을 분석하고 있다면, 수행기술을 결정하기 전에 사회적 요건을 이해하는 것이 중요하다. 얼마나 많은 다른 선수들이 참가할 예정인가? 그 게임에 특수한 규칙이 있는가? 그 게임을 하고 있는 집단 내에 무언의 특수한 규칙이 있는가? 수행에 대한 선수들의 기대는 무엇인가? 선수들 사이의 상호작용은 어떤 수준을 기대하는가? 이 질문에 대한 답은 ***사회적 상호작용*** 기술뿐만 아니라 ***처리 및 운동기술***에까지 영향을 줄 것이다. 각 선수들이 30초 내에 움직이도록 기대하는 게임은 더 높은 처리기술 즉, ***페이스유지하기***(paces), ***주의집중하기***(attends), ***선택하기***(chooses), ***시작하기***(initiates), ***계속하기***(continues), ***종결하기***(terminates), ***찾기/위치알아내기***(searches/locates), ***알아차리기/반응하기***(notices/responds) 외에 기타 다른 것들을 요구할 것이다.

생태학적(ecological) 모델과 이론 즉, 인간 수행 모델의 생태학, 사람-환경-작업 수행 모델, 인간-환경-작업(PEO) 모델 등은 활동에서 필요로 하는 수행기술을 결정하기 위해 사용된 이론들을 지지한다. 이런 모델들은 어떤 작업에서 수행하는 능력이 인간적 측면(신체 기능, 신념, 가치)뿐만 아니라, 작업적 측면(사물과 사물들의 속성, 사회적 요건, 순서, 타이밍) 환경적 측면(공간요건과 물리적 배경)에 의해서 영향 받는다고 설명한다. 수행을 이해하기 위해 이런 모델을 사용할 때, 특정 활동을 수행하기 위해 필요한 기술 수준은 사용할 신체 기능뿐만 아니라, 활동과 활동을 수행하는 환경에 의해 측정된다. 환경이 변화할 때, 기술 수준은 증감을 가질 수 있다. 예를 들어, 자전거를 타는데

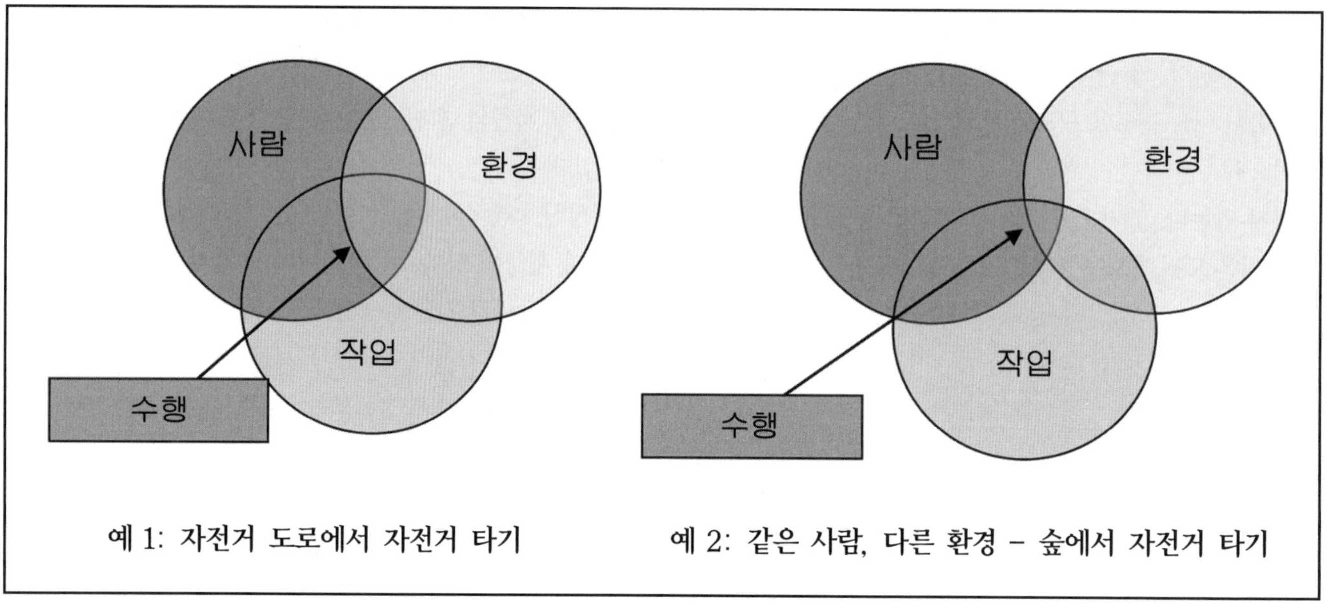

그림 8-1. PEO 모델: 사람, 환경, 작업의 영향.

필요한 기술 수준은 도시거리와 다른 비포장도로에서 자전거를 탈 때처럼 지표면과 환경이 보다 복잡할 때 증가한다.

PEO 모델(그림 8-1)에서 보듯이 다이어그램의 중앙 영역은 3가지 모든 원들이 중복되는 곳으로 참여한 작업의 수행을 말한다. 영역 중 하나는 자전거타기의 예에서처럼 움직이고 변화하며, 환경이 변화하는 곳에 기술 수준의 요건은 증가하고 수행을 위한 요건은 감소한다. 이것은 수행이 기술 및 신체 기능에 의해서 뿐만 아니라 활동 그 자체와 수행이 이뤄지는 배경에 따라 영향을 받는다는 것을 보여주고 있다.

운동기술
(Motor Skills)

운동기술은 "참여자가 과제수행을 위해 주변 환경과 상호작용하고 환경에 놓여 있는 사물 및 자신을 움직일 때 관찰된다(Boyt Schell, Gillen, & Scaffa, 2014, p. 1237)" (AOTA, 2014, p. S25). 이런 기술들은 움직임과 관련된 기술로 움직임과 주변의 사물 및 환경과 상호작용하기 위해 사용된다.

초기에 언급했던 것처럼, 사물과 사물의 속성은 필요한 기술뿐만 아니라 활동하는 동안 목표 달성에 영향을 주고 있다. 만약 사용된 사물들이 조작하기에 어려움이 있다면 (예: 작은 단추 대 큰 단추 사용), 협응과 조절의 기술이 더 필요하게 된다. 만약 물리적 환경에서 더 큰 도전을 요구하고 있다면, 운동관련 기술에서 더 많은 조절이 필요할 것이다. 또한 사회적 기대와 요건은 활동에서 요구된 기술 수준에 영향을 줄 수 있다. 예를 들어, 당신이 노트 필기를 손글씨로 단지 스스로 보기 위해서만 작성한다면, 글에 대해서 알기 쉽게 써야 한다는 사회적 기대가 전혀 없기 때문에 운동/실행 기술의 요구는 낮을 것이다. 그러나 만약 당신이 우편 봉투에 주소를 작성하고 있다면, 우체국에서 일하는 직원들이 주소를 읽어야 하기 때문에 중등도 수준의 운동/실행(motor/praxis) 기술이 필요할 것이다.

운동기술은 신체 기능들을 이용하며 이런 기능들 중 많은 부분들이 서로 상호연결하여 작용하고 목적 있는 움직임을 만든다(표 8-1). 물론 신체 기능이 가지고 있는 일면이 기술 수준이나 능력을 의미하지는 않는다(AOTA, 2014). 운동기술은 관찰가능한 행동의 단위이고 다양한 신체 기능을 이용한다.

표 8-1 신체 자세와 관련된 상세 운동기술	
정렬하기(aligns)	이동하기(moves)
안정화하기(stabilizes)	들어올리기(lifts)
자세취하기(positions)	걷기(walks)
도달하기(reaches)	옮기기(transports)
몸 굽히기(bends)	조절하기(calibrates)
쥐기(grips)	이어가기(flows)
조작하기(manipulates)	인내하기(endures)
협응하기(coordinates)	페이스 유지하기(paces)

정렬하기(Aligns)

정렬하기의 기술은 참여자가 "지속적으로 지지나 기대는 것 없이 사물과 상호작용하고 있을 때"를 말한다(AOTA, 2014, p. S25). 우리는 사물을 다루거나 움직일 때 자신의 몸을 잘 정렬함으로써 활동에서 요구하는 사물을 적절하고 효율적으로 다룰 수 있다. 예를 들어, 계란을 가지고 스크램블을 만들 때 팬을 위로 들거나, 양손으로 계란을 깰 때, 팬에 있는 계란을 젓기 위해서는 몸통을 정렬해야 하고 몸을 바로 세워야 한다. 몸통을 정렬하는 것은 스스로 몸을 지지해야 하며 다른 곳에 기대거나 해서는 안 된다. 학생이 교실에 앉아 있을 때에는 몸통에 대한 정렬 능력이 의자에 앉은 자세에서 요구된다. 그러나 당신이 집에서 소파에 기대어 앉아 책을 읽고 있을 때 몸통을 바르게 정렬할 필요는 없을 것이다.

안정화하기 (Stabilizes)

몸을 안정화하는 것은 참여자가 "주변 환경에서 이동하고 사물을 다룰 때 어떠한 몸의 지지 없이 균형을 잃지 않을 때" 일어난다(AOTA, 2014). 우리는 이동하고 있을 때 중력에 대항하여 그 환경에서 몸을 안정화시키도록 도전받는다. 우리가 어떤 가게에서 걷고 있거나 선반에서 시리얼 통에 팔을 뻗을 때 넘어지지 않고 몸을 잘 안정화시켜야 한다.

자세취하기 (Positions)

사람들은 "사물과 상호작용할 때 효과적으로 거리를 유지하고 몸의 자세가 어색하지 않을 때" 몸의 위치를 스스로 바로잡는다(AOTA, 2014, p. S25). 우리가 활동에서 다루고 있는 사물 및 환경과 관련하여 몸의 자세를 바로잡는 것은 활동 수행에 영향을 준다. 예를 들어, 당신이 계란으로 스크램블을 만들 때 계란껍질을 깨야 한다. 이 활동을 수행하기 위해 당신은 계란을 놓을 팬이나 그릇 가까이 자세를 취한다. 당신이 계란껍질을 깨서 멀리 떨어진 그릇에 팔을 뻗어 계란을 놓는다고 상상해보자. 아마도 주변이 어지러워졌을 것이다.

정렬하기, 안정화하기, 자세취하기 (Making Sense of Aligns, Stabilizes, and Positions)

신체 자세와 관련된 위의 세 가지 수행기술 사이의 차이를 명확히 알기 위해서 골프를 예로 들어 설명해보자. 골프 티(tee)에서 공을 칠 때, 참여자는 먼저 볼 앞에서 자세를 취해야만 스윙할 때 골프채가 공에 도달할 수 있다. 일단 몸이 자세로 취하면, 그는 몸의 정렬을 바로 해야만 골프채를 공에 효과적으로 닿게 할 수 있다. 우선 어깨를 정렬하고, 발을 정렬하여 엉덩이와 어깨의 정렬을 함께 맞추도록 할 수 있다. 또한 골프채로 스윙할 때, 몸을 안정화시켜 몸 옆으로 돌아갈 때 균형을 잃지 않고 넘어지지 않도록 한다(그림 8-2).

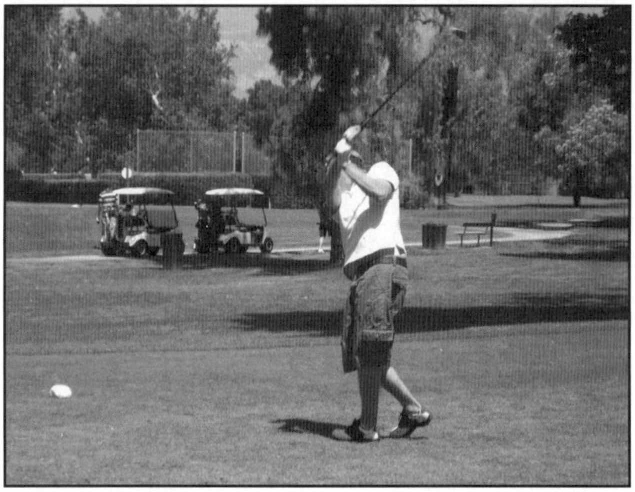

그림 8-2. 골프 선수가 공을 스윙하기 위해 자신의 몸을 정렬시키고, 안정화시키고, 자세를 취하고 있다.

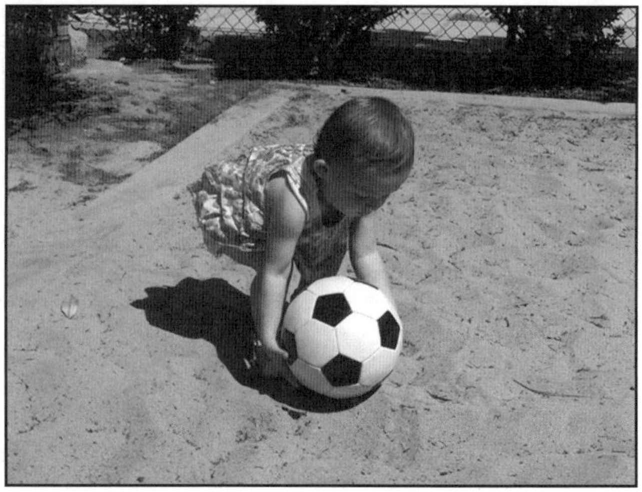

그림 8-3. June이 지면의 볼을 잡기 위해 상체를 앞으로 굽힌다.

사물 취득 및 유지와 관련된 운동기술 (Motor Skills Related to Obtaining and Holding Objects)

도달하기(Reaches)

매일 활동을 할 때 "우리가 사용하는 사물들은 종종 몸에서 멀리 떨어져 있고 팔을 뻗어서 그 사물들과 상호작용" 한다. 이것은 또한 "사물이나 다른 것에 효과적으로 도달" 하기 위해서 몸을 굽혀야만 한다(AOTA, 2014). 당신이 매일 얼마나 많이 팔을 뻗는지 생각해 보자. 일어나자마자 알람시계를 *끄기* 위해, 샤워 커튼이나 문을 열기 위해, 샤워기의 물을 틀기 위해 그리고 비누와 샴푸 등의 물건을 잡기 위해 팔을 뻗을 수 있다.

몸 굽히기(Bends)

사물에 도달하여 그 사물을 잡기 위해 참여자는 "몸통을 굽히거나 돌리는 것"이 필요할 수 있다. 이것은 팔이 뻗을 수 있는 범위를 벗어나 있는 사물을 잡거나 놓기 위해 몸을 굽히는 것이 필요하다(AOTA, 2014). 몸 굽히기(Bending)는 또한 의자와 몸이 상호작용할 때 필요하다. 당신은 앉거나 일어나기 위해 몸통을 굽혀야 한다. 어떤 사물에 도달하고 물건을 다루기 위해 몸을 굽히는 것은 교실에서 당신 뒤에 앉아 있는 사람에게 종이를 건네주는 경우처럼 몸통을 돌릴 때 일어날 수 있다(그림 8-3).

쥐기(Grips)

쥐기 기술은 "사물을 놓치지 않고 잡기나 유지하기를 위해 손가락, 치아, 발가락, 다른 신체 부분들을 효과적으로 사용하는 것"이다(AOTA, 2014). 체조선수는 양다리로 평행봉 바를 잡을 수 있고, 골프 선수는 골프채를 손으로 잡는다. 계란으로 스크램블 요리를 할 때, 쥐기 능력은 팬의 손잡이를 쥐어서 유지하고, 계란을 쥐고, 계란을 젓을 때 주걱 손잡이를 쥐는 등에서 확인된다(그림 8-4).

조작하기(Manipulates)

조작하기 기술은 "사물을 조작할 때 서툰 동작 없이 기민한 손가락 움직임을 사용하는 것"으로 정의하고 있다

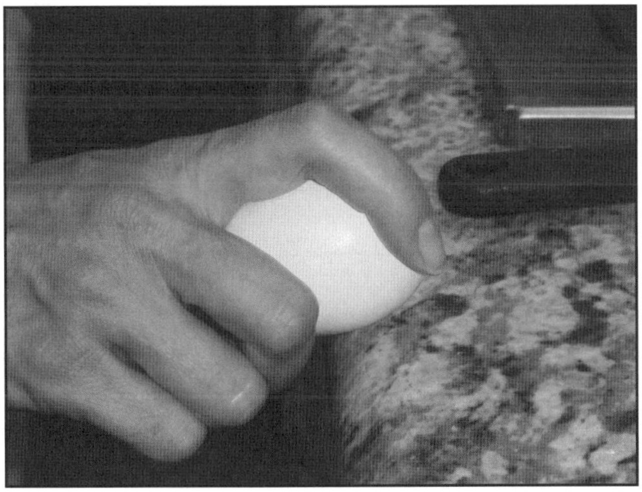

그림 8-4. 에그 스크램블을 만드는 동안 계란을 쥐고 있다.

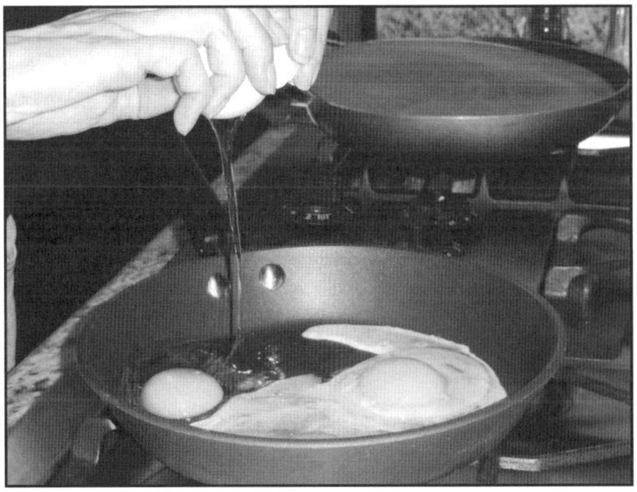

그림 8-5. 계란껍질을 깨기 위해 계란껍질이 두 개로 나뉘도록 조작한다.

(AOTA, 2014, p. S25). 조작하기 능력은 특히 소근육 운동기술과 같은 자발적인 움직임 조절이 신체 기능에 영향을 크게 받는다. 손가락을 사용하여 사물을 조작하는 것은 타이핑, 전화기 사용, 단추 끼우기 등의 활동을 하는데 필요하다. 조작하기 기능은 스크램블 요리를 할 때, 계란을 다룰 때, 계란을 반으로 깨트릴 때, 계란껍질을 반으로 분리할 때 사용된다(그림 8-5).

협응하기(Coordinates)

협응 기술은 어떤 사물을 "두 개 이상의 신체 부분을 서로 활용하는 것"으로 사물을 사용할 때 필요하다. 협응은 활동을 할 때 어색함이나 물건을 떨어트리는 것 없이 꾸준히 사물을 사용하고 조절하는 것으로 신체 부분들이 동시에 작용하는 것을 요구한다(AOTA, 2014). 예를 들어, 애완견의 털을 빗으로 빗을 때, 한 손은 개가 가만히 있도록 잡고 있으며 다른 손은 빗을 쥐고 털을 빗는데 사용한다. 우리가 양치질을 할 때 한 손은 칫솔을 쥐고 있고 다른 손은 치약을 쥐고 칫솔을 묻히는데 사용한다(그림 8-6). 만약 당신이 양손의 협응 기능이 없다면 칫솔 이외에도 다른 곳에도 치약이 묻게 될 수 있다.

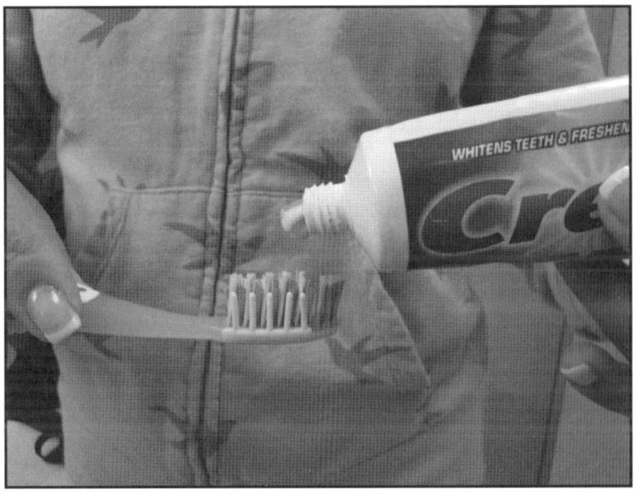

그림 8-6. 양손의 협응 기능을 이용하여 치약을 칫솔에 짜 놓는다.

자신이나 사물의 이동과 관련된 운동기술 (MOTOR SKILLS RELATED TO MOVING SELF AND OBJECTS)

이동하기(Moves)

이동하기는 사물을 바닥에서 밀거나 당기는 것"이다(AOTA, 2014) (그림 8-7). 예를 들어, 우리는 자전거 축을 따라 페달을 밟아서 자전거를 움직인다. 우리는 테이블에 앉을 때 바닥을 따라 의자를 세게 움직여 당긴다. 어떤 클라이언트는 앞바퀴가 달린 워커(front-wheeled walker)를 바닥에서 밀면서 움직이거나 휠체어의 바퀴를 밀면서 앞으로, 뒤로, 옆으로 움직인다.

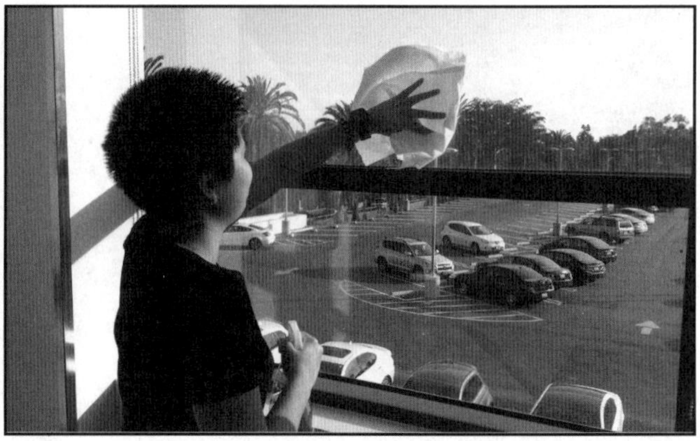

그림 8-7. 창문을 닦을 때 걸레는 유리면을 이동한다.

들어올리기(Lifts)

들어올리기는 "활동에 필요한 사물들을 들거나 위로 올리는 것"으로 "힘든 노력의 표시가 없어야 한다"(AOTA, 2014, p. S23). 우리는 사물을 들어서 사용하고, 환경을 정리하며, 환경 내의 공간을 확보한다. 예를 들어, 당신은 잡초를 들고 정원 밖으로 나가고, 칫솔을 들고 입으로 가져가며, 골프가방에서 골프채를 꺼내 들 수 있다. 들어올리기 기술에 대한 또 다른 방법은 어떤 사물을 들어올리는 행동이다. 예를 들어, 어떤 엄마는 아이가 걸려서 넘어지지 않도록 바닥에 있는 장난감을 집어들 수 있다.

걷기(Walks)

작업치료 전문가들은 매일의 작업에서 걷기가 어떻게 사용되는지 알기 위해 연구한다. 작업을 할 때 "숙련된 걷기는 보조도구(예: 워크나 지팡이)를 사용하지 않으며 발을 끄는 것 없이 또는 불안전하게 되는 것 없이 지표면을 걸어가는 것"을 포함한다(AOTA, 2014). 많은 작업들이 한 지점에서 다른 지점으로 걸어가는 것을 필요로 한다. 예를 들어, 요리를 하면서 부엌의 한 지점에서 다른 지점으로 걸어가고 필요한 물건을 취하여 사용한다. 이런 걷기 기술을 요구하는 많은 활동들이 있지만, 그 기술의 필요한 수준은 활동에 따라 다르며, 보조(도구) 없이 부드럽게 걷는 것이 얼마나 필요한지에 따라서도 다양한 양상이 나타난다. 어떤 사람에게 균형을 잃지 않고 자연스럽게 걷는 기술을 요구하는 활동은 경주를 하는 스포츠 활동이나 모델처럼 걷기 자체가 활동이 되는 것이다.

들고 옮기기 (Transports)

사물을 들고 옮기기는 "활동에 필요한 사물을 걷거나 휠체어를 이용하여 한 장소에서 다른 장소로 옮겨 가져가는 것"을 말한다(AOTA, 2014). 이것은 상지를 사용하여 물건을 옮기는 것으로 활동을 하는 환경에서 주변으로 이동하거나 또는 한 환경에서 다른 환경으로 이동하는 것을 말한다(그림 8-8). 예를 들어, 개에게 먹이를 주는 활동의 경우, 참여자는 개가 그 음식을 먹어야 할 장소로 음식을 가지고 가서 음식 그릇에 가져가야 한다. 이것은 몇 발자국 걸어가야 할 경우도 있지만 완전히 다른 장소(예: 집 안에서 집 밖으로)로 가야하는 경우도 있을 수 있다. 그 밖의 들고 옮기기 기술이 필요한 예는 세탁을 할 경우이다. 더러운 옷들을 집 안의 세탁기가 있는 곳까지 들고 옮겨야 한다.

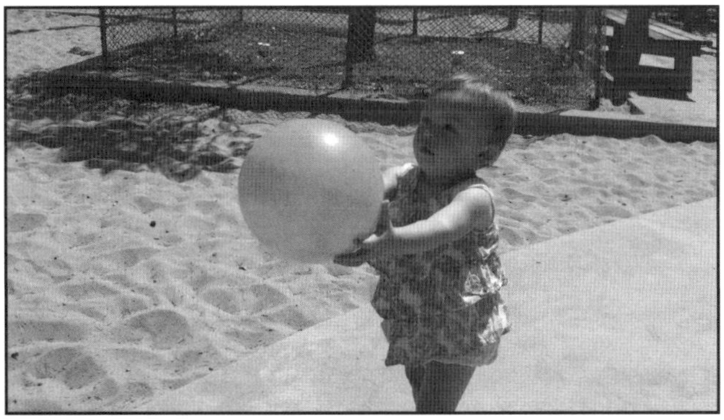

그림 8-8. June은 볼을 들어 한 곳에서 다른 곳으로 옮기고 있다.

조절하기(Calibrates)

움직임을 조절하는 것은 "사물을 다룰 때 적절한 힘을 사용하는 것"을 말한다. 또한 "사물을 사용하고 접촉할 때 적절한 속도나 움직임의 정도를 조절하는 것"을 포함한다(AOTA, 2014). 예를 들어, 당신이 누군가와 악수를 할 때, 어떤 힘으로 얼마나 세게 상대방의 손을 잡을지 조절해야 한다. 골프의 예를 다시 살펴본다면, 참여자는 골프채 움직임의 가속과 감속을 조절해야 한다.

이어가기(Flows)

이어가기의 작용은 "사물을 다룰 때 팔과 손목 움직임의 부드러움과 자연스러운 사용"이다(AOTA, 2014, p. S25). 활동에 참여하는 동안 사물을 사용하고 있을 때, 부드럽게 움직이는 능력은 종종 활동의 완성과 안전을 위해 필수적이다. 예를 들어, 머리카락을 곱슬곱슬하게 하기 위한 컬링용 기구(curling iron)를 사용할 때, 기구를 사용하는 사람은 그것을 부드럽게 잡고 사용하여 머리카락을 다뤄야 한다. 이 사람은 팔과 손목을 조심스럽고 순조롭게 움직여서 바라던 머리카락의 모양을 만들어야 하고 피부나 머리카락에 손상이 없도록 해야 한다. 우리는 활동을 하고 있을 때 움직임의 방향과 멈춤을 부드럽게 바꿔가면서 한 움직임에서 다른 움직임으로 자연스럽게 이어가야 한다. 양치질을 할 때, 우리는 부드럽고 자연스러운 움직임을 만들어 칫솔을 입으로 가져가고, 입안의 한 곳에서 다른 곳으로 칫솔을 옮겨갈 때 손목과 팔의 움직임을 조절한다. 따라서 활동을 분석할 때, 참여자가 한 방향에서 다른 방향으로 부드럽고 순조롭게 움직이거나 움직임의 중간쯤에서 방향을 조절하도록 요구하는 움직임이 필요한 활동을 생각해보자. 이런 기술은 작업이나 활동의 성공에 부드럽고 정교한 움직임이 영향을 미칠 때 특히 중요하다. 또한 활동에서 안전 사항을 고려해야 하며, 참여자의 '이어가기' 능력이 안정성에 영향을 주는지도 고려해야 한다. 활동에 어떤 사물을 사용하고 활동하는 동안 그것들이 서로 상호작용하는가? 참여자는 이런 사물들을 집거나 옮기는가? 만약 움직임이 부드럽고 순조롭지 않다면 안전의 위험이 있는가? 참여자가 사물을 움직이거나 한 방향에서 다른 방향으로 움직일 때 부드럽고 순조롭게 움직일 수 없다면 그 활동을 성공적으로 할 수 있을까? 이런 질문들은 어떤 활동을 수행할 때 수행기술의 '이어가기'가 얼마나 필요한지를 결정할 때 질문을 해야 할 것들이다.

수행의 유지와 관련된 운동기술

(MOTOR SKILLS RELATED TO SUSTAINING PERFORMANCE)

견디기(Endures)

견디기는 참여자가 "신체적 피로, 휴식을 위한 멈춤, 숨 돌리기를 위한 멈춤 등의 표시 없이 과제를 지속적으로 수행하는 것"을 요구한다(AOTA, 2014, p. S25). 클라이언트가 신체적으로 활동을 견뎌내야 하는 정도는 활동의 시간과 각 단계에 필요한 신체 활동의 정도에 달려 있다. 어떤 활동은 참여자에게 몇 분 동안만 신체 활동을 요구할 수 있고, 또 다른 활동은 신체의 휴식을 제공하기 위해 활동을 멈추도록 요구할 수 있다. 특정 활동들은 참여자에게 '견디기' 능력을 키워주기 위해 계속적인 움직임이나 신체적 활동을 장시간 동안 요구할 수 있다. 예를 들어, 샤워실에서 머리를 감을 때, 참여자에게 서 있는 상태에서 손으로 비누칠을 하고, 몸을 문지르고, 물로 씻어내는 시간을 약 5분에서 10분 정도 견디도록 요구한다. 지구력이 많이 필요하지 않지만 이 활동의 전체 과정에서는 필수적이다. 반대로, 참여자가 네 가지 코스 음식을 준비하는 활동은 지구력 참여자에게 필요한 지구력은 휴식도 없이 서서 오랜 시간 동안 움직이도록 요구하기 때문에 매우 클 수 있다. '견디기'의 수행기술이 활동에서 어느 정도 필요한지 결정할 때 참여자가 움직이는데 요구되는 단계들과 시간에 대해 조사해 보아야 한다. 참여자가 휴식을 취하거나 숨 돌릴 시간도 없이 계속해서 움직임을 요구하는가? 활동 내에 참여자가 많은 과정이나 어려운 과제를 하기 위해 신체 활동을 멈추는 휴식 시간을 고유하게 가지고 있는가?

페이스 유지하기 (Paces)

운동기술을 요구하는 활동을 할 때 페이스 유지하기(pacing)는 "과제를 하면서 일관된 템포나 움직임의 속도를 유지하는 능력"을 말한다(AOTA, 2014) (그림 8-9). 페이스를 유지하는 능력은 어떤 속도로 움직임이 일어나야 하는 상황에서 중요한 것으로 즉, 어떤 시간 내에 반복의 횟수나 어떤 템포에서 어떤 속도로 움직임이 일어나는 것을 말한다. 이것의 완벽한 예는 춤추기이다. 움직임이 어떤 속도와 템포로 일어나는데, 춤추기는 음악에 따라 움직임의 페이스를 유지한다. 우리는 운전과 같은 매일의 다른 활동들을 하는 동안 스스로 페이스를 유지한다. 예를 들어, 운전에서 안전하고 정확하게 코너를 돌기 위해 어떤 일정한 페이스로 운전대를 돌린다. 우리는 정시에 학교나 직장에 도착하기 위해 특정 페이스나 속도로 걷는다. 우리는 활동의 요구에 맞춰 속도를 올리거나 늦출 수 있다. 만약 참여자가 계란 스크램블을 만들 때 그릇에 둔 계란을 효율적으로 섞어 거품을 내기 위해서는 일정한 속도로 움직임을 유지해야 한다. 만약 우리가 학교나 직장에 갈 준비를 해야 하는 것처럼 주어진 시간에 어떤 과제를 마쳐야 한다면, 특정 속도로 각 단계를 완성하기 위해 움직임의 페이스를 유지해야 한다. 만약 우리가 움직임의 페이스를 유지하지 못했다면, 목적지에 정각에 도착할 수 없고 활동을 효과적으로 완성할 수 없다.

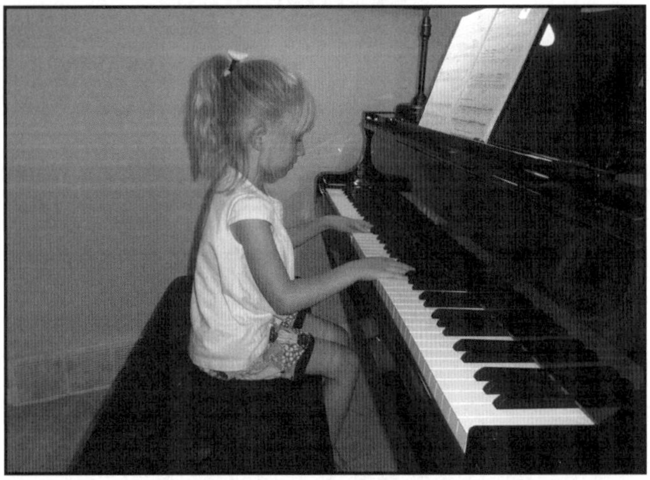

그림 8-9. 피아노를 연주할 때 움직임의 페이스를 요구한다.

처리기술 (PROCESS SKILLS)

처리기술은 관찰할 수 있는 행동으로 참여자는 "(1) 과제의 도구와 재료를 선택하고, 다루고, 사용하며, (2) 개별적인 행동과 단계를 수행하고, (3) 문제가 발생되면 수행을 수정하는 행동을 보여준다"(Boyt Schell et al., 2014a, p. 1239; AOTA, 2014, S25). 이런 것들은 특수 정신기능과 일반정신 기능을 요구하는 기술이다. 우리가 주변 환경에서 오는 감각정보를 이해하고 지각하는 것을 사용하는 것은 처리기술 내에 있다. 처리기술들은 활동의 단계들을 통하여 우리의 방법을 계획하고 관리하며 환경에서 일어나는 변화에 반응하도록 한다. 처리기술은 활동을 할 때 적절한 사물과 환경을 선택하고 활동수행을 위한 적절한 시간을 정하도록 한다. 처리기술은 문제와 해결책을 확인하고 창의적이며 동시에 여러 가지 일을 처리할 수 있도록 한다. 20가지의 처리기술들을 작업치료 ***실행체계***에서 확인할 수 있다(표 8-2).

표 8-2
처리기술(Process skills)

페이스 유지하기(paces)	종결하기(terminates)
주의집중하기(attends)	찾기/위치 알아내기(searches/locates)
유념하기(heeds)	모으기(gathers)
선택하기(chooses)	조직화하기(organizes)
사용하기(uses)	되돌려놓기(restores)
다루기(handles)	찾아가기(navigates)
질문하기(inquires)	알아차리기/반응하기(notices/responds)
시작하기(initiates)	조성하기(adjusts)
계속하기(continues)	맞추기(accommodates)
순서지키기(sequences)	이익되기(benefits)

페이스 유지하기 (Paces)

만약 이 용어가 친숙하다면, 그것은 운동기술에서 설명이 되었기 때문이다. 따라서 수행기술로 페이스 유지하기(paces)를 확인할 때, 처리기술의 페이스 유지하기 인지 또는 운동기술의 페이스 유지하기 인지 알려주는 것이 중요하다. 처리기술에서 페이스 유지하기 또한 "과제를 하는 동안 일관된 속도와 템포를 유지"하고 있지만, 이 경우에는 "과제의 페이스를 유지하는 정신적 과정"이다(AOTA, 2014). 참여자는 요구된 시간 내에서 또는 과제의 성공적인 완성을 위한 요구된 템포에서 활동과 작업이 확실히 완성될 수 있도록 행동과 단계의 템포와 페이스를 선택해야 한다. 예를 들어, 학교에서 시험을 칠 때 참여자는 시간 내에 시험을 완성하기 위해 특정 속도로 답을 달면서 페이스를 유지해야 한다. 음식을 먹고 있을 때 종종 의식적인 사고 없이 스스로 페이스를 유지한다. 처리기술에서 페이스 유지하기의 필요한 수준을 결정할 때, 특정 단계의 시간 요건에 대해 생각해 보아야 한다. 과제가 어떤 시간 제한 내에서 완성되어야 하는가? 과제가 특정 템포 즉, 1분에 한 번과 같은 페이스로 완성될 필요가 있는가?

주의집중하기 (Attends)

주의집중하기는 "참여자가 다른 곳에 눈길을 돌리거나 계속적인 참여를 방해하는 것 없이 지금 하고 있는 일에 직접적인 주의집중"을 하도록 요구한다(AOTA, 2014). 활동에서 요구된 주의집중의 수준은 다양하며, 안정성과 기대시간에 의해 크게 영향을 받는다. 예를 들어, 어떤 시간의 틀 내에서 시험을 완성할 때 과제에 주의 집중하는 것은 높은 수준의 주의집중하기가 필요하다. 주의집중이 필요한 다른 활동으로는 과자먹기, 음악듣기, 인터넷하기 등의 활동이 있다. 텔레비전을 보는 활동조차도 텔레비젼에서 보는 것을 이해하기 위해 어느 정도 수준의 주의집중이 필요하다. 만약 참여자가 텔레비전 쇼프로그램을 찾고 있으며 자주 채널을 바꾸고 있다면, 이것은 지속적인 주의집중을 거의 요구하지 않는 활동이다. 주의집중의 능력이 어느 정도 요구되는지 결정해야 한다면, 참여자가 다른 곳에 눈을 돌리지 않고 과제수행을 방해하지 않으면서 그 과제에 주의집중을 얼마나 오래해야 하는지 생각해 보아야 한다.

유념하기(Heeds)

유념하기는 "다른 사람과 동의한 구체화된 과제를 수행하고 완성하는 것"이다(AOTA, 2014). 이 기술은 참여자가 어떤 활동이나 과제를 설계하거나 완성하도록 구체화되었을 때 그것을 완성하도록 요구한다. 이것은 과제를 시작하기 전 참여자나 다른 사람이 정의한 것처럼 여러 단계들을 걸쳐서 성공적인 완성을 이룰 때까지 계속해야 하는 것을 의미한다. 예를 들어, 한 선생님은 학생들에게 활동분석(얼마나 재미있는 주제인가)에 대해서 10페이지 분량의 과제를 작성하도록 요구하였다. 유념하기는 주어진 모든 지시에 유념하고(그 지시에 주의집중하면서) 10페이지 분량의 과제를 작성할 소재를 제공하면서 학생은 과제를 완성할 때까지 계속 작성을 해야 한다. 이 기술은 어떤 특수한 방법으로 활동들을 완성할 필요가 있거나 다른 사람이 완성의 의미를 명시할 때 중요하다.

지식 적용과 관련된 처리기술 (Process Skills Related to Applying Knowledge)

선택하기(Chooses)

어떤 사람이 활동을 하는 동안 "도구의 적절한 유형과 갯수를 선택하고, 활동에 필요한 재료의 적절한 유형을 선택하면서 도구를 선택"하는 것이다. 선택하기는 또한 다른 사람이 구체적으로 도구나 재료를 사용하도록 지시했을 때, 이것들을 사용하도록 구체화된 도구나 재료들을 정확하게 선택하는 것을 말한다(AOTA, 2014). 선택하기는 그 활동에 대해 알려진 것과 활동을 완성하기 위해 필요한 사물(그리고 사물의 속성)에 대해 주의하도록 요구한다. 예를 들어, 당신이 샤워 실에서 머리를 감고 있을 때, 머리를 깨끗하게 잘 씻기 위해 샴푸를 선택하고 적절한 양을 선택해야 한다(그림 8-10). 활동에 이런 기술이 어느 정도 필요한지 결정할 때 그 활동 동안 사용할 사물에 대해서 생각해보자. 참여자는 특정 사물을 선택해서 사용할 필요가 있는가? 그 환경에서 선택할 다양한 사물들이 있는가? 참여자는 사용될 사물의 특별한 유형을 결정할 필요가 있는가? 참여자는 사용할 사물과 재료의 수 및 양을 결정하거나 지시받은 사물과 재료를 선택할 필요가 있는가?

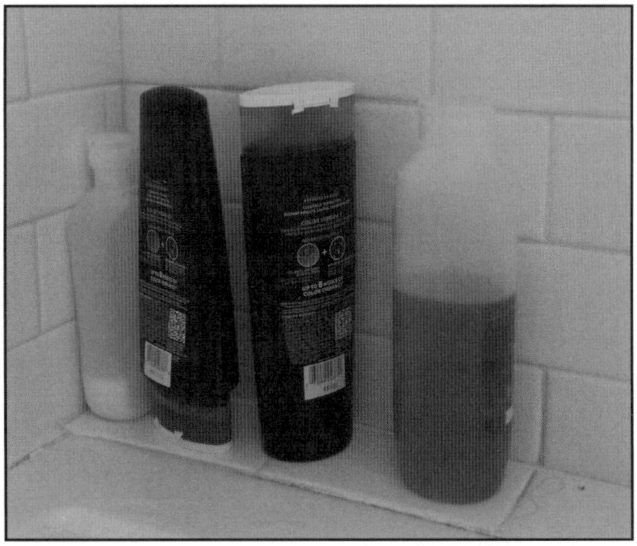

그림 8-10. 사람들은 머리를 감을 때 샴푸 양을 적당하게 선택해야 한다.

사용하기(Uses)

사용하기 기술은 참여자가 의도했던 대로 도구와 재료를 적절하게 사용할 때 일어난다. 이것은 또한 사물을 안전하고 위생적으로 사용하는 것을 의미한다(AOTA, 2014). 예를 들어, 어떤 사람은 양치질할 때 머리카락이 아니라 치아에 칫솔질하기 위해 칫솔을 사용한다. 이런 기술은 활동을 하는 동안 사용할 사물이 있을 때 필요하다. 이 활동이 적절하게 사용되지 않으면 안전상 위험을 초래할 수 있거나 위생적 문제를 일으킬 수 있으며, 활동이 부정확하거나 미완성으로 끝날 수도 있다. 클라이언트가 사물과 재료를 사용하는 방법은 성공적인 작업 참여에 영향을 줄 수 있다. 어떤 활동에서는 참여자가 적극적으로 사용해야 할 사물과 재료가 활동과 관련이 있을 때 사용하기의 기술을 필요로 한다. 만약 특수한 방법으로 사물을 사용하거나 사물을 적절하게 사용하지 않아서 안전과 위생의 위험이 증가한다면 이 기술의 요구는 높아질 것이다.

다루기(Handles)

다루기의 처리기술은 "도구나 재료가 손상되고, 미끄러져서 놓치고, 움직이며, 아래로 떨어지는 것을 참여자가 예방하면서 적절한 방식으로 이들을 지지하고 안정시키는 것"을 요구한다(AOTA, 2014, p. S25). 수많은 활동의 대해서 성공적인 참여는 사용할 사물을 다루는 참여자의 능력에 의존한다. 예를 들어, 에그 스크램블을 만드는 과정에서, 참여자는 계란이 너무 미숙하게 깨지지 않도록 하기 위해 그것을 다루는 방법을 이해해야 한다. 이것은 운동기술이 아니라 처리기술이기 때문에 사물을 다루는 방법을 이해하고, 그 이해를 바탕으로 활동을 실행하는 정신적 기술이라는 것을 유의하는 것이 중요하다. 이 기술을 보여주는 사람은 그 활동의 사물과 사물의 속성에 대해서 알고 있는 것을 바탕으로 다양한 사물들을 다르게 다룰 것이다. 우리는 매일 기본적으로 사물을 다루고 보호한다. 당신이 장바구니 가방을 집을 때, 가방 아래 부분을 잡아서 찢어지거나 놓치지 않게 하며, 바닥에 떨어트리는 것을 예방할 수 있다. 부엌에서는 장바구니 가방을 던지지 않고 조심스럽게 다뤄서 식탁이나 테이블 위에 놓는다.

질문하기(Inquires)

사람들은 "말이나 글로 필요한 정보를 구하거나 요청할 때" 질문하기(inquires) 기술을 사용하며, "과제나 환경에 대해서 충분히 안내를 받고 즉각적인 사전인식(immediate prior awareness)을 가지고 있을 때"는 정보를 요청하지 않는다(AOTA, 2014, p. S25). 질문하기는 필요할 때 사람에게 질문을 하거나 문서로 된 정보를 읽거나 정보를 탐색하는 것을 포함한다. 질문하는 것이 절적하다고 생각할 때, 활동이나 과제에 친숙하지 않을 때, 아니면 활동이나 환경에 대해서 충분한 안내가 없을 때 질문을 한다(활동이나 환경이 그 사람에게는 새로운 것이다). 특정 새로운 활동은 참여자가 더 많은 정보를 얻기 위해 질문을 하도록 한다. 예를 들어, 완성할 과제가 주어졌을 때, 학생은 문서양식의 지시사항을 보고 더 많은 정보를 얻기 위해 선생님에게 질문을 할 수 있다. 기술을 이용한 정보시대에 많은 질문들은 온라인에서 이뤄질 수 있다. 우리는 '정원가꾸기'와 같은 새로운 작업에 종사할 수 있으며, 어떤 특정의 장소에서 어떤 식물을 키우는 것이 좋을지 온라인을 통해 탐색할 수 있다. 새로운 정보를 습득해야 하는 활동들과 참여자에게 생소하게 느껴지는 활동들에 대해서 질문하기의 처리기술이 필요하다. 활동이 익숙하지만 새로운 환경에서 수행하거나 사물이 어색한 경우에도 참여자는 질문을 할 수 있을 것이다.

시간 조직과 관련된 처리기술 (PROCESS SKILL RELATED TO TEMPORAL ORGANIZATION)

시작하기(Initiates)

시작하기는 참여자가 "주저함이 없이 활동에서 요구된 각 단계나 행동을 시작"하도록 요구한다(AOTA, 2014). 이것은 참여자가 각 활동의 단계를 멈춤 없이 부드럽게 시작할 수 있는 것을 의미한다. 우리가 활동을 시작할 때 어떤 행동으로 첫 단계를 시작하지만, 한 단계에서 다음 단계로 넘어갈 때는 계속해서 다시 시작하기를 해야 한다. 예를 들어, 양치질을 하는 동안, 참여자는 한손으로 칫솔질을 시작해야 한다. 참여자는 처음에 치약을 잡는 것을 시작해야 하고, 그 다음 치약의 뚜껑을 벗기고 차례로 다음을 행동한다. 활동의 각 단계에서 참여자는 행동을 시작할 필요가 있다.

계속하기(Continues)

계속하기 기술은 참여자가 중단 없이 행동을 해야 할 때 관찰할 수 있다. 참여자가 "활동을 일단 시작하면 중단이나 지연 없이 행동이 완성될 때까지 계속"한다(AOTA, 2014). 계속하기 행동이나 기술은 활동의 완성이나 더 큰 효과를 고려한다. 예를 들어, 샤워실에서 머리를 감을 때 거품이 없어질 때까지 계속 헹구어야 한다. 만약 그렇게 하지 않으면 머리감기 과제는 정확히 완성되지 않는다. 계속하기의 기술을 요구하는 활동은 참여자가 중단 없이 어떤 정해진 시간 동안 계속적인 행동을 수행하는 단계를 포함한다.

순서지키기 (Sequences)

순서지키기는 "논리적이고 효과적인 순서로 과제의 단계를 수행하는 것"이다. 이런 기술의 예로는 단계들의 순서가 무작위적이지 않고, 행동이나 단계의 부적절한 반복이 없는 것을 요구한다(AOTA, 2014). 활동의 순서는 어떤 행동이 다른 행동 뒤에 일어나도록 선택할 수 있는 활동 코스를 만들며, 활동을 하기 전이나 하는 동안 적절한 진행을 결정할 때 필요한 정신적 처리기술이다. 대부분의 활동은 특정한 순서로 다양한 단계를 포함하고 있는데 이런 활동들은 더 높은 기술 수준을 요구한다.

종결하기 (Terminates)

적절한 시간 내에 활동을 끝내고 안전함과 적절함을 더 이상 지속할 수 없을 때 종결하기 기술이 필요하다. 이것은 또한 "어떤 과제의 특수한 단계나 행동을 멈추는 것"이다(AOTA, 2014). '종결하기' 기술이 없다면, 우리는 활동을 오랫동안 지속해야만 하고, 손상이 발생하거나 더 이상 계속할 수 없을 정도가 되어도 멈출 수가 없다. 이 기술은 활동을 효과적이고 정확하게 완성하는데 필수적이며 안전에도 중요하다. 예를 들어, 양치질을 하는 사람은 칫솔질을 멈춰야 할 시점을 알아야 하고, 그렇지 않다면 잇몸, 턱 안쪽, 치아 등에 손상이 발생할 수 있다. 종결하기는 대부분의 활동에서 필요한 기술이기도 하지만, 참여자가 적절한 시간에 멈추거나 종결하지 않을 경우 안전을 위협하는 활동에 대해서는 훨씬 더 높은 수준의 종결이 요구된다. 또한 다양한 단계를 구성하는 활동에 대해서는 더 큰 요구가 있으며, 다음 단계로 이어가기 위해서는 그 이전 단계의 결과에 따라 변할 수 있다.

공간과 사물을 조직화하는 처리기술 (Process Skills Related to Organizing Space and Objects)

찾기/위치 알아내기 (Searches/Locates)

찾기와 위치 알아내기는 참여자가 주변 환경을 탐색하고 눈으로 보고 만지면서 사물이나 재료를 찾는 것이다. 찾아내기(searching)는 논리적인 방법으로 일어나야 하고, 가까운 주변 환경 내 또는 외부를 둘러서 확인하는 것이다(AOTA, 2014). 이것의 예로는, 열쇠를 찾는 경우이다. 당신은 집 환경을 둘러보고 가방 안에 있다는 것을 알아야 한다. 만약 당신이 찾지 못한다면, 열쇠가 있을 만한 다른 장소, 즉, 현관문 밖, 현관 문 근처, 자동차 내부, 친구 집 등으로 찾아 나선다. 일상의 수준에서 보면, 우리는 대부분의 자조활동을 하는 동안 사물을 찾고 위치를 알아낸다. 아침에 매일하는 일과를 돌아보고, 얼마나 자주 주변 환경을 훑어보고 자주 사용하는 사물을 찾아야 하는지 생각해보자. 양치질을 할 때, 칫솔과 치약이 어디에 있는지 주변을 살펴볼 것이다(아마 느낄 것이다). 만약 물건이 항상 같은 장소에 보관되어 있다면 찾는 것은 그렇게 어려운 일이 아니지만, 여전히 필요한 물건을 찾기 위해 환경을 살펴볼 것이다. 사물의 수가 많고 위치가 복잡할수록 찾는 기술이 더 요구된다.

모으기(Gathers)

활동에 사용될 필요한 도구와 재료를 어떤 공간에 집합시키기 위해서는 모으기(gathers) 능력이 요구된다. 모으기는 "필요한 도구와 재료를 함께 모두 모으는 것, 엎지르거나 떨어트린 도구와 재료들을 닦는 것, 잘못 놓은 사물을 제자리에 갖다 놓는 것"을 모두 포함한다(AOTA, 2014). 예를 들어, 모으기 기술은 요리를 하는 동안 필요하다.

에그 스크램블을 만드는 활동을 시작하기 위해 참여자는 계란, 팬, 주걱, 오일을 모아야 하고 재료들을 스토브(조리대)에 가져가야 한다. 이런 기술은 사물이나 재료를 한데 모아서 재료들을 특정 작업대나 환경 내에 가져가는 활동을 하는데 필요하다. 모으기 기술을 요구하는 활동의 예로는 정원 가꾸기, 스키타기, 쇼핑하기 등이 있다.

조직화하기 (Organized)

조직화하기는 "참여를 촉진할 수 있는 방법으로 활동에 필요한 사물들의 위치를 잘 정하고 논리적으로 배열하는 능력을 말하며, 너무 복잡하지도 않지만 너무 펼쳐놓지도 않는 적당한 양상이다. 사물을 조직화하는 것은 그 공간이나 활동이 발생하는 공간들에서 일어나야 한다(AOTA, 2014). 한 예로, 종이에 글을 쓰는 활동에 대해 생각해보자. 어떤 학생이 글 쓰기에 대해서 활동분석을 한다면, 그녀는 책, 노트, 안경, 커피나 차, 펜, 연필, 스크래치 종이 등을 손 닿는 곳에 놓고 글 쓰는 탁자 위를 잘 조직화해서, 컴퓨터로 타이핑할 때 이러한 사물을 쉽게 활용할 수 있어야 한다. 어떤 활동을 할 때 참여자가 얼마나 조직화해야 하는지는 사물을 얼마나 사용하고 얼마나 효율적으로 접근할 수 있는지에 달려 있다. 만약 활동이 빨리 효율적으로 이뤄져야 할 필요가 있다면 조직화하는 능력에 대한 요구가 증가한다. 그러나 반드시 사물의 양과 사물 그 자체가 조직화의 요건을 결정하지 않는다. 어떤 활동은 활동하는 동안 조직화가 거의 필요하지 않는 경우도 있다. 예를 들어, 차를 만들 때, 참여자에게 차를 만들기 위한 사물의 조직화에 대한 요구를 거의 하지 않는다. 또한 사회적 요구가 필요한 활동에서도 조직화에 대한 요구가 있을 수 있는데, 얼마나 많은 참가자를 조직화해야만 다른 사람들을 이끌어 갈 수 있는지에 대한 기대가 있는 경우이다. 어떤 작업환경에서는 정리정돈되지 않은 책상이 수용적일 수 있지만, 반면에 다른 환경에서는 책상이 정리정돈되어 필요한 재료를 쉽게 효율적으로 찾을 수 있어야 한다(예: 정리정돈된 문서를 일일이 찾아낼 필요 없이).

되돌려놓기(Restores)

어떤 활동을 하면서 "사물, 도구, 재료 등을 제자리에 갖다 놓는 것"은 '되돌려놓기(restores)'를 할 수 있는 기술이다. 이것은 사물을 적절한 장소에 되돌려 놓는 것에서부터 활동을 처음 시작한 상태로 되돌려 놓는 것까지 포함한다(AOTA, 2014). 예를 들어, 당신이 샤워를 하면서 머리를 감을 때, 처음 보았던 곳에 샴푸를 되돌려 놓고, 샤워 문이나 커튼을 닫아서 그 공간을 다음에 다시 사용할 수 있는 상태로 되돌려 놓는다. 우리는 하루 동안 다양한 수준으로 사물이 있어야 할 곳에 있도록 되돌려 놓는다. 우리가 어떤 메시지를 기록할 때, 펜과 종이를 가져와서 기록을 하고 이것들을 처음 있던 곳에 재위치 시킨다. 되돌려놓기 수준이 높은 경우는 단지 작은 사물을 적절한 장소에 돌려놓는 것이 아니라 어떤 상태로 되돌려 놓아야 하는 환경이다. 한 예로 어떤 파티를 주최하고 난 후 필요한 행동에서 확인할 수 있다. 우리는 모든 쓰레기를 쓰레기통에 버려야 하고, 가구를 제자리로 옮기고, 바닥이나 테이블에 흩어진 찌꺼기나 물기를 닦으며, 접시나 그릇을 원위치에 갖다 놓아야하며, 이 밖에도 눈에 보이는 수많은 사물들을 제자리에 갖다 놓아야 한다(예: 이것은 파티가 얼마나 화려했는지에 따라 다르다). 되돌려 놓는 기술이 얼마나 요구되는지는 활동에 사용된 사물의 수, 원래의 보관위치와 다르게 되돌려 놓아진 정도, 특수한 상태로 환경을 되돌려 놓는데 필요한 사회적 요건 등과 관련이 있다.

찾아가기(Navigates)

찾아가기는 "그 활동이 일어나고 활동이 일어난 곳의 사물들과 상호작용하는 환경에서 움직이고, 환경속의 다른 사물들이나 사람들과 부딪히지 않고 그들의 팔과 몸, 휠체어가 움직이는 것"이다(AOTA, 2014). 찾아가기는 "어떤 공간에서 다른 사람과 사물과 상호작용하고 충돌 없이 움직이는 방법을 결정하는 처리기술"이다. 우리는 팔, 다리, 몸통을 움직이며 어떤 환경의 주변을 돌아다니고 있을 때, 움직이는 방법과 안전을 확신하는 방법에 대해 끊임없는 결정을 한다. 아침에 당신이 침대에서 일어났을 때를 생각해

보자. 당신은 침대에서 일어나 앉고 그 다음 화장실로 걸어갔을 것이다(단지 추측이고, 사람들이 항상 아침에 멈추는 곳이다). 당신이 화장실을 성공적으로 가기 위해서는 침대 주변을 돌고 주변에 부딪히는 물건이나 본인을 다치게 하는 물건이 없는(예: 고양이를 밟는 경우) 환경을 통과해서 찾아갔었을 것이다. 어떤 활동에서 '찾아가기' 기술이 어느 정도 요구되는지 결정할 때 그 사람이 얼마나 많이 움직여야 하는지 생각해 보아야 한다. 참여자가 물건 주변을 거닐거나 몸 전체를 움직여야 할 필요가 있는가? 참여자가 팔이나 다리를 사용할 때 사물을 피할 필요가 있는가? 예를 들어, 부엌에서 찬장으로 접시를 올려놓아야 할 경우이다. 그 사람은 공간에서 팔을 움직여야 하고 찬장의 문이나 선반 주변에 팔과 손이 부딪히지 않도록 잘 다루어야 한다.

적응 수행과 관련된 처리기술

(Process Skills Related to Adapting Performance)

알아차리기/반응하기 (Notices/Responds)

'알아차리기'나 '반응하기'의 능력은 참여자가 "과제에서 제공된 단서나, 공간적인 배열 또는 활동에 사용된 사물의 정렬에 대해 바로 적절히 반응"하도록 요구한다. 이런 모든 단서들은 사람이 아니라 환경이나 사물에 의해서 제공된 시각적, 청각적, 촉각적 또는 온도의 단서들이다(언어적 단서는 포함 안 됨)(AOTA, 2014). 예를 들어, 계란 스크램블을 만들 때, 참여자는 팬의 계란이 굳어지는 것을 알아차리고 젓어야 한다. 그는 손에서 팬의 열기를 느낄 수 있고 화상을 염려하여 피하려고 움직여야 한다. 그는 부엌에 있는 싱크대 서랍이 열려져 있는 것을 알아차리고 닫아야 한다. 우리는 하루 동안 많은 활동을 하면서 알아차리기와 반응하기의 능력을 사용한다. 활동을 안전하고 효과적으로 수행하기 위해서는 알아차리기/반응하기가 요구된다. 우리가 만약 움직이는 사물, 불안전한 환경, 안전이 고려되는 사물 등에 대해 알아차리고 반응하는 능력이 없다면, 상해를 입을 수 있거나 심지어 사망할 수 있는 상황에 처할 수 있다. 운전을 하거나 자전거 탈 때를 생각해보아라. 당신은 가는 길에 다른 차나 교통수단에 대해 알아차리거나 반응을 해야 한다. 만약 그렇지 않으면 당신이 타격을 받거나 다른 사람을 다치게 할 수 있다. 알아차리기와 반응하기 능력은 정보를 얻고 처리하고 그 정보에 대해 반응하는 감각 기능을 사용해야 하는 많은 활동에 필요하다. 활동이 일어나는 환경에 근거하여 참여자에게 행동을 취하거나 활동하면서 사용된 사물에 반응하도록 요구하는 활동들(예: 참여자나 다른 사물에 관련된 사물의 위치)은 알아차리기/반응하기의 능력을 요구한다.

조정하기(Adjusts)

활동에 참여하는 동안 '조정하기' 기능은 성공적인 참여를 위해 때론 필수적이다. "조정하기(adjusting)는 다른 작업장으로 옮겨가는 행위인데, 다른 도구나 재료를 사용할 때나 활동을 하는 동안 직면한 문제와 도전을 극복하기 위해 사물을 조절할 때"이다(AOTA, 2014). 이것은 처리기술로써 어려움에 직면했을 때 환경이나 사물을 변화시키기 위해 참여자가 만드는 의지의 선택이다. 예를 들어, 어떤 학생이 학교에서 공부를 하려고 하는데 그 교실에 소음이 너무 크다면 다른 교실로 옮겨가서 공부하도록 조정해야 할 것이다(책과 공부에 필요한 물품들을 가져감). 조정하기는 환경을 옮겨가는 것뿐만 아니라 사용하고 있는 사물도 해당된다. 예를 들어, 당신이 샤워하면서 머리를 감을 때 물의 온도가 너무 뜨겁거나 차갑지 않게 온도를 조정할 수 있다. '조정하기' 기술을 요구하는 활동은 환경이나 사물 및 재료가 변경될 수 있는 활동이다. 참여자는 문제가 발생될 때 환경을 선택하고 변경할 수 있는 자유가 있는가? 사물과 재료를 사용하기 위해서 조정할 필요가 있는가? 활동하는 동안 발생할 수 있는 문제나 잠재적 도전이 있어 참여자가 이러한 도전과 문제를 조정할 필요가 있는가?

맞추기(Accommodates)

우리는 "활동을 하는 동안 실수나 비효과적인 수행을 예방하기" 위해 종종 맞추기(accommodates)를 해야 하거나 행동을 변화시켜야 한다(AOTA, 2014). 맞추기는 적응을 위해 또는 적응하기 위해 여유를 만드는 것을 의미한다(*Mosby's Dictionary of Medicine*, 2006). 우리에게 맞추기를 요구하는 활동들은 다양한 조건을 제공하거나, 활동하는 동안 조건을 변화시키는 잠재성을 제공하는 것들이다. 우리는 도전한 활동에 성공적인 완수를 위해 변화나 도전에 대해 조절하기(adjusts)와 맞추기(accommodates)를 할 수 있어야 한다. 예를 들어, 만약 식료품을 사기 위해 쇼핑을 하고 있는데 쇼핑카트 바퀴에 문제가 있고 똑바로 구르지 않는다는 것을 알게 되었다면, 그 가게에 있는 물건과 부딪히지 않도록 하기 위해 카트를 다른 방법으로 밀면서 끌어갈 것이다. 우리는 의지적인 노력을 하지 않고 매일 발생하는 실수를 피하기 위해 행동을 조절한다. 당신이 직장이나 학교로 가기 위해 항상 다니던 도로가 공사로 인해 폐쇄된 것을 알게 될 때, 당신의 경로를 맞추거나 변화시켜야 한다. 만약 어떤 친구가 당신이 공부를 하고 있는데 절실하게 대화를 원하면서 전화를 한다면, 당신은 스케줄을 조절하여 시간을 내어 친구와 대화를 위해 맞춘다.

이익되기(Benefits)

"어떤 실수나 문제가 발생될 때, 우리는 그런 문제들이 다시 일어나거나 계속해서 발생하는 것을 예방"함으로써 이득을 얻는다(AOTA, 2014). 우리가 문제들이 왜 일어나고 다음에 그런 문제들을 어떻게 피하는지 처리하는 능력은 도전을 극복할 잠재성을 가진 활동들의 성공을 확신할 수 있는 기술이다. 예를 들어, 참여자가 스크램블을 만들려고 계란을 너무 강하게 다루어 깨뜨려 버렸다면, 다음에는 계란은 좀 더 조심해서 다뤄야겠다는 생각을 하면서 선험적 경험을 통해 도움을 받을 것이다. 이익되기의 기술은 활동할 때 이용할 수 있는 것으로, 참여자는 행동에서 배우고 선험적 경험을 활용해서 실패나 비효과적인 과제수행을 예방할 것이다.

사회적 상호작용 기술 (SOCIAL INTERACTION SKILLS)

작업치료 ***실행체계***에 따르면, 사회적 상호작용은 "사회적 상호관계의 지속적인 흐름 속에서 관찰된다" (AOTA, 2014, p. S26). 작업치료 ***실행체계*** 목록에 있는 사회적 상호작용 기술은 Fisher와 Griswold(2008)가 만든 사회적 상호작용 사정(the Evaluation of Social Interaction Assessment)에 포함된 기술에 근거하고 있다. 이 사정도구에서 연구자들은 사회적 상호작용 기술의 7가지 범주를 제시하였으며, 이 모든 기술들은 성공적인 작업을 지원할 수도 있지만 방해할 수도 있다고 하였다(Simmons, Griswold, & Brett, 2010). 우리가 사회적으로 상호작용하고 욕구와 사고를 효과적으로 의사소통하는 것은 시간이 필요한 기술이다. 하루를 생각해보면, 우리는 종이에 편지를 쓰거나 문자 메시지를 보내는 등 직접적이거나 간접적으로 다른 사람과 상호작용을 한다.

우리가 다른 사람들과 상호작용하는 행동들은 사회적 상호작용 기술의 한 부분이다. 우리가 다른 사람들과 어떻게 행동하고 처신하는가는 다른 사람에게 자신에 대해 무언가를 이야기하는 것이다. 듣는 사람과 말하는 사람사이의 물리적 공간을 적절하게 유지하는 것도 사회적 기술의 한 부분이다. 적절한 대화로 시작하고, 대화를 주고 받으며, 말하는 사람에게 적절하게 반응하는 것도 또한 사회적 기술이다. 상호작용이 어색하게 느껴지는 사람에 대해서 아니면 사회적 기술이 부족한 사람과 대화할 때 느끼는 감정을 생각해보자. 다른 사람이 어떤 행동을 보여주었을 때 당신은 불편을 느꼈는가? 이야기 주제 선택이 부적절하였는가? 대화하는 동안 신체적으로 소음을 내면서 무례하게 했는가? 나쁜 욕설을 하였는가? 대화하는 동안 시선을 멀리하고 다른 곳에 주의를 돌렸는가? 이 모든 것들은 사회적 상호작용 기술이 부족해서 의사소통의 효과성을 감소시키는 예들이다.

표 8-3
사회적 상호작용 기술(Social interactions skills)

접근하기/시작하기 (approaches/starts)	규제하기 (regulates)	시간 재기 (times duration)
결론짓기/끝내기 (concludes/disengages)	질문하기 (questions)	교대하기 (takes turns)
말하기 (produces speech)	대답하기 (replies)	조화로운 언어 사용하기 (matches language)
몸짓으로 표현하기 (gesticulates)	드러내기 (discloses)	명백히 하기 (clarifies)
유창하게 말하기 (speaks fluently)	감정 표현하기 (expresses emotion)	인정하기와 용기주기 (acknowledges and encourages)
마주하기 (turns toward)	동의하지 않기 (disagrees)	공감하기 (empathizes)
바라보기 (looks)	감사하기 (thanks)	유념하기 (heeds)
자신의 위치 정하기 (places self)	전환하기 (transitions)	맞추기 (accommodates)
접촉하기 (touches)	반응시간 조율하기 (times response)	이익되기 (benefits)

어떤 활동에서 사회적 상호작용 기술의 요구는 특별한 활동에 대한 사회적 요건에 매우 많이 의존한다. 예를 들어, 사회적 기술 즉, 친구들과 볼링을 할 때, 필요한 사회적 기술은 토너먼트 경기에서 볼링을 할 때 필요한 것과는 매우 다르다. 따라서 대화에서 사용하는 언어, 물리적 공간의 사용, 접촉, 신체적 동작언어, 주고받는 대화, 개인적 화답 등은 상황이나 사회적 요건에 따라 다양할 수 있다. 일반적으로 사람들은 한 상황에서 특정 사회적 상호작용 기술의 단위로 사용하고 다른 상황에서는 다른 사회적 상호기술의 단위를 사용하는 것은 상식적이다. 당신은 집에서 친구나 가족에게 하는 것처럼 학교에서도 같은 방식으로 의사소통을 하는가?

사회적 상호작용 기술은 대면 상황과 실제 상황보다 더 많은 것을 요구한다. 사회적 상호작용 기술은 전화 통화와 온라인 커뮤니케이션을 수행할 때도 필요하다. 어떤 약어의 사용은[(예: 큰소리로 웃다("laugh out loud"), 큰웃음(LOL)] 문자 메시지, 인스턴트 메시지 또는 전자메일에서 공식적으로 사용할 수 있는 의사소통 방법이 되었다. 따라서 의사소통과 사회적 기술은 가상적 환경을 포함하는 다양한 상황에서도 사용된다(표 8-3).

사회적 상호작용의 시작 및 종결과 관련된 사회적 상호작용 기술 (Social Interaction Skills Related To Initiating and Terminating Social Interaction)

접근하기/시작하기 (Approaches/Starts)

접근하기나 시작하기는 "사회적으로 적절한 예의를 갖추어 다른 사람과 상호작용을 시작하는 것"을 말한다(AOTA, 2014). 어떤 특수한 활동의 사회적 요건은 대화나 상호작용을 시작하는 것뿐만 아니라 사회적으로 적절하고 수용적인 것을 말한다. 어떤 사람에게 접근하고 상호작용을 시작하는 것은 다양한 활동과 다양한 배경상황에서 일어날 수 있다. 상호작용은 대면뿐만 아니라 가상적 환경에서도 일어날 수 있다. 웹 환경(web-based contexts)에서 타인과 대화를 시작하는 것은 적정할 수 있지만, 반면 다른 환경에서는 적절하지 않을 수 있다.

결론짓기/끝내기 (Concludes/Disengages)

"대화나 상호작용을 결론짓고 끝내는 것은 대화나 사회적 상호작용을 효과적으로 끝내는 기술"이다. 이것은 참여자가 토론 주제에 대해 마무리 멘트를 하거나 대화의 파트너 또는 관련된 사람들에게 감사 인사를 하고 토론을 마무리짓는 것을 요구한다(AOTA, 2014). 이런 기술은 말과 문서를 이용한 의사소통이나 상호작용을 위해 필요하다.

사회적 상호작용의 산물과 관련된 사회적 상호작용 기술 (Social Interactions Skills Related to Producing Social Interaction)

말하기 (Produces Speech)

말하기는 단어, 신호언어, 컴퓨터 활용 장치의 이용 등을 사용해서 일어날 수 있다. 말하기는 상호작용하는 동안 발생된 말이 명확하게 들리거나 발음되어야 한다(AOTA, 2014). 이것에 대한 예외는 신호언어(암시)를 사용하는 경우로 이때는 신호의 발생이 명확해야 한다.

몸짓으로 표현하기 (Gesticulates)

우리는 다른 사람들과 얘기하고 상호작용할 때, 단어를 사용하는 것뿐만 아니라 우리의 몸짓을 만들어 생각과 요구를 제시한다. 이것은 의사소통하기에 사회적으로 적절한 방법으로 몸짓을 사용하여 말하는 능력이다(AOTA, 2014). 당신이 대화할 때 팔, 머리, 몸동을 사용하는 방법은 다른 사람과 상호작용의 추가적인 요소를 제공한다. 당신은 양손을 등 뒤에 놓고 머리를 움직이지 않고 누군가와 얘기를 시작한다고 하자. 당신은 몸짓 기술이 효과적인 상호작용에 얼마나 필수적인지 확인하게 될 것이다. 이런 기술은 참여자가 무언가를 설명하고, 방향을 제시하고, 중요한 메시지를 전달할 때 특히나 중요하다(그림 8-11).

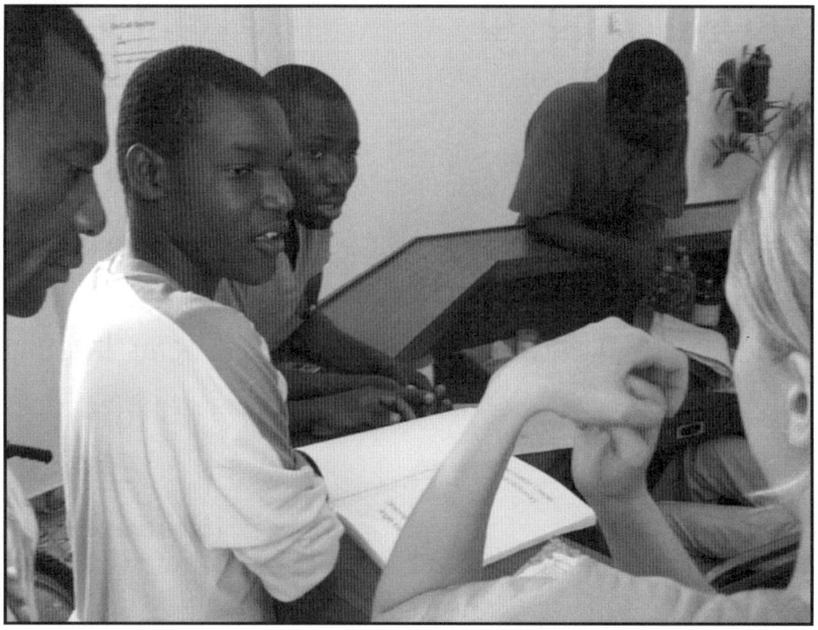

그림 8-11. 어떤 작업치료전공 학생이 신체언어를 활용하여 의학정보를 아이티 주민들에게 가르치고 있다.

유창하게 말하기
(Speaks Fluently)

유창하게 말하기는 말하는 사람이 또박또박 연속해서 일관된 페이스를 가지고 유창하게 말하는 기술이다. 유창하게 말하기는 마찬가지로 말할 때 부적절한 멈춤이나 완전히 잠잠해지는 것 없이 말하는 것이다(AOTA, 2014). 유창하게 말하기를 요구하는 많은 활동들이 있지만, 오래된 친구나 가족들과 얘기할 때는 높은 수준이 요구되지는 않는다. 그러나 연설이나 발표를 할 때는 유창하게 말하는 능력이 높은 수준에서 요구된다.

사회적 상호작용을 신체적으로 지지하는 것과 관련된 사회적 상호작용 기술
(Social Interaction Skills Related to Physically Supporting Social Interaction)

마주하기
(Turns Toward)

우리가 다른 사람들과 상호작용하면서 전달하는 많은 것들은 신체언어를 통해서 일어나고 다른 사람이 모인 집단과 상호관계를 할 때 우리가 취하는 자세에 따라 발생한다. 어떤 사람이 고개를 돌릴 때, "적극적으로 자신의 몸과 얼굴을 돌려 말하는 사람을 향해 위치"시킨다(AOTA, 2014). 이것은 사회적으로 그 사람이 상호작용하고 있고 적극적으로 참여하고 있다는 신호이다. 만약 당신이 앞에 있는 누군가와 대화를 하고 있을 때, 당신과 마주하는 것 대신에 주변을 보면서 당신에게 말하고 있다고 상상해보아라. 이것은 매우 이상하게 보일 것이다? 다른 사람과 상호작용하거나 대화에 참여하기 위해 다른 사람을 마주하고 그 사람도 우리를 볼 수 있도록 신체를 마주보는 자세로 위치시킨다. 이런 기술은 대면적 상호작용(face-to-face interaction)에 필요하며 대화에 참여하는 사람들은 자신의 몸과 머리를 자유롭게 바꾸어 마주한다.

바라보기(Looks)

우리가 신체언어를 사용하면서 의사소통하고 상호작용하는 또 다른 예의는 "바라보거나 상대방과 눈 맞춤"을 하는 것이다(AOTA, 2014). 눈 맞춤은 참여자가 상대방의 눈을 바라볼 때 일어난다. 이것은 상호작용할 때 일어날 수 있지만 계속 필요한 것은 아니다. 어떤 활동을 하거나 상호작용할 때 참여자에게 요구되는 눈 맞춤의 양은 그 활동의 사회적 요구에 달려 있다. 예를 들어, 취업 인터뷰 동안 참여자는 심사위원을 바라봐야 하고 눈 맞춤을 잘 해야 한다.

자신의 위치 정하기 (Place Self)

당신은 어떤 사람과 상호작용하는 동안 상대가 너무 가까이 다가와서 얘기를 해본 경험이 있는가? "자신을 적절한 위치와 거리에 두는 것"은 의사소통과 상호작용에 중요한 면이다. 이것은 한 사람이 다른 사람과 사회적으로 수용 가능한 거리 및 위치에 자신을 두는 기술이다(AOTA, 2014). 이런 기술이 요구되는 정도는 그 활동의 사회적 요건에 매우 의지하고 상호작용에 참여하는 사람들에게 사회적 수용성도 제공한다.

접촉하기 (Touches)

대화를 하는 동안 접촉 사용은 상호작용의 성공을 지지하거나 방해할 수 있다. 참여자는 "다른 사람들로부터 접촉을 수용하고 사회적으로 수용 가능한 예의의 범위에서 다른 사람과 신체적 접촉"을 할 수 있어야 한다(AOTA, 2014). 이 장에서 나머지 다른 사회적 상호작용 기술과 마찬가지로, 상호작용하는 동안 사회적으로 수용 가능한 접촉은 그 활동의 사회적 요건과 참여자의 문화에 많이 의존한다(그림 8-12).

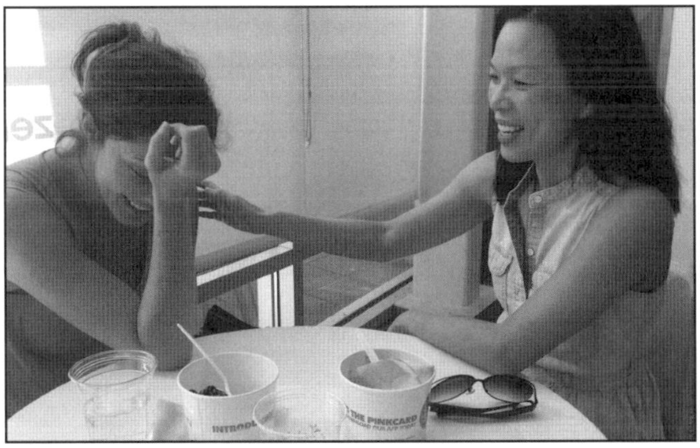

그림 8-12. 우리는 종종 접촉하기를 이용하여 말로 표현 못하는 감정을 나눈다.

규제하기(Regulates)

사회적 상호작용을 하는 동안 규제하기는 "메시지로 전달될 수 없는 반복적, 충동적 또는 무의미한 행동을 예방하는 것"이다(AOTA, 2014). 사회적 상호작용하는 동안 행동을 규제하는 것은 어떤 행동에 대해 기대를 가진 사람들과 상호작용하거나, 공공장소에서 일어나고 있는 상호작용에서 특별히 중요하다. 예를 들어, 사람들은 다른 사람들이나 그룹의 사람들과 대화하는 동안 트림을 하거나 등을 긁는 충동적 행동을 자제할 필요가 있다.

사회적 상호작용의 컨텐츠를 만드는 것과 관련된 사회적 상호작용 기술 (Social Interaction Skills Related to Shaping the Content of Social Interaction)

질문하기(Questions)

대화를 하는 동안 "질문을 하거나 정보의 요청 및 토론의 주제와 관련된 사실이나 자료를 요청하는 능력"은 성공적인 사회적 상호작용의 부분 중 하나이다. 기술적으로 질문하기는 관련된 정보의 요청에 필요하고 상호작용의 목적을 달성하도록 할 것이다(AOTA, 2014). 질문하기는 상호협동적이고 상호작용적인 대화의 일부분이다. 즉, 각 참여자는 관련된 사람이나 주제와 연관된 질문을 한다. 마찬가지로 질문하기는 참여자가 활동에 참여하고 그것을 잘 수행하기 위해 타인으로부터 정보를 요청해야 하는 활동들이라면 중요할 수 있다.

대답하기(Replies)

다른 사람과 대화하는 동안 대답하는 능력은 "서로가 적절하게 대화를 주고받음으로써 대화의 흐름을 유지할 때" 증명된다(AOTA, 2014). 참여자들은 어떤 질문에 답을 할 수 있거나, 또 다른 진술이나 해설을 가지고 논평할 수 있으며, 질문을 함으로써 의견을 말할 수 있다. 대답은 "음"처럼 간단한 발성일 수 있다. 반응 유형에 관계없이 서로에게 대답하고 반응하는 상호적 작용이 대화를 계속 유지하는 것이다.

드러내기(Discloses)

대화 및 상호작용하는 동안 '드러내기'는 "참여자가 자신의 감정, 의견, 사적인 정보를 표현할 때" 일어난다. 드러내기는 사회적 상호작용의 상황과 그 상황에 관련된 사람들을 위해 사회적으로 적절한 방식에서 이뤄져야 한다(AOTA, 2014). 어떤 사람에게 무언가를 드러내도록 요구하는 활동들은 개인적이고 사적인 정보를 공유해야 하는 것들이다. 드러내기가 일어나는 타이밍과 방식은 사회적 요건과 상호작용이 일어나는 상황에 달려 있다. 어떤 사회적 그룹에서 특정 사람이 매우 사적인 마음속의 감정을 드러낸다면 그것은 우호적이고 수용적이어야 한다. 다른 사회적 그룹에서 만약 같은 행위가 일어나면 쉽게 받아들여지지 않을 수도 있을 것이다.

감정 표현하기 (Expresses Emotion)

어떤 사람이 대화나 상호작용을 하는 동안 "자신의 감정을 표현할 때, 사회적으로 적절한 방식을 통하여 다양한 얼굴 표정과 행동"을 보인다(AOTA, 2014). 그 사람의 감정은 무엇을 말하고 있으며 어떤 것이 그 상황에서 적절한지 반영하고 있어야 한다. 예를 들어, 가족 구성원의 죽음을 얘기할 때 참여자가 크게 미소를 띠고 웃는다면 부적절할 것이다. 감정 표현은 사회적 참여를 하고 있는 참여자들 사이에서 일어나는 상호작용의 일부분이다. 감정 표현은 다른 사람의 생각과 느낌에 대해서 참여자들에게 정보를 제공한다. 우리는 대화를 이끌기 위해 다른 사람들의 얼굴 표정을 살핀다. 예를 들어, 당신이 친구에게 새로운 개념을 설명할 때, 완전히 이해했는지 혼란스러워 하는지 얼굴 표정만 봐도 구별할 수 있을 것이다. 또 다른 예로는, 참여자들에게 감정을 표현하도록 요구하는 활동들은 대화나 상호작용에서 사람들의 정서나 감정의 모습에 따라 달라지는 것들이다. 이것은 또한 감정의 표현을 기대하는 사회적 상황에서 중요하다. 예를 들어, 장례식장, 결혼식장, 선물을 받을 때 사회적으로 기대되는 정서적 표현을 생각해보자.

동의하지 않기(Disagrees)

대화를 하는 동안 참여자가 듣고 있는 것이나 토론하는 것에 동의하지 않을 때가 많다. 동의하지 않기 위해 그 사람은 "사회적으로 수용될 수 있는 방법으로 자신의 의견 차이를 나타낸다"(AOTA, 2014). 사회적으로 수용적이고 적절한 것은 사회적 요건과 상호작용이 일어나는 사회적 배경 상황(context)에 따라 다르다. 어떤 상황에서 그 사람의 말에 반대하는 것은 매우 부적절할 수 있다. 예를 들어, 만약 당신이 교회나 유대교 예배당에 앉아 있고 신부님이나 유대교의 랍비(rabbi)가 당신과 생각이 다른 설교를 하고 있는 상황에서 당신이 일어나서 그것에 대해 반대한다고 큰 소리로 말한다면 적절하지 않을 것이다. 그러나 친한 친구와 사적인 대화를 하고 있을 때 반대하는 의견은 매우 수용적일 수 있다. 이런 기술은 서로 무엇인가를 토론할 때, 언제 어떻게 동의하지 않는가를 결정하도록 요구될 수 있다. 이런 기술은 사회적 요구가 있는 상황에서 필요하며, 이런 사회적 요구들은 참여자가 의견의 차이를 얼마나 많이 표현하고 어떤 방식으로 표현하는가를 제한한다.

감사하기(Thanks)

우리가 선물, 칭찬, 서비스 등을 받을 때, 감사함을 표현하기 위하여 "감사함을 알릴 수 있도록 사회적으로 적절한 단어나 몸짓 사용"이 필요하다(AOTA, 2014). 이런 기술은 참여자가 그 환경에서 사회적 기대를 이해하고 다른 사람에게 적절하게 반응하는데 필요하다. 감사하기는 참여자가 선물이든 서비스든 무엇인가를 받는 활동에서 특히 중요하다. 참여자는 감사함을 언어적 표현뿐만 아니라 몸짓이나 감정으로 표현할 수 있어야 한다. 예를 들어, 당신이 레스토랑에서 음식을 주문하고 웨이터나 웨이트리스가 주문한 음식을 가져올 때, 공손하게 '감사합니다'라고 말하는 것이다. 사회적 상황에 따라 감사하기를 표현하는 방법은 언어적 표현을 넘어 확장될 수 있고 눈 맞춤, 미소, 포옹 등과 같은 신체적 표현이 있다.

사회적 상호작용의 흐름을 유지하는 것과 관련된 사회적 상호작용 기술 (Social Interaction Skills Related to Maintaining the Flow of Social Interaction)

전환하기(Transitions)

대화하는 동안 대화의 종결 없이 주제가 변할 수 있거나 바뀔 수 있다. 이것은 "한 주제에서 다른 주제로 부드럽게 대화의 방해 없이 옮겨갈 수 있는 기술"을 요구한다 (AOTA, 2014). 전환하기는 대화의 주제를 하나에서 다른 하나로 안내하는 화자뿐만 아니라 주제의 변화를 다룰 수 있는 청취자에 의해 나타날 수 있다. 한 주제에서 다른 주제로 옮겨가는 이런 역동성은 다양한 사회적 그룹이나 일상적인 대화에서 종종 일어난다. 한 주제에서 다른 주제로 옮겨가는 능력은 참여자가 상호작용을 따르고 계속 참여하도록 한다.

반응시간 조율하기 (Times Response)

다른 사람들과 대화하는 동안 정보의 교환은 상호간의 예절에서 일어난다. 이런 응답이나 반응은 "주저함이나 중단 없이 적절한 시간에서 일어나고, 말하는 사람은 반응할 타이밍을 생각"해야 한다(AOTA, 2014). 적절한 시간에 말하는 것은 서로간의 상호작용을 포함하는 많은 활동들에서 필요한 사회적 요건이다. 예를 들어, 레스토랑에서 음식을 주문할 때, 웨이터나 웨이트리스는 테이블로 와서 그 날의 추천요리를 설명한다. 손님은 반응할 타이밍을 생각하고 웨이터나 웨이트리스가 말을 마치면 주문하고 싶은 것을 말한다.

시간 재기 (Times Duration)

시간재기는 사람에게 질문하는 시점에 대해서 생각해 볼 수 있다. 즉, 대답이 평소 말을 마치려고 했던 시점을 고려할 때 생각했던 것보다 더 오랜 시간이 걸릴 수 있다. 반면에 반대의 경험을 가질 수도 있다. 예를 들어, 당신이 어떤 사람에게 복잡한 질문을 하고 그는 당신에게 간단한 질문과 '예', '아니오'와 같은 단순한 대답을 할 수 있다. 표현해야 할 복잡한 특성에 따라 적절하고 합리적인 시간 동안 얘기하는 능력은 '시간재기' 능력이다(AOTA, 2014). 말하는 사람이 시간을 재는 능력은 표현할 정보의 양과 그 상황의 사회적 요건들에 달려 있다. 구직 인터뷰와 같은 상황에서 구직자는 대답하는 시간을 감지하는 것이 중요하고, 그 결과

심사위원은 정해진 시간 동안 관련 없는 내용은 제외하고 충분한 정보를 구직자에게서 얻을 수 있을 것이다.

교대하기(Takes Turns)

참여자가 "상호간의 대화에 참여할 때 각 파트너에게 말하고 대화에 참여할 기회를 교대"로 준다(AOTA, 2014). 이런 기술은 다른 사람들이 말하고 상호작용하도록 각 사람들이 대화를 멈추도록 요구한다. 교대하기는 각 사람들에게 대화를 주도하게 하는 것이 아니라 관련된 사람들에게 얘기할 시간을 갖게 하는 것이다. 한 사람 이상 대화에 참여하거나 상호간의 의사소통을 기대하는 사회적 활동에서 '교대하기' 기술은 필요하다.

사회적 상호작용의 언어적 지지와 관련된 사회적 상호작용 기술 (Social Interaction Skills Related to Verbally Supporting Social Interaction)

조화로운 언어사용하기 (Matches Language)

거리를 걷다가 잡화점에 들러 수화를 사용하여 직원에게 말을 시작하는 것을 이치에 맞지 않다. 매우 큰소리로 그 사람에게 고함치며 말하는 것도 사리에 맞지 않다. 우리는 "활동 및 활동의 배경상황에 의존하여 사회적으로 적절한 목소리, 목소리 음색, 방언 등을 사용"하여 말을 어울리게 한다. 조화로운 언어사용하기(matching languages)는 또한 "사회적 파트너의 능력과 어울리는 언어의 수준을 선택하는 것을 포함"한다(AOTA, 2014). 이것은 어떤 활동의 사회적 요구가 언어의 종류를 세분화하여 사회적 상호작용을 하는 동안 사용하도록 할 때 특히나 중요하다. 예를 들어, 교회나 유대교 예배당에서 기대하고 있는 언어는 낮은 음량이고 존중될 만한 단어 사용(상스런 말이 아님)을 포함한다. 한편, 일반적인 바(bar) 또는 클럽에서 말의 음량과 음의 높이는 매우 다를 것이다. 사람들의 사회적 동반자를 이해하는 능력과 수준에 부합하는 언어 수준을 선택하는 것은 중요하며, 특별히 자신의 수준보다 인지적 수준이나 연령이 다른 사람들과 상호작용하거나 의사소통할 때에는 매우 중요하다. 아동과 얘기할 때, 말의 높낮이와 단어선택은 성인과 대화할 때 사용하는 것과는 매우 다르다.

명확히 하기 (Clarifies)

상호작용하는 동안 한 명이나 그 이상의 사회적 동반자가 대화 내용을 이해하지 못할 때가 종종 있다. 대화 속의 참여자(다양한 참여자)는 "비언어적이거나 제스추어를 사용하여 대화할 수 있고, 또한 그들이 이해하지 못하는 것을 암시와 같은 언어적 메시지로 표현"할 수도 있다. 사람들은 그러한 단서들에 응답할 때 명확해하고, 사회적 동반자가 대화를 이해하고 따를 수 있도록 반응한다(AOTA, 2014). 이것은 상호적 대화에서 일어나거나 새롭고 어려운 정보를 전달할 때 발생된다. 이런 기술은 특정 교육이나 강의에서 많이 요구된다.

인정하기와 용기주기 (Acknowledges and Encourages)

우리가 상호적으로 대화할 때, 인정하기와 용기주기는 "참여자가 무엇을 표현할 때 인정을 하고, 각 참여자가 대화에 참여하도록 용기를 주는 기술"이다. 이것은 또한 대화를 계속하도록 용기를 주거나 사회적 파트너가 계속 참여하도록 용기를 북돋아 주는 기술이다(AOTA, 2014). 이런 기술은 고개를 끄덕이거나 어깨를 으쓱해 하는 비언어적 수단으로 보통 표현된다. 당신이 최근에 가졌던 대화를 생각해 본다. 당신은 본인이 말하고 있었던 것을 그들이 들었다고 어떻게 아는가? 언어적이든 비언어적이든 사용했던 대화가 당신에게 계속 말하도록 용기를 주었는가? 우리는 종종 인정하기/용기주기와 같은 기술을 의식적으로 생각하지 않고 사용한다. 그러나 이러한 기술이 없다면 우리는 일시적이고 비생산적인 대화를 하고 미성숙하게 의사소통을 끝맺게 될 것이다.

공감하기(Empathizes)

다른 사람과 상호작용하는 동안 공감하기는 "사회적 파트너의 감정과 경험에 대해 동의하고, 공감하고, 표현함으로써 사회적 동반자를 위한 지지적인 태도"를 표현하는 것이다(AOTA, 2014, p. S26). 이런 기술은 대화의 주제가 사적이거나 논쟁적일 때 또는 마음이 힘들 때 필요하다. 한 명의 사회적 동반자가 상처받은 감정이나 개인적 어려움에 대해 표현하고 있는 상호작용에서 같이 대화하는 다른 사람들은 말과 행동으로 지지를 하고 감정을 이해하고 있음을 전달하면서 공감을 해야 한다. '공감하기'는 언어 또는 비언어적인 대화를 통해 일어날 수 있다. 울고 있는 사람의 어깨에 손을 얹는 것은 비언어적인 공감을 보여줄 수 있는 예이다. 어떤 사람의 감정과 그 사람의 몸의 위치도 마찬가지로 공감을 전달한다. 지지와 이해하기도 마찬가지로 단어의 선택에서 올 수 있으며, 이러한 것들은 상대를 위하는 진정성이 보여져야 한다.

사회적 상호작용의 적응과 관련된 사회적 상호작용 기술
(SOCIAL INTERACTION SKILLS RELATED TO ADAPTING TO SOCIAL INTERACTION)

유념하기(Heeds)

대화 목표를 성취하기 위해 참여자는 상호작용의 본래의 목적에 유의해야 한다. 이것은 참여자가 "상호작용의 의도에 초점을 둔 목표지향적인 동작, 말, 행동을 사용해야 하는 것"을 의미한다(AOTA, 2014). 기본적으로, 이것은 참여자가 주제에 벗어나지 않는 대화를 의미한다. 일반적으로 대화를 하는 동안 다양한 주제가 있을 수 있다. 참여자가 이런 주제에 대해 토론할 때 현재 사안에 대해 논의하도록 유념해야 한다(예: 참여자는 주제에서 벗어나지 않는 논의에 초점을 두어야 한다). 이것은 상호작용에서 참여자의 결과를 기대할 때 특히나 중요하다.

맞추기(Accommodates)

앞에서 언급했듯이, 우리는 맞추기를 처리기술에서 논의했었고, 이것은 부정확하고 비효율적인 과제수행을 예방하는 기술이었다(AOTA, 2014). 맞추기는 처리기술과 마찬가지로, 사회적 상호작용 기술에서도 "비효율적인 동작이나 행동을 예방하는 것"을 말한다. 맞추기의 사회적 상호작용 기술은 "부적절하고 비효율적인 사회적 의사소통이나 상호작용에 대한 예방"이다(AOTA, 2014). '맞추기'는 의사소통, 잘못된 의사소통, 사회적 혼란에서 실수를 막기 위해 필요하며 동작, 단어, 비언어적 표현 등을 수정하는 것을 의미한다. 우리는 사회적 통념이나 기대에 근거하여 놀라운 무언가를 보여주는 사람에게 우리의 대화를 맞출 수 있으며, 그 결과 우리는 사회적으로 부적절한 방식으로 행동하지 않는다. 예를 들어, 구직 인터뷰에서 구직자는 그의 행동과 언어를 인터뷰 상황과 심사위원의 행동과 기대에 맞추어야 한다.

이익되기(Benefits)

우리가 앞에서 언급하였듯이, 처리기술에는 이익되기(benefits)가 있다. 처리기술에서와 마찬가지로, 사회적 상호작용 기술의 이익되기는 "비효율적이고 부적절한 대화나 상호작용을 예방하기 위한 것"을 말한다. 이익되기는 이전의 실수로부터 배우고 다시는 그런 실수가 일어나지 않도록 하는 것을 의미한다. 사회적 상호작용에서 사람들은 특정한 방식으로 행동할 수 있으며, 그 행동이 비효과적이

활동 8-1

높은수준의 사회적 상호작용 기술을 요구하는 활동을 최소한 다섯 가지를 쓰시오. 필요로 하는 특수한 기술을 목록화 하시오.

고 사회적으로 수용되지 않을 수 있다는 것을 알 수 있다(AOTA, 2014). 사람들이 비효과적인 행동이 다시 일어나지 않는다는 것을 확신할 때 특정 사건을 경험했던 것은 이익이 될 수 있다(활동 8-1).

결론 (CONCLUSION)

수행기술은 사람들이 활동이나 작업에 참여할 때 보여질 수 있는 관찰 가능한 행동이다. 우리는 작업치료사로서 하루 단위로 클라이언트의 수행을 평가하고 사정한다. 우리는 클라이언트의 수행을 관찰하고, 그것들이 개선될 수 있는 방법이 무엇인지 찾고 있다. 어떤 활동을 위해 필요한 기술의 수준을 이해함으로써 수행이 어떤 방법으로 변화될 수 있는지 더 잘 이해할 수 있는 기초가 될 것이다. 아마도 이러한 것은 수행에 영향을 주는 환경 또는 작업일 것이다. 이 장에서 우리는 클라이언트의 기술 수준을 평가해서 아는 것뿐만 아니라 활동에 요구되는 기술의 정도까지 분석하고 있다. 만약 이 두 가지 관점에서 작업과 활동을 바라볼 수 있다면, 임상가들에게 클라이언트가 보다 많이 참여할 수 있도록 지지하는 방법을 제공해 줄 수 있을 것이다.

질문 (QUESTIIONS)

1. 수행기술은 신체 기능과 어떻게 다른가?
2. 우리는 어떤 활동에 얼마나 많은 기술들이 필요한지 어떻게 결정하는가?
3. 어떤 외부 요인들이 클라이언트들에게 필요한 기술 수준에 영향을 주는가?
4. 작업치료사들은 임상에서 수행기술을 어떻게 사용하는가?
5. 수행기술에서 높은수준을 요구하는 활동을 하나 적어 본다.

활동 (ACTIVITIES)

1. 샤워실에서 머리 감는 활동을 계속 분석해서 **활동 8-2**를 완성한다.
2. 이 책의 전반에서 당신이 하고 있는 작업을 분석하고, 부록 B에 있는 작업기반 활동분석의 섹션 11을 활용한다.
3. 세 가지 수행 영역을 요구하는 일상 활동을 선택한다. 부록 B의 섹션 11을 이용해서 필요한 수행기술을 분석하고 가장 많이 요구되는 것을 결정한다.

활동 8-2

일반적으로 생각하여 샤워실에서 머리감기를 할 때 요구되는 수행기술을 결정하라. 간략하게 각 수행기술들이 어떻게 사용되는지 기술하고 어느 정도의 기술이 필요한지 체크하라. 만약 수행기술이 이 활동에서 요구되지 않으면 아래 표에서 '없음'으로 체크하라.

기술	없음	낮은기술	중간기술	높은기술	기술 사용의 예
운동기술					
정렬하기(Aligns)					
안정화하기(Stabilizes)					
자세 취하기(Positions)					
도달하기(Reaches)					
몸 굽히기(Bends)					
쥐기(Grips)					
조작하기(Manipulates)					
협응하기(Coordinates)					
이동하기(Moves)					
들어올리기(Lifts)					
걷기(Walks)					
옮기기(Transports)					
조절하기(Calibrates)					
이어가기(Flows)					
인내하기(Endures)					
페이스 유지하기(Paces)					
처리기술					
페이스 유지하기(Paces)					
주의집중하기(Attends)					
유념하기(Heeds)					
선택하기(Chooses)					
사용하기(Uses)					
다루기(Handles)					
질문하기(Inquires)					
시작하기(Initiates)					

(계속)

활동 8-2 (계속)

기술	없음	낮은기술	중간기술	높은기술	기술사용의 예
처리기술					
계속하기(Continues)					
순서지키기(Sequences)					
종결하기(Terminates)					
찾기/위치 알아내기 (Searches/locates)					
모으기(Gathers)					
조직화하기(Organizes)					
되돌려놓기(Restores)					
찾아가기(Navigates)					
알아차리기/반응하기 (Notices/responds)					
조정하기(Adjusts)					
맞추기(Accommodates)					
이익되기(Benefits)					
사회적 상호작용 기술					
접근하기/시작하기 (Approaches/starts)					
결론짓기/끝내기 (Concludes/disengages)					
말하기(Produces speech)					
몸짓으로 표현하기 (Gesticulates)					
유창하게 말하기 (Speaks fluently)					
마주하기(Turns toward)					
바라보기(Looks)					
자신의 위치 정하기 (Places self)					
접촉하기(Touches)					
규제하기(Regulates)					

(계속)

활동 8-2 (계속)

기술	없음	낮은기술	중간기술	높은기술	기술사용의 예
사회적 상호작용 기술					
질문하기(Questions)					
대답하기(Replies)					
드러내기(Discloses)					
감정 표현하기 (Expresses emotion)					
동의하지 않기 (Disagrees)					
감사하기(Thanks)					
전환하기(Transitions)					
반응시간 조율하기 (Times response)					
시간재기 (Times duration)					
교대하기(Takes turn)					
조화로운 언어 사용하기 (Matches language)					
명백히 하기(Clarifies)					
인정하기와 용기주기 (Acknowledges and encourages)					
공감하기(Empathizes)					
유념하기(Heeds)					
맞추기(Accommodates)					
이익되기(Benefits)					

참고문헌
(REFERENCES)

American Occupational Therapy Association. (2014). Occupational therapy practice framework. Domain and process (3rd ed.). *American Journal of Occupational Therapy, 68*(Suppl. 1), S1-S48. Retrieved from http.//dx.doi.org/10.5014/ajot.2014.682006

Boyt Schell, B., Gillen, G., & Scaffa, M. (2104). In B. A. Boyt Schell, G. Gillen, & M. Scaffa (Eds.), *Willard and Spackman's occupational therapy* (12th ed., pp. 1229-1243). Philadelphia, PA: Lippincott Williams & Wilkins.

Fisher, A. G., Bryze, K., Hume, V., & Griswold, L. A. (2007). *School AMPS. School version of the assessment of motor and process skills* (2nd ed.). Fort Collins, CO: Three Star Press.

Fisher, A. G., & Griswold, L. A. (2010). *Evaluation of social interaction* (2nd ed.). Fort Collins, CO: Three Star Press.

Fisher, A. G., & Jones, K. B. (2011a). *Assessment of motor and process skills. Development, standardization, and administration manual* (7th ed. rev.). Fort Collins, CO: Three Star Press.

Fisher, A. G., & Jones, K. B. (2011b). *Assessment of motor and process skills: User's manual* (7th ed. rev.). Fort Collins, CO: Three Star Press.

Mosby's dictionary of medicine, nursing & health professions (2006). St. Louis, MO: Author.

Simmons, C. D., Griswold, L. A., & Brett, B. (2010). Evaluation of social interaction during occupational engagement. *The American Journal of Occupational Therapy, 64*(1), 10-17.

학생들은 www.efacultylounge.com에서 보충자료로 있는 비디오 영상을 보도록 한다. 비디오 영상을 본 후, 학생들은 부록 A에 있는 활동분석양식의 섹션 6, 8, 9를 수행하도록 한다.

제 9 장

평가, 중재계획, 성과를 위한 활동분석

Activity Analysis for Evaluation, Intervention Planning, and Outcomes

목표(Objectives)

1. 작업치료 **실행체계**(Framework)에서 설명한 8가지 성과를 확인하고, 이러한 성과들을 달성하기 위해 어떻게 활동분석을 활용하는지 알아본다.
2. 작업치료 **실행체계**(Framework)에서 설명된 중재 접근 방법을 기술하고, 각 접근에서 활동분석이 어떤 역할을 담당하였는지 설명한다.
3. 활동의 난이도는 무엇을 의미하고 작업치료에서 그것을 어떻게 사용하는지 정의한다.
4. 활동에 대한 상하수준의 난이도를 갖는 방법과 각 활동이 언제 관련이 있는지 기술한다.
5. 비계화(scaffolding)의 개념은 무엇이며, 작업치료에서 어떻게 사용하는지 이해한다.
6. 활동 요건의 각 영역에서 활동과 작업에 적응하는 방법을 확인한다.
7. 활동의 적응 및 난이도가 작업치료 임상에서 보편적인 성과에 도달하기 위해 어떻게 사용하는지 이해한다.

Thomas H.
Occupation-Based Activity Analysis, Second Edition (pp 211-222).

작업치료가 보건의료에 특별히 공헌한 것 중 하나는 작업을 중재도구로 사용한 것이며, 그 작업들을 적응시켜 일상생활에 더 많은 참여를 하도록 한 것이다. 활동분석은 평가와 중재의 처리과정 중의 하나이다(AOTA, 2014). 클라이언트가 원하고 참여에 필요한 활동의 요건을 이해함으로써 우리는 클라이언트가 수행하기 위해 필요한 것과 환경에서 고려해야 하는 것에 대해 통찰을 가질 수 있다.

작업치료 평가 과정 동안 평가자는 클라이언트에게 의미있는 작업의 본질뿐만 아니라 그 작업의 성공적인 수행에 대한 정의, 필요한 사물과 사물의 속성, 요구되는 공간, 클라이언트 요소, 필요한 수행기술 등에 대해 알게 된다. 이런 정보는 작업 프로파일을 통해서 대략 드러나고 객관적인 관찰과 자료 수집을 통해서도 알게 된다. 목표와 결과를 세우는 것도 이 과정에서 이뤄진다. 치료사는 계획된 결과를 근거로 중재에 적절한 접근방법을 선택한다. 이 장에서는 작업치료 ***실행체계*** 성과와 접근방법 부분에서 상세히 설명된 것처럼 평가와 중재에서 사용된 활동분석을 다른 방식으로 보여줄 것이다.

활동분석의 사용과 성과
(OUTCOMES AND THE USE OF ACTIVITY ANALYSIS)

작업치료 ***실행체계***(AOTA, 2014)의 표 10에서는 작업치료 중재의 성과를 8가지로 정의하고 있다. 그 결과들은 작업 수행, 건강 및 안녕, 참여, 예방, 삶의 질, 역할 역량, 웰빙, 작업의 정당성 등이다. 클라이언트를 위한 바람직한 성과는 치료사들이 선택해야 할 접근방법을 결정하는데 도움이 된다. 성과는 "작업치료 과정의 최종적 결과"이다(AOTA, 2014, p. S34). 작업치료사는 치료목표를 세워 스스로 중재의 효과를 모니터할 수 있고, 평가과정에서 성과를 정한다. 작업치료에서 가능성 있는 성과는 작업치료 참여자가 잠정적으로 이룰 수 있는 것을 설명한다. 작업치료 ***실행체계***에서 제공된 성과 목록은 넓지만 참여자의 성과에 모두 포함되도록 의도할 수는 없을 것이다(AOTA, 2014).

작업 수행
(Occupational Performance)

작업수행을 개선하고 강화시키는 것은 임상작업치료의 주된 성과들 중에 하나이다. 이것은 필요한 작업을 수행할 능력이 없거나 수행능력에 제한이 있을 때, 아니면 수행을 개선할 수 있을 때 사용된다. 작업수행을 클라이언트를 위한 성과로써 사용한다면, 작업치료를 제공했을 때 그 결과는 작업이나 활동에 참여하는 능력이나, 참여해서 개선된 능력을 말한다. 작업수행의 개선은 현재 수행에 방해가 되는 손상이나 제한이 있는 상황에서 얻어진 성과이다. 이것은 진단과 인구대상을 고려할 때 폭넓게 적용된다. 뇌졸중으로 오른 팔을 사용하지 못하는 사람이 스스로 옷을 입고 목욕을 할 수 있는 능력을 되찾을 수 있다. 조현병을 가진 여자는 사회적 상호관계 기술을 개선하여 일을 할 수 있을 것이다. 작업수행 향상은 현재 클라이언트가 일상의 작업에 참여할 수 있을 때 사용하지만, 수행 자체는 목표를 둔 중재를 통하여 개선할 수 있다.

작업치료 임상가와 클라이언트가 모두 개선하거나 향상하려고 생각하는 활동의 요구를 서로 이해하고 있다면, 개선이나 적응할 수 있는 영역에 중점을 두어 중재 전략을 세울 수 있다. 활동의 난이도와 비계화(scalffolding)는 어떤 개인이 혼자서 활동을 완성하는 능력을 점차 개선하기 위한 방법으로 매우 자주 사용된다(이것은 이 장의 후반부에서 논의됨). 작업 수행의 변화는 수행기술, 신체 기능, 습관, 일과 등의 개선에서 시작한다.

건강과 안녕
(Health and Wellness)

건강과 안녕은 지금까지 별개로 정의되어 온 성과이지만, 이 두 용어는 성과 측정 변인으로써 적절히 사용되어 왔다. 건강(health)은 "신체적, 정신적, 사회적 웰빙 상태로 정의되어 왔을 뿐만 아니라 사회적, 개인적 자원과 신체적 능력을 강조하는 긍정적 개념으로 정의되어 왔다" (AOTA, 2014, p. S34). 건강은 "하나의 성과로서 치료사가 클라이언트의 신체적 웰빙 상태와 최적의 신체능력 사용 외에 긍정적으로 정신적, 사회적 상태에 도달하도록 돕는 것"을 의미한다. 안녕의 상태는 클라이언트가 균형을 이루고 "성공적인 존재(successful existence)"로 적극적인 노력을 할 때 일어난다(AOTA, 2014, p. S34). 이것은 클라이언트에게 질병이나 장애가 없다는 의미보다는 오히려 풍부하고 만족된 삶을 성취하고 있다는 것을 의미한다. 건강과 안녕은 하나의 성과로 장애와 질병을 가진 사람들뿐만 아니라 그렇지 않는 사람들에게도 사용된다. 이런 성과의 유형을 예를 들어, 최근에 퇴직한 어떤 남자가 그동안 항상 배우고 싶었던 피아노를 배우기 위해 과외를 받는 것이다. 습관과 일과의 수정 및 적응은 이런 성과를 만드는 중재 과정의 일부분이라 할 수 있다. 활동분석의 원리는 클라이언트에게 더 큰 안녕감을 제공할 수 있는 활동들을 확인하기 위해 사용된다.

참여(Participation)

간단히 말해서, 성과로서 고려한 참여는 작업을 행하는 행위이다. 이런 참여 성과는 클라이언트가 개인적으로 의미 있고 만족된 작업에 참여할 때 성공적으로 달성된다. 다시 말해, 이런 성과는 장애나 질병을 가진 사람들뿐만 아니라 실제로 의미 있는 작업에 참여하는 모든 사람들에게 적용할 수 있다. 이런 예는 바쁘게 일하는 아버지가 아들과 함께 야구를 하는데 시간을 보내는 것이다. 작업치료 임상가는 활동분석을 활용하여 참여의 장애문제를 결정하고, 성공적인 참여를 방해하는 활동 요건을 제거할 뿐만 아니라 적합하게 해야 한다.

예방(Prevention)

건강한 삶을 방해할 수 있는 요인들을 제어하는데 초점을 둔 성과로써 고려하는 것이 예방이다. 건강은 질병과 상해의 반대 개념으로, 예방적 기준으로서 건강은 개인적, 사회적, 환경적 수준의 몇 가지 요인에서 기인한다. 작업치료 ***실행체계***는 상해, 질병, 허약 상태의 발병시점을 감소시키고 예방하기 위해 건강교육과 건강증진을 활용한다(AOTA, 2014). 개인이나 사회적 수준에서 어떤 영역의 감소를 예방하기 위해서는 작업치료 임상가들은 작업을 분석하고 또한 환경과 인간 작업, 수행 사이의 복잡한 상호작용을 이해할 수 있어야 한다. 건전한 생활양식을 증진시키기 위해, 작업의 수행 방법, 사용된 공간과 재료, 필요한 행동들을 변화시키면서 필요한 환경, 사물, 행동을 수정하고 적합하게 조절할 필요가 있다. 예를 들어, 알츠하이머 환자의 보호자들을 위해 그들의 평안과 신체적 안녕을 증진시키고 질병과 가족의 분화를 예방하기 위한 교육을 제공해주는 조력단체로서의 역할이다. 이것은 대상자가 집에서 적응하는 방법을 제공하거나 좌절과 안전사고를 감소시키는 과제를 제안하는 것도 포함한다.

삶의 질(Quality of Life)

작업치료의 성과로써 개선된 삶의 질은 클라이언트의 삶, 희망, 자아 개념, 사회경제적 요인, 전반적인 건강과 기능 등에 대해 클라이언트가 지각한 만족에 대해 이해하는 것을 말한다(AOTA, 2014). 삶의 만족은 "자신의 목표를 향한 진전"에 대한 어떤 개인의 지각이다(AOTA, 2014, p. S35). 희망(hope)을 갖는 것은 목표 도달이 가능하다는 신념이다. 자아-개념(self concept)은 자신에 대해 진실하게 믿는 것과 자신에 대해 느끼는 전반적인 감정이다. 먼저 사람들이 삶의 질과 흔히 관련짓는 것은 건강과 기능으로서 이것은 신체적 건강뿐만 아니라 자조활동을 수행하는 능력과 일을 하면서 자신을 부양하는 능력을 말한다(AOTA, 2014). 성과로써 삶의 질을 성취하는 일은 다양한 방식으로 생각해 볼 수 있다. 예를 들어, 지적장애 청소년에게 일을 할 수 있는 환경을 제공하는 것부터 맞벌이 부부 아이들을 위한 여름캠프에서 직업훈련을 교육하는 것 등이다. 작업치료 임상가의 활동분석 기술은 삶의 질에 대한 성과를 해결하는데 매우 많은 도움을 줄 수 있다. 클라이언트의 삶을 개선시키는데 도움이 되는 작업이나 활동을 결정하기 위해서는 활동의 치료적 질을 면밀히 파악할 수 있는 능력이 필요하다. 예를 들어, 작업치료 임상가는 클라이언트가 감각경험을 하기 위해 이완 활동(예: 따뜻한 물에 손을 씻는 경우)을 포함한 일상의 스케줄을 만드는데 함께 참여할 수 있다. 작업치료 임상가는 클라이언트에게 필요한 감각 경험과 그의 상황에 맞는 활동들을 제공하기 위해 다른 활동에서 요구하는 감각들의 속성을 분석하여 제공할 활동들을 결정할 수 있다.

역할 역량 (Role Competence)

역할은 어떤 사람이 가족이나 사회적 배경에 처해 있는 지위를 기반으로 그 사회나 문화에서 사람들이 기대하는 행동들이다(AOTA, 2014). 여성은 일상에서 엄마, 학생, 아내, 교회신도, 딸 등과 같은 많은 역할들을 수행할 수 있다. 역할 역량(role competence)을 완수하는 것은 "클라이언트가 참여하고 있는 역할의 요구를 효과적으로 잘 해결하는" 능력을 말한다(AOTA, 2014, p.S35). 이러한 예로는 우울증을 가진 엄마가 아기와의 유대관계 기술을 시행하는 사례일 것이다(그림 9-1). 역할 역량은 역할들을 충족시키는데 필요한 활동들을 수행하기 위해 더 큰 능력의 활동요건에 적응하게 함으로써 가능해질 수 있다. 예를 들어, 어떤 직장인이 그의 작업장을 적합하게 조정하여 주의집중을 흩뜨리는 방해물을 줄이고 생산성(고용인으로서 그의 역할)을 높이는 사례일 것이다.

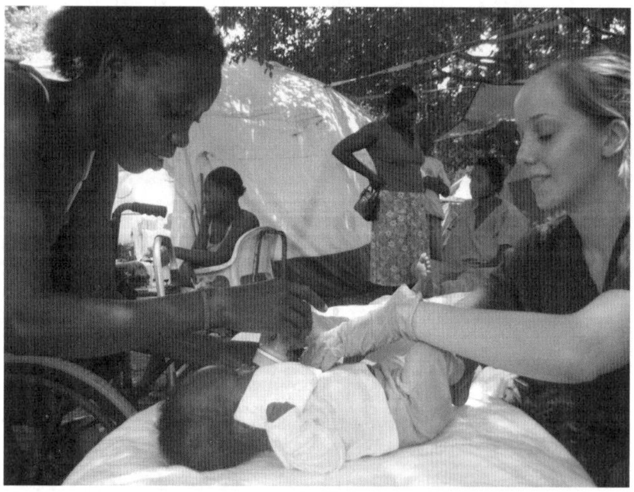

그림 9-1. 한 작업치료 학생이 엄마-아기의 유대관계 기술을 교육하고 있다.

웰빙(Well-Being)

웰빙은 어떤 사람이 자기-자신, 자신의 건강, 안정, 소속감, 자아 존중감 등에 만족할 때 존재한다. 또한 웰빙을 즐기는 사람들은 자기-결정, 역할, 삶의 의미, 타인을 돌보는 능력 등 그들이 가질 수 있는 기회에 만족한다는 것을 의미한다(AOTA, 2014). 웰빙은 세계보건기구(2006)에서 웰빙은 "신체적, 정신적, 사회적 측면에서 인간 삶의 포괄적인 영역을 포함하는 일반적인 용어(p. 211)"로 정의했다. 이런 예로는 말기암인 어떤 클라이언트가 아이들의 생일을 위해 비디오를 찍어 유언을 남기는 활동을 하고 만족감을 찾는 사례이다. 이런 클라이언트를 접하는 작업치료 임상가는 클라이언트가 더 큰 만족감을 가지도록 활동의 요건들을 적합하게 하면서 클라이언트에게 필요한 활동들을 분석해야 한다.

작업의 정당성 (Occupational Justice)

작업의 정당성은 의미 있는 작업에 접근하고 참여하는 것이다. 모든 사람은 건강, 사회적 요구, 개인적 요구를 만족시키는 작업에 접근을 해야 한다. 많은 사람들은 작업의 정당성을 얻도록 접근하고 사회적 배경 속에 포함된 것으로 생각한다(AOTA, 2014). 예를 들어, 교도소에 있는 남자와 여자 수감자들은 그들에게 의미 있는 작업의 기회를 거의 갖지 못한다. 작업의 정당성에 대한 성과의 예를 보면, 장애인들이 인터넷을 사용할 수 있도록 컴퓨터 키보드와 대체 마우스를 적합하게 수정해서 컴퓨터실을 마음대로 사용할 수 있도록 하는 것이다. 작업을 즐기지 못하는 사람들에 대한 작업의 정당성을 취하도록 일부 작업치료 임상가들의 창의성과 결정이 요구된다. 작업치료 임상가는 클라이언트가 요구하거나 참여하기를 원하는 활동과 작업들의 모든 면들을 살펴봐야 하고, 참여에 방해되는 장애물이 무엇인지 결정할 수 있어야 한다. 작업치료사는 클라이언트가 활동 요건에서 어떤 면들이 제한되었는지 이해함으로써 자신만의 전략을 만들어 제한 요인을 극복하고, 적응방법을 창안하여 접근의 불평등을 감소시키거나 제거한다.

중재 접근과 활동분석
(APPROACHES TO INTERVENTION AND ACTIVITY ANALYSIS)

우리가 클라이언트의 목표와 계획된 결과를 해결하기 위해 도와주는 방법은 중재 동안 우리가 사용한 접근법에 달려 있다. 이렇게 사용된 접근법은 다양한 요인에 근거하고 있으며, 예를 들어, 클라이언트의 경과와 손상, 임상가들이 사용한 ***이론의 틀***(Frames of Reference)과 임상모델, 클라이언트의 요구와 선호도 등이다. 작업치료 ***실행체계***는 중재에 대해 5가지로 설명하고 있다. 각각은 특별하고 다른 관점으로 클라이언트의 목표에 접근하고 있다. 작업치료 과정에서 기본적으로 활동분석이나 작업-기반의 활동분석은 중재에 대한 각 접근과 함께 사용된다.

만들기/촉진하기 (Create/Promote)

이 중재 접근은 클라이언트나 서비스를 받고 있는 집단이 가지고 있는 현재의 장애에 초점을 두지 않거나 가정하지 않는 접근이다. 이 접근의 초점은 수행을 향상시킬 "풍부한 배경과 활동 경험을 제공하는 것"이다(AOTA, 2014, p. S33). 이런 접근을 사용하는 중재에는 클라이언트에게 의미 있는 작업의 참여를 높이기 위해 자연적 배경과 활동을 이용한다. 예를 들어, 외국에서 아이들을 입양한 어떤 부부에게 보육교실(parenting class)을 제공해서 놀이와 사회적 활동을 통해 아이들의 발달을 촉진시키게 한다. 이 중재들은 장애에 의해서가 아니라 오히려 건강증진에 의해서 만들어진다. 이런 접근을 사용하여 클라이언트의 작업과 활동이 강화될 수 있는 영역들이 분석된다. 또한 활동들이 분석되고 나면 그 활동들의 어떤 면들은 더 좋은 수행을 만들기 위해 적합하게 수정될 수 있다. 특수한 활동에 대한 환경, 사물, 사회적 요건들은 참여를 증가시키기 위해 조정될 수 있다. 예를 들어, 해외에서 입양된 아동들을 위한 활동을 고려할 때, 작업치료 임상가들은 새로운 부모와 관계를 밀접하게 형성시킬 수 있는 활동에 대해서 생각할 수 있다. 사회적 상호작용 수행기술(예: 보고, 자세를 취하고, 만지고 등)을 향상시킬 수 있는 다른 활동들을 면밀하게 분석하고 연구함으로써 작업치료 임상가들은 이런 사회적 상호작용 기술의 사용을 유도하고 촉진시킬 수 있는 활동을 제공할 수 있다.

확립하기/회복하기 (Establish/Restore)

확립하기/회복하기 접근을 사용하는 중재는 클라이언트의 요인과 기술을 변화시키거나 회복하고 또는 아직 확립되지 않는 기술들을 발달시키기 위해 설계된다(AOTA, 2014). 이 접근은 장애나 손상으로 잃어버린 기술을 회복하도록 활동과 준비 방법을 사용한다. 또한 이 접근은 아직 발달하지 않는 클라이언트의 기술과 능력의 개발을 촉진시킨다. 예를 들어, 뇌졸중을 겪은 어떤 클라이언트에 대해서 작업치료 임상가는 확립하기/회복하기 접근을 사용하여 클라이언트의 마비나 약화된 상지를 다시 사용하도록 돕고자 하였다. 발달장애를 가지고 있는 아동을 치료하는 작업치료 임상가는 확립하기/회복하기 접근을 사용해서 아동이 친구들과 잘 지낼 수 있는 사회적 상호작용 기술을 발달시키고자 한다.

작업치료 철학의 핵심은 '의미 있는 작업'을 하도록 하여 변화를 일으키는 것이다. 활동이나 작업의 치료적 가치가 무엇인지 판별하기 위해서는 면밀하고 세밀한 활동분석이 필요하다. 겉으로 보기에 우리의 일상 활동은 평범하고 심지어는 간단하게 보일 수 있다. 그러나 그것들을 세밀하게 분석해보면, 일상적이고 평범하게 보이는 것이 실제로는 복잡하다는 것을 알 수 있다. 이 책의 전 과정에서 설명해 온 에그 스크램블을 만드는 활동을 생각해보자. 일반적인 분석을 통해서 우리는 이 활동이 높은수준의 인지기능, 집중력, 지각, 시야, 관절운동, 근력, 수의적 움직임과 관련된 조절 등의 신체 기능들을 요구한다는 것을 알게 된다. 이것은 정렬하기, 안정화하기, 자세취하기, 도달하기, 쥐기, 조작하기, 협응하기, 들어올리기, 이어가기, 페이스 유지하기 등의 운동기술을 요구한다. 또한 페이스 유지하기, 주의집중하기, 유념하기, 선택하기, 사용하기, 다루기, 계속하기,

순서지키기, 종결하기, 찾기/위치 알아내기, 모으기, 알아차리기/반응하기, 조정하기 등의 처리기술을 요구한다. 결과적으로 우리는 이런 활동이 신체 기능과 수행기술의 발달을 더 많이 촉진시키고 가능하게 한다는 것을 안다.

확립하기/회복하기 접근을 사용하는 작업치료사는 그들의 활동분석 기술에 따라 활동치료를 알게 되는데, 이것은 더 나은 발달이나 재확립을 요구하는 수행기술과 클라이언트 요인의 사용을 향상시키고 증진시킨다. 활동의 치료적 가치는 다른 활동을 분석하고, 가장 많이 요구되는 클라이언트의 요인과 수행기술이 무엇인지 알아보며, 중재과정에서 이런 활동을 사용하여 클라이언트의 발달이 더 많이 될 수 있다는 것을 알게 될 때이다. 예를 들어, 클라이언트가 자신의 소근육 운동기술을 발달시킬 필요가 있다면 확립하기/회복하기 접근을 사용하는 작업치료 임상가는 운동기술의 사용을 요구하는 의미 있는 활동을 찾아야하고, 그런 다음 클라이언트에게 특정 목표를 성취하도록 안내할 것이다.

활동의 "난이도(grading)의 하향과 상향"은 확립하기/회복하기 접근에서 사용하는 테크닉이다. 활동의 난이도는 클라이언트가 활동을 수행하는 동안 활동의 요구를 증가시키거나 감소시키기 위해 사용된다. 이것은 "Just-Right Challenge"을 점진적으로 제공하고, 클라이언트들의 궁극적인 성공을 항상 확신하면서 그들에게 필요한 기술을 개발하는 것이다. 활동단계를 하향시키는 일은 그 활동을 더 쉽게 만들거나 어려운 시점에서 도움을 제공하는 것이다. 활동단계의 하향은 클라이언트의 어려운 점을 고려하여 활동요건을 변화시킴으로써 이뤄질 수 있다. 예를 들어, 손글쓰기(handwriting)를 어려워하는 아동에게 노트의 간격을 넓게 하거나 문자의 크기를 처음부터 크게 함으로써 그 활동의 난이도를 낮출 수 있다. 아동의 글쓰기 기술이 발전할수록 더 좁은 칸에서 더 작은 글씨를 쓰도록 난이도를 높일 수 있다. 난이도의 상향(grade up)과 하향(grade down)의 개념을 더 잘 이해하기 위해서 고속도로에 있는 "경사도(steep grade)" 표지판을 생각해 보자(그림 9-2). 만약 경사가 점점 내려간다면, 트럭은 힘들게 노력할 필요가 없을 것이다. 따라서 당신이 활동 단계를 하향시키면 클라이언트는 힘들게 노력할 필요가 없다. 단계화를 상향시키면, 트럭은 언덕을 올라가기 위해 힘든 노력을 해야 할 것이다. 당신이 활동의 단계를 높이면, 활동은 점점 어렵게 되는 것이다(당신이 클라이언트에게 좀 더 어려운 목표를 제공하고자 한다면 그렇게 할 수 있다).

그림 9-2. 난이도는 교통표지판의 경사언덕과 비슷하다.

작업치료 임상에서 활동단계를 상향시키는 일은 클라이언트에게 더 높은 목표를 제공하기 위해서이다. 예를 들어, 어떤 상품을 거래할 때 거스름돈을 정확하게 셀 수 있는 클라이언트는 조용한 환경에서 그 과제를 수행할 때 잘 할 수 있다. 따라서 작업치료사는 좀 더 시끄러운 가게에서 클라이언트에게 그 활동을 하도록 하면 활동의 난이도를 높이는 것이 될 것이다. 활동단계를 높이기 위한 적절한 방법이 되기 위해서는 클라이언트의 목표와 연결이 되어야 한다. 활동의 난이도를 높였는데 클라이언트에게서 힘들게 애쓰는 노력만 보이며 원하는 목표와 연결이 안 된다면 주의를 할 필요가 있다. 예를 들어, 클라이언트가 책을 선반에 놓고 정리하는 일을 하고 있다면, 작업치료 임상가는 이 작업을 좀 더 어렵게 하기 위해 클라이언트의 손목에 무게를 달아서 과제를 하게 할 수 있다. 하지만 작업치료 임상가는 이런 방법이 작업을 좀 더 어렵게 만들고 있다고 하더라고 클라이언트에게 지나친 노력을 요구하고 있는지, 활동의 목적에 벗어나고 있지는 않는지 의문을 가져야 한다. 활동의 여러 면에서 한 번에 너무 많은 단계를 높이지 않도록 주의해야 한다. "Just-Right Challenge" 작업을 제공하기 위해서 클라이언트들이 심하게 좌절하지 않고 성공할 수 있어야 하며, 그들에게 활동에 대한 도전을 이해시킬 필요가 있다. 만약 선생님 중에 한 분이 과제를 한 개 추가하는 것이 아니라 여러 개를 추가하여 단계를 증가시킨다고 말했다면 당신이 얼마나 좌절할지 생각해본다. 마찬가지로 클라이언트에게 한 번에 너무 많은 것을 도전하도록 요구한다면 그들은 좌절할 수 있다.

활동의 난이도는 그 활동의 요건을 잘 이해함으로써 시작한다. 어떤 사물을 사용하고 그 사물들의 속성은 무엇인가? 그것들은 변화가 가능하고 사용을 더 쉽게(보다 어렵게) 만들 수 있는가? 소음, 온도, 작업대 표면, 의자 표면 등의 환경적 측면들을 변화시킬 수 있는가? 순서와 타이밍은 어떤가? 단계들을 변화시키거나 아니면 다른 방법이 있는가? 아마도 활동의 완성 시간을 감안하면 타이밍은 변경할 수 있다. 활동의 규칙을 취소하고 변경하거나 또는 다른 사람들의 기대를 낮추면 활동의 사회적 요구는 줄어 들 수 있다. 예를 들어, Brent는 다른 사람들과 장기 게임하는 것을 힘들어 한다. 작업치료사는 그 활동의 난이도를 낮추어 Brent이 장기 게임을 다시 할 수 있도록 도울 수 있다. 치료사는 사회적 요구가 전혀 필요 없는 간단하게 혼자서 할 수 있는 혼자만의 게임을 Brent에게 추천한다. 그 다음 치료사는 Brent과 함께 카드 게임을 하며 난이도를 높일 수 있다. 치료사는 점점 그 카드 게임에 다른 사람을 추가시켜 활동의 난이도를 높일 수 있다. Brent가 개선되었다고 판단되면, 다른 사람들과의 상호관계, 행동 규칙 등과 같은 사회적 요구를 추가할 수 있다(그림 9-3).

활동의 난이도를 정하기 위해 먼저 클라이언트가 힘들어하고 있는 활동의 영역에 대해 생각해보자. 클라이언트의 손목 관절은 제한이 있는데 손의 관절 움직임이 많이 필요한가? 활동을 시작하기 전에 활동의 각 요건들이 클라이언트에게 얼마나 영향을 주는지 이해한다면, 당신은 활동 난이도를 낮추는 방법을 고안해서 클라이언트가 활동을 성공적으로 하도록 이끌 수 있다. 일단 당신은 클라이언트가 어렵게 생각하는 요구 행동을 알았다면, 보조해주는 비계화(scaffolding)를 제공하고 사물과 사물의 속성, 공간요건, 사회적 요건, 순서 및 타이밍 등을 변화시켜서 활동의 난이도를 낮추는 선택을 할 수 있다. 당신은 이 활동의 몇 가지 요건들을 변화시키거나 보조를 제공함으로써 필요한 행동과 기술 수준을 변화시킬 수 있다. 활동 9-1을 사용하여 특정 활동의 난이도를 연습한다.

비계화(scaffolding)는 클라이언트가 어떤 단계를 성공적으로 수행할 수 없거나 너무 힘든 노력이 필요할 때 보조를 해줌으로써 활동에 대해 난이도를 갖는 방법이다. 어린 아동이 스스로 먹는 방법을 배우기 시작할 때를 생각해보자. 부모는 숟가락을 쥔 아동의 손등에 그녀의 손을 얹어 잡을 것이다. 먼저, 부모는 음식을 뜨고 입으로 가져가는 것을 알

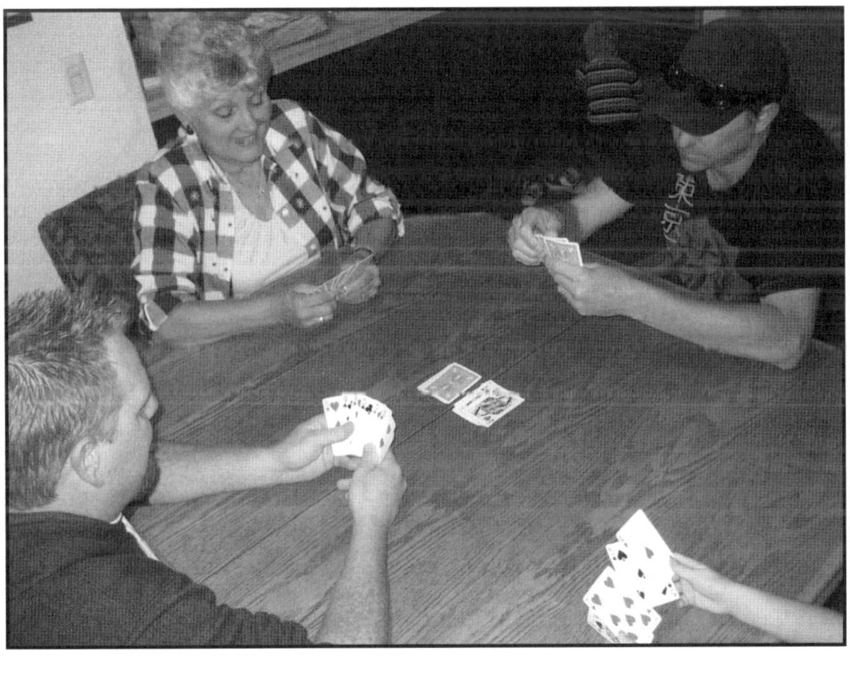

그림 9-3. 카드놀이 활동은 단계를 높일 수 있는 활동이다.

활동 9-1

정원 가꾸기 활동에서 당신이 변화시킬 각 활동 요건들을 목록화하고 어떻게 난이도를 가질지 기술하라.

활동 요건	난이도 하향	난이도 상향
사물과 사물의 속성		
공간 요건		
사회적 요건		
순서 및 타이밍		

려준다. 실제로 그 아동이 음식을 뜨는데 계속적인 도움이 필요하지만 입으로 음식을 가져가는 것을 배운다면 지지와 보조는 줄어들 수 있다. 아동이 스스로 그 과제를 수행할 때까지 조금씩 지지(비계)를 제거한다. 이런 방법으로 그 활동은 낮은 난이도에서 시작하지만 부모는 점점 도움을 줄이고 아동은 점점 더 도전적으로 되도록 난이도를 높여간다. 이런 기법은 클라이언트가 작업을 배우고 재학습할 때 작업치료 회기에서 자주 사용된다. 예를 들어, 뇌졸중 환자가 한 팔을 사용하여 셔츠를 입는 방법을 재학습해야 하는 경우이다. 클라이언트가 옷 입는 활동의 방법을 배울 때, 처음에는 작업치료 임상가는 클라이언트가 셔츠를 입도록 많은 보조를 제공할 필요가 있다. 그러나 마지막에는 작업치료 임상가는 클라이언트가 보다 독립적으로 옷 입는 활동의 방법을 배우도록 단서와 보조를 거의 제공하지 않을 것이다. 작업치료 임상가는 보조의 양을 주의 깊게 고려해야 할 것이고, 매 회기 때마다 비계의 양(지지의 양)을 점차적으로 줄여야 할 것이다(그림 9-4).

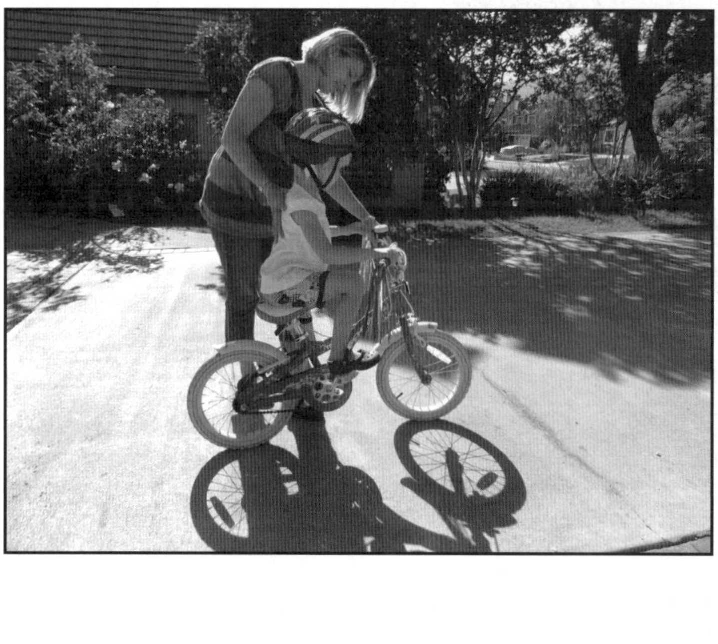

그림 9-4. 비계화를 이용하여 엄마는 아이가 자전거 타는 방법을 배우도록 보조한다.

유지하기(Maintain)

유지하기 접근은 중재 기법의 하나로 클라이언트의 능력이나 신체 기능을 유지하거나 또는 일상의 작업 요구를 해결하는 클라이언트의 능력을 유지하기 위해 설계된다. 이 접근은 클라이언트의 수행, 건강, 안녕의 감소로 위험한 상황에 놓일 때 사용된다(AOTA, 2014). 이것의 한 예로, 작업치료 임상가가 나이든 노인에게 가옥 개조(home modification)를 추천할 수 있는데, 이것은 노인들이 독립된 생활을 유지하고 나이가 들더라도 집에서 거주할 수 있게 돕는다. 이 접근을 사용하는 중재전략은 치료를 통해 얻은 이득을 유지하는데 목적이 있다. 예를 들어, 작업치료 임상가는 어떤 클라이언트에게 관절 운동을 교육시킬 수 있고 일상에서 필요한 관절가동범위를 유지할 수 있다.

어떤 클라이언트의 특별한 수행을 유지하기 위해 작업치료 임상가는 퇴행의 위험성이 있는지 활동을 분석하고, 활동요건에서 어떤 면들이 외부중재에 의해 지지받을 수 있을지 확인해야 한다. 노인들이 집에서 혼자 독립적인 생활을 유지하려는 예에서처럼 그들의 수행 유지를 위해 환경, 공간요건, 사물들은 수정해야 한다. 어깨의 관절가동범위를 유지하려는 클라이언트의 예에서 작업치료 임상가는 분석이 필요하고 그런 다음 어깨 관절가동범위를 증가시키기 위한 활동이나 운동을 추천해야 한다.

수정하기(Modify)

수정하기 접근은 많은 참여를 고려하는 활동요건을 변화시키고 적응시키는데 중점을 둔다(AOTA, 2014). 활동의 요건들은 순서와 타이밍, 사물과 사물의 속성, 공간요건이나 환경, 사회적 요건, 신체 기능, 필요한 수행기술 등을 적응시켜 변경할 수 있다. 작업을 어떤 방법으로 어떻게 그리고 왜 변경시키는지는 전반적인 중재 목표, 클라이언트의 요구와 욕구 뿐만 아니라 작업치료 임상가가 근거로 하고 있는 이론적 접근 등에 달려 있다.

활동에 적응하도록 하는 것은 어떤 작업을 성공적으로 참여하기 위해 활동의 특정한 면을 변경하고 수정하는 것이다(Crepeau & Schell, 2009). 적응은 어떤 활동에 대해 다르게 생각하고 수행한 것에 대해 대안적 방법을 찾는 것이다. 이것은 작업치료 임상가와 클라이언트 모두에게 어느 정도의 유연성을 요구한다. 적응은 우리가 활동 요건의 특정 면들을 변화시키는 점에서 보면 난이도와 비슷하지만, 특정 활동에 대한 적응이라는 면에서 보면 클라이언트의 요구를 증가시키고 감소시키고자 하는 의도는 없다. 적응의 전반적인 목표는 보다 많은 참여와 독립성을 고려하는 것이다. 또한 이것은 클라이언트에게 보상적 기법을 가르치고, 그들이 활동을 다르게 완성하는 것을 말한다(순서와 타이밍을 변화시키는 것). 예를 들어, 시각적 단서와 기억을 돕는 것처럼 환경의 단서와 지지의 양을 수정하는 것은 더 큰 성공을 염두에 둔 적응에서 하나의 방법이다.

적응(adapting)의 예를 보면, 만약 심한 관절염이 있는 클라이언트에게 작업치료 임상가가 빌드업(built-up) 숟가락을 제공하면 클라이언트는 스스로 먹을 수 있을 것이다. 만약 우리가 앞에서 언급한 손 글쓰기(hand-writing)가 서투른 아동을 생각해 볼 때, 그가 글쓰기를 성공적으로 하기 위해 우리는 활동의 특정 면들을 조정할 수 있다. 우리는 책상과 의자의 높이를 바꾸거나(공간 요건), 연필에 큰 잡기 조절장치(사물 및 사물의 속성)를 끼워서 그것을 쥐도록 할 수 있다. 우리는 활동을 적합하게 조정하기 위해 클라이언트의 요구 결과, 변화에 대한 열린 마음, 진단명, 시간적 제한, 치료사의 이론적 지식 등 많은 다른 요인들을 선택하여 제공할 수 있다. 작업치료 임상가가 클라이언트와 한 번의 회기만 만날 수 있다면, 치료사는 그가 보다 빠른 시간 내에 독립된 수행을 하도록 활동을 적합하게 조정하는 방법을 그에게 가르칠 것이다. 진행성 실명이 있는 클라이언트나 신체 기능과 구조가 앞으로 개선되지 않을 클라이언트에게도 똑같이 적용시킬 수 있다. 클라이언트의 기술 수준이 개선될 여지가 없다면, 작업치료 임상가는 활동에 적응하도록 조정하는 것을 선택할 수 있다.

수정하기 접근에서 기인한 작업치료의 몇 가지 영역이 있다. 개조차 운전(adaptive driving)은 자동차라는 사물과 사물의 속성을 적합하게 조정한 개념을 사용한 것으로, 운전자에게 적응방법을 제공해주어 안전하고 독립적인 운전을 하도록 돕는다. 보조공학의 전 분야는 수정하기 접근

활동 9-2

다음의 활동요건의 면들을 수정하여 스크램블 에그를 만드는 활동을 적합하게 하라.

활동 요건	적응/수정
사물과 사물의 속성	
공간 요건	
사회적 요건	
순서 및 타이밍	

을 사용하여 적응 방법과 적응 장치(adaptive methods and adaptive devices)를 알게 하며, 전화기, 컴퓨터, 의사소통 보조장치, 다른 모든 보조장치 등에 접근을 허용한다. 대부분의 임상분야에서 작업치료 임상가를 적응 치료의 전문가로 알고 있다. 왜냐하면 수행의 주요핵심을 단지 클라이언트 내부가 아니라 활동, 환경, 클라이언트 등 세 가지 요건들 사이의 상호작용으로 보고 있기 때문이다. 따라서 클라이언트의 특정 면들이 변화할 수 없거나 느리게 변화하는 경우, 활동이나 환경을 적합하게 조정하여 수행 개선을 가져올 수 있다.

어떤 활동을 적응하도록 하거나 수정하기 위해서 먼저 활동의 요건들 및 순서와 타이밍을 목록으로 만들어 시작한다. 다음은 각 단계별로 어떤 신체 기능과 수행기술이 요구되는가? 이런 것들이 당신의 클라이언트에게 어려운가? 이런 정보를 이용해서 당신은 활동의 어떤 면들을 변화시키고 적합하게 조정할 수 있는지 결정을 할 수 있는가? 변화시킬 수 있는 순서와 타이밍의 면에서도 시작해본다. 클라이언트가 다른 순서로 활동을 하거나 더 많은 시간을 가지고 활동을 하고 있다면 무엇을 할 수 있는가? 다음은 사용한 사물들을 목록화한다. 무엇을 수정할 수 있었나? 사물의 속성에 의해 더 크게 또는 더 작게 만들 수 있는가? 그 환경에서 어떤 것들을 변화시킬 수 있는가? 그 환경에서 사물들에 대한 물리적 접근뿐만 아니라 감각적인 면들도 생각해 본다. 예를 들어, 빛과 소음이 수행 결과에 큰 차이가 나도록 영향을 미칠 수 있다. 활동의 적응과 수정은 작업치료 임상가에게 창의적이고 개방적 마인드를 가지도록 하기 때문에 매우 가치가 있다. 결론적으로 어떤 클라이언트가 이전에 어렵고 불가능한 것으로 보였던 과제를 수행할 수 있게 되는 것이다. **활동 9-2**를 사용해서 특정 활동을 수정하는 연습을 한다.

예방하기 (Prevent)

작업치료 중재는 종종 작업수행의 감소를 예방하는데 초점을 둔다. 예방하기 접근을 사용하면, 작업치료 임상가는 손상, 질병, 작업건강의 어려움 등에 대한 발생이나 경과를 방지하는 전략을 설계한다. 이런 접근은 장애인과 비장애인 모두에게 사용된다. 작업수행 문제의 위험성을 가진 사람들이 주된 대상이다(AOTA, 2014). 예를 들어, 한 작업치료 임상가는 공장에 있는 노동자를 대상으로 신체역학과 적절한 신체 메커니즘 교육으로 그들 스스로 산업재해를 예방할 수 있도록 지도한다. 작업치료 서비스는 임신으로 위험한 상황에 놓여 침대에 누워 생활하는 임산부에게도 적용할 수 있으며, 주로 근육 위축, 우울, 욕창 등을 예방하는데 초점을 둔다.

신체 약화나 상해를 예방하기 위한 중재를 설계하기 위해 작업치료사는 활동분석 기술을 사용할 수 있으며, 활동분석으로 어떤 활동이 건강을 가장 잘 증진시키며, 위험을 감소시키기 위해 어떤 활동요건들을 가장 적합하게 조정할 수 있을지 결정할 수 있다. 앞에서 논의하였듯이 확립하기/회복하기 접근에서는 변화의 매개로 활동이나 작업을 사용하고 각 활동의 치료적 가치를 이해하는 것을 요구하고 있으며, 각 활동이 제공하는 특유한 도전과 이익을 면밀히 이해했을 때 확립하기/회복하기를 사용한다. 또한 이것은 예방하기 접근에서도 적용이 된다. 침대에 누워있는 위험한 상황의 임산부의 예에서도, 작업치료 임상가는 클라이언트에게 목표를 성취할 수 있는 활동을 조심스럽게 선택하도록 중재해야 할 것이다. 또한 욕장, 우울, 근위축에 대한 위험도 감소시켜야 할 것이다. 공장에 있는 노동자의 상해를 예방하는 예로는 작업치료 임상가는 작업장을 수정하여 신체역학적 작업장이 되도록 환경을 수정한다. 또한 스트레칭을 휴식 시간 동안 자주 갖도록 하고, 물건을 들고 옮기는 방법을 수정하도록 권고할 수 있다. 이런 모든 중재는 노동자가 일을 완성하는데 요구되는 활동의 요건들을 심층적으로 이해해야만 가능하다. 이것은 사용될 환경과 사물을 철저히 분석해야 한다. 예방은 작업치료에서 중요한 부분을 차지하고 있으며, 우리의 클라이언트들이 건강을 유지하고 상해에서 벗어날 수 있도록 도와줄 수 있다.

결론
(CONCLUSION)

활동분석은 작업치료 과정의 기초이고 핵심이며, 평가와 중재에 관련이 깊다. 작업치료 ***실행체계***에서 나타난 성과는 중재의 잠재적 최종 결과를 폭넓은 관점에서 생각하도록 한다. 활동분석은 작업치료 임상가가 클라이언트에 대해 평가한 결과를 해결하기 위해 사용할 수 있는 도구 중 하나이다. 우리가 성과에 도달하기 위해 취할 수 있는 접근들, 즉, 만들기/촉진하기, 확립하기/회복하기, 유지하기, 수정하기/예방하기 등은 모두 활동분석을 사용한다.

클라이언트의 성과에 부합하기 위해 활동의 적응 및 난이도는 필수적인 것이다. 클라이언트가 활동을 보다 쉽게 하고 즉각적으로 수행하기 위해 변화를 주고 기술수준을 높이기 위해 천천히 수준을 상향시킬 수 있다. 원하는 성과가 작업수행일 때 우선적으로 활동의 난이도를 사용할 수 있을 뿐만 아니라, 모든 다른 유형의 성과에서도 난이도를 사용할 수 있다. 적응의 유형으로 여러 가지가 있다. 모든 면에서 활동을 분석해서 볼 수 있게 되면, 작업치료 임상가들은 할 수 있는 모든 방법을 클라이언트를 위해 찾을 것이다. 어떤 활동의 한 면만을 수정하더라도 다양한 성과를 얻을 수 있다. 만약 휠체어를 탄 한 여자가 신생아집중치료실(NICU)에서 치료를 받고 있는 아이를 데리고 있다면, 작업치료사는 휠체어에 탄 아이의 엄마에게 적합하게 인큐베이터의 높이를 수정하도록 전문가의 의견으로 지도할 수 있으며, 그 결과 엄마는 인큐베이터 안으로 손을 넣어 아이를 안을 수 있게 될 것이다. 인큐베이터를 적합하게 수정함으로써 아기 엄마는 건강과 안녕, 참여, 삶의 질, 역할 역량, 웰빙, 작업의 정당성 등의 성과를 모두 가지게 될 것이다.

활동
(ACTIVITY)

1. 작업치료 ***실행체계***와 이 장에서 기술된 각 성과에 대해 중재 회기를 설계하라. 각 성과에 대해서 당신은 어떤 접근을 사용할 것인가?
2. 아래의 예처럼 신체 기능의 제한이 있다면, 샤워실에서 머리감기 활동을 수행하기 위해 어떠한 적응을 시도할 것인가:
   a. 어깨 관절 움직임의 감소
   b. 양팔 협응 기능의 감소
   c. 약시
   d. 소근육 기능의 감소
   e. 기억력 감소
3. 당신에게 의미 있는 작업을 선택하고 동료 친구에게 이것을 가르쳐라. 반 전체의 학생들이 이 작업에 참여한 후 확립하기/회복하기에 도움이 되는 신체 기능과 수행기술을 각 학생들에게 나열하도록 하고 치료에 이익이 되는 점도 기술한다.
4. 여섯 가지 다른 활동들을 선택하고, 각 활동에 필요한 재료들과 작업대를 준비한다. 활동들의 예는 장기 게임, 창문 닦기, 양치질, 차 만들기, 메일쓰기, 편지쓰기 등이다. 각 작업대마다 종이 한 장을 준비한다. 그 종이의 좌측에 '적응(adaptation)'에 대해, 우측에는 '양상(aspect)'에 대해서 작성한다. 학생들을 몇 개의 그룹으로 나누고 각 그룹은 작업대로 간다. 각 그룹에게 활동을 적합하게 수정하기 위한 브레인스토밍을 위해 1분을 제공한다. 그들은 종이 위에 적응을 위한 내용을 적고, 그 다음 필요한 사물 및 사물의 속성, 공간 요건, 필요한 행동, 사회적 요건 등에 대해서 적합하게 조절할 내용을 기술한다.
   그들은 활동을 적합하게 조절하는데 오직 한 개의 아이디어만 작성한다. 일단 1분이 지나가면 각 그룹들은 다른 작업대로 옮겨가고 그곳의 활동에 대해 적합하게 수정할 새로운 아이디어를 생각한다. 각 그룹은 아이디어가 중복되지 않도록 이미 다른 그룹에서 작성한 아이디어를 읽어야 한다. 각 그룹에서 새로운 아이디어를 만들지 못한다면 그 그룹은 게임에서 진다.
5. 샤워실에서 머리 감기 활동에 대해 적합하게 수정하기 위한 방법을 목록화한다. 당신은 그 활동 요건에서 어떤 측면들을 적합하게 수정하고 있는가?

질문
(QUESTIONS)

1. 작업수행과 참여를 강화시키는 성과에는 어떤 차이가 있는가?
2. 작업치료 과정에서 사용된 성과들은 무엇인가?
3. 작업치료 과정에서 사용된 접근들은 무엇인가?
4. 난이도와 적응 사이의 차이는 무엇인가?
5. 활동을 적합하게 수정하는 것은 어느 시기가 적절한가?
6. 자전거를 탈 때 도전할 수 있는 신체 기능을 5가지 적어본다. 각 신체 기능에 대해 난이도를 상향하는 방법과 하향하는 방법을 하나씩 적어라(활동 9-3).
7. 성인을 대상으로 할 때(치료실이 아님) 비계화(scaffolding)를 확인할 수 있는 방법은 무엇인가?

활동 9-3

요구되는 신체 기능	난이도 상향	난이도 하향
예: 관절 가동성	더 전방으로 당기기가 필요하여 핸들 손잡이를 앞으로 이동	손가락관절의 가동범위의 제한으로 손잡이를 두껍게 함
1.		
2.		
3.		
4.		
5.		

참고문헌
(References)

American Occupational Therapy Association. (2014). Occupational therapy practice framework: Domain and process (3rd ed.). *American Journal of Occupational Therapy, 68*(Suppl. 1), S1-S48. Retrieved from http://dx.doi.org/10.5014/ajot.2014.682006

Crepeau, E., & Schell, B. (2009). Analyzing occupations and activity. In E. Crepeau, E. Cohn, & B. Boyt Schell (Eds.), *Willard and Spackman's occupational therapy* (11th ed., pp. 359-374). Philadelphia, PA: Lippincott Williams & Wilkins.

Kroeneberg, F., Algado, S. S., & Pollard, N. (2005). *Occupational therapy without borders: Learning from the spirit of survivors.* Philadelphia, PA: Elsevier/Churchill Livingstone.

World Health Organization. (2006). Constitution of the World Health Organization (45th ed.). Retrieved from http://www.afro.who.int/index.php?option=com_docman&task=doc_download&dig=19&Itemid=2111WHO2006

부록 A

활동분석 양식

ACTIVITY ANALYSIS FORMS

1. 작업 :

클라이언트의 작업 영역 :

- ☐ 일상생활활동
- ☐ 복합적일상생활활동
- ☐ 교육
- ☐ 일
- ☐ 놀이
- ☐ 여가
- ☐ 사회적 참여

하위 범주 :

____

____

____

____

____

____

____

2. 필요한 사물들과 사물들의 속성 :

3. 공간적 요건

4. 사회적 요건

5. 순서와 타이밍

1.

2.

3.

4.

5.

6.

7.

8.

9.

10.

11.

12.

13.

14.

15.

6. 필요한 신체 기능:

기능(FUNCTION)	사용 안함	약간 사용	많이 사용	어떻게 사용하는가
특정 정신기능 (*Specific Mental Functions*)				
높은수준 인지기능: 판단, 개념형성, 메타인지, 집행기능, 실행, 인지 유연성, 통찰				
주의력: 주의력 유지와 집중력- 선택적 주의력, 분배 주의력, 전환 주의력				
기억: 단기기억, 작업기억, 장기기억				
지각: 감각 구별- 청지각, 촉지각, 시지각, 후지각, 미지각, 인뜰(전정)지각, 고유지각				
사고: 사고의 조절과 내용, 현실 인지, 논리적이고 일관된 사고				
복잡한 동작의 순서화: 속도 조절, 반응, 움직임의 질, 운동 생성의 시간				
감정: 감정조절과 범위, 감정 적절성				
자아경험과 시간경험: 감정 적절성과 범위, 신체 이미지, 자아-개념				
일반 정신기능 (*Global Mental Functions*)				
의식: 인식과 각성, 깨어 있는 상태의 명료함과 지속성				
지남력: 사람과 자신에 대한 지남력, 장소지남력, 시간지남력, 다인지남력				
기질과 성격: 외향성, 내향성, 쾌활함, 양심적, 정서적 안정감, 경험에 대한 개방성, 자기-표현, 자신감, 동기, 자기-조절 및 충동 조절, 욕망				

기능 (FUNCTION)	사용 안함	약간 사용	많이 사용	어떻게 사용하는가
일반 정신기능 *(Global Mental Functions)*				
에너지와 욕동: 동기, 충동조절, 식욕				
수면: 생리적 과정				
감각기능 *(Sensory Functions)*				
시각: 시각의 질, 시력, 시각 안정성, 시야				
청각: 소리탐지와 식별, 음원 위치와 거리 파악				
안뜰(전정)감각: 자세, 균형, 중력에 대항한 움직임				
미각: 쓴맛, 단맛, 신맛, 짠맛의 정도				
후각: 향기와 냄새를 감지하는 감각				
고유감각: 신체 자세와 공간 인식				
촉각: 촉각 느낌, 다양한 촉각 질감				
통각: 국소 통증과 전신적 통증				
온도와 압력: 온도 인식, 피부에서 느껴지는 압각				
신경근골격과 움직임 관련 기능 *(Neuromusculoskeletal and Movement-Related Functions)*				
관절 운동성: 관절가동범위				
관절 안정성: 관절의 구조적 완전함				
근육 기능 *(Muscle Functions)*				
근력: 힘				
근 긴장도: 근 긴장의 정도				
근 지구력: 근수축의 유지				

기능(FUNCTION)	사용 안함	약간 사용	많이 사용	어떻게 사용하는가
움직임 기능 (Movement Functions)				
운동반사: 불수의적 반사- 스트레칭에 의해 유도된 자동적인 불수의적 근수축				
불수의적 운동 반응: 자세반응, 신체 조정반응, 지지반응				
수의적 움직임의 통제: 눈-손 및 눈-발 협응, 양측 통합, 정중선 교차, 소근육 및 대근육 운동 조절, 안구운동 조절				
보행 패턴: 보행에 사용된 움직임				
심장혈관계, 혈액계, 면역계, 호흡계의 기능 **(Cardiovascular, Hematological, Immunological, and Respiratory System Functions)**				
심장혈관계: 혈압, 심박수와 리듬				
혈액계와 면역계				
호흡계: 호흡수, 호흡리듬, 호흡 깊이				
심장혈관계와 호흡계의 추가적인 기능: 신체 지구력, 체력, 유산소 용량				
목소리와 말하기; 소화계, 대사계, 내분비계; 비뇨생식기, 생식계 기능 **(Voice and Speech; Digestive, Metabolic, and Endocrine Systems; and Genitourinary and Reproductive Systems Functions)**				
목소리와 말하기: 리듬과 유창성, 대체 발성 기능				
소화계, 대사계, 내분비계				
비뇨생식기 및 생식계: 비뇨기능, 생식기 및 생식 기능				
피부와 관련된 구조의 기능 (Skin and Related Structures Functions)				
피부: 보호와 재생				
모발과 손·발톱				

7. 운동에 필요한 근육 분석:

근육	사용 안함	약간 사용	많이 사용
어깨 굽힘			
어깨 폄			
어깨 벌림			
어깨 모음			
어깨 안쪽돌림			
어깨 바깥쪽돌림			
팔꿈치 굽힘			
팔꿈치 폄			
손목 뒤침			
손목 엎침			
손목 굽힘			
손목 폄			
엄지 굽힘			
엄지 벌림			
손가락 굽힘			
손가락 폄			
몸통 굽힘			
몸통 폄			
몸통 회전			
하지 근육			

8. 필요한 신체 구조:

범주	신체 구조	필요 (만약 필요하면 표시 하시오)
신경계 *(Nervous system)*	이마엽(frontal lobe)	
	관자엽(temporal lobe)	
	마루엽(parietal lobe)	
	뒤통수엽(occipital lobc)	
	중(간)뇌(midbrain)	
	사이뇌(diencephalon)	
	바닥핵(basal ganglia)	
	소뇌(cerebellum)	
	뇌줄기(brainstem)	
	뇌신경(cranial nerves)	
	척수(spinal cord)	
	척수신경(spinal nerves)	
	수막(meninges)	
	교감신경계(sympathetic nervous system)	
	부교감신경계(Parasympathetic nervous system)	
눈과 귀의 관련 구조	눈알: 결막(이음막), 각막, 홍채, 망막, 렌즈, 유리체	
	눈 주변 구조들: 눈물샘, 눈꺼풀, 눈썹, 바깥눈 근육	
	바깥귀의 구조	
	가운데귀의 구조: 고막, 귀관, 귓속뼈	
	속귀의 구조: 달팽이, 안뜰(전정)미로, 반고리뼈관,속귀길	
목소리와 밀하기와 관련된 구조	코의 구조: 비깥고, 고시이막, 코안공간	
	입의 구조: 치아, 잇몸, 단단입천장, 물렁입천장, 혀, 입술	
	인두의 구조: 코인두와 입인두	
	후두의 구조: 성대	
심장혈관계	심장: 심방, 심실	
	동맥	
	정맥	
	모세혈관	

범주	신체 구조	필요 (만약 필요하면 표시 하시오)
면역계	림프 혈관	
	림프절	
	가슴샘	
	비장	
	골수	
호흡계	기관(trachea)	
	허파: 기관지나무, 허파꽈리(bronchial tree, alveoli)	
	가슴우리(thoracic cage)	
	호흡근육: 갈비사이근, 가로막(intercostal muscles, diaphragm)	
소화계, 대사계, 내분비계의 신체 구조들	침샘(salivary glands)	
	식도(esophagus)	
	위(stomach)	
	창자: 작은창자 및 큰창자(intestines: Small and large)	
	이자(pancreas)	
	간(liver)	
	쓸개와 쓸개관(gallbladder and ducts)	
	내분비선: 뇌하수체, 갑상샘, 부갑상샘, 콩팥위샘 (endoccrine glands: Pituitary, thyroid, parathyroid, adrenal)	
비뇨생식기 및 생식계의 신체 구조들	비뇨계: 콩팥, 요관, 방광, 요도 (urinary system: kidneys, ureters, bladder, urethra)	
	골반바닥의 구조(structure of pelvic floor)	
	생식계의 구조: 난소, 자궁, 유방 및 젖꼭지, 처녀막 및 바깥생식기, 고환, 음경, 전립샘 (ovaries, uterus, breast and nipple, vagina and external genitalia, testes, penis, prostate)	
움직임과 관련된 구조	머리뼈(bones of cranium)	
	얼굴뼈(bones of face)	
	목 부위 뼈(bones of neck region)	
	머리 및 목 부위 관절(joints of head and neck)	
	어깨 부위 뼈(bones of shoulder region)	
	어깨 부위의 관절(joints of shoulder region)	

범주	신체 구조	필요 (만약 필요하면 표시 하시오)
움직임과 관련된 구조	어깨 부위의 근육(muscles of shoulder region)	
	위팔뼈(bones of upper arm)	
	팔꿉 관절(elbow joint)	
	위팔 근육(muscles of upper arm)	
	위팔 인대 및 근막(ligaments and fascia of upper arm)	
	아래팔 뼈(bones of forearm)	
	손목 관절(wrist joint)	
	아래팔 근육(muscles of forearm)	
	아래팔 인대 및 근막(ligaments and fascia of forearm)	
	손의 뼈(bones of hand)	
	손과 손가락 관절(joints of hand fingers)	
	손 근육(muscles of hand)	
	손의 인대 및 근막(ligaments and fascia of hand)	
	골반 부위 뼈(bones of pelvic region)	
	골반 부위 관절(joints of pelvic region)	
	골반 부위 근육(muscles of pelvic region)	
	골반 부위 인대 및 근막(ligaments and fascia of pelvic region)	
	넓적다리 뼈(bones of thigh)	
	엉덩 관절(hip joint)	
	넓적다리 근육(muscles of thigh)	
	넓적다리 부위 인대 및 근막(ligaments and fascia of thigh)	
	아래다리 뼈(bones of lower leg)	
	무릎 관절(knee joint)	
	아래다리 근육(muscles of lower leg)	
	아래다리 인대 및 근막(ligaments and fascia of lower leg)	
	발목 및 발 뼈(bones of ankle and foot)	
	발목, 발, 발가락 관절 (ankle, foot, and toe joints)	
	발목 및 발 근육(muscle of ankle and foot)	
	발목 및 발 인대 및 근막(ligaments and fascia of ankle and foot)	

범주	신체 구조	필요 (만약 필요하면 표시 하시오)
움직임과 관련된 구조	목뼈(cervical vertebral column)	
	허리등골뼈(lumbar vertebral column)	
	엉치뼈(sacral vertebral column)	
	몸통(muscles of trunk)	
	몸통 근막 및 인대(ligaments and fascia of trunk)	
피부와 관련된 구조들	피부영역: 머리, 목, 어깨, 팔, 골반 부위, 다리, 몸통 및 등 (head, neck, shoulder, upper extremity, pelvic region, lower extremities, trunk, and back)	
	피부 샘의 구조: 땀 및 피부기름샘(sweat and sebaceous)	
	손 • 발톱의 구조: 손톱, 발톱(fingernails, toenails)	
	털의 구조(structure of hair)	

9. 수행에 필요한 기술:

기술	사용 안함	최소	중간	최대	사용된 기술의 예
운동 기술들					
정렬하기(Aligns)					
안정화하기(Stabilizes)					
자세 취하기(Positions)					
도달히기(Reachcs)					
몸 굽히기(Bends)					
쥐기(Grips)					
조작하기(Manipulates)					
협응하기(Coordinates)					
이동하기(Moves)					
들어올리기(Lifts)					
걷기(Walks)					
옮기기(Transports)					
조절하기(Calibrates)					
이어가기(Flows)					
인내하기(Endures)					
페이스 유지하기(Paces)					
처리 기술들					
페이스 유지하기(Paces)					
주의집중하기(Attends)					
유념하기(Heeds)					
선택하기(Chooses)					
사용하기(Uses)					
나루기(Handles)					
질문하기(Inquires)					
시작하기(Initiates)					
계속하기(Continues)					
순서지키기(Sequences)					
종결하기(Terminates)					
찾기/위치 알아내기 (Searches/locates)					
모으기(Gathers)					
조직화하기(Organizes)					
되돌려놓기(Restores)					

기술	사용 안함	최소	중간	최대	사용된 기술의 예시
처리 기술들					
찾아가기(Navigates)					
알아차리기/반응하기 (Notices/responds)					
조정하기(Adjusts)					
맞추기(Accommodates)					
이익되기(Benefits)					
사회적 관계 기술들					
접근하기/시작하기 (Approaches/starts)					
결론짓기/끝내기 (Concludes/disengages)					
말하기(Produces speech)					
몸짓으로 표현하기 (Gesticulates)					
유창하게 말하기 (Speaks fluently)					
마주하기(Turns toward)					
바라보기(Looks)					
자신의 위치 정하기 (Places self)					
접촉하기(Touches)					
규제하기(Regulates)					
질문하기(Questions)					
대답하기(Replies)					
드러내기(Discloses)					
감정 표현하기 (Expresses emotion)					
동의하지 않기 (Disagrees)					
감사하기(Thanks)					
전환하기(Transitions)					
반응시간 조율하기 (Times response)					
시간재기 (Times duration)					
교대하기(Takes turn)					

기술	사용 안함	최소	중간	최대	사용된 기술의 예시
사회적 관계 기술들					
조화로운 언어 사용하기 (Matches language)					
명백히 하기(Clarifies)					
인정하기와 용기주기 (Acknowledges and encourages)					
공감하기(Empathizes)					
유념하기(Heeds)					
맞추기(Accommodates)					
이익되기(Benefits)					

부록 B

작업-기반 활동분석 양식

OCCUPATION-BASED ACTIVITY ANALYSIS FORM

당신에게 의미 있는 작업에 대해 작업-기반 활동분석을 완성하세요.

1. 작업 :

하위 범주 :

클라이언트의 작업 영역 :

- ☐ 일상생활활동
- ☐ 복합적일상생활활동
- ☐ 교육
- ☐ 일
- ☐ 놀이
- ☐ 여가
- ☐ 사회적 참여

2. 참여에 대한 가치, 신념, 영성:

3. 배경상황과 환경 : 이 작업에 대해 참여를 지지하고 방해하는 각 배경을 서술하라.

환경/배경상황	지지	방해
문화적		
개인적		
시간적		
가상적		
물리적		
사회적		

4. 수행 양상:

이 작업의 부분들 중 다음의 요소를 가지고 있는가?

양상	설명
유용한 습관	
지배적 습관	
일과	
관례	
역할	

5. 필요한 사물과 사물의 속성:

6. 사회적 요구:

7. 순서와 타이밍:

1.

2.

3.

4.

5.

6.

7.

8.

9.

10.

11.

12.

13.

14.

15.

8. 근육 분석:

근육	사용 안함	약간 사용	많이 사용
어깨 굽힘			
어깨 폄			
어깨 벌림			
어깨 모음			
어깨 안쪽돌림			
어깨 바깥쪽돌림			
팔꿈치 굽힘			
팔꿈치 폄			
손목 뒤침			
손목 엎침			
손목 굽힘			
손목 폄			
엄지 굽힘			
엄지 벌림			
손가락 굽힘			
손가락 폄			
몸통 굽힘			
몸통 폄			
몸통 회전			
하지 근육			

9. 필요한 신체 기능 식별:

기능(FUNCTION)	사용 안함	약간 사용	많이 사용	어떻게 사용하는가
특정 정신기능 ***(Specific Mental Functions)***				
높은수준 인지기능: 판단, 개념형성, 메타인지, 집행기능, 실행, 인지 유연성, 통찰				
주의집중: 주의력 유지와 집중력- 선택적 주의력, 분배 주의력, 전환 주의력				
기억: 단기기억, 작업기억, 장기기억				
지각: 감각 구별- 청지각, 촉지각, 시지각, 후지각, 미지각, 안뜰(전정)지각, 고유지각				
사고: 사고의 조절과 내용, 현실 인지, 논리적이고 일관된 사고				
복잡한 동작의 순서화: 속도 조절, 반응, 움직임의 질, 운동 생성의 시간				
감정: 감정조절과 범위, 감정 적절성				
자아경험과 시간경험: 감정 적절성과 범위, 신체 이미지, 자아-개념				
일반 정신기능 ***(Global Mental Functions)***				
의식: 인식과 각성, 깨어 있는 상태의 명료함과 지속성				
지남력: 사람과 자신에 대한 지남력, 장소지남력, 시간지남력, 타인지남력				
기질과 성격: 외향성, 내향성, 쾌활함, 양심적, 정서적 안정감, 경험에 대한 개방성, 자기-표현, 자신감, 동기, 자기-조절 및 충동 조절, 욕망				

기능(FUNCTION)	사용 안함	약간 사용	많이 사용	어떻게 사용하는가
일반 정신기능 (Global Mental Functions)				
에너지와 욕동: 동기, 충동조절, 식욕				
수면: 생리적 과정				
감각기능 (Sensory Functions)				
시각: 시각의 질, 시력, 시각 안정성, 시야				
청각: 소리탐지와 식별, 음원 위치와 거리 파악				
안뜰(전정)감각: 자세, 균형, 중력에 대항한 움직임				
미각: 쓴맛, 단맛, 신맛, 짠맛의 정도				
후각: 향기와 냄새를 감지하는 감각				
고유감각: 신체 자세와 공간 인식				
촉각: 촉각 느낌, 다양한 촉각 질감				
통각: 국소 통증과 전신적 통증				
온도와 압력: 온도 인식, 피부에서 느껴지는 압각				
신경근골격과 움직임 관련 기능 (Neuromusculoskeletal and Movement-Related Functions)				
관절 운동성: 관절가동범위				
관절 안정성: 관절의 구조적 완전함				
근육 기능 (Muscle Functions)				
근력: 힘				
근 긴장도: 근 긴장의 정도				
근 지구력: 근수축의 유지				

기능(FUNCTION)	사용 안함	약간 사용	많이 사용	어떻게 사용하는가
움직임 기능 (Movement Functions)				
운동반사: 불수의적 반사– 스트레치에 의해 유도된 자동적인 불수의적 근수축				
불수의적 운동 반응: 자세반응, 신체 조정 반응, 지지반응				
수의적 움직임의 통제: 눈–손 및 눈–발 협응, 양측 통합, 정중선 교차, 소근육 및 대근육 운동 조절, 안구운동 조절				
보행 패턴: 보행에 사용된 움직임				
심장혈관계, 혈액계, 면역계, 호흡계의 기능 ***(Cardiovascular, Hematological, Immunological, and Respiratory System Functions)***				
심장혈관계: 혈압, 심박수와 리듬				
혈액계와 면역계				
호흡계: 호흡수, 호흡리듬, 호흡 깊이				
심장혈관계와 호흡계의 추가적인 기능: 신체 지구력, 체력, 유산소 용량				
목소리와 말하기; 소화계, 대사계, 내분비계; 비뇨생식기, 생식계 기능 ***(Voice and Speech; Digestive, Metabolic, and Endocrine Systems; and Genitourinary and Reproductive Systems Functions)***				
목소리와 말하기: 리듬과 유창성, 대체 발성 기능				
소화계, 대사계, 내분비계				
비뇨생식기 및 생식계: 비뇨기능, 생식기 및 생식 기능				
피부와 관련된 구조의 기능 (Skin and Related Structures Functions)				
피부: 보호와 재생				
모발과 손·발톱				

10. 필요한 신체 구조:

범주	신체 구조	필요 (만약 필요하면 표시 하시오)
신경계 **(Nervous system)**	이마엽(frontal lobe)	
	관자엽(temporal lobe)	
	마루엽(parietal lobe)	
	뒤통수엽(occipital lobe)	
	중(간)뇌(midbrain)	
	사이뇌(diencephalon)	
	바닥핵(basal ganglia)	
	소뇌(cerebellum)	
	뇌줄기(brainstem)	
	뇌신경(cranial nerves)	
	척수(spinal cord)	
	척수신경(spinal nerves)	
	수막(meninges)	
	교감신경계(sympathetic nervous system)	
	부교감신경계(parasympathetic nervous system)	
눈과 귀의 관련 구조	눈알: 결막(이음막), 각막, 홍채, 망막, 렌즈, 유리체	
	눈 주변 구조들: 눈물샘, 눈꺼풀, 눈썹, 바깥눈 근육	
	바깥귀의 구조	
	가운데귀의 구조: 고막, 귀관, 귓속뼈	
	속귀의 구조: 달팽이, 안뜰(전정)미로, 반고리뼈관, 속귀길	
목소리와 말하기와 관련된 구조	코의 구조: 바깥코, 코사이막, 코안공간	
	입의 구조: 치아, 잇몸, 단단입천장, 물렁입천장, 혀, 입술	
	인두의 구조: 코인두와 입인두	
	후두의 구조: 성대	
심장혈관계	심장: 심방, 심실	
	동맥	
	정맥	
	모세혈관	

범주	신체 구조	필요 (만약 필요하면 표시 하시오)
면역계	림프 혈관	
	림프절	
	가슴샘	
	비장	
	골수	
호흡계	기관(trachea)	
	허파: 기관지나무, 허파꽈리(lungs: Bronchial tree, alveoli)	
	가슴우리(thoracic cage)	
	호흡근육: 갈비사이근, 가로막 (muscles of respiration: intercostal muscles, diaphragm)	
소화계, 대사계, 내분비계의 신체 구조들	침샘(salivary glands)	
	식도(esophagus)	
	위(stomach)	
	창자: 작은창자 및 큰창자(intestines: small and large)	
	이자(pancreas)	
	간(liver)	
	쓸개와 쓸개관(gallbladder and ducts)	
	내분비선: 뇌하수체, 갑상샘, 부갑상샘, 콩팥위샘 (endoccrine glands: Pituitary, thyroid, parathyroid, adrenal)	
비뇨생식기 및 생식계의 신체 구조들	비뇨계: 콩팥, 요관, 방광, 요도 (urinary system: kidneys, ureters, bladder, urethra)	
	골반바닥의 구조(structure of pelvic floor)	
	생식계의 구조: 난소, 자궁, 유방 및 젖꼭지, 처녀막 및 바깥생식기, 고환, 음경, 전립샘 (ovaries, uterus, breast and nipple, vagina and external genitalia, testes, penis, prostate)	
움직임과 관련된 구조	머리뼈(bones of cranium)	
	얼굴뼈(bones of face)	
	목 부위 뼈(bones of neck region)	
	머리 및 목 부위 관절(joints of head and neck)	
	어깨 부위 뼈(bones of shoulder region)	
	어깨 부위의 관절(joints of shoulder region)	
	어깨 부위의 근육(muscles of shoulder region)	
	위팔뼈(bones of upper arm)	

범주	신체 구조	필요 (만약 필요하면 표시 하시오)
움직임과 관련된 구조	팔꿉 관절(elbow joint)	
	위팔 근육(muscles of upper arm)	
	위팔 인대 및 근막(ligaments and fascia of upper arm)	
	아래팔 뼈(bones of forearm)	
	손목 관절(wrist joint)	
	아래팔 근육(muscles of forearm)	
	아래팔 인대 및 근막(ligaments and fascia of forearm)	
	손의 뼈(bones of hand)	
	손과 손가락 관절(joints of hand fingers)	
	손 근육(muscles of hand)	
	손의 인대 및 근막(ligaments and fascia of hand)	
	골반 부위 뼈(bones of pelvic region)	
	골반 부위 관절(joints of pelvic region)	
	골반 부위 근육(muscles of pelvic region)	
	골반 부위 인대 및 근막(ligaments and fascia of pelvic region)	
	넓적다리 뼈(bones of thigh)	
	엉덩 관절(hip joint)	
	넓적다리 근육(muscles of thigh)	
	넓적다리 부위 인대 및 근막(ligaments and fascia of thigh)	
	아래 다리 뼈(bones of lower leg)	
	무릎 관절(knee joint)	
	아래다리 근육(muscles of lower leg)	
	아래다리 인대 및 근막(ligaments and fascia of lower leg)	
	발목 및 발 뼈(bones of ankle and foot)	
	발목, 발, 발가락 관절 (ankle, foot, and toe joints)	
	발목 및 발 근육(muscle of ankle and foot)	
	발목 및 발 인대 및 근막 (ligaments and fascia of ankle and foot)	
	목뼈(cervical vertebral column)	
	허리등골뼈(lumbar vertebral column)	
	엉치뼈(sacral vertebral column)	
	몸통 근육(muscles of trunk)	
	몸통 근막 및 인대(ligaments and fascia of trunk)	

범주	신체 구조	필요 (만약 필요하면 표시 하시오)
피부와 관련된 구조들	피부영역: 머리, 목, 어깨, 팔, 골반 부위, 다리, 몸통 및 등 (head, neck, shoulder, upper extremity, pelvic region, lower extremities, trunk, and back)	
	피부 샘의 구조: 땀 및 피부기름샘(sweat and sebaceous)	
	손 · 발톱의 구조: 손톱, 발톱(fingernails, toenails)	
	털의 구조(structure of hair)	

11. 수행에 필요한 기술 식별:

기술	사용 안함	최소	중간	최대	사용된 기술의 예
운동 기술들					
정렬하기(Aligns)					
안정화하기(Stabilizes)					
자세취하기(Positions)					
도달하기(Reaches)					
몸 굽히기(Bends)					
쥐기(Grips)					
조작하기(Manipulates)					
협응하기(Coordinates)					
이동하기(Moves)					
들어올리기(Lifts)					
걷기(Walks)					
옮기기(Transports)					
조절하기(Calibrates)					
이어가기(Flows)					
인내하기(Endures)					
페이스 유지하기(Paces)					
처리 기술들					
페이스 유지하기(Paces)					
주의집중하기(Attends)					
유념하기(Heeds)					
선택하기(Chooses)					
사용하기(Uses)					
다루기(Handles)					
질문하기(Inquires)					
시작하기(Initiates)					
계속하기(Continues)					
순서지키기(Sequences)					
종결하기(Terminates)					
찾기/위치 알아내기 (Searches/locates)					
모으기(Gathers)					
조직화하기(Organizes)					
되돌려놓기(Restores)					

기술	사용 안함	최소	중간	최대	사용된 기술의 예시
처리 기술들					
찾아가기(Navigates)					
알아차리기/반응하기 (Notices/responds)					
조정하기(Adjusts)					
맞추기(Accommodates)					
이익되기(Benefits)					
사회적 관계 기술들					
접근하기/시작하기 (Approaches/starts)					
결론짓기/끝내기 (Concludes/disengages)					
말하기(Produces speech)					
몸짓으로 표현하기 (Gesticulates)					
유창하게 말하기 (Speaks fluently)					
마주하기(Turns toward)					
바라보기(Looks)					
자신의 위치 정하기 (Places self)					
접촉하기(Touches)					
규제하기(Regulates)					
질문하기(Questions)					
대답하기(Replies)					
드러내기(Discloses)					
감정 표현하기 (Expresses emotion)					
동의하지 않기 (Disagrees)					
감사하기(Thanks)					
전환하기(Transitions)					
반응시간 조율하기 (Times response)					
시간재기 (Times duration)					
교대하기(Takes turn)					

기술	사용 안함	최소	중간	최대	사용된 기술의 예시
사회적 관계 기술들					
조화로운 언어 사용하기 (Matches language)					
명백히 하기(Clarifies)					
인정하기와 용기주기 (Acknowledges and encourages)					
공감하기(Empathizes)					
유념하기(Heeds)					
맞추기(Accommodates)					
이익되기(Benefits)					

부록 C

완료된 활동분석 양식

COMPLETED ACTIVITY ANALYSIS FORM

1. 작업 :

클라이언트의 작업 영역 :

- ☐ 일상생활활동
- ☐ 복합적일상생활활동
- ☐ 교육
- ☐ 일
- ☐ 놀이
- ☐ 여가
- ☐ 사회적 참여

하위 범주 :

식사 준비

2. 필요한 사물들과 사물들의 속성 :

- 도구 : 들러붙지 않는 프라이팬, 플라스틱 수저, 그릇, 포크, 접시
- 재료 : 계란 2개, 기름 스프레이
- 장비 : 쓰레기통, 스토브
- (각 물건의 속성이 있다.)

3. 공간적 요구:

- 프라이팬에 있는 계란을 볼 수 있는 적절한 조도
- 스토브 앞에서 서 있고 움직이는 공간
- 계란, 그릇, 주걱을 놓을 수 있는 편편한 조리대

4. 사회적 요구
   - 요리 후 깨끗하게 정리
   - 계란은 먹을 수 있게 요리되어야 하고, 타거나 완전히 익어야 함
   - 스토브 또는 부엌은 사용할 때 반드시 허가받아야만 함
   - 요리하기 전에 손을 씻어야 함
   - 손으로 계란을 누르지 않아야 함

5. 순서와 타이밍
   1. 한 손으로 프라이팬의 손잡이를 잡고 들어 올린다.
   2. 다른 한 손으로 기름 스프레이 캔을 집는다.
   3. 캔의 노즐을 프라이팬에서 위로 6인치 떨어진 상태에서 집는다.
   4. 스프레이 캔의 노즐을 눌러 프라이팬 표면 전체에 뿌린다.
   5. 스프레이 캔을 주방 조리대에 주의하면서 놓는다.
   6. 스토브 버너 위에 프라이팬을 놓는다.
   7. 스토브 버너의 불 켜는 핸들(손잡이)을 오른쪽으로 돌려 딸각 소리가 날 때까지 유지하고 불을 켠다.
   8. 불꽃이 중간 정도 오르면 스토브 버너의 핸들을 왼쪽으로 돌린다.
   9. 한 손으로 계란을 잡는다.
   10. 계란은 조리대 모서리에 살짝 쳐서 금이 가도록 한다.
   11. 계란을 그릇 위로 빨리 가져온다.
   12. 양손을 사용해서 계란껍질이 깨진 틈사이로 엄지손가락을 끼워 넣고, 양쪽으로 갈라지도록 천천히 벌려 계란이 그릇에 떨어지도록 한다.
   13. 계란껍질은 쓰레기 통에 버린다.
   14. 두 번째 계란도 9단계에서 13단계까지 반복한다.
   15. 왼손으로 그릇의 가장자리를 부드럽게 쥔다.
   16. 오른손으로 포크를 쥔다.
   17. 그릇에 포크를 넣고 둥근 모양으로 빠르게 젓는다.
   18. 조리대에 포크를 내려놓는다.
   19. 조심스럽게 계란을 프라이팬에 붓는다.
   20. 왼손으로 프라이팬 손잡이를 잡고, 오른손으로 주걱을 쥔다. (나는 두 단계를 같이 한다.)
   21. 프라이팬을 계속 쥐고, 주걱 끝으로 계란을 천천히 젓는다.
   22. 계란에 수분이 거의 없고 뽀송뽀송한 형태가 될 때까지 젓는다.
   23. 불꽃이 사라질 때까지 스토브의 핸들을 왼쪽 방향으로 돌린다.
   24. 프라이팬의 손잡이를 잡고 조심스럽게 들어올린다.
   25. 프라이팬 손잡이 방향으로 주걱도 같이 쥔다.
   26. 접시 위에서 프라이팬을 기울이고, 주걱으로 프라이팬에 붙은 계란을 긁어낸다.
   27. 스토브 버너 위에 프라이팬을 내려놓는다.
   28. 조리대 위에 주걱을 내려놓는다.

6. 필요한 신체 기능 :

기능(FUNCTION)	사용 안함	약간 사용	많이 사용	어떻게 사용하는가
특정 정신기능 (*Specific Mental Functions*)				
높은수준 인지기능: 판단, 개념형성, 메타인지, 집행기능, 실행, 인지 유연성, 통찰			X	계란을 사용할 때, 프라이팬의 어디에 놓을지 결정할 때, 만약 버너가 작동되지 않으면 다른 것을 사용함.
주의력: 주의력 유지와 집중력- 선택적 주의력, 분배 주의력, 전환 주의력			X	계란이 익을 때까지 주의집중을 해야 함
기억: 단기기억, 작업기억, 장기기억		X		어떤 단계를 수행해 왔는지 회상; 스크램블 에그를 어떻게 만들었는지 회상
지각: 감각 구별-청지각, 촉지각, 시지각, 후지각, 미지각, 인뜰(진정)지각, 고유지각			X	계란껍질을 벌릴 때 갈라지는 느낌; 계란을 놓아야 할 위치를 봄; 지속적으로 계란을 보고 느낌
사고: 사고의 조절과 내용, 현실 인지, 논리적이고 일관된 사고	X			
복잡한 동작의 순서화: 속도 조절, 반응, 움직임의 질, 운동 생성의 시간		X		적당한 농도와 속도로 계란을 휘젓고, 달걀을 깨고 그릇에 옮겨 담기
감정: 감정조절과 범위, 감정 적절성	X			
자아경험과 시간경험: 감정 적절성과 범위, 신체 이미지, 자아-개념	X			
일반 정신기능 (*Global Mental Functions*)				
의식: 인식과 각성, 깨어 있는 상태의 명료함과 지속성		X		요리하는 동안 환경과 계란에 대해서 명료함 지속
지남력: 사람과 자신에 대한 지남력, 장소지남력, 시간지남력, 타인지남력		X		부엌에 누가 있는지 알기
기질과 성격: 외향성, 내향성, 쾌활함, 양심적, 정서적 안정감, 경험에 대한 개방성, 자기-표현, 자신감, 동기, 자기-조절 및 충동 조절, 욕망	X			

기능(FUNCTION)	사용 안함	약간 사용	많이 사용	어떻게 사용하는가
일반 정신기능 (Global Mental Functions)				
에너지와 욕동: 동기, 충동조절, 식욕		X		계란요리를 완성하도록 동기부여
수면: 생리적 과정	X			
감각기능 (Sensory Functions)				
시각: 시각의 질, 시력, 시각 안정성, 시야			X	사용 중인 모든 사물과 장비 보기
청각: 소리탐지와 식별, 음원 위치와 거리 파악	X			
안뜰(전정)감각: 자세, 균형, 중력에 대항한 움직임		X		한 위치에서 다른 위치로 움직일 때와 달걀을 들어 올릴 때 신체 안정성
미각: 쓴맛, 단맛, 신맛, 짠맛의 정도	X			계란만 요리하고 먹지 않기
후각: 향기와 냄새를 감지하는 감각		X		탈 때 냄새
고유감각: 신체 자세와 공간 인식		X		주걱, 달걀, 팬, 접시를 팔과 몸으로 움직이기; 몸이 어디에 있고 어디로 움직이는지 인식하기
촉각: 촉각 느낌, 다양한 촉각 질감		X		계란에 금이 가게하여 껍질을 깨트려 여는 느낌
통각: 국소 통증과 전신적 통증	X			
온도와 압력: 온도 인식, 피부에서 느껴지는 압각		X		팬 혹은 불꽃에 너무 가까이 있을 때 감지
신경근골격과 움직임 관련 기능 (Neuromusculoskeletal and Movement-Related Functions)				
관절 운동성: 관절가동범위				팬의 손잡이를 쥐고 계란을 잡음
관절 안정성: 관절의 구조적 완전함				
근육 기능 (Muscle Functions)				
근력: 힘		X		계란을 젓고 그릇의 안쪽 면에 대해 계란을 휘저으며 쳐냄; 손가락을 사용해서 계란을 깸
근 긴장도: 근 긴장의 정도		X		그릇에 계란을 쥐고 깨트릴 때 부드러운 움직임을 만듦
근 지구력: 근수축의 유지		X		서 있기, 몇 분 동안 한손으로 젓기

기능(FUNCTION)	사용 안함	약간 사용	많이 사용	어떻게 사용하는가
움직임 기능 (Movement Functions)				
운동반사: 불수의적 반사: 스트레치에 의해 유도된 자동적인 불수의적 근수축	X			
불수의적 운동 반응: 자세반응, 신체 조정 반응, 지지반응	X			
수의적 움직임의 통제: 눈-손 및 눈-발 협응, 양측 통합, 정중선 교차, 소근육 및 대근육 운동 조절, 안구운동 조절			X	주걱과 계란에 손을 뻗기; 계란 깨트리기; 젓기; 계란을 휘젓는 동안 팬 손잡이 잡기; 그릇 혹은 팬을 들어올리기
보행 패턴: 보행에 사용된 움직임	X			
심장혈관계, 혈액계, 면역계, 호흡계의 기능 (Cardiovascular, Hematological, Immunological, and Respiratory System Functions)				
심장혈관계: 혈압, 심박수와 리듬	X			
혈액계와 면역계	X			
호흡계: 호흡수, 호흡리듬, 호흡 깊이	X			
심장혈관과 호흡계의 추가적인 기능: 신체 지구력, 체력, 유산소 용량		X		몇 분 동안 서 있기와 움직이기
목소리와 말하기; 소화계, 대사계, 내분비계; 비뇨생식기, 생식계 기능 (Voice and Speech; Digestive, Metabolic, and Endocrine Systems; and Genitourinary and Reproductive Systems Functions)				
목소리와 말하기: 리듬과 유창성, 대체 발성 기능	X			
소화계, 대사계, 내분비계	X			계란을 먹지 않고 단지 음식만 하기
비뇨생식기 및 생식계: 비뇨기능, 생식기 및 생식 기능	X			
피부와 관련된 구조의 기능 (Skin and Related Structures Functions)				
피부: 보호와 재생		X		계란껍질을 날카로운 것으로부터 보호
모발과 손·발톱	X			

7. 근육 분석:

근육	사용 안함	약간 사용	많이 사용
어깨 굽힘		X	
어깨 폄		X	
어깨 벌림		X	
어깨 모음		X	
어깨 안쪽돌림		X	
어깨 바깥쪽 돌림		X	
팔꿈치 굽힘		X	
팔꿈치 폄		X	
손목 뒤침		X	
손목 엎침		X	
손목 굽힘		X	
손목 폄		X	
엄지 굽힘		X	
엄지 벌림	X		
손가락 굽힘		X	
손가락 폄		X	
몸통 굽힘	X		
몸통 폄	X		
몸통 회전		X	
하지 근육		X	

8. 필요한 신체 구조:

범주	신체 구조	필요 (만약 필요하면 표시 하시오)
신경계 (Nervous system)	이마엽(frontal lobe)	
	관자엽(temporal lobe)	
	마루엽(parietal lobe)	
	뒤통수엽(occipital lobe)	
	중(간)뇌(midbrain)	
	사이뇌(diencephalon)	
	바닥핵(basal ganglia)	
	소뇌(cerebellum)	
	뇌줄기(brainstem)	
	뇌신경(cranial nerves)	
	척수(spinal cord)	
	척수신경(spinal nerves)	
	수막(meninges)	
	교감신경계(sympathetic nervous system)	
	부교감신경계(parasympathetic nervous system)	
눈과 귀의 관련 구조	눈알: 결막(이음막), 각막, 홍채, 망막, 렌즈, 유리체	
	눈 주변 구조들: 눈물샘, 눈꺼풀, 눈썹, 바깥눈 근육	
	바깥귀의 구조	
	가운데귀의 구조: 고막, 귀관, 귓속뼈	
	속귀의 구조: 달팽이, 안뜰(전정)미로, 반고리뼈관, 속귀길	
목소리와 말하기와 관련된 구조	코의 구조: 바깥코, 코사이마, 코안공간	
	입의 구조: 치아, 잇몸, 단단입천장, 물렁입천장, 혀, 입술	
	인두의 구조: 코인두와 입인두	
	후두의 구조: 성대	
심장혈관계	심장: 심방, 심실	
	동맥	
	정맥	
	모세혈관	

범주	신체 구조	필요 (만약 필요하면 표시 하시오)
면역계	림프 혈관	
	림프절	
	가슴샘	
	비장	
	골수	
호흡계	기관(Trachea)	
	허파: 기관지나무, 허파꽈리(bronchial tree, alveoli)	
	가슴우리(thoracic cage)	
	호흡근육: 갈비사이근, 가로막(intercostal muscles, diaphragm)	
소화계, 대사계, 내분비계의 신체 구조들	침샘(salivary glands)	
	식도(esophagus)	
	위(stomach)	
	창자: 작은창자 및 큰창자(small and large)	
	이자(pancreas)	
	간(liver)	
	쓸개와 쓸개관(gallbladder and ducts)	
	내분비선: 뇌하수체, 갑상샘, 부갑상샘, 콩팥위샘 (pituitary, thyroid, parathyroid, adrenal)	
비뇨생식기 및 생식계의 신체 구조들	비뇨계: 콩팥, 요관, 방광, 요도 (kidneys, ureters, bladder, urethra)	
	골반바닥의 구조(structure of pelvic floor)	
	생식계의 구조: 난소, 자궁, 유방 및 젖꼭지, 처녀막 및 바깥생식기, 고환, 음경, 전립샘 (ovaries, uterus, breast and nipple, vagina and external genitalia, testes, penis, prostate)	
움직임과 관련된 구조	머리뼈(bones of cranium)	
	얼굴뼈(bones of face)	
	목 부위 뼈(bones of neck region)	
	머리 및 목 부위 관절(joints of head and neck)	
	어깨 부위 뼈(bones of shoulder region)	
	어깨 부위의 관절(joints of shoulder region)	
	어깨 부위의 근육(muscles of shoulder region)	
	위팔뼈(bones of upper arm)	
	팔꿉 관절(elbow joint)	

범주	신체 구조	필요 (만약 필요하면 표시 하시오)
움직임과 관련된 구조	위팔 근육(muscles of upper arm)	
	위팔 인대 및 근막(ligaments and fascia of upper arm)	
	아래팔 뼈(bones of forearm)	
	손목 관절(wrist joint)	
	아래팔 근육(muscles of forearm)	
	아래팔 인대 및 근막(ligaments and fascia of forearm)	
	손의 뼈(Bones of hand)	
	손과 손가락 관절(Joints of hand fingers)	
	손 근육(muscles of hand)	
	손의 인대 및 근막(ligaments and fascia of hand)	
	골반 부위 뼈(bones of pelvic region)	
	골반 부위 관절(joints of pelvic region)	
	골반 부위 근육(muscles of pelvic region)	
	골반 부위 인대 및 근막 (ligaments and fascia of pelvic region)	
	넓적다리 뼈(bones of thigh)	
	엉덩 관절(hip joint)	
	넓적다리 근육(muscles of thigh)	
	넓적다리 부위 인대 및 근막(ligaments and fascia of thigh)	
	아래다리 뼈(bones of lower leg)	
	무릎 관절(knee joint)	
	아래다리 근육(muscles of lower leg)	
	하퇴 인대 및 근막(ligaments and fascia of lower leg)	
	발목 및 발 뼈(bones of ankle and foot)	
	발목, 발, 발가락 관절 (ankle, foot, and toe joints)	
	발목 및 발 근육(muscle of ankle and foot)	
	발목 및 발 인대 및 근막 (ligaments and fascia of ankle and foot)	
	목뼈(cervical vertebral column)	
	허리등골뼈(lumbar vertebral column)	
	엉치뼈(sacral vertebral column)	
	몸통 근육(muscles of trunk)	
	몸통 근막 및 인대(ligaments and fascia of trunk)	

<table>
<tr><th>범주</th><th>신체 구조</th><th>필요
(만약 필요하면
표시 하시오)</th></tr>
<tr><td rowspan="4">피부와 관련된 구조들</td><td>피부 영역:
머리, 목, 어깨, 팔, 골반 부위, 다리, 몸통 및 등
(head, neck, shoulder, upper extremity, pelvic region, lower extremities, trunk, and back)</td><td></td></tr>
<tr><td>피부 샘의 구조: 땀 및 피부기름샘(sweat and sebaceous)</td><td></td></tr>
<tr><td>손 · 발톱의 구조: 손톱, 발톱(fingernails, toenails)</td><td></td></tr>
<tr><td>털의 구조(structure of hair)</td><td></td></tr>
</table>

9. 수행에 필요한 기술:

기술	사용 안함	최소	중간	최대	사용된 기술의 예
운동 기술들					
정렬하기(Aligns)			X		스토브 앞에 서 있기; 팬, 주걱, 계란 사용; 몸을 바로 세우기
안정화하기(Stabilizes)			X		스토브의 한 위치에서 다른 위치로 옮기기; 팬, 주걱, 계란 사용하기
자세취하기(Positions)			X		효과적으로 젓기 위해 요리를 하는 동안 팬 앞에 몸의 위치 잡기
도달하기(Reaches)			X		팬, 주걱, 계란, 그릇 집에 들기
몸 굽히기(Bends)	X				
쥐기(Grips)			X		저을 때 주걱을 잡고, 껍질을 깰 때에는 계란 잡기, 거품기로 저을 때 그릇 잡기
조작하기(Manipulates)			X		스토브 버튼을 사용하여 켜기; 계란을 쳐서 깨트려 열도록 다루기
협응하기(Coordinates)			X		금이 간 계란 껍질을 열기 위해서 누 손 사용; 다른 손으로 젓는 동안 한 손으로는 팬의 손잡이를 잡음
이동하기(Moves)		X			팬 쪽으로 그릇을 옮김
들어올리기(Lifts)			X		계란, 주걱, 팬, 그릇을 잡아서 들어올림
걷기(Walks)		X			스토브로부터 부엌의 다른 곳으로 이동
옮기기(Transports)		X			스토브 위로 계란, 그릇, 주걱을 나르기
조절하기(Calibrates)			X		계란을 선반 모서리에 쳐서 껍질을 깨트려 열기 위해 얼마나 세게 치는지와 달걀을 젓거나 거품기로 섞기 위해 어떠한 속도로 해야 하는지?
이어가기(Flows)		X			달걀을 젓고, 팬에 달걀 넣기
인내하기(Endures)		X			계란이 완전히 요리가 될 때까지 지이주기
페이스 유지하기(Paces)	X				
처리 기술들					
페이스 유지하기(Paces)	X				
주의집중하기(Attends)			X		계란이 요리하는 동안 타지 않도록 함
유념하기(Heeds)			X		계란이 완전히 요리가 되고 팬에서 꺼내는 것
선택하기(Chooses)				X	계란을 요리하고 복잡한 과제를 위해서 올바른 도구를 선택

기술	사용 안함	최소	중간	최대	사용된 기술의 예
처리 기술들					
사용하기(Uses)			X		필요한 주걱, 거품기, 팬, 달걀을 사용
다루기(Handles)				X	계란을 깨지지 않게 조심스럽게 다룸
질문하기(Inquires)	X				
시작하기(Initiates)			X		계란을 깨고, 휘젓고, 팬으로 옮기는 동작을 계속 함
계속하기(Continues)					계란이 다 섞일 때까지 섞기; 완전히 익어서 요리가 될 때까지 젓기
순서지키기(Sequences)					팬이 달궈지고 계란이 섞어진 후 팬에 계란 액을 넣음
종결하기(Terminates)				X	계란이 완전히 섞이면 젓지 않음; 완전히 익었을 때 계란 요리를 중단
찾기/위치 알아내기 (Searches/locates)			X		주걱, 팬, 그릇, 계란들 찾기
모으기(Gathers)			X		스토브에 팬과 주걱을 놓고 스토브 주위에 그릇과 계란을 놓음
조직화하기(Organizes)		X			스토브에 팬을 놓고 옆의 마땅한 자리에 주걱과 그릇을 놓음
되돌려놓기(Restores)					
찾아가기(Navigates)	X	X			사물에 부딪히지 않고 스토브로부터 부엌의 다른 장소로 이동
알아차리기/반응하기 (Notices/responds)			X		팬에 요리하는 계란 상태와 열감에 대한 시각적 정보에 반응
조정하기(Adjusts)		X			계란이 얼마나 빨리, 혹은 느리게 요리가 되는지에 따라 스토브의 불을 강하게 혹은 약하게 조절
맞추기(Accommodates)		X			팬의 손잡이에 걸려서 바닥으로 팬이 떨어지지 않도록 손잡이를 안쪽으로 움직임; 흘리지 않도록 그릇 위에 계란을 깨도록 함
이익되기(Benefits)	X				
사회적 관계 기술들					
접근하기/시작하기 (Approaches/starts)	X				
결론짓기/끝내기 (Concludes/disengages)	X				
말하기 (Produces speech)	X				

기술	사용 안함	최소	중간	최대	사용된 기술의 예
사회적 관계 기술들					
몸짓으로 표현하기 (Gesticulates)	X				
유창하게 말하기 (Speaks fluently)	X				
마주하기(Turns toward)	X				
바라보기(Looks)	X				
자신의 위치 정하기 (Places self)	X				
접촉하기(Touches)	X				
규제하기(Regulates)	X				
질문하기(Questions)	X				
대답하기(Replies)	X				
드러내기(Discloses)	X				
감정 표현하기 (Expresses emotion)	X				
동의하지 않기 (Disagrees)	X				
감사하기(Thanks)	X				
전환하기(Transitions)	X				
반응시간 조율하기 (Times response)	X				
시간재기 (Times duration)	X				
교대하기(Takes turn)	X				
조화로운 언어 사용하기 (Matches language)	X				
명백히 하기(Clarifies)	X				
인정하기와 용기주기 (Acknowledges and encourages)	X				
공감하기(Empathizes)	X				
유념하기(Heeds)	X				
맞추기(Accommodates)	X				
이익되기(Benefits)	X				

찾아보기
Index

로마자

N

O

P

Q

S

T

V

한국어

ㄱ

ㄴ

ㄷ

ㅅ

ㅊ

ㅋ

ㅌ

ㅍ

ㅎ